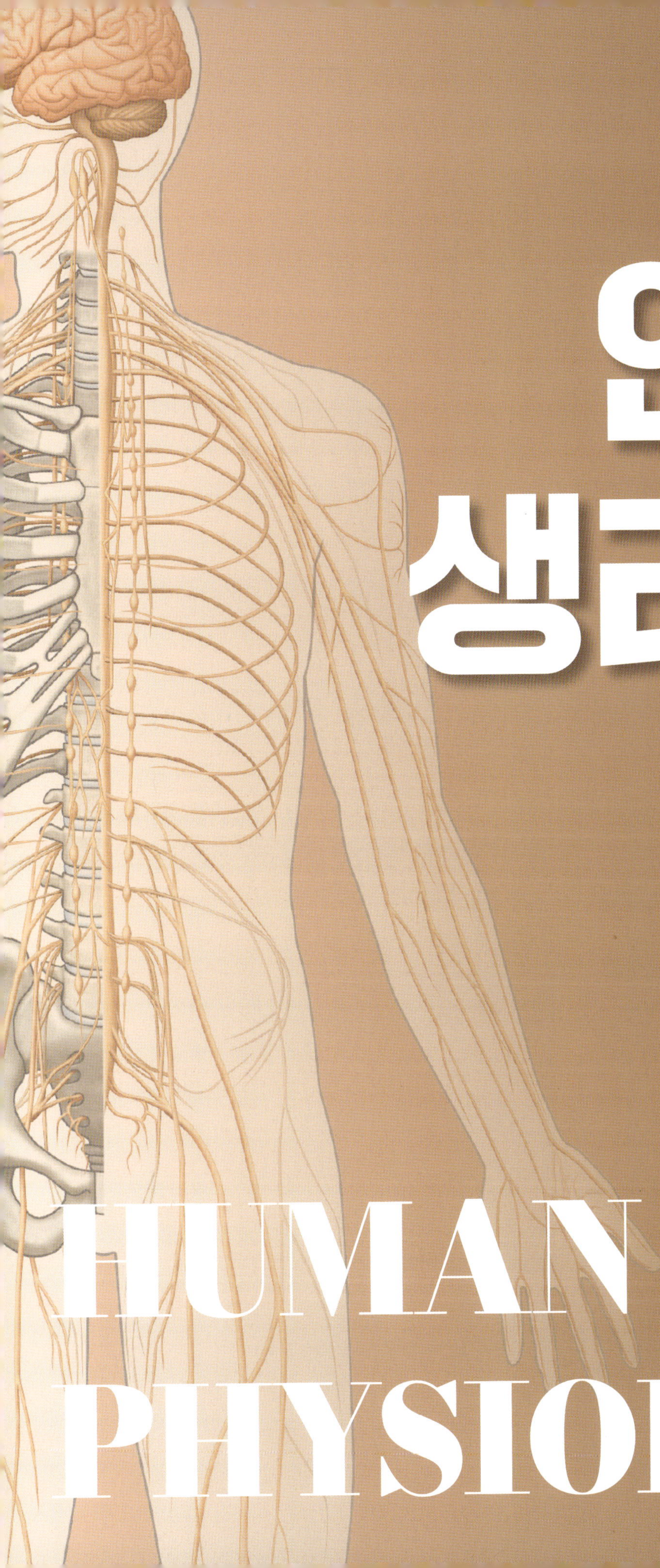

최신

인체 생리학

HUMAN PHYSIOLOGY

도서출판 의학서원

PREFACE

이 책은 보건 · 의료계열 학생을 주요 대상으로 하여 생리학의 기초를 알기 쉽게 정리한 것입니다. 그림과 표를 많이 활용하였으며, 각 장의 한 주제에 대해 요약과 도표를 통해 설명함으로써 이해를 도왔습니다. 또한 임상 현장에 도움이 되는 정보를 칼럼에 수록한 것이 특징입니다.

생리학은 어렵다고 하는 의견을 많이 듣습니다. 그렇지만 단순히 암기하려고만 하지 말고 생리현상의 배경이 되는 원리와 법칙을 이해하는 것이 중요합니다. 원리나 법칙이라는 말 때문에 어렵다고 느낄지 모르겠으나 물리, 화학, 수학의 고도 지식이 필요한 것이 아니라 기초적인 지식만 이해하고 있으면 대부분 문제 없습니다. 예를 들어, '전하를 띠는 것(이온)은 물에 녹는다', '−OH나 −COOH가 있으면 물에 잘 녹지 않고 CH가 많으면 물에 잘 녹지 않는다', '물에 녹아 있는 것은 세포막을 통과하지 않는다', '물은 삼투압이 높은 쪽으로 움직인다' 등 이러한 내용은 지식이라기보다 상식이라고 할 수 있습니다.

생리학 강의는 심장, 허파, 간 등 장기별로 기능을 배우게 됩니다. 그렇지만 자신의 신체를 생각하면 알 수 있듯이 각각의 장기들은 서로 도와서 전체적으로 기능을 하고 있습니다. 심장뿐만 아니라 콩팥도 혈압조절에 일조하고, 허파와 콩팥은 협력하여 산증에 빠지는 것을 막습니다. 또한, 발열 시의 열부하와 운동 시의 산소부하 간에도 유사성이 있습니다. 이처럼 장기별로 배우는 생리기능 간에 존재하는 관계를 이해하면 생리학의 즐거움을 느낄 수 있게 되는데, 이 책에서는 그러한 상호관계도 이해할 수 있도록 배려하였습니다.

우리말을 사용하는 교재를 만들 때 가장 어려운 점은 영어 단어들의 한글표기입니다. 대한의사협회 의학용어검색엔진(KMLE)을 근거로 표기하였습니다만, 일반적인 영어발음 방식과 다소 다르기 때문에 어색하게 느껴질 수 있는 점에 대하여 미리 양해를 구합니다.

생리학을 공부하면서 어려움에 힘들어 했던 학생들이 이 책을 통해 생리학을 알아가는 즐거움을 얻기바랍니다. 끝으로 이 책이 출간되기까지 아낌없이 노력해주신 여러 교수님께 감사드리며, 수고해주신 의학서원 임직원 여러분께도 깊은 감사를 드립니다.

최신 **인체생리학**

CONTENTS

1장 서론

2장 세포

3장 근육

4장 신경

5장 내분비

6장 순환

CONTENTS

7장 혈액과 면역

8장 호흡

9장 소화흡수

10장 영양과 대사

11장 배설

12장 체온조절

CONTENTS

13장 감각

찾아보기

1 서론

1. 생리학이란?
2. 생리학의 분류

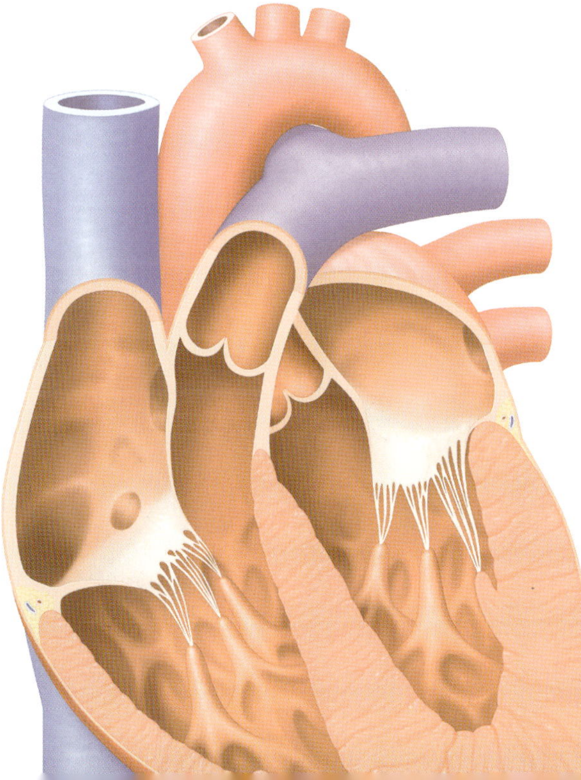

1. 생리학이란?

생리학은 생체의 기전, 기능에 대해 연구하는 학문으로,
인체의 병적 상태를 해결하기 위한 토대가 되며, 의학 연구의 기초가 되는 영역이다.

생리학의 연구 흐름

생리학(Physiology)은 다양한 생명현상의 기능을 통합적으로 이해하려는 학문이며, 생명의 이치(Logic of Life)를 발견하는 연구활동이다. 신경계와 신경세포의 전기적 활동이나 연접연결의 기능을 연구하는 신경생리학이나 심혈관계의 순환/혈압 조절기능을 연구하는 순환생리학, 그리고 체액의 조성과 용량을 조절하는 신장생리학 등이 있다.

사람이라는 개체에서 심장이나 간 등의 조직·기관으로, 나아가 세포에서 분자로, 거시적(macro) 탐구에서 미시적(micro) 탐구를 통해 다양한 구조가 해명되고 있다.

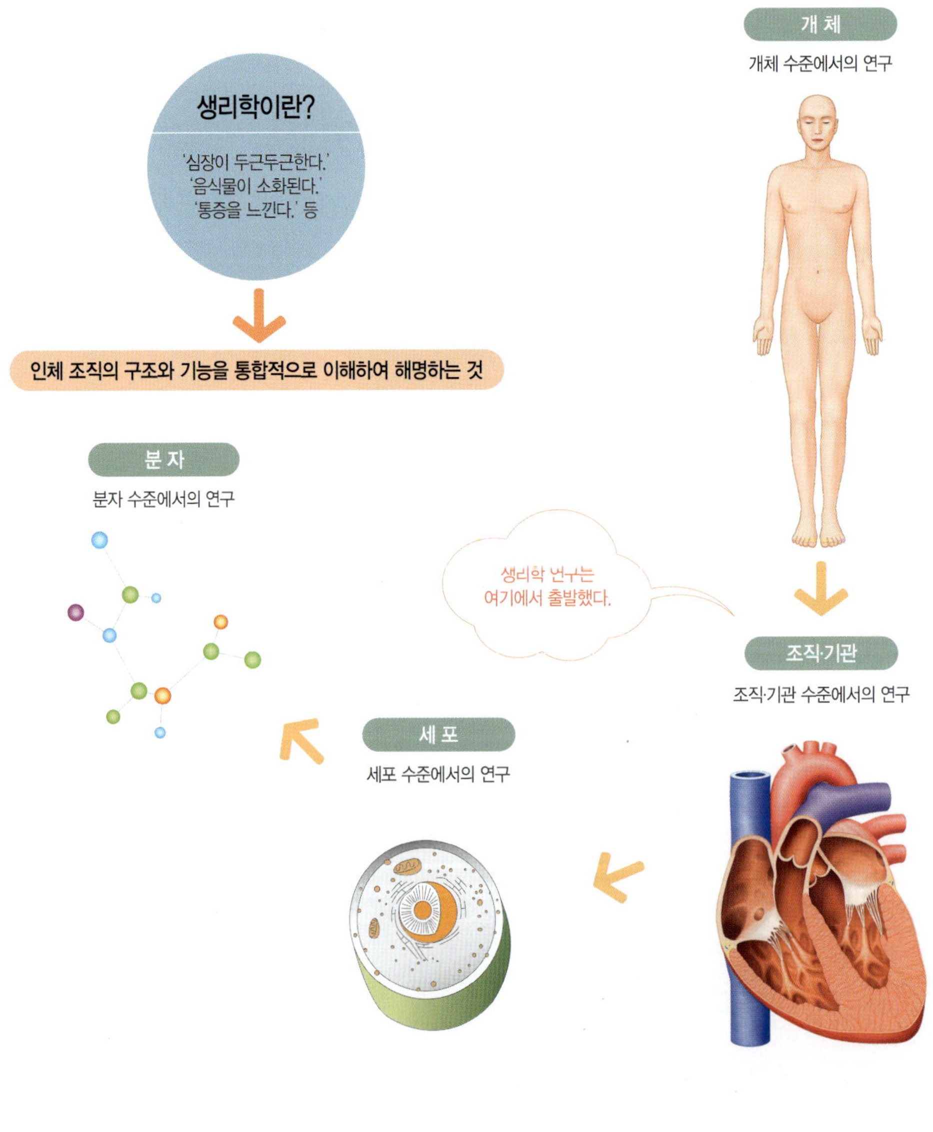

생리학은 몸의 구조가 갖는 기능적 의미를 해명한다.

생리학(physiology)이란 생체의 기전과 기능을 연구하는 학문이다. 몸의 기본적인 기능과 구조를 해명함으로써 그 기능이나 구조에 어떠한 이상이 발생한 상태인 '질병(disease)'에 대한 이해를 넓히고 또 치료와 예방을 할 수 있다면 더 건강한 신체를 유지할 수 있다.

매일 살아 가는 데 필요한 신체의 활동은 **분자**, **조직**, **기관**, **개체**의 각 수준에서 협조적으로 이루어지고 있다. 인체의 각 기관이 어떻게 기능하고 신체 안팎의 변화에 어떻게 대응하는지를 이해하는 것은 정상적인 활동이 장애를 입었을 때 그에 대처하는 데에 중요하다.

주요 내장 장기(organ) 시스템에 대한 생리학 내용에서 핵심단어는 항상성 (homeostasis), 즉 일정한 내환경(internal environment)의 유지 기전이다. 내환경 또는 체내환경을 달리 표현하자면, 혈액, 혈장이나 세포외액(extracellular fluid)처럼 세포들을 둘러싼 체액의 조성과 그 양이 정상 범위를 유지하는 상태이다.

다시 말해서 항상성이란, 다양한 생리학적 기전을 통해 생체의 내환경이 일정한 범위 내에서 유지되려는 성향을 말한다. 생명현상이 유지되기 위해서는 세포외액의 조성, 온도, 삼투압, pH 등이 일정하게 유지되어야 한다. 물론 질적인 지표만이 아니라 체액의 전체 양과 상대적 분포 경향 (예: 혈관내/외 분포 비율) 또한 중요한 관리 지표이다.

아주 단순하게 말한다면, 심장-순환기의 기능은 양적 지표 (예: 혈액량)에 주로 관여되고, 호흡기는 질적 지표 (예: 산소분압, pH)에 주로 관여되어 있다. 신장이나 소화기는 양적-질적 지표에 모두 관여되어 있다.

병적 상태를 해결하기 위한 기초가 된다.

몸의 정상적인 생리기능에 장애를 입은 상태를 **병적 상태**(morbid condition)라고 하는데, 이를 진단하거나 진료하는 데에는 정상적인 상태에 대한 생리학의 기초적 이해가 필수이다.

생리학(physiology)은 분자 수준의 견해에 따라 분자에서 세포, 세포에서 조직 및 기관, 조직 및 기관에서 개체로 연구되어 왔다. 처음에는 심장이나 순환계 등 육안으로 보이는 **기관계**(system)를 연구하는 것에서 출발했다. 그 후 흥분, 수축, 분비, 물질이동 등 기관 및 조직을 구성하는 세포나 그 세포를 구성하는 세포막 등의 요소 연구가 생리학의 커다란 부분을 차지하게 되었다.

나아가 **분자생물학**(molecular biology)이나 **분자유전학**(molecular genetics) 등 단백질(protein)이나 핵산(nucleic acid)의 분자 연구가 진행되면서 다른 학문 영역과 연계하여 생리학 연구도 발전하였으며 이들 분야는 의학 연구의 기초가 되는 영역이다.

2. 생리학의 분류

> 생리학은 기관계의 연구로부터 시작되어
> 기관생리학, 세포생물학, 분자생물학으로 발전을 이루고 있다.

좁은 의미의 생리학 분류

생리학은 기관생리학(system physiology), 세포생리학(cell physiology), 실험생리학(experimental physiology)의 3가지로 분류할 수 있다.

기관생리학	세포생리학	실험생리학
심장이나 간 등 육안으로 보이는 기관에 대해 연구하는 학문으로, 원래 생리학 연구는 이 분야로부터 시작되었다.	개체를 만드는 세포나 세포막 등의 구조를 해명하며, 현재는 이 분야가 널리 연구되고 있다.	사람에게 실험하지 못하는 부분을 동물을 이용하여 해명하며, 생리학 연구에 크게 공헌하고 있다.

생리학은 기관계의 연구로부터 시작되었다.

생리학은 처음 심장이나 순환계 등 육안으로 보이는 **기관계**(system)를 연구하는 것에서 출발했다. 그 후 **기관·조직**을 구성하는 세포나, 세포를 구성하는 세포막 등의 연구가 생리학의 큰 부분을 차지하게 되었다. 이를 **세포생리학**(cell physiology)이라고 한다. 한편, 기관계로서 다루는 것을 **기관생리학**(system physiology)이라고 한다.

인체의 기전을 연구함에 있어 직접 사람을 이용하여 연구할 수 없는 경우에는 동물을 이용하여 연구해 왔는데, 이를 **실험생리학**(experimental physiology)이라고 한다. 동물의 실험 결과는 사람의 신체 활동을 추측하는 데에 중요한 역할을 하며 생리학 연구에 크게 공헌해 왔지만, 인체의 기전에는 동물에서 관찰되지 않는 특유한 것이 많아 아직 해명되지 않은 영역도 많다.

20세기 후반부터 세포 및 분자기능 수준의 미세실험기법 발전으로 '세포생리학'의 성과가 눈부시게 발전했다. 21세기에는 컴퓨터 기술의 발달과 함께 생체기능의 종합적 전산 모사(computational simulation) 기술이 주목받고 있다.

항상성을 위한 생리적 기능 작동의 기본원리

항상성을 위해서는 음성(억제성) 되먹임 조절 (negative feedback control)이 필요하다. 집안의 자동 온도조절장치가 유사한 예이다. 하지만 인체의 복잡한 기능은 단지 그런 기본장치만으로는 제대로 작동할 수 없으며, 때에 따라서 양성(촉진성) 되먹임(positive feedback)이나 앞먹임 조절(feedforward control) 기전들이 함께 작동하는 경우가 많다.

위의 과정을 위해서는 최소한 다음과 같은 기구가 반드시 필요하다. 첫째, 특정한 변화를 인지하는 **감지기**(detector 또는 sensor)가 있어야 한다. 둘째, 변화에 대응하여 반응하는 **효과기**(effector)가 있어야 한다. 셋째, 감지한 신호를 종합하여 필요한 작동신호를 효과기에 전달시키는 **조절기**(control center)가 있어야 한다.

위에서 말한 감지기, 효과기, 조절기는 한 종류의 단백질분자일 수도 있고, 특정 역할을 하는 세포일 수도 있으며, 여러 세포들이 기능적 집단을 이룬 조직이나 기관일 수도 있다.

감지기와 효과기를 담당하는 세부 조직이나 특정 세포들이 한 장기나 조직 뒤섞여 있기도 하지만, 때로는 멀리 떨어져서 존재하기도 한다. 조절기능은 주로 내분비계와 신경계가 담당한다. 내분비계는 혈류를 통하여 표적세포, 조직, 기관에 정보를 전달시키는 역할을 담당하고 작용 대상이 비교적 넓게 분포되어 있다.

생리학 공부에서 가장 높은 수준의 지식은, 위에서 말한 다양한 조절 경로들 사이의 고차원적 상호작용이 어떻게 인체생리 현상을 만들어 나가는가 하는 점이다. 예를 들자면, 심장과 혈관의 상호작용, 심혈관계와 호흡기계의 상호작용, 호흡기계와 신장(콩팥)의 상호작용, 신장과 심혈관계의 상호작용, 그리고 우리가 살아가는 환경에서 먹고 마시는 대사과정과 각종 장기들의 상호작용 등이다.

뇌신경계의 생리학적 기능은 개체로서 인간이 외부환경과 자극을 감지(감각생리학)하고 반응(운동조절과 반사행동)하는 과정 및 기억과 인지 등 높은 수준의 기능에 해당한다. 생체내환경을 유지하기에 가장 좋은 외환경(먹을 것과 생식에 유리한 점을 포함)을 찾아서 이동하고 활동하는 것이 신경계와 근육운동의 가장 본질적 기능이라 하겠다.

단순한 기능적 현상기술을 넘어서 실험적 연구결과에 기반을 둔 이해를 추구하는 생리학은, 생명현상이 '어떻게' 작동하는지(How)와 함께, 왜 이런 작동방식이 생체항상성에 도움이 되는지(Why)를 배우는 과정이다. 생리학, 즉 Physiology라는 용어의 유래가 되는 그리스어의 의미는 Rule of Nature였다. 하지만 우리가 사용하는 의미의 Physiology는 해부학과 함께 근대의학의 발전이 이루어지는 단계에서, 생체기능의 물리-화학적 이해를 시도하면서 이룩한 지식체계라 할 수 있다. 이런 의미에서 Physiology가 동아시아에 도입되면서 번역어로 生理學 (Life-Logic-Study, Investigating the Logic of Life)이라는 단어를 사용한 것이 오히려 현재의 의미에 부합하는 것으로 보인다.

■ 생리학과 노벨상

생리학 및 의학 분야에서 뛰어난 업적을 보인 사람에게 수여하는 노벨생리학·의학상(Nobel Prize in Physiology or Medicine)이 있다. 이는 노벨상이 발족된 당시 생리학이 생물학을 비롯한 기초학문이었음을 시사하고 있다. 이들 연구는 그 후 과학에 상당히 큰 변화를 일으켰으며, 발견 및 보고 후 십 수년이 지나 수상하는 경우도 적지 않다. 최근 수상연구의 내용은 좁은 의미의 생리학보다는 연구분야의 발전과 함께 생화학, 분자생물학, 분자유전학을 비롯한 넓은 의미의 생리학 분야에 이르고 있다. 이러한 발견과 성과가 의학에 있어 치료와 진단기술에 크게 공헌하고 있다.

2

세포

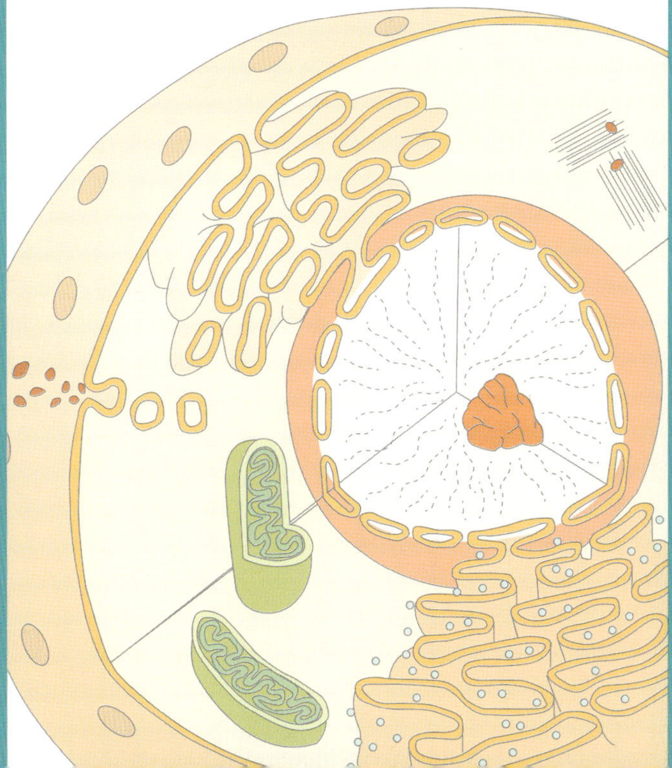

1. 세포의 구조와 기능

> 세포는 생명체를 구성하는 기본적 단위로, 핵과 세포질로 구성되며 세포막에 덮여 있다.
> 인지질 이중층인 세포막에는 특수 단백질(수용체, 효소, 운반체, 통로 등)이 박혀 있어 지용성 물질이나 가스(산소나 이산화탄소)는 자유롭게 통과할 수 있으나, 수용성 물질(전해질이나 영양소)은 통과할 수 없다.

세포, 조직, 기관, 기관계의 관계

세 포	→	조 직	→	기 관	→	기관계
인체는 약 60조 개의 세포(세포의 종류는 수백 종)로 구성되어 있다.	→	**근육조직**(muscular tissue) : 기계적인 힘을 발휘시켜 운동을 일으키는 근육세포로 구성되며, 심장근육, 뼈대근육, 민무늬근육 등이 있다. **신경조직**(nervous tissue) : 빠른 정보 연락을 행하는 신경세포와 신경섬유로 구성되며, 중추신경계, 말초신경계 등이 있다. **결합조직**(supporting tissue) : 각 조직이나 기관 사이를 채워 서로 이어주는 세포로 구성되며, 혈액이나 림프나 뼈조직이 있다. **상피조직**(epithelial tissue) : 체표면이나 기관을 덮어 내부를 보호하고 외부에서 가해지는 정보(자극) 확인, 흡수나 분비를 행하는 세포로 구성된다.	→	뇌, 심장, 허파, 신장(콩팥), 위, 장관, 간, 이자, 방광, 자궁 등이 있으며, 각각 독자적인 기능을 하고 있다.	→	근육계, 신경계, 순환계, 호흡계, 소화계, 내분비계, 비뇨계, 생식계, 골격계, 감각계로 이루어진다.

세포, 조직, 기관, 기관계의 관계

생명체를 구성하는 기본 단위는 **세포**(cell)이며, 사람의 신체는 약 60조 개의 다양한 세포로 구성되어 있다.

같은 종류의 세포가 모여 **조직**(tissue)을 구성하며, 나아가 여러 종류의 조직이 모여 심장이나 간과 같은 **기관**(organ)이 되어 각각 독자적인 기능을 발휘한다. 또한, 각종 기능을 가진 기관이 모여 **기관계**(system)를 만들고, 이 기관계가 협조하여 움직임으로써 특별한 기능을 가지게 된다.

세포는 생명활동을 영위하기 위한 최소의 기능단위이다. 생체의 기본 단위인 세포의 형태와 기능을 유지하기 위해서는 에너지와 물질의 공급이 필요하다. 이 과정은 체액 내 분자들이 세포막을 통한 활발한 이동을 의미한다. 사람의 신체를 구성하는 세포는 형태와 기능이 다양하지만, 여기서는 모든 세포에 공통하는 전형적인 구조와 기능에 대해 설명한다.

세포의 구조

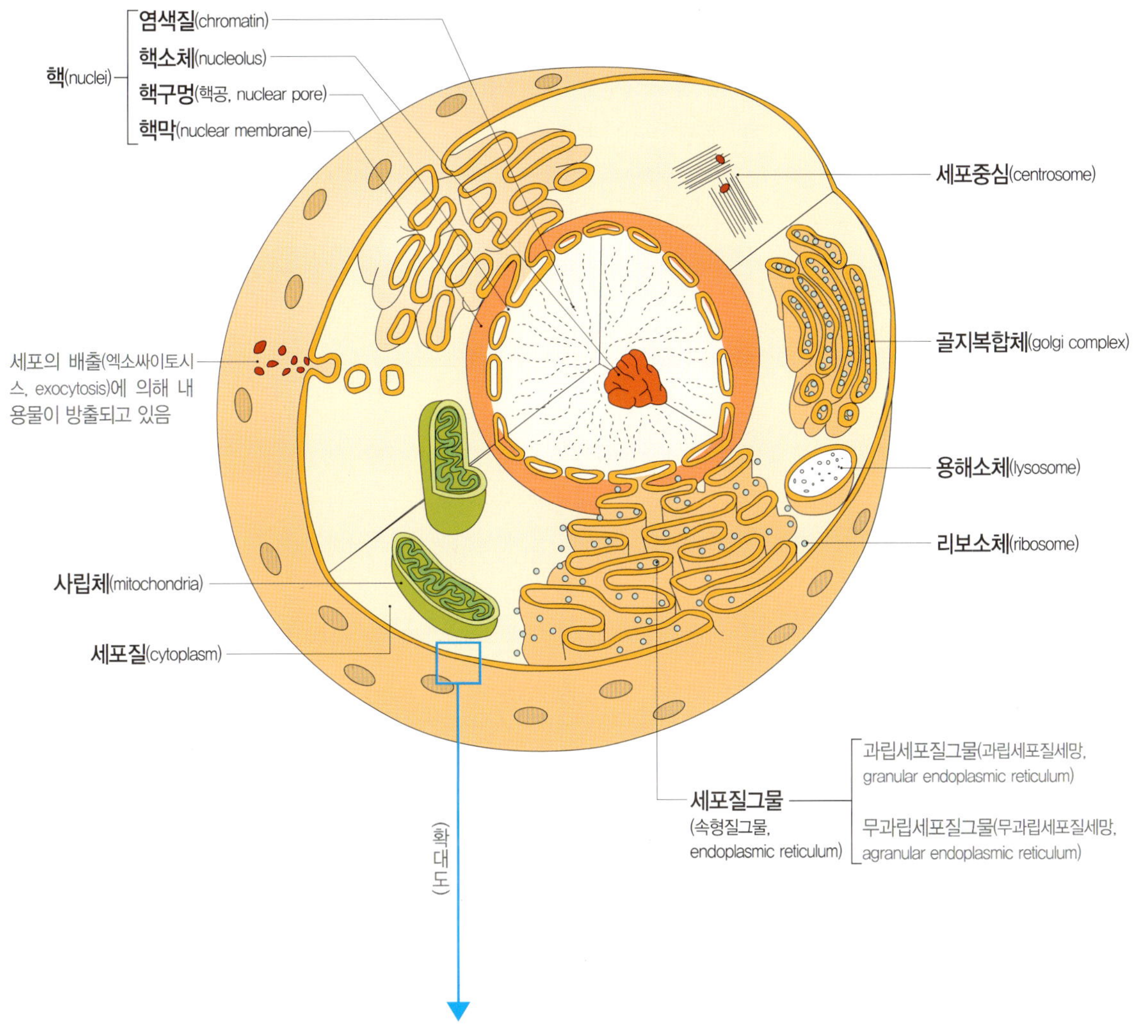

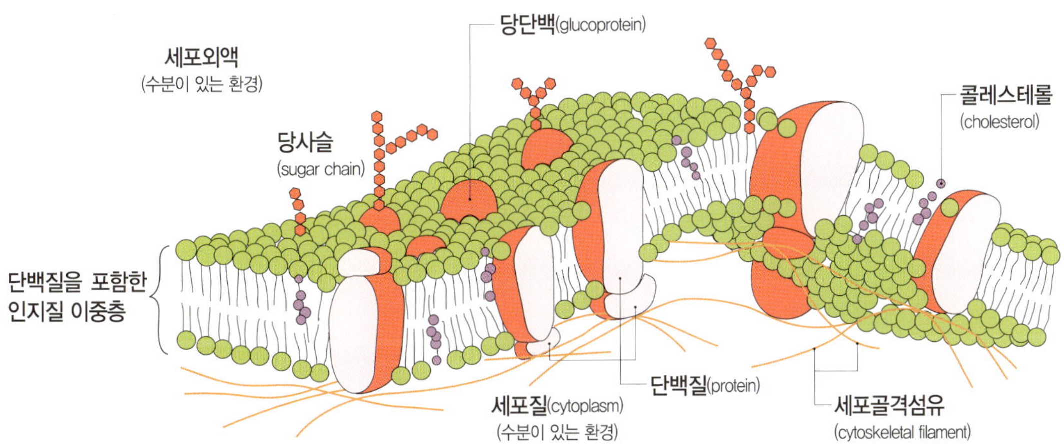

[유동모자이크 모델의 세포막 구조]

세포의 구조

세포 내부에는 **핵**(nuclei)과 **세포질**(cytoplasm)이 있고 이들은 **세포막**(cell membrane; 형질막이라고도 함)에 싸여 있다. **인지질 이중층**(phospholipid bilayer)으로 구성된 세포막이 세포 안팎을 구분함으로써 세포 안팎의 물질 출입을 제어하고, 세포 안의 항상성(homeostasis)을 유지하는 역할을 맡고 있다. 핵은 **핵막**(nuclear membrane)에 덮여 세포의 유전정보 전달이나 단백질 합성 등을 제어하고 있다. 세포질 안에는 다수의 **세포소기관**(cell organelle)이 들어 있다. 세포소기관은 세포의 생명활동을 유지하는 데 각각 특수한 기능을 맡고 있다.

세포막의 기능

산소나 이산화탄소 등의 가스나 지용성 물질은 인지질 이중층으로 구성된 세포막을 자유롭게 통과할 수 있으나 수분이나 전해질(Na^+, K^+, Ca^{2+} 등의 이온) 및 포도당과 아미노산과 같은 수용성 물질은 거의 투과할 수 없다. 하지만 생명유지에 필수적인 전해질과 영양소(포도당이나 아미노산 등)의 출입 없이는 세포는 살아가지 못한다. 그러면 어떻게 지용성 이외의 물질 출입을 제어하고 세포 안팎의 정보를 전달할까?

이러한 역할을 위해 인지질 이중층에는 특수 단백질이 다양한 형태로 박혀 있으며 각각 고유한 기능을 가지고 있다. 이러한 단백질들로는 화학반응에 관여하는 **효소**(enzyme), 정보전달에 관계하는 화학전달물질(신경전달물질)이나 호르몬 등을 받아 들이고 세포 안으로 정보를 전달하기 위한 **수용체**(receptor), 수용성 물질, 특히 수분이나 전해질이 막을 이동하기 위한 매우 작은 **구멍**(**통로**, channel), 어떤 물질과 결합하여 세포 안팎으로 물질수송을 담당하는 **운반체**(carrier) 등이 있다. 세포막 바깥쪽에 머리를 내민 단백질에 당질이 부착된 것을 **당단백**(glycoprotein; 당과 단백질의 결합체)이라 한다. 당단백은 **혈액형**(blood type)을 결정하거나 면역계 세포에서는 세균이나 바이러스, 독소와 결합하는 수용체(receptor)로서 작용할 수 있다.

인지질 이중층의 성질

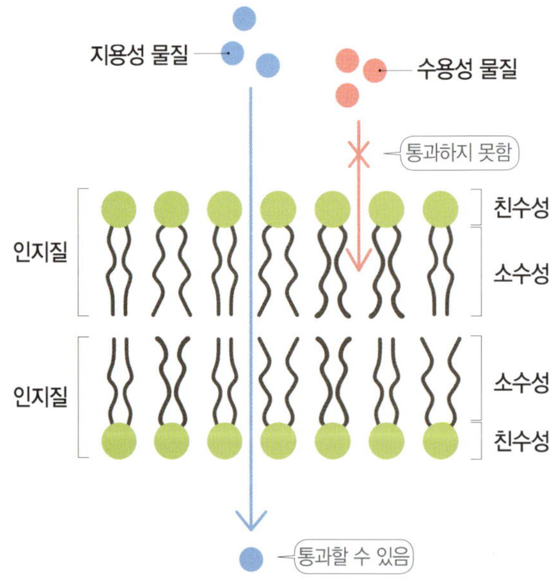

세포소기관의 종류와 기능

세포질에는 사립체, 리보소체, 세포질그물, 골지복합체, 용해소체, 세포중심 등의 세포소기관(cell organelle)이 있다(p.17 참조).

세포의 생명활동에 필요한 에너지는 ATP[아데노신삼인산, adenosine triphosphate; 아데노신에 3개(tri)의 인산이 결합한 것]의 인산기가 분해될 때 얻어진다. **사립체**(mitochondria)는 에너지원인 **ATP를 합성**하는 세포소기관이다. 간, 근육, 신경과 같은 에너지 대사가 활발한 세포일수록 많이 있다.

리보소체(ribosome)는 RNA의 일종인 리보소체 RNA(ribosomal ribonucleic acid, rRNA)와 단백질로 구성되어 있다. 핵에서 지령을 운반해 온 전령 RNA(messenger RNA, mRNA)의 메시지에 의거하여 필요한 단백질을 합성하므로 리보소체는 세포 내 **단백질 합성 장소**이다. 리보소체는 검고 둥근 작은 단위체로, 소포체막에 부착해 있는 경우와 세포질 안을 자유롭게 떠다니는 경우가 있다.

세포질그물(속형질그물, endoplasmic reticulum, ER)은 **세포공장**, **물질 수송**, **저장의 장소**이다. 세포질그물에는 과립세포질그물과 무과립세포질그물의 2가지가 있다.

과립세포질그물(과립세포질세망, granular endoplasmic reticulum)은 막 표면에 리보소체가 부착하여 거칠어 보이기 때문에 조면소포체라고도 불린다. 과립세포질그물에서 합성된 단백질은 과립세포질그물 내강으로 수송되어 골지복합체를 거쳐 세포막으로 운반되거나 분비된다. 또, 지질성분을 만드는 역할도 하고 있으며 세포막을 구성하는 지질도 여기에서 만들어진다.

무과립세포질그물(무과립세포질세망, agranular endoplasmic reticulum)은 막 표면에 리보소체가 부착해 있지 않기 때문에 매끄럽게 보여서 활면소포체라고도 불린다. 무과립세포질그물은 세포의 기능에 따라 다르게 작용하는데, 단백질 합성에는 관여하지 않고 콜레스테롤 합성이나 분해, 지질대사, 약물 해독, 칼슘 저장 등의 기능을 담당한다.

골지복합체(golgi complex)는 과립세포질그물에서 수송소포의 형태로 보내진 단백질에 다당류나 지질을 첨가하여 지질단백(lipoprotein)이나 당단백(glycoprotein)을 합성하는 등, 목적에 맞는 단백질 형태로 만들어 내보낸다(분비). 따라서 **포장발송 장소**라고 할 수 있다.

용해소체(lysosome) 안에는 각종 강력한 가수분해효소(hydrolase)가 포함되어 세포 내에 진입한 이물질이나 세포 내 대사물과 불필요물을 소화, 처리한다. 따라서 **이물질·불필요물 처리 장소**라고 할 수 있다.

세포중심(centrosome)은 2개의 중심소체(centriole)로 구성되며 세포분열 시 방추섬유(spindle fiber)를 형성하여 염색체 이동에 관여한다.

2. 핵산과 단백질의 합성

핵은 핵막에 덮여 있고 핵 안에는 핵소체와 염색질이 있다.
핵산에는 DNA와 RNA의 2종류가 있는데, DNA는 핵 내에 존재하고 이중가닥의 나선구조를 이루며 유전정보의 전달이나 보유를 담당한다. RNA는 단일가닥으로, 그 역할에 따라 mRNA, tRNA, rRNA로 나뉜다.
단백질 합성에는 DNA(유전자)와 RNA가 관여한다.

DNA와 RNA의 구조와 염기배열

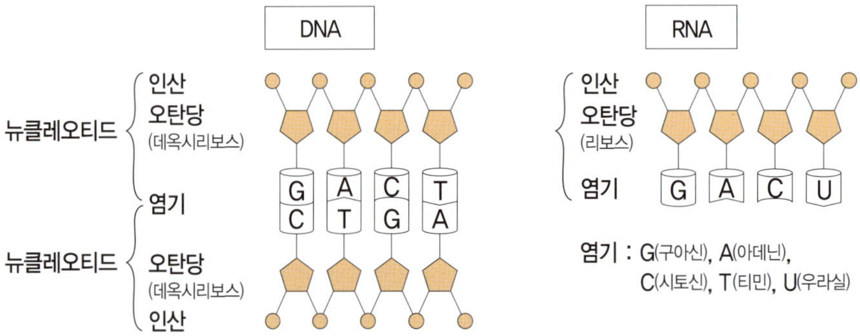

DNA와 RNA의 차이

	염기	사 슬	오탄당
DNA	A, C, G, T	이중가닥	데옥시리보스
RNA	A, C, G, U	단일가닥	리보스

핵의 기능

핵은 **핵막**(nuclear membrane)이라는 이중막에 덮여 있고 그 내부의 핵질(nucleoplasm)에는 핵소체와 염색질이 있다(p.17 참조). **핵소체**(nucleolus)는 둥근 소체로, 세포질 내의 핵산, 특히 rRNA가 이곳에서 만들어진다. **염색질**(chromatin)은 염기성 단백질인 히스톤(histone)에 이중나선구조를 하고 있는 DNA가 감기고 접혀서 응축된 것이다. 그 주위를 집(초, sheath)이 덮고 있다. 핵산(nucleic acid)에는 **DNA(데옥시리보핵산**, deoxyribonucleic acid)과 **RNA(리보핵산**, ribonucleic acid)의 2종류가 있다.

DNA는 핵 내에 존재하며 유전정보의 전달이나 보유를 담당하고 있다. 또, 단백질 합성을 위한 아미노산 배열을 지령하는 암호도 보존되어 있다. DNA의 뉴클레오티드(nucleotide)는 염기, **데옥시리보스**(deoxyribose; 오탄당)와 인산(phosphoric acid)이 조합되어 생긴 2개의 기둥 사이에 4개의 염기, 아데닌(adenine, A), 구아닌(guanine, G), 시토신(cytosine, C), 티민(thymine, T)이 수소결합(hydrogen bond)에 의해 A와 T, G와 C로 쌍을 이루어 사다리와 같은 형태를 하고 있다. 이 사다리는 나선상으로 꼬여서 이중가닥이 나선구조를 이루고 있다(이중나선).

RNA는 DNA의 이중나선구조를 주형으로 하여 핵 내에서 합성된다. RNA도 사슬 모양이지만, 단일가닥이다. RNA의 뉴클레오티드는 염기, **리보스**(ribose; 오탄당)와 인산이 조합되어 생긴다. RNA의 염기는 DNA와 마찬가지로 4개의 염기를 가지는데, 티민(T) 대신 우라실(uracil, U)이 있다. RNA는 역할에 따라 **mRNA**(전령 RNA, messenger RNA), **tRNA**(전이 RNA, transfer RNA), **rRNA**(리보소체 내에 있는 RNA)로 나뉜다.

단백질의 합성

핵 내에서 DNA 이중나선의 필요부분이 풀려서 DNA가 노출된다. 그곳에 RNA 중합효소(RNA polymerase)가 작용하여 DNA의 상보적 RNA 사슬이 합성된다. 이것이 mRNA가 되고 핵 밖으로 나와 세포질 내에 있는 리보소체(단백질합성 장소)로 보내진다. 한편, tRNA는 단백질의 재료가 되는 아미노산을 리보소체까지 운반하여 mRNA의 염기배열을 인식함으로써 순서대로 아미노산을 결합하여 단백질을 합성해간다. mRNA가 DNA의 유전정보 일부를 복사하여 가지고 있으므로 mRNA의 합성을 **전사**(transcription)라고 한다.

유전자(gene)는 1개의 펩티드 분자(아미노산이 2개 이상 결합한 화합물)를 합성하는 데 필요한 DNA 사슬로, 전사부와 촉진자(promoter)의 일부로 구성된다.

게놈(genome)은 생물의 생명을 담당하는 유전자가 내포된 염색체 1쌍 또는 그 안의 DNA 총체를 말하며, 인간의 유전정보 전모를 인간게놈이라고 한다.

단백질의 합성

핵 내에 있는 DNA 이중나선의 필요부분이 풀린다. 이를 주형으로 DNA와 상보적인 RNA 사슬이 합성되고 이것이 mRNA가 되어 핵에서 세포질에 있는 리보소체로 들어간다. 이 전사(transcription)를 바탕으로 아미노산을 리보소체까지 운반해 온 tRNA의 염기와 mRNA의 염기가 결합하여 단백질을 합성한다.

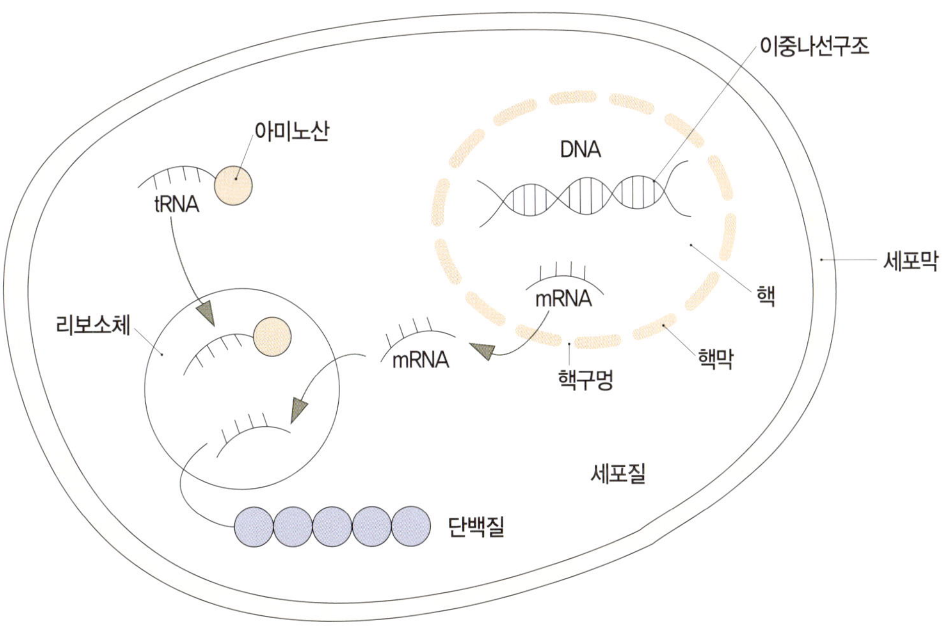

3. 세포의 환경

신체의 안쪽을 내부환경, 바깥쪽을 외부환경이라고 하며, 내부환경을 일정하게 조절하는 것을 항상성이라고 한다.
성인의 체액은 체중의 약 60%를 차지하며, 40%는 세포 안(세포내액), 20%는 세포 밖(세포외액)에 있다.
세포외액 20% 가운데 15%는 세포간격(사이질액), 5%는 혈장에 있다.
체액에는 다양한 전해질 Na^+, K^+, Ca^{2+}, Cl^-, Mg^{2+}, HCO_3^-, PO_4^{3-}, SO_4^{2-}이 포함되어 있다.

세포의 환경

세포 중에서 외부와 직접 접촉해 있는 것은 피부와 점막에 있는 세포뿐이며, 다른 세포는 피부와 점막으로 차단되어 있다. 신체의 바깥 환경을 **외부환경**(external environment)이라고 하고, 이에 대해 신체의 안쪽 환경을 **내부환경**(internal environment)이라고 한다. 세포는 내부환경의 변화, 즉 세포가 처한 환경의 **가스 조성**, **전해질(이온) 조성**, **삼투압**, pH, **온도** 등의 변화에 매우 민감하게 반응하므로, 내부환경을 항상 최적 상태로 유지해야 한다. 내부환경을 일정하게 조절하는 것을 **항상성**(homeostasis)이라고 하며, 항상성을 유지하기 위해 생체는 다양한 기능을 구사하고 있다.

우리 몸의 모든 세포 중 외부에 직접 닿아 있는 것은 피부와 점막 (소화관, 호흡기, 비뇨기 등의 내부공간 표면층)의 세포이다. 이러한 상피세포들은 내부환경 유지에 핵심적인 역할을 한다.

체액

물은 체액의 주요 성분이며, 성인 남성의 경우 체중의 **약 60%**를 차지한다. 여성이나 비만한 사람은 지방이 많은 만큼 수분 함량은 55%로 적다. 체액의 비율은 신생아가 가장 높고 나이가 들면서 함께 감소한다. 세포질을 구성하는 **세포내액**(intracellular fluid, ICF)에 대하여 세포막 바깥에 있는 체액은 **세포외액**(extracellular fluid, ECF)이라 한다. 성인 남성의 경우 수분 60%의 2/3(체중의 40%)는 세포 안에, 1/3(체중의 20%)은 세포 밖에 있다. 세포외액 중 3/4(체중의 15%)은 세포간격(사이질액), 1/4(체중의 5%)은 혈장 안에 있다. 또한, 사람의 전체 혈액량(혈구와 혈장을 합친)은 체중의 **약 1/13**(6~8%)을 차지한다.

체액에는 다양한 전해질(electrolyte)과 비전해질(nonelectrolyte)이 녹아 있다. 전해질에는 나트륨이온(Na^+), 칼륨이온(K^+), 칼슘이온(Ca^{2+}), 염소이온(Cl^-), 마그네슘이온(Mg^{2+}), 탄산수소이온(HCO_3^-), 인산이온(PO_4^{3-}), 황산이온(SO_4^{2-}) 등이 있다. 비전해질에는 포도당, 아미노산, 혈장단백질, 지질 등이 있다.

체액분포

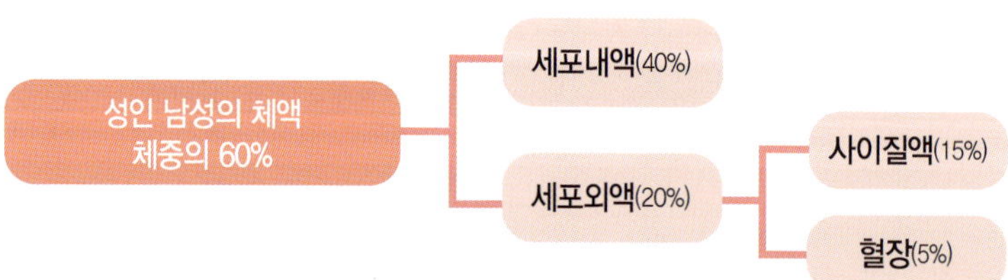

신생아, 영아, 성인, 노인의 체액분포(체중의 %로 나타냄)

	신생아	영아(3개월)	성 인	노 인
전체액량	80%	70%	60%	50%
세포내액	40%	40%	40%	30%
세포외액	40%	30%	20%	20%

사람 체액의 전해질조성 [수치는 물 1L당 당량농도(mEq)로 나타냄]

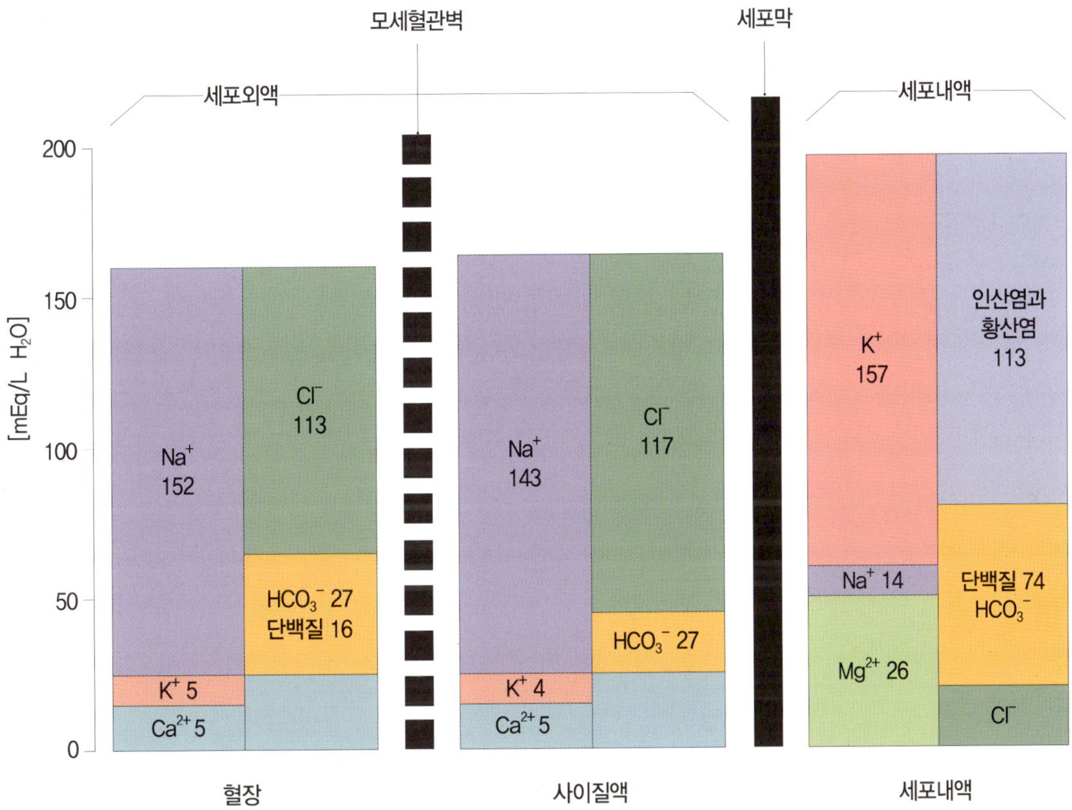

- 전해질(electrolyte) : 용액 중에서 양(+) 또는 음(–) 이온으로 전하를 띠며 전기적 성질을 나타내는 것을 말한다. 한편, 용액 중에서 전하(이온화)를 띠지 않는 것을 비전해질(nonelectrolyte)이라고 한다.
- 전해질의 농도 : 일반적으로 당량(equivalent, Eq) 또는 몰(mol, mole, M)이라는 단위로 나타낸다.
- 몰농도 : 1몰은 6×10^{23}개의 분자로 구성된다. 1몰의 분자를 1L가 되도록 용액에 녹였을 때의 농도를 1mol/L(또는 1M)로 나타낸다. 예를 들어 식염(염화나트륨, NaCl)의 분자량은 58.5g이다. 1몰의 식염액이란 1L의 용액에 NaCl이 1분자량 즉, 58.5g 녹아 있는 용액을 말한다. 그런데 용해된 NaCl은 Na^+와 Cl^-로 해리되므로 2당량 이다.
- 당량농도((equivalent concentration : 산–염기 반응에서 수소 이온(H^+) 1mol과 반응하거나 산화–환원 반응에서 전자(e^-) 1mol과 반응하는 양을 1당량(eq)라고 한다.) : 1L의 용액에 1g 당량의 용질이 녹아 있는 경우 1Eq/L로 나타낸다. Na^+은 1가이므로 1mol/L이 1Eq/L, Ca^{2+}은 2가이므로 1mol/L이 2Eq/L에 상당한다(당량, equivalent, Eq). 1mol/L 또는 1Eq/L의 1/1000 농도가 1mol/L (1mM) 또는 1mEq/L이다.

체액의 전해질 조성

세포외액과 세포내액은 세포막으로, 세포외액인 혈장(plasma)과 사이질액(interstitial fluid)은 모세혈관벽으로 구분되어 있다. 혈장과 사이질액의 수분과 전해질 조성은 거의 같다. 이는 모세혈관벽을 구성하는 내피세포의 구멍이 비교적 커서 단백질 이외의 수분과 전해질을 비교적 자유롭게 통과시키기 때문이다. 한편, 세포내액과 세포외액의 전해질 조성은 많이 다르다. 그것은 세포 안과 세포 밖이 인지질 이중층으로 나뉘어져 있기 때문이며, 이 이온 조성의 차이를 유지하는 것이 생명유지에 중요하다.

p.23의 그림과 같이 **세포내액**에는 K^+(150~160mM)이 상당히 많다. K^+은 막투과성이 Na^+에 비해 50~100배나 높아 세포 내에서 음의 안정전위(resting potential)를 형성시킨다(p.32 참조). Na^+(15mM 전후)이나 Ca^{2+}(10^{-7}mM)은 적다. 한편, **세포외액**에는 Na^+(140~150mM), Ca^{2+}(2.5mM), Cl^-(110~120mM)이 많고 K^+(4~5mM)은 적다. 이러한 이온 분포의 차이가 신경이나 근육의 흥분 발생에 중요한 역할을 한다.

세포막의 두께가 10 nm (10^{-8} m) 이하인데 비하여 세포의 크기는 0.01 mm (10^{-5} m) 또는 그 이상인 점을 생각하면, 세포 자체의 1/1000밖에 안되는 지질막이 이러한 농도 차이를 유지하고 있다는 것은 놀라운 사실이다.

세포 안쪽에 K^+농도가 유독 높은 근본적 이유는 알기 어렵다. 우연히 최초의 세포가 생겨난 어느 연못 주변의 흙과 바위가 마침 K^+이 많았을 수 있다. 여기서 만들어진 태초의 세포들이 넘쳐 들어가게 된 바다는 원래 Na^+과 Cl^-이 높았는데, 여기서도 원시세포는 그 안의 K^+을 높게 유지하는 기능을 발전시켰을지 모른다. 이후, 그런 단세포들이 여럿 모여서 다세포생물로 진화하는 과정에서, 개체는 Na^+이 높은 바다의 특성을 끌어안고서 '몸'을 만들었을 것이다(현재의 세포외 체액). 그 이후 바다의 염분농도는 더 높아졌지만, 태초의 바다와 비슷하게 만들어진 우리 몸의 체액 염분농도는 '항상성'에 의하여 그대로 유지되어 온 것일 수 있다. 만약 이런 시나리오가 맞는다면, 우리 세포의 안쪽용액(세포내액)과, 우리 몸의 안쪽용액(세포외액)은 각각 단세포 생명체의 기원과 다세포 생명체의 기원이 시작된 당시 환경을 반영한다는 흥미로운 이야기가 된다.

■ 탈수증

체내의 수분 및 전해질 유지는 생명유지에 매우 중요하다. 탈수증(dehydration)이란 어떠한 원인으로 체액량이 부족(일반적으로 수분과 나트륨 부족)해진 상태를 말한다. 탈수증에 빠지면 노인에서는 의식장애를 일으키기 쉽고, 또 혈액이 농축되어 혈전이 생기기 쉬우며 뇌경색증(cerebral infarction)이나 심근경색증(myocardial infarction) 등도 일어나기 쉽다. 아이는 성인보다 탈수가 급격하게 진행되기 쉬우므로 주의가 필요하다.

4. 물질의 이동

물질 입자가 어떤 공간에 널리 퍼지는 현상을 확산이라고 하며, 확산에는 단순확산과 촉진확산이 있다.
물만 통과할 수 있는 막으로 나뉜 경우, 물은 용질 농도가 높은 쪽으로 이동하여 평형에 도달하는데 이를 삼투라고 한다.

확산 및 삼투에 의한 물질의 이동

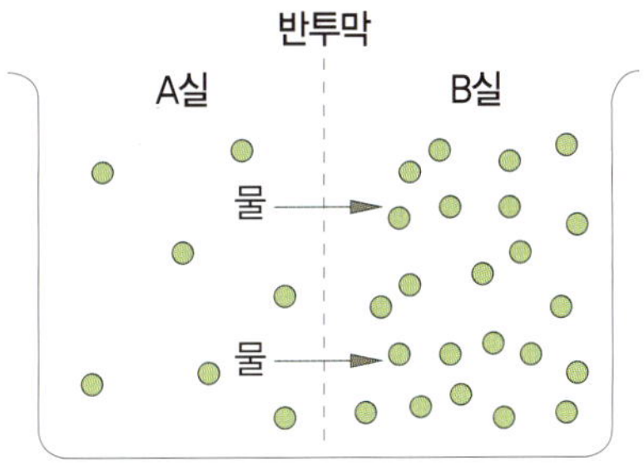

● : 용질

A실과 B실은 반투막으로 나뉘어 있고, 각각에 용액에 들어 있다. A실보다 B실의 용질 농도가 높다고 하자(B실의 삼투압이 높다). 물은 A실에서 B실로 삼투압이 같아질 때까지 이동한다.

세포에 대한 삼투압의 영향을 손쉽게 관찰하는 방법은 적혈구 형태를 현미경으로 보는 것이다.

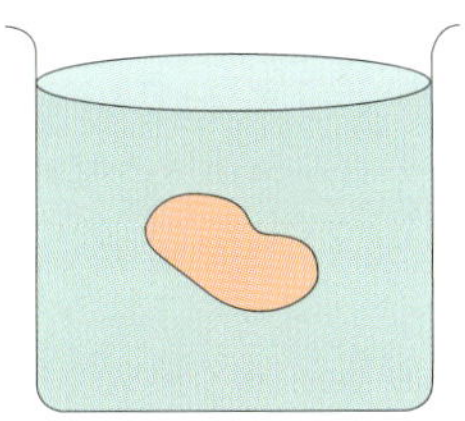

등장액 속의 적혈구
⇩
수분의 출입이 없으므로 적혈구는 정상적인 납작한 구형을 유지한다.

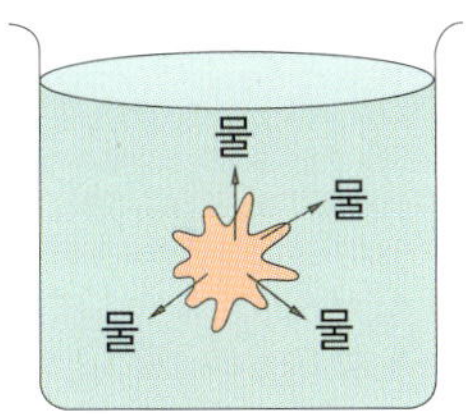

고장액 속의 적혈구
⇩
적혈구에서 수분이 나와 적혈구는 위축된다.

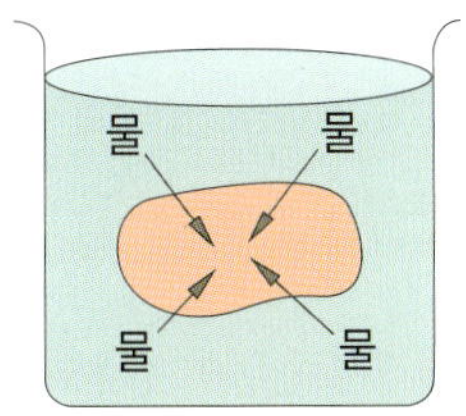

저장액 속의 적혈구
⇩
적혈구 안으로 수분이 들어가 점점 부풀고 결국에는 파열한다(용혈, hemolysis).

세포막을 통한 물질의 이동

세포 안과 세포외액인 사이질액과의 경계에는 인지질 이중층으로 구성된 **세포막**이, 세포외액인 사이질액과 혈장의 경계에는 **모세혈관벽**이 일종의 장벽(barrier)으로서 존재한다(p.23 그림 참조). 이 장벽을 넘어 용질 입자의 이동이 이루어진다. 모세혈관벽을 통한 물질의 이동에 관해서는 6장 순환에서 설명하겠다. 세포막을 통한 물질의 이동에 대해 설명하기 전에 물질이동의 기본사항(확산, 삼투)에 대해 알아보자.

용액 중의 입자(용질)는 농도가 높은 쪽에서 낮은 쪽으로 저절로 이동하며 이를 **확산**(diffusion)이라고 한다. 확산은 용액을 흔들어주거나 하지 않아도 일어나며, 용질들의 분자수준 운동과 이들이 상호 충돌하면서 일어난다. 확산은 **농도 기울기**(concentration gradient) 또는 **화학적 기울기**(chemical gradient)라고 말하는 농도 차이의 경향에 따라 일어난다. 그런데 용질이 만약 전기를 띠고 있다면 (예: 이온) 그것들의 확산에는 농도 기울기 뿐만 아니라 전위차(**전기적 기울기**, electrical gradient)도 영향을 미친다. 세포막에 존재하는 이온통로(ion channel)를 통과하는 이온의 이동은 농도와 전기적 기울기가 함께 작용하는 확산이다. 농도가 높은 쪽에서 낮은 쪽으로 물질 입자가 이동하는 경우는 외부에서 공급되는 에너지가 필요 없지만, 농도차이 자체가 일종의 힘의 차이에 해당한다.

확산에는 **단순확산**(simple diffusion)과 **촉진확산**(facilitated diffusion)의 2가지 형태가 있다.

지질 세포막 자체를 통과하며 일어나는 용질의 확산을 **단순확산**[혹은 투석(dialysis)]이라고 한다. 단순확산으로 통과하는 물질에는 지용성 물질, 산소와 이산화탄소 등의 가스체가 있다. 또 분자량이 작은 이온 등은 이온통로를 단순확산으로 통과한다.

단순확산으로 세포막을 통과하기 어려운 분자량이 큰 용질(예를 들어 포도당이나 아미노산)은 수송단백질(운반체, carrier)을 이용하며, 이 경우에도 확산 법칙(농도 기울기 또는 전기적 기울기)에 따라 이동이 이루어진다. 이러한 확산은 **촉진확산**이라고 한다. 단순확산이나 촉진확산 모두 에너지를 필요로 하지 않는다.

용액 중 물(용매)은 자유롭게 통과하나 용질은 전혀 통과시키지 않는 반투막(semipermeable membrane)으로 구분되어 있고 양쪽 용질의 농도에 차이가 있다고 하자. 물의 농도는 용질 농도가 낮은 쪽이 더 높기 때문에 물은 용질 농도가 높은 쪽으로 이동하여 평형에 도달한다. 이를 **삼투**(osmosis)라고 한다. 즉 삼투란 물의 확산이라고 할 수 있다.

세포막을 경계로 일어나는 물질이동에서 용질 뿐만 아니라 용매 (물)의 이동도 중요하다. 물의 이동에 따라 세포용적이 달라지기 때문이다. 물의 이동은, 특히 세포막이나 조직구조를 경계로 하는 이동은 삼투현상 뿐만 아니라 여과에 의하여도 일어날 수 있다. Filtration (여과)은 정수압 (hydrostatic pressure)이 높은 곳에서 낮은 곳으로 이동하는 현상으로, 모세혈관 등에서 혈압에 의한 이동이 그 예이다. 반면 삼투는 위에서 말했듯이 용질의 농도가 낮은 곳에서 높은 곳으로 물이 이동하는 현상이다. 삼투나 여과 또한 에너지가 필요 없는 물질의 이동 방식이다.

용질에 대한 투과성은 없으면서 용매 (물)에 대한 투과성만 있는 반투막 을 경계로 삼투현상이 발생하면 농도가 진한 쪽의 수위가 올라가는 힘이 발생하면서 (osmotic pressure) 더 이상 물의 이동이 못일어날 수 있다. 이때 물의 삼투를 막는 압력을 **삼투압**(osmotic pressure)이라고 한다. 삼투압은 단위용적 중 용질의 몰수로 나타내며, 그 단위를 **오스몰**(osmole, Osm)이라고 한다. 용질 입자의 수에 비례한다. 즉 1mol의 비해리성 분자가 1L의 수용액에 있을 때 이를 1오스몰이라고 한다. 하지만 전해질은 수용액에서는 이온으로 해리된다. 예를 들어 염화나트륨(NaCl)의 경우 $NaCl \rightleftharpoons Na^{+}+Cl^{-}$으로 해리하므로 1mM의 NaCl은 2mOsm/L가 된다.

등장액, 고장액, 저장액이란?

반투막에 의해 나뉘어진 두 용액 간의 삼투압이 같은 용액을 **등장액**(isotonic solution)이라고 한다. 특히 세포 내액, 혈장, 눈물 등의 체액과 삼투액이 같은 용액을 말한다. 수액, 주사액, 점안제는 등장액이다. 체액보다 삼투압이 높은 용액을 **고장액**(hypertonic solution), 낮은 용액을 **저장액**(hypotonic solution)이라고 한다.

어느 정도의 구조 변화가 가능한 세포막으로 둘러싸인 생체 세포들에서 이런 삼투 현상은 세포 용적의 변화로 나타난다. 가장 쉽게 관찰할 수 있는 경우가 적혈구의 용적변화이다. 혈구는 고장액에서는 위축한다. 이는 등장이 되기 위해 혈구 안의 수분이 혈구 밖으로 나오기 때문이다. 반대로 혈구가 저장액에 노출되면 혈구 안으로 수분이 삼투하여 혈구는 파열해 버린다. 주로 NaCl가 용해되어 있는 식염액의 NaCl 비중은 0.9%(이를 생리식염수라고 함), 포도당액은 5%인 경우 등장액에 해당하기 때문에 임상적으로 이런 농도의 주사액을 사용한다.

■ 수액과 중심정맥영양

다양한 원인에 의하여 탈수상태나 전해질 농도 비정상에 빠질 수 있다. 근본 원인 치료 이전에 우선 탈수나 전해질 실조를 되돌리려면 수액(생리식염수, 링겔액, 하트만액, 포도당액)을 투여한다. 투여하는 수액 제제는 원칙적으로 체액과 삼투압이 같아야 한다. 하지만 필요에 따라 영양 보충으로 고농도의 포도당이 사용된다. 이때는 중심정맥으로 천천히 투여하는데, 중심정맥은 혈류량이 많기 때문에 고장액이라도 금방 희석되어 문제를 일으키지 않는다 (중심정맥영양, central venous nutrition).

5. 세포막을 통한 물질의 수송시스템

세포막은 선택적 투과성을 가진 장벽이다.
지용성 물질이나 가스체는 자유롭게 통과시키나, 비지용성 물질(이온이나 포도당 등)의 이동에는 특수한 기구가 필요하다. 특수한 기구에는 이온통로, 운반체, 세포내섭취와 세포외배출이 있다.

물질의 수송과 이온통로

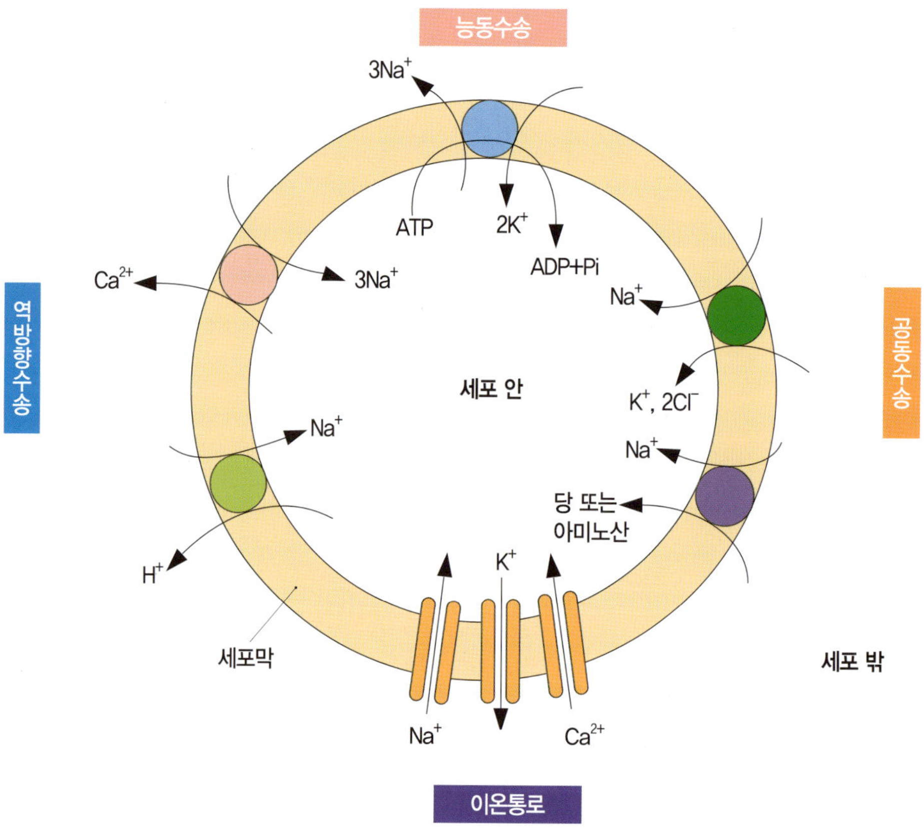

- **공동수송** : 공동수송의 대표적인 예로 Na^+–포도당의 수송이 있다. 이 경우 운반체 1개를 이용하여 Na^+ 1개와 포도당 1개가 함께 세포 밖에서 세포 안으로 수송된다.
- **능동수송**(Na^+–K^+ 펌프, Na^+ 펌프 또는 Na^+–K^+ ATPase) : 세포 안에서 Na^+ 3개가, 세포 밖에서 K^+ 2개가 농도 기울기에 거슬러서 수송된다. 이 수송에는 에너지가 필요하며 ATP가 분해되어 얻어지는 에너지가 이용된다. Pi : 무기인산(inorganic phosphate)
- **역방향수송** : 역방향수송의 한 예로 Na^+–Ca^{2+} 교환계가 있다. 이 경우 세포 안에서 Ca^{2+} 1개가, 세포 밖에서 Na^+ 3개와 교환하여 수송된다.
- **이온통로** : 세포막에 있는 이온통로가 열리면 이온은 농도 기울기에 따라 확산하여 이동한다.

이온통로

세포막에는 Na^+(나트륨이온) 통로, K^+(칼륨이온) 통로, Ca^{2+}(칼슘이온) 통로, Cl^-(염소이온) 통로와 같은 분자량이 작은 이온을 통과시키는 통로 단백질(channel protein)이 있다. 이들 이온통로가 열리면 농도 기울기 및 전기적 기울기의 총합에 따라 확산(diffusion)이 일어난다. Na^+의 경우는 농도가 높은 세포 밖에서 농도가 낮은 세포 안으로 확산 이동한다. 이는 신경이나 근육의 흥분 발생에 중요하다(통로의 개폐나 그 역할에 대해서는 p.28, 34, 35 참조).

운반체를 이용한 물질의 수송

포도당이나 아미노산, 이온은 막에 존재하는 막수송단백질(membrane transport protein)인 **운반체**(carrier)에 의해 수송된다. 운반체는 이온이나 그 밖의 분자와 결합하면 그 단백질의 구조가 바뀜으로써 결합한 분자를 막의 한쪽에서 다른 쪽으로 이동시킨다.

운반체를 이용한 수송에는 앞에서 설명한 촉진적확산 수송체 뿐만 아니라 능동수송, 역방향수송, 공동수송을 담당하는 수송체들이 있다.

농도 기울기나 전기적 기울기에 거슬러서 수송하는 운반체가 있다. 이 경우 에너지의 공급을 필요로 하므로 **능동수송**(active transport) 또는 펌프(pump)라고 불린다. 낮은 곳에서 높은 곳으로 물을 퍼 올리는 경우를 떠올려보자. 이때 펌프 등을 사용하여 퍼 올릴 것이다. 생체가 농도 기울기에 거슬러서 물질을 이동할 때에는 ATP를 분해해서 유리되는 에너지를 이용한다. 이러한 수송계에서 가장 중요한 것으로 **Na^+-K^+ 능동수송**(**Na^+-K^+ ATPase**, **Na^+-K^+ 펌프** 또는 **Na^+ 펌프**라고도 함)이 있다. Na^+-K^+ 펌프는 ATP를 분해하는 효소(Na^+-K^+ ATPase)이기도 하며, 1분자의 ATP를 분해할 때마다 **Na^+ 3개**를 농도 기울기에 거슬러서 세포 밖으로 퍼내고 **K^+ 2개**를 세포 안으로 수송한다.

이렇게 형성된 Na^+ 농도경사는 아래의 두 가지 수송체(역방향수송, 공동수송)들을 돌리는 원동력이 된다.

역방향수송(counter transport)의 대표적인 것에 **Na^+-Ca^{2+} 교환계**(Na^+-Ca^{2+} exchanger)가 있다. 세포가 흥분(활동전위 발생)하면 세포 안으로 Ca^{2+}이 유입하는데, 유입한 Ca^{2+}은 모두 세포 밖으로 퍼내야 한다. 유입한 Ca^{2+}을 퍼내는 기구 중 하나가 Na^+-Ca^{2+} 교환계이다. Ca^{2+} 농도는 세포 안보다도 세포 밖이 높음에도 불구하고 세포 안에서 **Ca^{2+} 1개**를 세포 밖으로 수송하고 **Na^+ 3개**를 세포 안으로 받아 들인다. H^+-K^+ 교환계와 Na^+-H^+ 교환계도 역방향수송이다.

공동수송(cotransport)의 대표적인 것에 **Na^+–포도당**의 수송이 있다. 이는 운반체 1개를 이용하여 **Na^+ 1개**와 **포도당 1개**가 함께 세포 밖에서 세포 안으로 수송된다. 역방향수송과 공동수송의 경우, 직접 ATP를 소비

디기탈리스

심부전 치료제인 디기탈리스(digitalis)는 Na^+-K^+ ATPase(Na^+-K^+ 펌프)를 억제함으로써 간접적으로 심장근육 수축력을 증대시킨다. Na^+-K^+ 펌프 억제에 따른 세포 내 Na^+ 농도의 상승은 세포막 안팎의 농도 기울기를 감소시켜 세포막의 Na^+-Ca^{2+} 교환계를 통한 Na^+ 유입과 Ca^{2+} 유출이 감소하여 세포 내 Ca^{2+}이 상승한다. 그 결과 심장근육 수축력이 증대한다.

하지 않는다. 왜냐하면 Ca^{2+}이나 포도당은 농도 기울기에 거슬러서 세포 안에 이동하게 되는데, 이들 수송은 Na^+와 함께 이동하기 때문이다(Na^+은 농도가 낮은 세포 안으로 이동하기 때문). 그러나 이 과정에서 사라지는 Na^+ 농도 기울기를 회복시키려면 Na^+ 펌프가 필요하다. 즉, ATP가 소모된다.

세포외배출과 세포내섭취

이온통로나 운반체로 세포막을 통과할 수 없는 물질을 이동시키는 과정에는 세포외배출과 세포내섭취가 있다.

세포외배출(엑소싸이토시스, exocytosis)은 **화학전달물질**(chemical transmitter, 신경전달물질)이나 호르몬(hormone) 등의 물질을 운반해 내는 수단이다. 이들 물질을 실은 소포(vesicle)가 막까지 이동하여 막과 융합하면 소포막과 세포막이 융합하여 소포 내용물을 세포 밖으로 밀어 내는(방출 또는 유리) 현상이다. 이는 신경종말에서 신경전달물질이 방출되어 신경정보를 전달하는 데 중요한 수단이 된다(p.36 참조).

세포내섭취(엔도싸이토시스, endocytosis)는 세포외배출과는 반대의 과정으로, 특정 물질(예: 콜레스테롤이 부착된 지질단백들)이 세포막의 수용체와 결합하면 세포막이 안쪽으로 들어가는데 (일종의 구덩이), 이것이 더 진행되면 작은 주머니(소포)가 만들어져서 이들 물질을 세포 안으로 받아 들이거나 삼키게 된다.

세포외배출과 세포내섭취

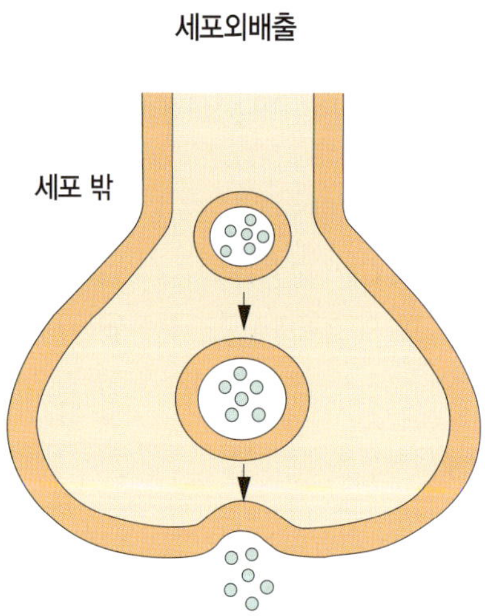

세포 안에서 생산되며 소포에 담긴 신경전달물질이나 호르몬 등이 소포막과 세포막이 융합한 경우, 막이 녹아서 소포 내용물이 세포 밖(혹은 신경종말 밖)으로 방출된다.

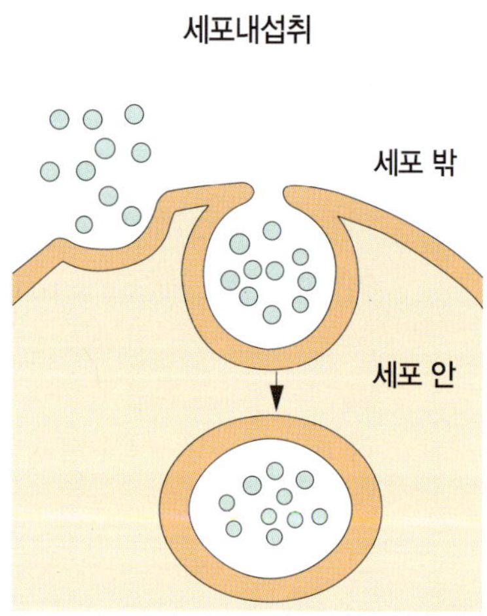

세포 밖에서 콜레스테롤을 부착한 지질단백 등이 세포막에 달라 붙으면 세포막에 구덩이가 생기고 그 구덩이가 소포를 형성한다. 이는 세포 밖의 물질을 세포 안으로 받아 들이는 수단 중 하나이다.

6. 흥분 발생과 전도

세포막 안팎에는 전해질이 불균일하게 분포해 있다(안쪽은 K^+, 바깥쪽은 Na^+의 농도가 높다).
신경세포나 근육세포의 막은 자극에 따라 활동전위를 발생하는데, 이는 세포막의 이온투과성이 변화한 결과이다.
세포막이 흥분해 있지 않을 때의 막전위를 안정전위라고 하고 이때 막의 안쪽은 음(−), 바깥쪽은 양(+) 전위값을 갖는다.

생체기능의 통제

신체는 약 60조 개의 세포가 모인 집합체이다. 이들은 다양한 정보를 실시간 받아 들여 그 정보에 따라 응답하여 기능하고 있다. 그 세포는 연계하지 않으면 개체로서 기능할 수는 없다. 개체를 구성하는 세포, 기관, 조직의 활동을 전체로서 통합적으로 기능하게 하여 생체기능을 조절하는 것이 **신경계**(nervous system)와 **내분비계**(endocrine system)이다.

내분비계 세포들은 호르몬(hormone)을 만들고 내보내며, 이는 혈류를 따라 표적 장소에 운반한다. 표적 세포에서 호르몬 수용체에 결합하면, 세포내에서 신호과정이 일어나서 정보 전달이 이루어진다.

신경세포로부터 가늘고 길게 뻗어 있는 신경섬유는 우리 몸 여러 곳으로 전기신호를 전달하고 있다. 보통 '신경'이라고 부르는 것은 신경섬유 다발과 섬유를 둘러싸는 신경초세포(myelin sheath cell)로 이루어진 구조물이다. 신경계의 구성단위인 신경세포는 다양한 모습과 크기를 갖지만, 공통적으로 커다란 세포체와 거기서 뻗어나가는 많은 가지 형태를 보인다. 일반적으로는 가지들 중 하나가 더욱 길게 뻗어나가면서 다음 단계의 신경세포 또는 근육등 다른 조직에 흥분신호를 전달하는데, 이 가지를 축삭(axon)이라 부른다. 해부학적으로 관찰되는 신경섬유를 형성하는 것이 대체로 축삭다발이다.

신경세포의 신경섬유는 빠른 전기활동(활동전압)의 전달을 일으키고, 신경세포들 사이(연접, 연접 간극)에서 고유 신경전달물질에 의해 정보전달이 이루어진다. 운동신경과 근육세포 사이에서도 마찬가지이다. 먼저 신경섬유를 따라 전기적으로 전달되는 신호(정보)는 어떻게 일어나는지 알아보자.

흥분 발생과 전도

세포 안팎에 존재하는 전해질에는 큰 농도 차이(세포안은 K+이 많고 세포밖은 Na+이 많음)가 있음을 떠올려 보자. 일반적으로 세포의 흥분은 세포막의 이온투과성 변화(세포막에 있는 특정 이온통로의 열고 닫히는 경향의 변화)와 이에 따른 이온들의 움직임 때문이며, 이것이 생체전기현상으로 관찰된다. 신경이나 근육의 흥분 시 관찰되는 일련의 전위변화를 **활동전위**(action potential)라고 한다. 활동전위는 신경, 평활근, 심근, 골격근 등 세포의 종류나 부위(예를 들어 심장이라도 동결절, 심방근, 심실근, 푸르키네섬유 등)에서 그 모습이 세부적으로 다르다. 이와 같은 활동전위는 세포 안쪽으로 유리관으로 만든 미세 전극을 삽입하여 측정할 수 있다.

막전위와 활동전위

살아있는 세포에서 세포막을 경계로 나타내는 전위 차이를 **막전위**(membrane potential)라고 한다. 세포가 흥분해 있지 않을 때(정지상태)의 막전위를 **안정막전위**(resting membrane potential)라 한다. 평소 K^+ channel을 통한 K^+ 유출 경향 때문에 안정막전위는 음성 (-60 ~ -85 mV)을 보인다.

세포막에 자극이 가해지면 음성 막전위가 약해지는, 즉 탈분극 방향으로 전위변화가 일어난다. 그 전위가 특정 수준 (예: -40 mV)에 도달하면 더 급격한 탈분극이 한꺼번에 일어나면서 양전위로 바뀌게 된다. 이러한 급속한 흥분이 일어나기 시작하는 특정 수준의 막전위를 **역치전위**(threshold potential) 혹은 **문턱값전위**(thresshold potential)라고 한다. 활동전위가 0 mV를 넘어선 부분을 **오버슈트**(overshoot)라고 한다. 보통 신경섬유나 골격근세포는 오버슈트 후에 재빨리 전위가 하강하여 안정막전위로 돌어가게 되는데, 이 시기를 **재분극기**(repolarization)라 한다. 그런데 심장근 특히 심실근세포의 경우 오버슈트 후에 일정한 수준의 탈분극 상태가 200 – 400 mS 정도 지속되다가 재분극이 일어나는데, 이렇게 탈분극이 유지되는 시기를 **편평기** 또는 **고원기**(plateau)라 부른다.

그러면 활동전위란 어떠한 현상이며, 어떻게 해서 발생하는 것일까?

신경세포의 활동전위

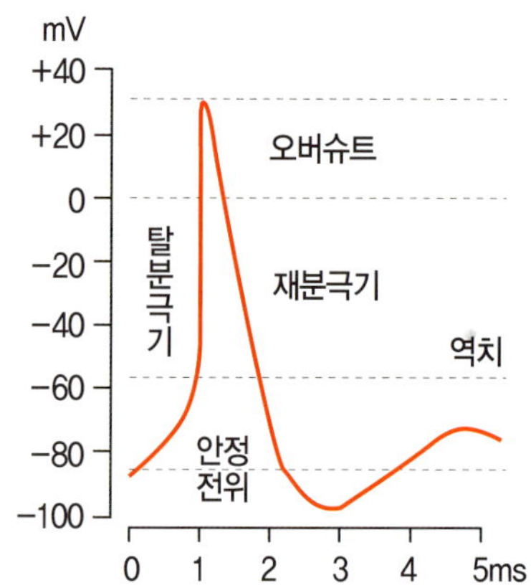

활동전위 각 시기의 전위변화, 즉 이온투과성의 과정을 심실근세포의 활동전위(p.34 그림 참조)를 예로 설명한다. 심실근은 신경에 비하여 활동 전압의 폭이 훨씬 넓다(즉, 재분극이 느리다).

먼저 안정막 전위에 대하여 살펴보자.

세포내액은 K^+ 농도가, 세포외액은 Na^+ 농도가 높아져 있음을 상기해보자. 안정 시에는 세포막의 K^+에 대한 투과성이 Na^+의 50~100배나 높아 K^+은 농도가 높은 세포 안에서 낮은 세포 밖으로 농도 기울기에 따른 힘에 의해 확산된다. Na^+의 투과성은 K^+보다 훨씬 적기 때문에 K^+에 대해서만 생각하겠다. 그런데 K^+은 양으로 전하를 띠므로, 이 이온이 밖으로 유출된 만큼 세포 안쪽은 바깥쪽보다 음(-)이 된다. 그 결과, 이번에는 K^+을 반대로 세포 안으로 되돌리려는 힘(**전기적 기울기**에 따른 힘)이 작용한다. 만일 K^+이 전하를 띠지 않았다면 이 이온은 농도 기울기에 따라 밖으로 계속해서 유출되어 버리겠지만, 방금 설명한 2가지 힘(**농도 기울기**와 **전기적 기울기**)이 서로 반대로 작용하면서 균형을 이룬 곳에서 세포막을 통한 K^+의 출입은 일정해진다. 이때 세포막 안팎의 전위차를 **안정전위**라고 하고, **세포 안은 음(−), 세포 밖은 양(+)**이 되는 것이다. 세포 안의 전위가 음(-)이 된 상태를 **분극**(polarization)상태라고 한다.

활동전위의 발생

흥분성 세포의 특징은 세포막이 흥분(활동전위 발생)을 일으키는 것이다.

세포막이 자극을 받으면 흥분조직의 막이 안정전위(-90~-70mV 정도)에서 +30mV 정도까지 급격하게 변화하여 **탈분극기**(depolarization phase, 0상)를 형성한다. 이는 안정 시에는 낮았던 Na^+에 대한 투과성이 일과성으로 상승하기 때문에 생긴다. 정지 시에는 Na^+에 대한 투과성은 K^+의 1/50~1/75이었던 것에 대해 흥분 시즉, 활동전위의 탈분극기에는 Na^+의 투과성이 600배나 달한다. 이때 K^+의 투과성은 거의 변하지 않으므로, 압도적으로 증가한 Na^+ 투과성 때문에 세포 내측의 막전위는 양(+)으로 역전해 버린다[이를 분극상태에서 벗어났다는 의미에서 **탈분극**(depolarization)이라고 한다. 즉, 막전위가 안정전위에서 0 → 양의 방향으로 변하는 것을 말하며, 세포 내부가 외부에 대해 양이 되는 것을 **오버슈트**(overshoot)라고 한다]. 이 탈분극 과정, 특히 급속한 탈분극이 일어날 수 있는 것은, Na^+ 채널들이 탈분극 조건에 의하여 더욱 빨리 활성화되는 특성을 갖고 있기 때문이다. 이러한 급속탈분극에 바로 뒤이어서 Na^+ 통로가 저절로 닫히는 과정과 K^+ 통로가 열리는 과정이 따라온다. 이렇게 되면 K^+이 세포 밖으로 나가면서 막전위는 다시 안정전위에 가까워진다. 이처럼 이온의 세포막을 통한 출입은 각각을 선택적으로 통과하는 이온통로를 통해 일어난다.

심실근에서는 Na^+ 통로가 열리고 세포 안으로 Na^+이 급격하게 유입된 후 Na^+ 통로는 닫힌다. 하지만 심실근의 K^+ 통로는 매우 느리게 열리는 특성을 갖고 있다. 그렇기 때문에 K^+ 통로가 열리기 전에 탈분극에 의해 Ca^{2+} 통로가 먼저 열리면서 Ca^{2+}이 세포 안으로 들어온다. 이때문에 탈분극상태 막전위가 일정한 시간동안 유지되기 때문에 고원기(편평기, plateau)가 생긴다. 그 후 K^+ 통로가 열리고 Ca^{2+} 통로가 닫혀서 막은 급속하게 재분극하는데, 이것이 반복되는 것이 심장의 주기적 흥분과 수축 박동을 일으키는 전기신호이다.

자극에 의해 활동전위가 발생하면 다음의 자극에서는 반응성이 저하하여 활동전위를 발생하지 않는 시기가 있다. 이 시기를 **불응기**(refractory period, 2상)라고 한다. 불응기에는 절대불응기와 상대불응기의 2가지가 있다. 아무리 강한 자극에도 반응하지 않는 시기를 **절대불응기**(absolute refractory period)라고 하고, 절대불응기 이후에는, 강한 자극을 가하면 활동전압이 작게나마 일어날 수 있는 시기가 있는데, 이를 **상대불응기**(relative refractory period)라고 한다.

Ca^{2+} 통로가 닫히고 K^+ 통로가 열리는데 K^+ 농도 기울기에 따라 K^+이 세포 밖으로 유출된다. 그 결과, 양이온이 세포 밖으로 나가기 때문에 세포 안은 점점 음(-)으로 기울어 세포 안 전위는 급격하게 내려가는 시기를 **재분극기**(repolarization phase, 3상)라고 한다.

이처럼 활동전위가 발생하면 세포 안에 Na^+, 이어서 Ca^{2+}이 유입되고 K^+이 유출된다. 그 결과, 세포 안팎의 이온농도는 미세하게나마 변할 수 있다. 다음의 활동전위가 발생하려면 세포 안팎의 이온농도가 활동전위 발생 전 수준으로 되돌아가야 한다. 그래서 다음의 활동전위가 발생할 때까지 앞에서 설명한(p.28) 운반체를 이용한 수송 Na^+-K^+ ATPase(Na^+ pump), Na^+-Ca^{2+} 교환계(Na^+-Ca^{2+} exchanger)를 통해 농도 기울기에 거슬러서 이들 이온을 원래 상태로 되돌리는 것이다.

심실근과 달리 심장에서 자발적 박동 전기신호를 만들어내는 굴심방결절세포는 Na^+ 통로가 없다. 따라서 굴심방결절세포의 활동전압은 탈분극 시기가 덜 가파르게 일어난다.

❙ 심장에서 관찰되는 활동전위와 막전위의 예

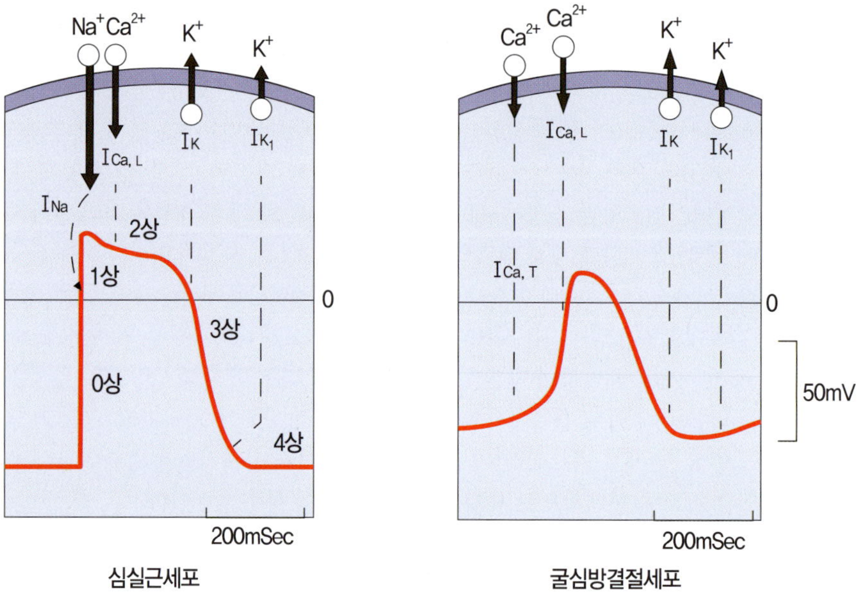

I_{Na} : Na^+ 전류 $I_{Ca,T}$: T형 Ca^{2+} 전류 I_{K_1} : 내향정류성 K^+ 전류
$I_{Ca,L}$: L형 Ca^{2+} 전류 I_K : 지연정류성 K^+ 전류

- **0상**(탈분극기) : 전위의존성 Na^+ 통로가 개방되어 세포 안에 Na^+이 급격하게 유입됨으로써 형성된다.
- **1상** : 최초의 빠른 재분극기로, Na^+ 통로의 개폐에 따른다.
- **2상**(편평기) : 전위의존성 Ca^{2+} 통로가 천천히 열리고 Ca^{2+}이 유입함으로써 막전위는 편평하게 유지된다.
- **3상**(재분극기) : Ca^{2+} 통로가 폐쇄되고 K^+ 통로가 열리기 때문에 K^+이 세포 밖으로 유출됨으로써 막전위는 급속하게 내려간다.
- **4상** : 안정막전위

안정전위와 활동전위

세포 안에는 K^+(양이온)이 많이 있고 K^+은 자유롭게 세포막을 통과한다. 그래서 K^+은 농도 기울기에 따라 세포 밖으로 나가버리기 때문에 세포 안은 음의 전기적 성질을 띠게 된다. 이 상태를 **안정전위**라고 한다.

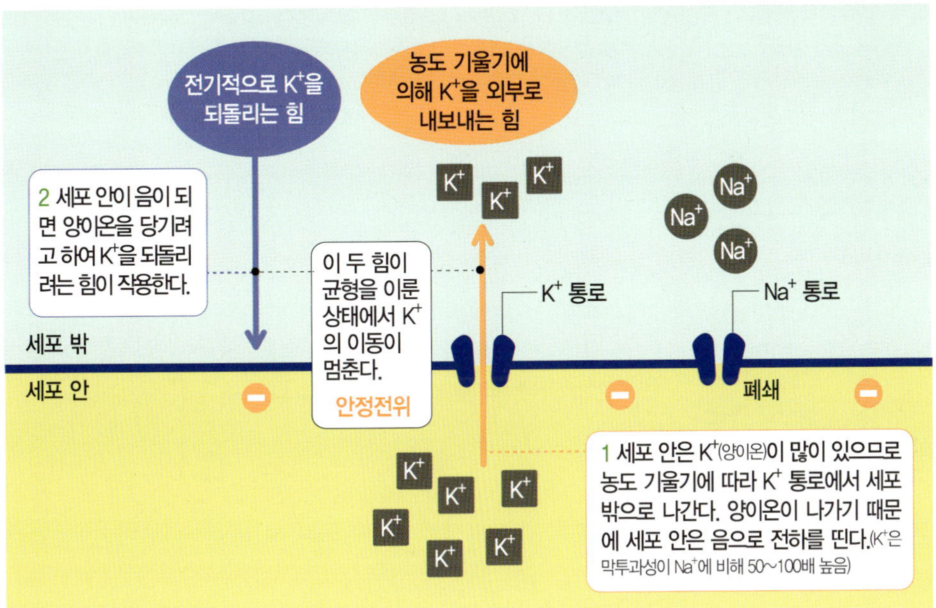

Na^+(양이온)은 K^+과 같이 세포막을 자유롭게 통과할 수 없지만, 전기적으로 자극하면 Na^+ 통로가 열리고 농도 기울기에 따라 세포 안으로 들어간다. 그러면 세포 안은 양의 전하를 띤다. 이 상태를 **활동전위**라고 한다.

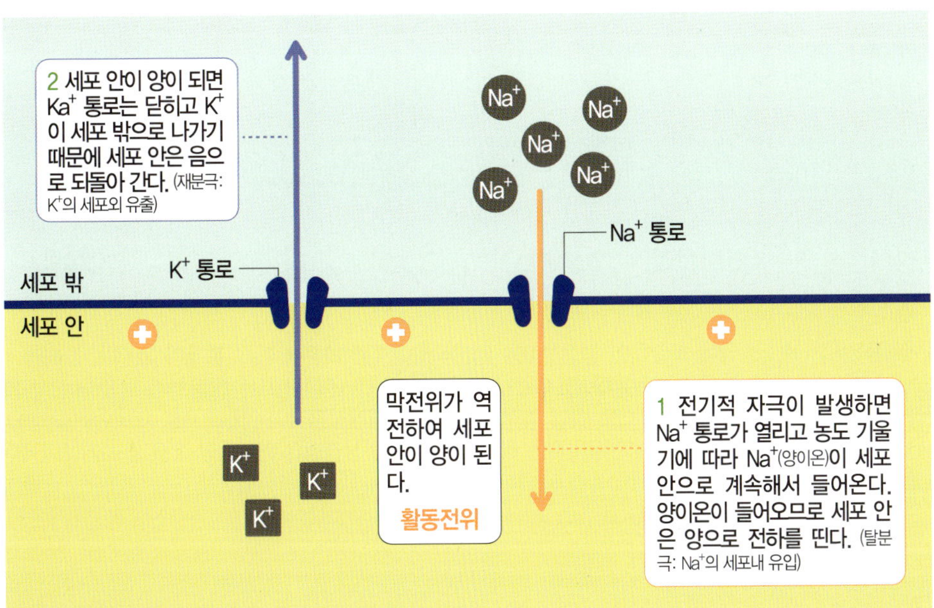

7. 연접전달

신경섬유 상에서는 활동전위에 의해 전기신호(이온투과성 변화)로서 신속하게 정보가 전달된다.
또한, 연접틈새의 정보전달은 신경종말에서 방출된 화학전달물질(신경전달물질)을 통해 이루어진다.

시냅스전달(연접전달)

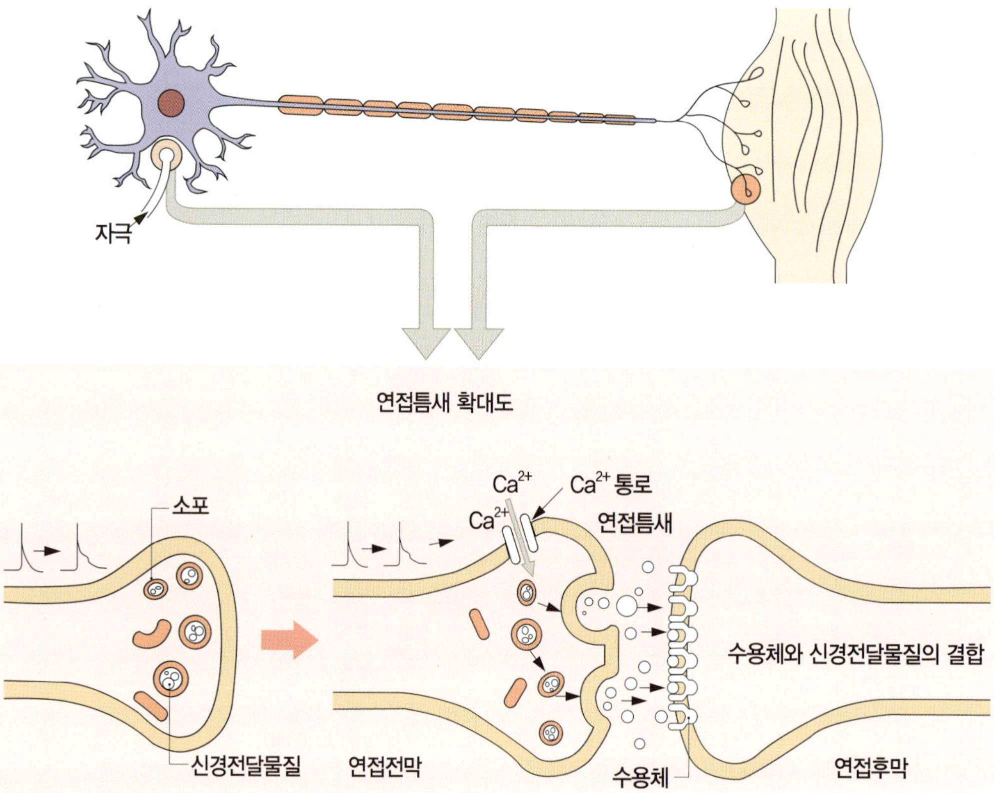

정보(활동전위)가 신경종말에 도달하면 연접전막은 탈분극하여 전위의존성 Ca^{2+} 통로가 열린다. 그러면 세포 밖의 Ca^{2+}은 세포 안으로 유입된다. 세포 안 Ca^{2+} 농도가 상승하면 연접 소포는 이동하기 시작하여 결국에는 연접전막과 접합(융합)한다. 그러면 소포 안에 축적되어 있는 신경전달물질이 연접틈새로 세포외배출(엑소싸이토시스)된다. 연접틈새에 방출된 신경전달물질은 확산하여 다음의 신경섬유 연접후막 혹은 효과기막의 수용체에 결합하여 정보를 수용한다.

연접전달

신경섬유 위의 정보(흥분) 전파는 전기적으로 이루어진다. p.31에서 설명한 것과 같이 정보는 활동전위에 의해 전기신호로서 신속하게 전달되며 신경종말까지 도달한다.

신경섬유와 신경섬유의 접합부(신경절) 및 신경섬유와 그에 지배되는 효과기관 사이에는 틈새(약 20nm)가 있다. 이 틈새를 **시냅스**(연접, synapse) 혹은 **시냅스틈새**(연접틈새, synaptic cleft)라고 한다. 전기신호는 보통 이 연접틈새에서는 직접 전달되지 않는다.

그러면 연접틈새에서 정보는 어떻게 전달되는 것일까?

신경종말에는 고유의 화학물질이 축적되어 있다. 신경종말까지 정보(활동전위)가 도달하면 신경종말의 소포에 축적되어 있는 신경전달물질이 세포외배출(exocytosis)에 의해 방출된다. 방출된 신경전달물질은 연접틈새를 확산(diffusion)하여 다음의 신경세포막 혹은 효과기의 세포막 위에 있는 수용체에 결합하여 정보는 세포 안으로 전달되는 것이다. 신경섬유 안의 정보(활동전위) 전파를 **전도**(conduction)라고 하는 데에 대해 연접틈새의 정보 전파를 **전달**(transmission)이라고 하여 구별하고 있다. 연접틈새에서 정보를 전달하는 화학물질을 **화학전달물질**(chemical transmitter, 정보전달물질)이라고 한다. 이와 같이 연접틈새의 정보 전달을 **연접전달**(synaptic transmission)이라고 한다.

신경전달물질의 방출

연접에서 신경전달물질은 어떻게 방출되는 것일까?

그 기전은 p.36의 그림에서와 같이,

① 정보(활동전위)가 신경종말에 도달하면 연접전막은 탈분극한다. 이 탈분극은 연접전막의 Ca^{2+} 통로를 연다. 그러면 Ca^{2+}은 농도 기울기에 따라 세포 밖에서 세포 안으로 유입된다.

② 세포 안 Ca^{2+} 농도가 상승하면 연접 소포는 이동하기 시작하여 결국에는 연접전막과 접합(융합)한다. 그러면 소포 안에 축적되어 있는 화학물질이 연접틈새로 방출된다(p.36 참조).

③ 연접틈새로 방출된 신경전달물질은 확산하여 다음의 신경섬유 연접후막의 수용체에 결합한다. 그러면 수용체는 전달되어 온 정보를 세포 안으로 전달한다.

신경섬유 연접후막 위에 있는 수용체에 전달물질을 결합하면 신경세포막의 전위를 변화시켜 활동전위를 유발시키고 정보를 전파한다. 효과기 세포막 위에 있는 수용체에 전달물질이 결합하면 세포 안에 새로운 정보가 만들어져 기능을 발휘한다. 하지만 모든 연접이 활동전압을 일으키는 것은 아니다.

연접에서의 화학전달에는 방출되는 전달물질의 종류와 그것을 수용하는 수용체의 종류에 따라 **흥분성 전달**과 **억제성 전달**이 있다. 흥분성 전달은 연접후막의 막전위를 탈분극시키는 방향으로 일어나고, 억제성 전달은 음성 막전위를 강화시키는 쪽으로 일어나는 것을 말한다.

정보전달물질

정보전달물질에는 앞에서 설명한 신경에서 정보를 전달하는 화학물질(신경전달물질, neurotransmitter) 외에도 내분비물질(호르몬, hormone), 국소호르몬이라고 불리는 오타코이드(autacoids), 세포증식·분화인자[싸이토카인(cytokine) 등]나 세포접착인자 등 다양한 물질이 있으며 최근 새로운 물질이 잇달아 발견되고 있다.

신경전달물질로서 잘 알려진 것에 **아세틸콜린**(acetylcholine), **아드레날린**[adrenaline = 에피네프린(epinephrine)], 노르아드레날린, **도파민**(dopamine), **세로토닌**(serotonin), **일산화질소**(nitrogen monoxide, NO), **아미노산**[amino acid; γ-아미노부티르산(gamma-aminobutyric acid, GABA), 글루타민산(glutamic acid), 글리신(glycine)], **펩티드**[peptide; 물질 P(substance P), 엔케팔린(enkephalin), 뉴로펩티드(neuropeptide)], **퓨린체**[purine; ATP(adenosine triphosphate), 아데노신(adenosine)] 등이 있다.

■ 세포의 죽음

세포의 죽음에는 괴사(necrosis)와 세포자멸사(apoptosis)가 있다.

세포의 죽음 < 괴사 / 세포자멸사

괴사는 흔히 말하는 세포의 죽음으로, 물리적·화학적 환경요인에 의해 발생하는 것을 말한다. 비가역적으로 심한 장애를 입어 세포가 용해소체(lysosome)이라는 효소를 방출하여 자신을 용해한 상태이다.

세포의 자발적인 죽음(programmed cell death)을 세포자멸사라고 하는데, 괴사가 병적인 것에 비해 세포자멸사는 발달 단계 등에서 볼 수 있는 생리적 현상이다. 태아 발달과정에서 다양한 조직 부위에서 과잉의 세포증식이 일어났다가 스스로 제거되면서 정상적 구조를 갖게 된다.

괴사한 주변에는 염증세포의 침윤 등이 관찰되지만, 세포자멸사한 주변에는 이러한 반응이 관찰되지 않는다.

8. 수용체와 세포 내 신호전달계

정보전달물질을 결합하는 수용체는 세포막 수용체와 세포내 수용체(핵 수용체)로 구분된다.
세포막 수용체는 ①G단백질 결합형, ②이온통로 내장형, ③티로신인산화효소 내장형의 3타입이 있다.

수용체와 세포 내 신호전달계

신경전달물질을 결합하는 세포막 수용체는 다양하지만, 크게 세 가지로 구분할 수 있다.

① G단백질 결합형수용체

② 이온통로 내장형수용체

③ 티로신인산화효소 내장형수용체

세포막 위 또는 세포 안에 있는 수용체에 정보전달물질이 결합하면 수용체 단백질의 구조가 변하고 그 변화가 세포 안에 전달되어 각각 특유한 반응을 일으킨다. 이 수용체에서부터 세포 내 반응(응답)에 이르는 과정을 **세포 내 신호전달계**(signal transduction system)라고 한다.

특정 수용체에 결합하는 특정 전달물질을 리간드(ligand)라고 한다. 리간드가 친수성인 경우에는 위의 ①~③과 같이 세포막 위의 수용체와 결합하고, 리간드가 지용성인 경우에는 세포막을 통과하여 세포 안에 있는 수용체와 결합한다.

세포 내 신호전달계와 대표적인 세포막 수용체

수용체의 종류	세포 내 신호전달계	대표적 수용체
G단백질 결합형	아데닐산시클라아제 활성계	아드레날린수용체(β_1, β_2, β_3), 도파민수용체(D_1), 아데노신수용체(A_2), 세로토닌수용체(5-HT_4), 프로스타글란딘수용체(EP, IP), 히스타민수용체(H_2)
	아데닐산시클라아제 억제계	아드레날린수용체(α_2), 무스카린수용체(M_2), 도파민수용체(D_2), 세로토닌수용체(5-HT_1), GABA수용체($GABA_B$)
	이노시톨인지질 대사계	아드레날린수용체(α_1), 무스카린수용체(M_1, M_3), 세로토닌수용체(5-HT_1), 히스타민수용체(H_1)
이온통로 내장형	Na^+ 통로 계열	니코틴수용체(N_N, N_M)
	Cl^- 통로 계열	GABA수용체($GABA_A$), 세로토닌수용체(5-HT_3), 글리신수용체
티로신인산화효소 내장형		인슐린

세포 밖의 정보 수용에서 세포 응답(기능 변화)에 이르는 모식도

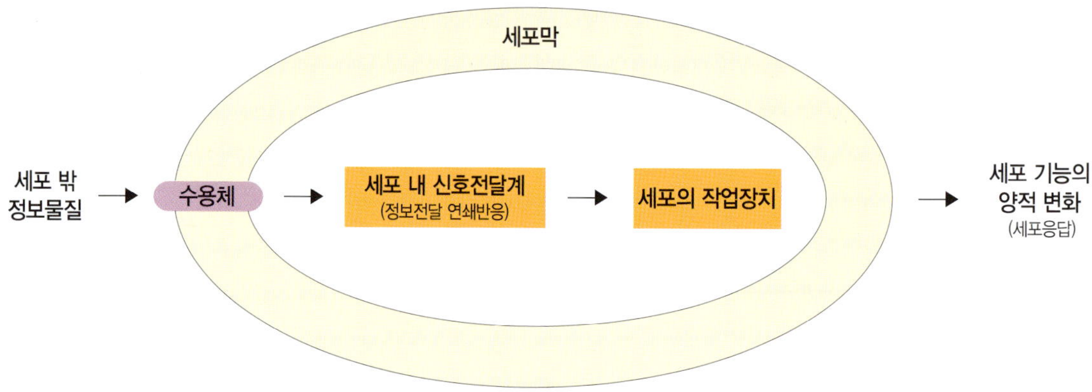

G단백질 결합형수용체

G단백질 결합형수용체의 구조는 공통적으로 단일사슬 펩티드(아미노산이 결합한 것)가 세포막을 **7회 관통**해 있다. G단백질(G protein)이 결합된 수용체에 정보전달물질이 결합하면 G단백질은 **효과기**(effector)에 그 정보를 전달하는 **변환기**(transducer)로서 작용한다.

G단백질은 α, β, γ의 3가지 서브유닛으로 구성되어 있다. 이 3가지 서브유닛 가운데 β와 γ는 해리하는 일이 없지만, α는 해리한다(Gα와 Gβγ라고 함). Gα에는 GDP나 GTP를 결합하는 부위가 있다. α, β, γ 서브유닛이 모여 있을 때 Gα에는 GDP가 결합해 있다. 이때 수용체는 정보전달물질을 결합하는 준비상태에 있다. 즉, 정보전달물질은 수용체에 결합할 수 있는 상태에 있다(친화성이 높은 상태에 있다고 한다)(아래 그림의 A). 정보전달물질이 수용체에 결합하면 수용체의 구조가 변하여 G단백질이 수용체에서 떨어짐과 동시에 GDP가 유리되고 대신해서 세포 안에 고농도로 존재하는 GTP가 Gα에 결합한다. 이를 GTP-GDP 교환반응이라고 한다. 그러면 GTP와 결합한 Gα(Gα-GTP)는 Gβγ와 떨어져 양자는 각자 효과기에 정보를 전달한다(아래 그림의 B). Gα는 GTP 분해활성(GTPase)을 가지고 있으므로 GTP 결합 Gα는 GTPase에 의해 다시 GDP 결합 Gα가 된다. 그러면 Gα는 Gβγ와 다시 만나서(Gαβγ가 됨) 정보전달물질 결합 준비상태로 돌아온다.

GTP 결합 단백질(G단백질)을 통한 수용체에서 효과기로의 정보전달

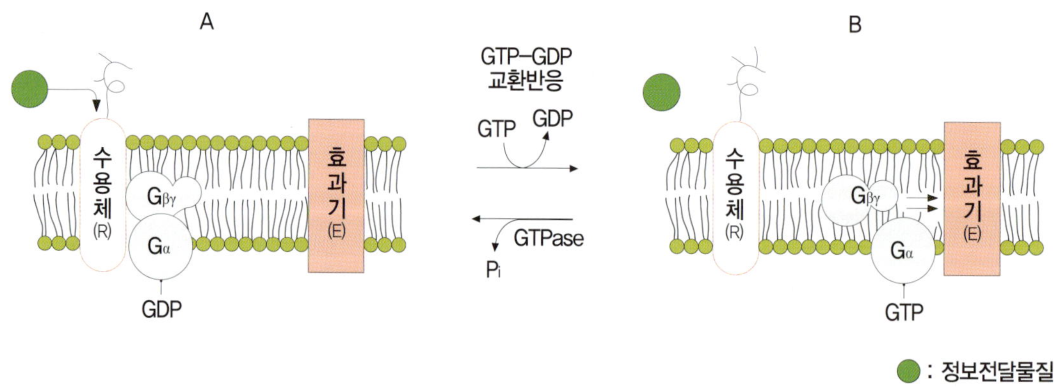

G단백질의 종류

주로 G단백질의 종류는 Gα의 차이에 따른다. 그 중 대표적인 Gα단백질은 G_s, G_i, G_q이며, 아데닐산시클라아제의 활성을 촉진하는 것을 G_s(s는 stimulatory), 반대로 억제하는 것을 G_i(i는 inhibitory), 포스포리파아제 C를 활성화하는 것을 G_q라고 명명했다.

주요 G단백질과 결합하는 효과기

G단백질	결합하는 효과기
G_s	아데닐산시클라아제
G_i	아데닐산시클라아제
G_q	포스포리파아제 C

G_s : 효과기, 아데닐산시클라아제의 활성을 촉진하는 것(s는 stimulatory)
G_i : 효과기, 아데닐산시클라아제의 활성을 억제하는 것(i는 inhibitory)
G_q : 효과기, 포스포리파아제 C를 활성화하는 것

세포 기능을 조절하는 신호전달의 기본형

작용제(agonist)가 수용체에 결합하여 반응이 시작된다. 대부분의 작용제는 G단백질과 결합한 막수용체에 결합하여 G단백질을 통해 효과기가 되는 효소를 활성화한다. G단백질을 통하지 않는 것도 있다. 인슐린 등은 티로신인산화효소 활성을 가진 수용체에 결합한다. 인산화효소(kinase)는 표적 단백질을 인산화하여 생리적 작용을 일으킨다.

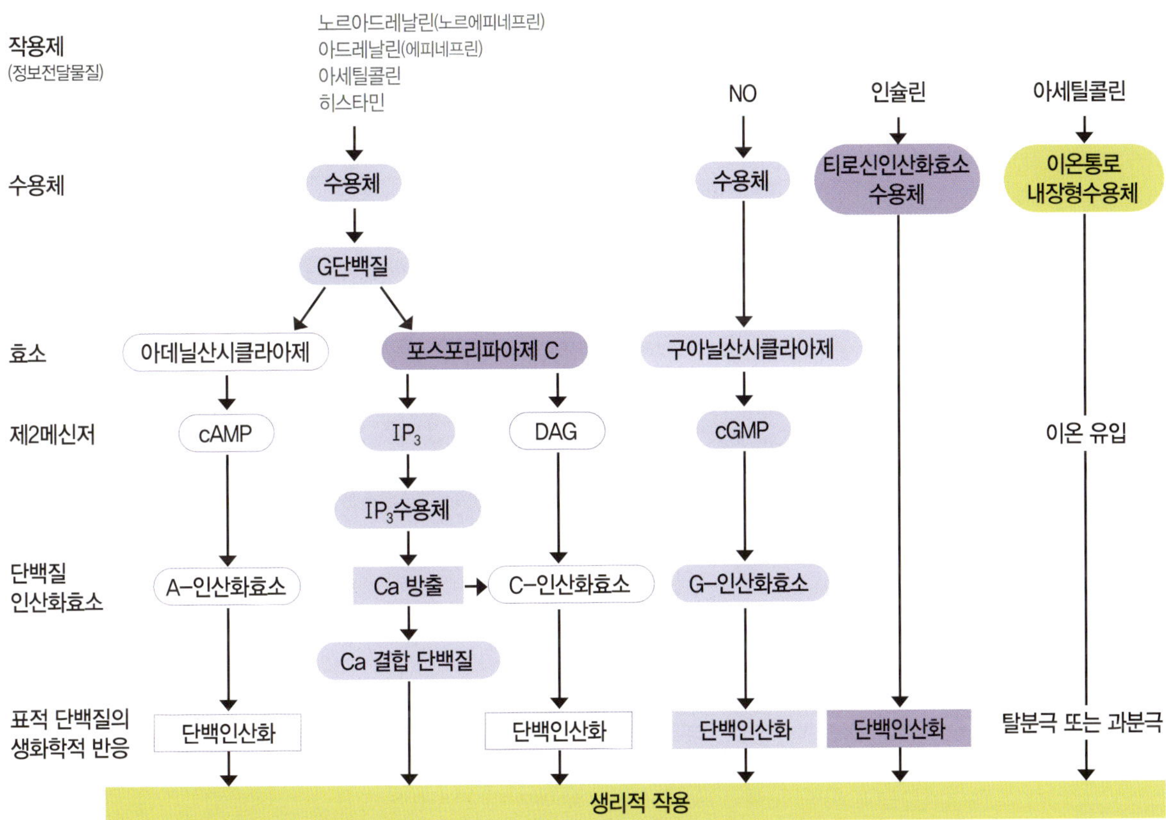

NO : 일산화질소(nitrogen monoxide), IP_3 : 이노시톨삼인산(inositol triphosphate), DAG : 디아실글리세롤(diacylglycerol)

아데닐산시클라아제(adenylate cyclase, AC)에 의한 조절

- **아데닐산시클라아제 활성계** : G_s와 결합한 수용체(Rs, β수용체 등)에 정보전달물질(노르아드레날린, 아드레날린 등)이 결합하면 Gα($G_{s\alpha}$라고도 함)에서 GTP-GDP 교환반응이 일어나 G단백질이 활성화되어 $G_{s\alpha}$와 $G_{\beta\gamma}$가 해리된다. GTP를 결합한 $G_{s\alpha}$는 AC를 활성화시킨다. 활성화된 AC는 세포 안에 풍부하게 존재하는 ATP에서 cAMP(cyclic AMP, 아데노신 3', 5'-인산)의 생산을 촉진한다(p.41 그림 참조).
- **아데닐산시클라아제 억제계** : G_i와 결합한 수용체(Ri, M_2수용체 등)에 정보전달물질(아세틸콜린 등)이 결합하면 Gα($G_{i\alpha}$라고도 함)에서 GTP-GDP 교환반응이 일어나 G단백질이 활성화되어 $G_{i\alpha}$와 $G_{\beta\gamma}$가 해리된다. GTP를 결합한 $G_{i\alpha}$는 AC를 억제한다. 억제된 AC는 ATP에서 cAMP의 생산을 억제한다(p.41 그림 참조).

이온통로 내장형수용체

이온통로 내장형수용체는 수용체(**N_N, N_M수용체** 등)가 이온통로를 형성하고 있고 정보전달물질(니코틴이나 아세틸콜린)이 결합함으로써 이온통로가 열려 전기적 신호가 일어난다. 예를 들어 자율신경절에는 N_N수용체가 있고, 골격근세포막 위에는 N_M수용체가 있다. 이 수용체에 니코틴이나 아세틸콜린이 결합하면 Na^+ 통로가 열리고 Na^+이 세포 안에 유입됨으로써 탈분극(depolarization)이 일어난다. 이것이 문턱값에 도달하면 활동전위가 발생하고 신경절이후섬유(postganglionic fiber)에 전기적 정보를 전달하거나 뼈대근육을 수축시키게 된다.

한편, $GABA_A$수용체 등에 GABA가 결합하면 Cl^- 통로가 열린다. 그러면 세포 밖에 많이 존재하는 Cl^-은 세포 안으로 유입된다. 세포 안에 음이온이 많이 유입되므로 세포 안의 막전위는 내려가기(과다분극, hyperpolarization) 때문에 세포는 흥분하기 어려워진다. 즉, 그 세포는 억제된다.

티로신인산화효소 내장형수용체

인슐린, 대부분의 호르몬, 싸이토카인, 증식인자가 티로신인산화효소 활성화에 관련한 수용체에 작용하여 단백질인 티로신(tyrosine)을 인산화(phosphorylation)함으로써 기능을 발휘한다.

cAMP에 의한 조절

cAMP는 세포 안의 정보전달물질로, **제2메신저**(second messenger)라고도 불린다. 세포 안에서 cAMP는 cAMP 의존성 단백인산화효소인 **단백질인산화효소 A**(protein kinase A, PKA)를 활성화하여 단백질을 인산화하고, 생리기능을 발휘한다. 예를 들어, 심장근육세포 내 cAMP 농도가 증가하면 심박수나 심장근육의 수축력이 증가한다. cAMP는 가수분해효소인 **포스포다이에스터분해효소**(phosphodiesterase, PDE)에 의해 곧 생리 효과가 없는 5'-AMP로 분해된다.

따라서 AC를 활성화하거나 PDE를 억제함으로써 세포 내 cAMP 농도는 증가한다. 단백질을 인산화하는 효소를 **단백질인산화효소**(protein kinase, PK)라고 한다.

G단백질과 cAMP에 의한 조절

촉진성 작용제가 Rs에 결합하면 Gs의 α 서브유닛에서 GTP와 GDP의 교환이 일어나 서브유닛은 해리된다. Gsα은 아데닐산시클라아제(AC)를 활성화시킨다. 활성화된 AC는 ATP에서 cAMP를 생성한다. cAMP는 PKA를 활성화한다. 활성화된 PKA는 단백질을 인산화하여 생리 효과를 발휘한다.

억제성 작용제는 Ri에 결합하여 Gi를 활성화시키고 GTP-GDP 교환반응에서 생긴 Giα는 Gsα와 길항적으로 AC를 억제한다.

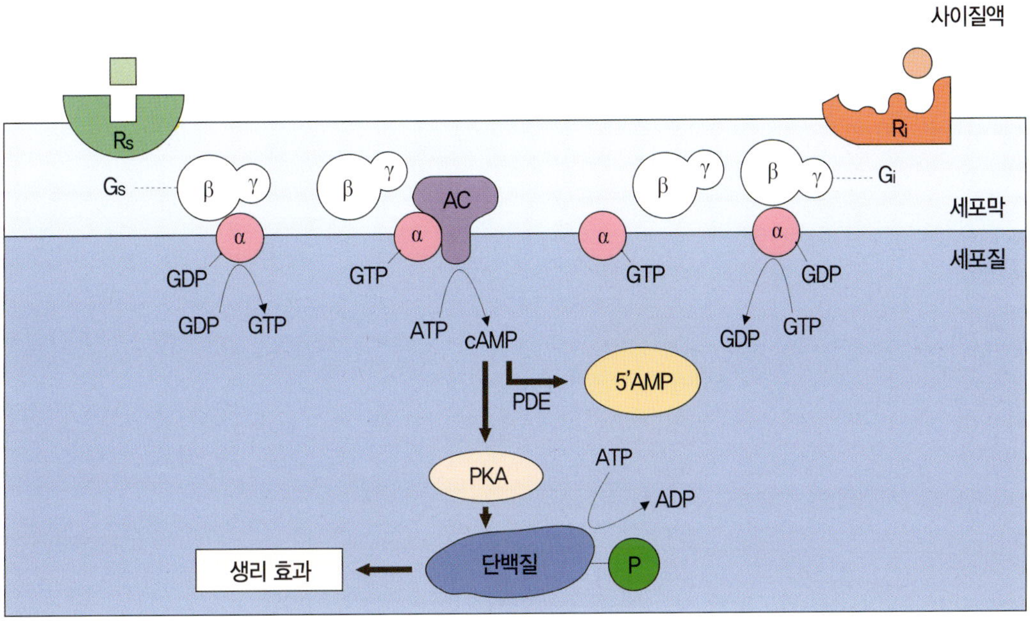

Rs : 촉진성수용체, Ri : 억제성수용체, Gs : 촉진성 G단백질, Gi : 억제성 G단백질,
AC : 아데닐산시클라아제, PDE : 포스포디에스터레이즈, PKA : 단백질인산화효소 A

포스포라이페이즈 C에 의한 조절

세포막수용체(Rq, **M_1, M_3수용체** 등)에 정보전달물질(아세틸콜린 등)이 결합하면 **Gq** 단백질이 활성화되고 Gqα에서 GTP-GDP 교환반응이 일어나면서 Gqα와 Gβγ는 서로 떨어진다. GTP를 결합한 Gqα는 **포스포라이페이즈 C**(pospholipase C, PLC)를 활성화시킨다. 활성화한 PLC는 세포막에 미량 존재하는 포스파티딜이노시톨 4, 5이인산(phosphatidylinositol-4,5-diphospate, PIP_2)을 가수분해하여 이노시톨삼인산(inositol-triphosphate, IP_3)과 디아실글리세롤(diacylglycerol, DAG)을 생성한다. **IP_3**은 제2메신저의 하나로, 생산된 IP_3는 세포질 안을 확산하여 속형질그물의 **IP_3수용체**에 결합한다. 그러면 수용체에 내재하는 통로를 통해 Ca^{2+}을 방출시킨다. 이 Ca^{2+}이 생리기능을 발휘한다. IP_3은 탈인산화를 받아 이노시톨로 분해된다. 디아실글리세롤은 단백질인산화효소 C(C-인산화효소, protein kinase C, PKC)를 활성화한다. C-인산화효소도 A-인산화효소와 마찬가지로 많은 단백질을 인산화하여 기능을 수식한다.

이노시톨삼인산과 단백질인산화효소 C에 의한 조절

리간드가 수용체(R)에 결합하면 G단백질(G)을 통해 PLC를 활성화한다. 이 그림에서는 G단백질을 서브유닛으로 나누지 않고 표시하였다. PLC는 PIP_2에 작용하여 IP_3과 DAG를 생성한다. IP_3는 속형질그물의 IP_3수용체(IP_3R)에서 Ca^{2+}을 방출시킨다. Ca^{2+}은 Ca^{2+} 결합 단백질에 결합하고 한편, DAG는 PKC를 활성화시켜서 기능단백질을 인산화하여 다양한 생리 효과를 일으킨다.

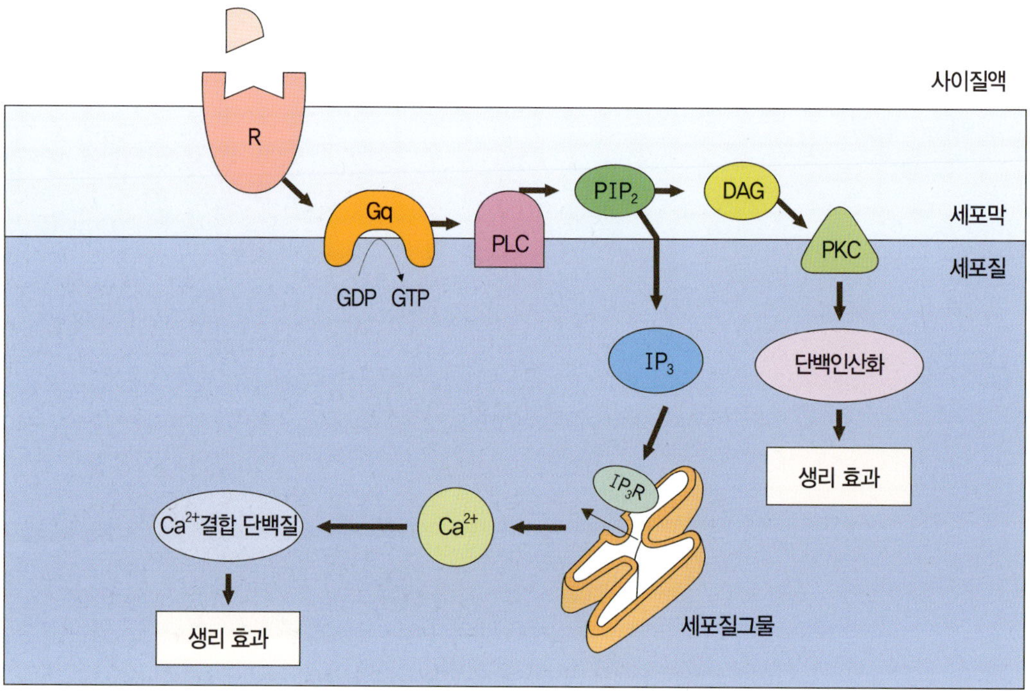

PLC : 포스포리파아제 C, DAG : 디아실글리세롤, PKC : 단백질인산화효소 C

memo

3 근육

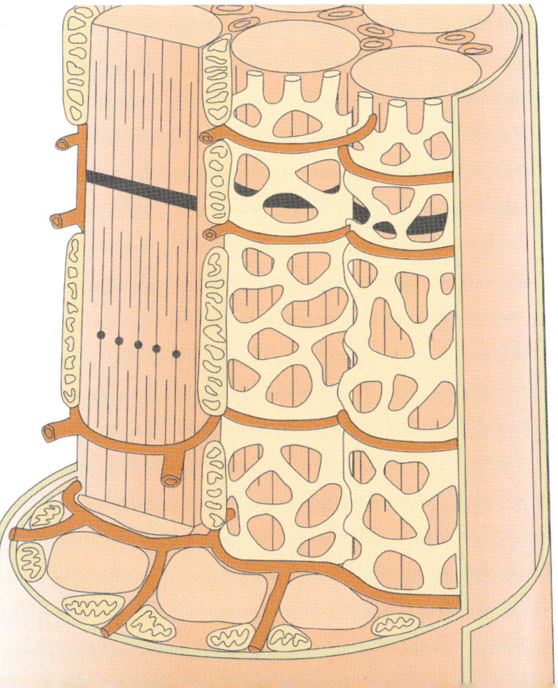

1. 근육의 종류 및 수축기전

근육은 구조와 기능에 따라 일반적으로 뼈대근육, 심장근육, 민무늬근육의 3종류로 나뉜다.
뼈대근육과 심장근육에는 가로무늬가 있으나 민무늬근육에는 없다.
근육의 종류에 관계없이 근육세포는 수축단백질(액틴과 마이오신)을 가지며,
액틴과 마이오신의 미끄러짐으로 수축하는데, 이러한 수축기전에는 칼슘(Ca^{2+})이 중요한 역할을 한다.

근육의 종류와 구조

가로절단면 옆 면

【가로무늬근육(횡문근, striated muscle)】

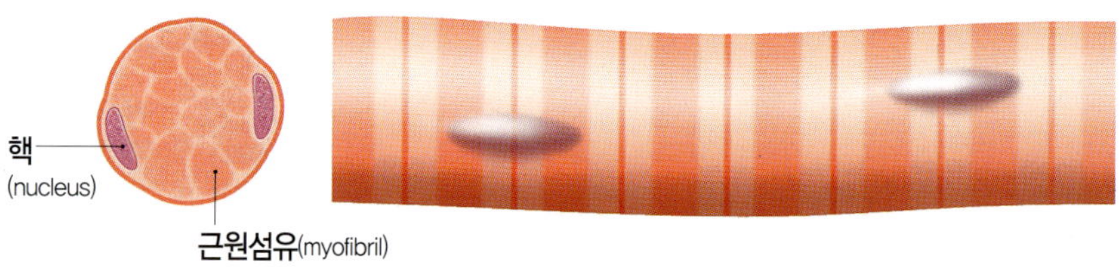

뼈대근육(골격근, skeletal muscle; volutary muscle, 맘대로근,수의근)

똑바르게 가늘고 긴 다핵 세포로, 수축단백질이 규칙적으로 배열되어 있어서 가로무늬가 관찰된다.

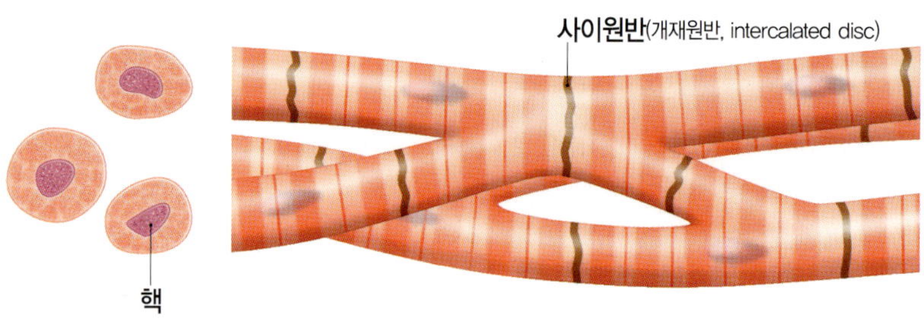

심장근육(cardiac muscle; involutary muscle, 제대로근, 불수의근)

심장의 근육층을 만든다. 가로무늬를 가진 1 내지 2핵 세포가 사이원반에 결합하여 전체적으로 그물상 구조를 만든다.

【민무늬근육(평활근, smooth muscle)】

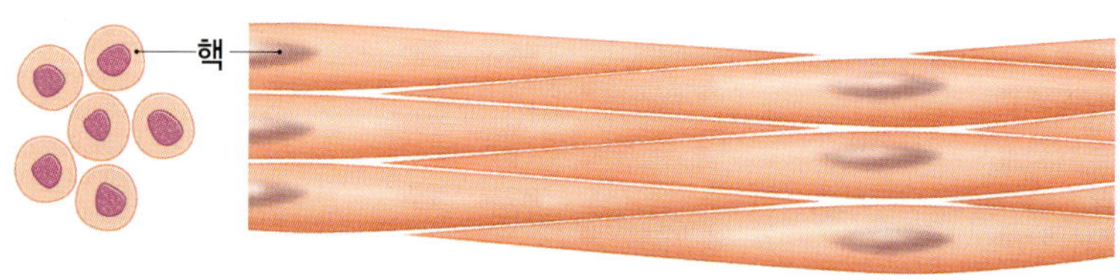

민무늬근육(smooth muscle; involutary muscle, 제대로근,불수의근)

내장의 근육층을 만드는 근육으로, 가늘고 긴 방추형이다. 중앙 부근에 핵이 있으며 세포질에는 가로무늬가 보이지 않는다. 전체적으로 완만한 수축을 한다.

근육의 종류

움직임은 동물의 대표적 특징이다. 단순한 위치 이동이 아니라, 속도와 강약을 다양하게 만드는 섬세한 제어 능력은 놀라울 뿐이다. 겉보기 움직임을 담당하는 **뼈대근육**(skeletal muscle) 뿐만 아니라, 혈액순환을 담당하는 **심장근육**, 그리고 혈관, 내장기관(소화기, 방광, 호흡기 기도, 방광 등)의 수축-이완을 담당하는 **민무늬근육**(평활근, smooth muscle)도 있다.

조직학적으로 볼 때, 뼈대근육과 심장근육은 가로무늬가 규칙적으로 관찰되는 가로무늬근육(횡문근, striated muscle)이고 혈관 및 내장의 근육은 그렇지 않은 민무늬근육(평활근, smooth muscle)이다.

생화학적으로 볼 때, 근육은 화학에너지(ATP의 고에너지 인산결합)를 기계적 에너지로 전환시키는 특수한 조직이다. 생리학적으로 볼 때, 운동신경계의 신호에 따라 움직이는 맘대로근(수의근, voluntary muscle)과 자율신경계 및 호르몬의 작용에 따라 수축-이완하는 제대로근(불수의근, involutary muscle)으로 분류할 수 있다.

뼈대근육은 기본적으로 2개의 **뼈**에 걸쳐 부착되어 있기 때문에 근육이 늘어나거나 줄어들면 관절을 통하여 힘이 전달되면서 팔다리가 움직인다. **심장근육**은 심장의 벽을 만드는 근육을 말한다. 심장은 항상 수축과 이완을 반복하여 혈액을 내보내고 있는데(박동, pulsation), 이는 심장근육의 기능에 따른 것이다. **민무늬근육**은 주로 **혈관**이나 **소화관**, 방광, 자궁 등의 장기를 움직이는 근육을 말한다. 예를 들어 위장 벽을 만드는 민무늬근육은 느리게 주기적으로 수축함으로써 **꿈틀운동**(연동운동, peristaltic movement)을 하여 음식물 등의 내용물을 이송시켜 소화를 돕는다. 방광이나 자궁의 민무늬근육은 배뇨나 분만 시에 수축한다.

뼈대근육은 다리를 구부리거나 손을 흔들거나 자신의 의지로 자유롭게 움직일 수 있다. 한편, **심장근육**과 **민무늬근육**은 자율신경에 조절을 받기 때문에 자신의 의사로 자유롭게 움직일 수 없다. 따라서 뼈대근육을 가리켜 **맘대로근**(수의근, voluntary muscle), 심장근육과 민무늬근육을 가리켜 **제대로근**(불수의근, involuntary muscle)이라고 한다.

현미경으로 관찰하면 뼈대근육과 심장근육에는 옆으로 줄무늬가 반복되는 모양이 보이는데, 이러한 이 특징 때문에 뼈대근육과 심장근육을 총칭해서 **가로무늬근**(횡문근, striated muscle)이라고도 한다. 가로무늬는 액틴과 마이오신 등 근섬유들이 규칙적으로 반복 배열되어 있기 때문에 보이는 것이다. 민무늬근육은 이러한 규칙적 배열을 하지 않기 때문에 이 줄무늬는 관찰되지 않는다.

근육의 수축기전

뼈대근육은 발생과정에서 여러 개의 근원세포들이 융합하여 근육섬유를 만들기 때문에 다핵세포(multinucleated fused cell)이다. 근육섬유 사이에는 전기적 연결이 없으며, 각각 수의성 신경(**운동신경**, motor nerve)의 지배를 받고 있다(p.62 참조).

심장근육에도 가로무늬가 있으나 뼈대근육 근섬유처럼 근세포들이 융합된 것은 아니다. 단지 심장근세포들 사이에는 **간극결합**(gap junction)이라는 막단백통로들이 서로 연결되어 있어서 전기신호가 신속하게 세포들 사이에 전파될 수 있다. 이때문에 심장근세포들은 **기능적 융합체**(functional syncytiuim)라고 부른다. 그리고 심장의 특정 부위(예: 동방결절, 방실결절)에는 자발적으로 활동전위를 발생하는 **박동조율 세포**(pacemaker cell)가 있기 때문에 심장 밖에서 신경지배를 차단한 후에도 심장은 자율적으로 수축한다.

민무늬근육에는 단단위 민무늬근육[single-unit smooth muscle; 내장 민무늬근육(visceral smooth muscle)]과 다단위 민무늬근육(multiunit smooth muscle)의 2종류가 있는데, 모두 가로무늬는 없다. **단단위 민무늬근육**은 기능적 융합체로, 대다수의 속이 비어 있는 내장기관이 단단위 민무늬근육으로 되어 있다. 소화관의 경우, 민무늬근세포와 발생 기원이 다른 카할세포라 불리는 박동조율세포들이 산재되어 있다. 따라서 심장처럼 빠르고 정확한 주기를 갖지는 않지만, 스스로 꿈틀거리는 운동을 시작하는 전기신호가 일어나서 민무늬근세포로 전파된다. 따라서 불규칙하지만 자발적으로 수축할 수 있다. 한편, **다단위 민무늬근육**은 자발적으로 수축하지 않고 1개의 근육섬유가 자극을 받으면 그 근육섬유만 수축하는데, 이 점은 뼈대근육과 유사하다. 다단위 민무늬근육은 혈관이나 눈의 홍채에 존재한다.

근육세포는 신경섬유와 마찬가지로 화학적·전기적·기계적 자극을 통해 흥분하여 활동전위를 발생한다. 이 활동전위는 근육세포의 막을 따라 전달된다. 근육세포는 **수축단백질**[**액틴**(가는근육잔섬유, actin)과 **마이오신**(굵은근육잔섬유, myosin)]을 가지고 있고, 또 활동전위에 의해 수축기전이 기능을 한다는 점이다. 액틴과 마이오신이 미끄러져 들어가듯이 겹쳐진 영역이 변하면서 수축하게 된다. 실제로는 저절로 미끄러지는 것이 아니라, 액틴과 마이오신의 상호작용에서 발생한 힘 때문에 끌어당겨지는 것이다. 이러한 수축기전에는 **칼슘**(Ca^{2+})이 중요한 역할을 한다. 활동전위와 수축을 연결시키는 과정을 근육의 **흥분수축결합**(excitation contraction coupling, E-C coupling)이라고 한다.

근육의 수축과 이완

【근육이 수축할 때】

액틴이 마이오신 사이로 미끄러져 들어가기 때문에 겹쳐지는 부분이 길어져 I띠는 짧아진다. A띠의 길이는 변하지 않는다.

【근육이 이완할 때】

액틴이 마이오신 사이에서 미끄러져 나오기 때문에 I띠는 길어진다. A띠의 길이는 변하지 않는다.

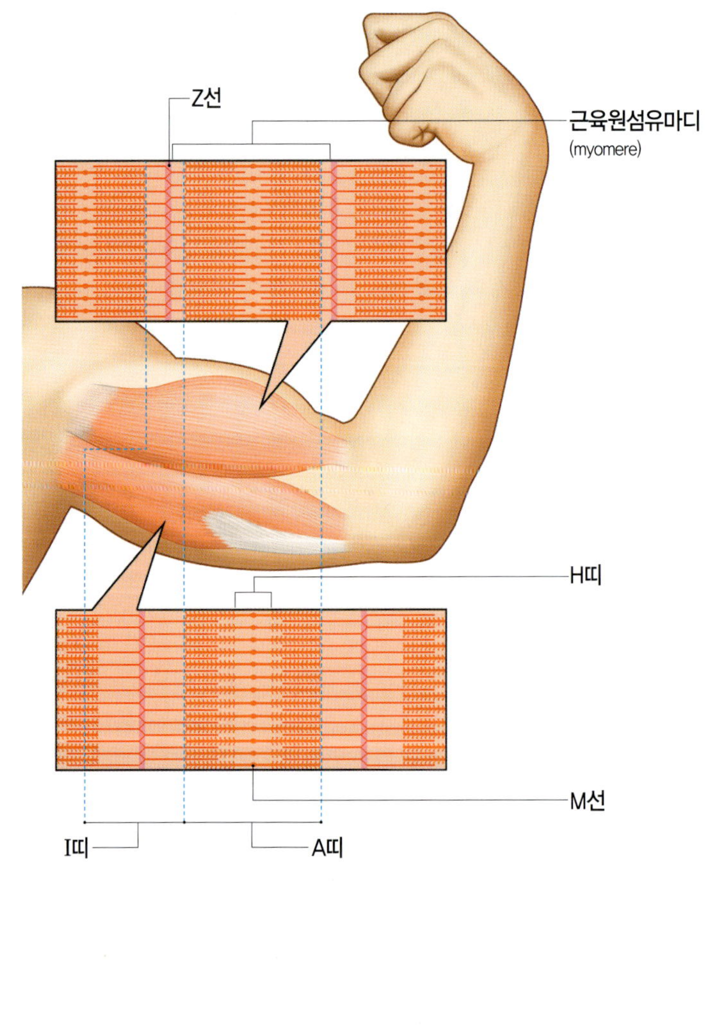

근육조직의 수축장력 발생기전 비교

<table>
<tr><th></th><th>뼈대근육</th><th>심장근육</th><th>민무늬근육(혈관)</th></tr>
<tr><td>저장칼슘 방출기구</td><td>활동전위</td><td>칼슘전류</td><td>IP_3*</td></tr>
<tr><td rowspan="2">수축 유발 칼슘의 원천</td><td rowspan="2">근육세포질그물(SR)</td><td rowspan="2">근육세포질그물(SR)</td><td>세포 외 칼슘</td></tr>
<tr><td>세포질그물</td></tr>
<tr><td>근육세포질그물의 칼슘 유지능력</td><td>고</td><td>중간</td><td>저</td></tr>
<tr><td>칼슘 결합부위</td><td>트로포닌</td><td>트로포닌</td><td>칼모듈린</td></tr>
<tr><td rowspan="2">근육해부</td><td rowspan="2">가로무늬</td><td>가로무늬</td><td rowspan="2">합포체</td></tr>
<tr><td>이음복합체</td></tr>
<tr><td>수축 속도</td><td>빠름</td><td>빠름</td><td>느림</td></tr>
<tr><td>수축 양식</td><td>단일수축(twitching),
강축성수축(tetanic contraction)</td><td>단일수축</td><td>느린 단일수축 또는
긴장성 수축</td></tr>
<tr><td>활동전위 유지시간</td><td>짧음</td><td>길다</td><td>활동전압 없음</td></tr>
</table>

* 이노시톨 삼인산(inositol triphosphate)

2. 뼈대근육의 수축기전

뼈대근육의 흥분부터 수축 및 이완까지의 과정은 활동전위 발생 → 가로세관의 탈분극 → 근육세포질그물에서 Ca^{2+} 방출 → Ca^{2+} 농도 증가 → 트로포닌 C에 Ca^{2+} 결합 → 액틴과 마이오신의 상호작용이 일어나 뼈대근육이 수축한다. 이어서 Ca^{2+}이 근육세포질그물 안으로 흡입 → Ca^{2+} 농도가 저하되면 뼈대근육은 이완한다.

뼈대근육의 수축 지령 전달

중추에서 내려진 뼈대근육(skeletal muscle)의 수축 지령은 운동신경섬유(motor nerve fiber)를 통해 전기화학적으로 뼈대근육에 전달된다. 즉, 중추에서 보내진 정보(자극)는 활동전위에 의해 전기신호로서 신속하게 전달되며, 그 정보가 신경종말(nerve terminal)까지 오게 된다. 연접전달(synaptic transmission, p.36)에서 설명했듯이 지령이 신경종말까지 오게 되면 연접소포(synaptic vesicle)에 축적되어 있는 운동신경 전달물질인 아세틸콜린(acetylcholine)이 방출된다. 방출된 아세틸콜린은 연접틈새(synaptic cleft)를 확산하여 이동하고 뼈대근육 위에 있는 아세틸콜린수용체[acetylcholine receptor; 니코틴수용체(NM수용체, nicotinic receptor)]에 결합한다. 니코틴수용체는 이온통로 내장형으로, 그곳에 아세틸콜린이 결합하면 이온통로가 열리고 Na^{+}이 근육세포 안으로 유입되어 부분적 탈분극(depolarization)이 발생한다. 이러한 부분적 탈분극이 근육세포 흥분의 역치에 도달하면 Na^{+} 통로가 열리면서 급속한 활동전위가 만들어진다.

근육세포질그물에서 칼슘 방출

뼈대근육 세포막의 **N_M수용체**에 아세틸콜린이 결합하여 유발된 탈분극과 이어지는 활동전압은 **가로세관**(T세관, transverse tubule)을 따라서 전파되어 **세동이**(triad)구조에 도달한다. 가로세관은 흥분을 근육세포질그물에 전달하는 경로이다. 가로세관의 막에서는 세포막(형질막)과 마찬가지로 Na^{+} 전류에 의한 활동전위가 발생하는데, L형 Ca^{2+} 통로도 활성화된다. 뼈대근육세포의 칼슘통로를 디히드로피리딘수용체(DHP수용체, dihydropyridine receptor)라고 부른다. 하지만 뼈대근육의 DHP수용체를 통한 실질적 칼슘 유입은 거의 일어나지 않는다. 왜냐하면 뼈대근육의 개별 활동전위 유지시간은 심장근육의 활동전위 유지시간과 비교하여 상당히 짧기 때문이다. 즉, 뼈대근육의 L형 Ca^{2+} 통로를 통해 유입되는 Ca^{2+} 양은 극히 적어 이곳에 유입되는 Ca^{2+} 양 자체는 뼈대근육에서는 흥분수축에 직접 관계하지 않는다.

그러면 뼈대근육의 수축에 필요한 Ca^{2+}은 어디에서 공급되는 것일까?

세동이구조의 가로세관 막에는 **디히드로피리딘수용체**(DHP수용체, dihydropyridine receptor; L형 Ca^{2+} 통로단백질, 전위의존성 Ca^{2+} 통로)가 있고 DHP수용체의 반복(repeat) II와 III 사이에 세포 내 고리가 있다(p.53 그림 참조). 가로세관이 탈분극하면 DHP수용체 통로의 전위센서가 이를 수용하고 변형하여 세포 내 고리가 돌기 구조에 접촉한다. 돌기 구조는 근육세포질그물 막에 있는 **리아노딘수용체**(ryanodine receptor; 근육세포질그물의 막 위에 있는 칼슘이온 방출 통로)의 일부이므로, 이 접촉으로 리아노딘수용체가 열린다. 그러면 근육세포질그물에 축적되어 있는 Ca^{2+}이 방출되고 이 Ca^{2+}이 확산을 통해 주위 리아노딘수용체에 도달하여 리아노딘수용체에 결합한다. Ca^{2+}이 결합하면 리아노딘수용체는 더욱 잘 열려서 Ca^{2+} 방출이 더 촉진된다. 이를 **Ca^{2+} 유발성 Ca^{2+} 유리**(Ca^{2+}-induced Ca^{2+}-release, CICR)라고 한다. 이러한 기전으로 수축에 필요한 Ca^{2+}이 공급된다.

뼈대근육의 흥분수축

수축 시 : 가로세관이 탈분극하면 디히드로피리딘수용체 Ca^{2+} 통로의 전위센서가 이를 수용하여 디히드로피리딘수용체 Ⅱ와 Ⅲ 사이의 세포 내 고리가 돌기 구조에 접촉한다. 돌기 구조는 근육세포질그물막에 있는 리아노딘수용체의 일부이다. 이 접촉으로 리아노딘수용체는 열리고 근육세포질그물에 축적되어 있는 Ca^{2+}이 방출된다. 이 Ca^{2+}이 트로포닌 C와 결합하면 엑틴잔섬유(actin filament)가 마이오신잔섬유(myosin filament) 사이로 미끄러져서 장력이 발생한다. 이때 Z막 사이의 길이는 단축한다. 한편, A띠의 길이에는 변화가 없다.

이완 시 : 가로세관은 재분극한다. Ca^{2+}은 근육세포질그물 안으로 능동적으로 흡입(재축적)되어 세포질 내 Ca^{2+} 농도는 저하한다. 그러면 엑틴잔섬유는 원래로 돌아가 근육은 이완한다.

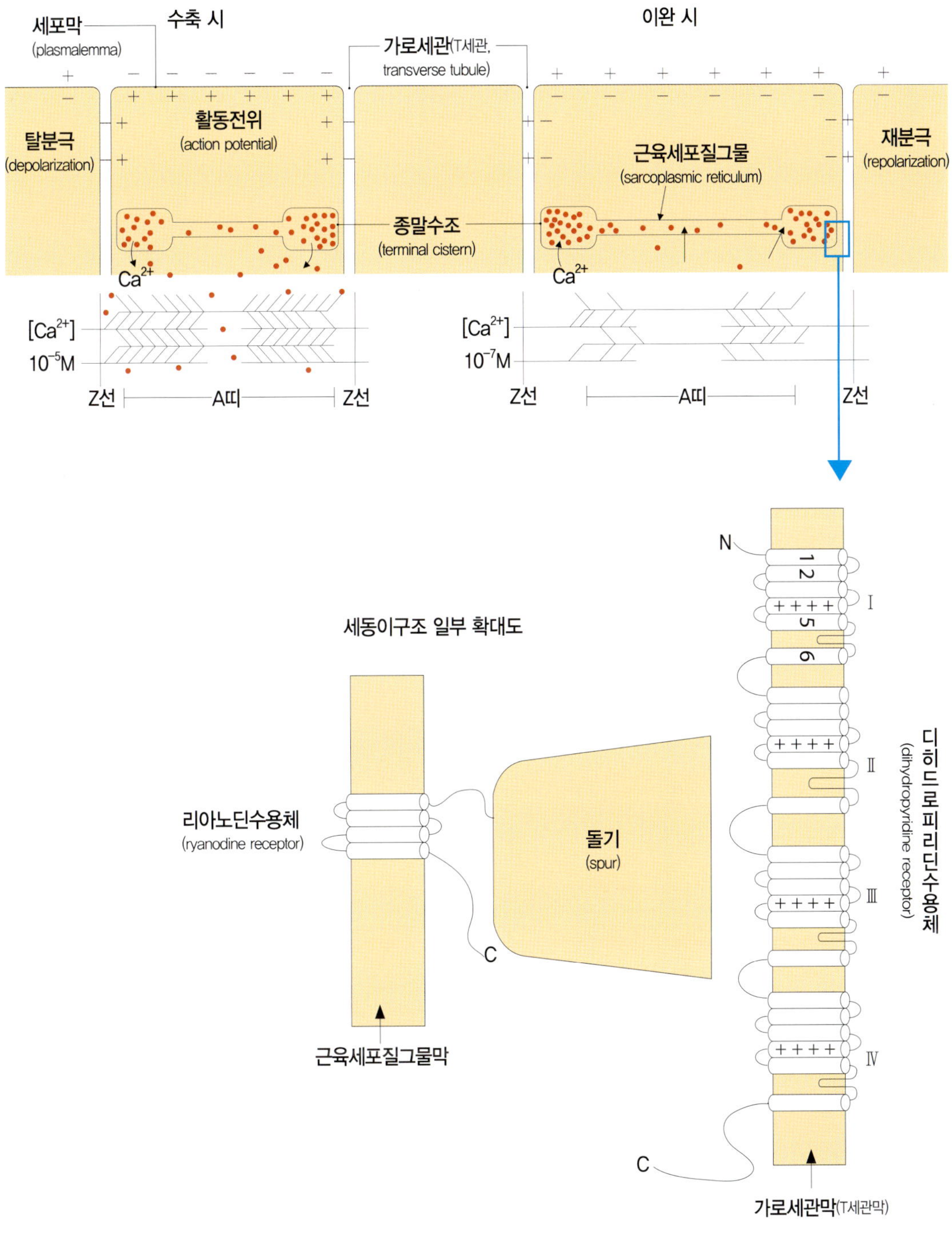

Ca^{2+}에 의한 근육수축 유발 기전

근육세포질그물에서 방출된 **Ca^{2+}**은 **트로포닌 C**(troponin C)에 결합함으로써 수축을 일으킨다. 다음의 그림과 같이 트로포닌(troponin)은 트로포닌 C, I, T로 구성된다. 트로포닌 C, I, T라는 이름은 각각의 기능에서 유래하는데, 트로포닌 C는 칼슘(Ca^{2+}, **c**alcium)과 결합하고, 트로포닌 I는 액틴과 마이오신의 상호작용을 억제(**i**nhibition)하며, 트로포닌 T는 트로포마이오신(**t**ropomyosin)과 결합한다.

근육이완 시에는 **트로포닌 I**가 액틴에 견고히 결합하고 트로포마이오신(tropomyosin)은 마이오신 머리가 액틴에 결합하는 위치를 덮고 있다. 이처럼 트로포닌과 트로포마이오신 복합체는 액틴과 마이오신의 상호작용을 억제하기 때문에 근육은 이완상태에 있다. 그런데 Ca^{2+}이 트로포닌 C에 결합하면 트로포닌의 구조가 변하여 트로포닌 I와 액틴의 결합이 약해진다. 그러면 액틴 머리에 덮여 있던 **트로포마이오신**이 옆으로 이동하고 액틴과 마이오신이 미끄러져 수축이 일어난다(아래 그림 참조).

Ca^{2+}에 의한 뼈대근육의 수축 개시

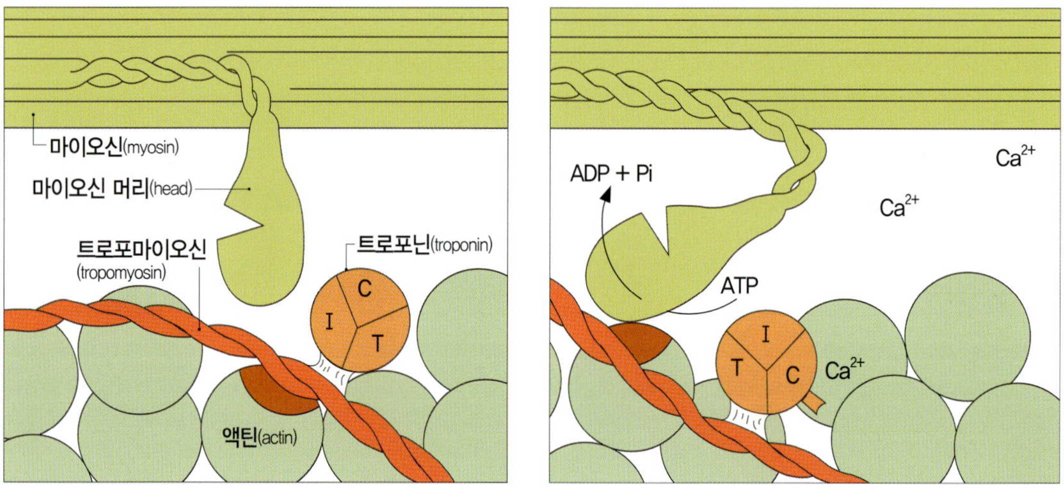

이완 시 수축 시

근육의 이완

세포질 안으로 방출된 Ca^{2+}은 신속하게 근육세포질그물 안으로 흡수되어 회수되거나 혹은 세포 밖으로 퍼내어진다. 세포질 안 Ca^{2+} 농도가 10^{-7}M 정도로 저하하면 근육은 이완한다. 즉, 트로포닌 C에서 Ca^{2+}이 유리되어 트로포마이오신이 원래 위치로 돌아오면 액틴과 마이오신의 상호작용은 멈추고 근육원섬유마디(sarcomere)는 원래 위치로 돌아온다.

세포질보다 Ca^{2+} 농도가 높은 근육세포질그물 안으로 Ca^{2+}을 흡수하기 위해서는 근육세포질그물 막에 있는 Ca^{2+} 펌프(Ca^{2+}-ATPase)를 사용한다.

3. 심장근육의 흥분수축결합

심장근육의 흥분부터 수축 및 이완까지의 과정은 활동전위 발생 → 가로세관의 탈분극 → L형 Ca^{2+} 통로(디히드로피리딘수용체)를 통해 Ca^{2+} 유입 → Ca^{2+}이 리아노딘수용체에 결합 → 근육세포질그물에서 Ca^{2+} 방출 → Ca^{2+} 농도 증가 → 트로포닌 C에 Ca^{2+} 결합 → 엑틴잔섬유와 마이오신잔섬유의 상호작용이 일어나 심장근육이 수축한다. 이어서 Ca^{2+}이 근육세포질그물 안으로 흡입 → Ca^{2+} 농도가 저하하면 심장근육은 이완한다.

심장근육 모식도와 전자현미경도

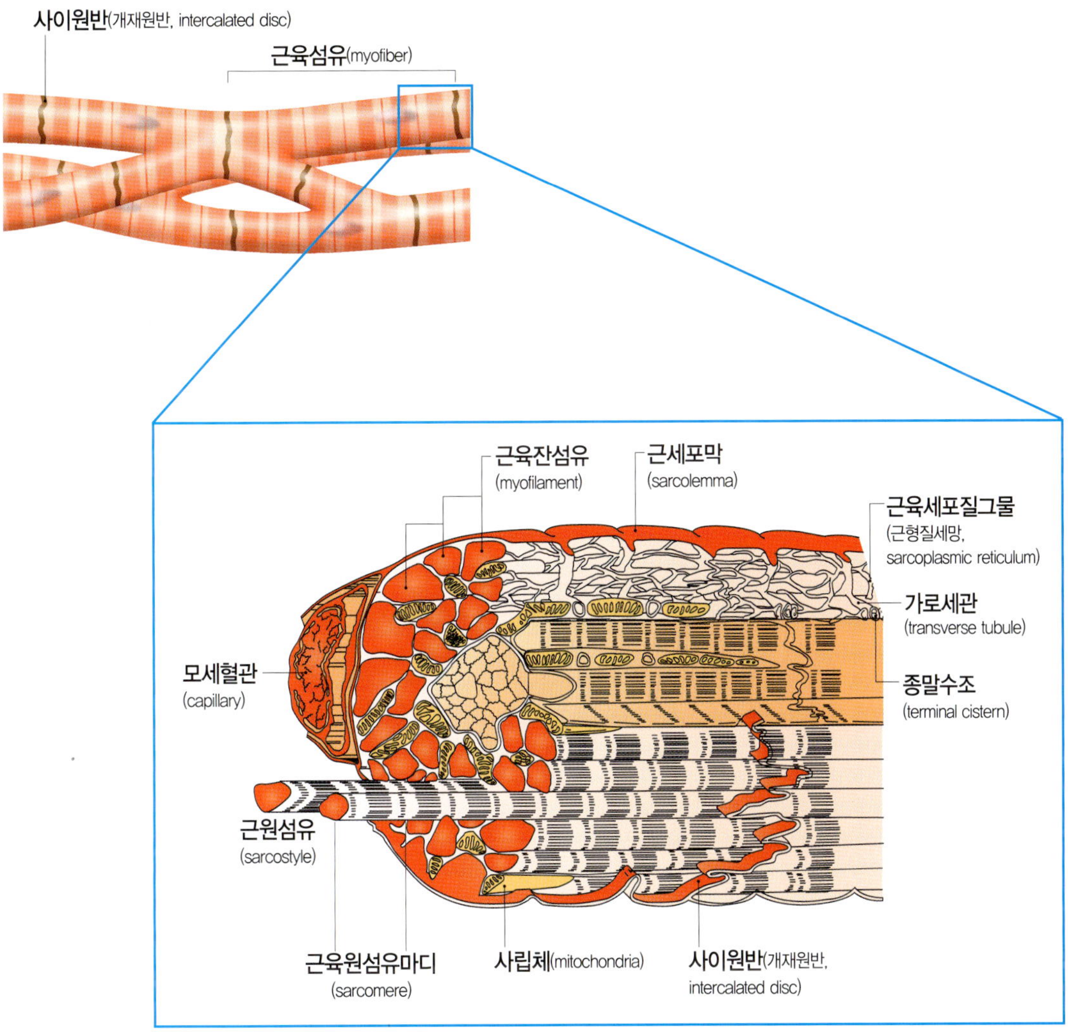

심장근육의 특징

뼈대근육과 마찬가지로 심장근육에도 가로무늬(횡문, cross striation)가 있다. 그러나 심장의 근육섬유는 뼈대근육처럼 다세포들이 합쳐진 다핵세포는 아니다. 그렇지만 심장근세포들은 양쪽 끝에서 인접 세포와 잘 결합되어 있다. 인접하는 근육섬유의 세포막은 많은 부분에서 **틈새이음**(간극연결, gap junction)을 이루고 있다. 즉, 두 세포막이 상당히 근접하여(약 3nm) 외견상 밀착한 구조를 취하고 있다. 이 틈새이음 부위에는 두 세포막을 관통하는 통로가 있어 세포간 활동전위 전달에 중요한 역할을 담당한다. 따라서 심장근육섬유는 원형질이 서로 연결되지 않아도 마치 **융합체**(합포체, syncytium)처럼 기능할 수 있다.

심장근육의 활동전위는 부위에 따라 다른데, 뼈대근육보다 활동전위의 지속시간이 길고 따라서 불응기(refractory period)는 길다. 이처럼 긴 불응기는 한번의 활동전위가 끝나기 전에 비정상적인 자극이 들어오더라도 중첩된 활동전위가 생기는 것을 방지하는 효과가 있다. 정상적인 심장에서는 어느 수준 이상의 고빈도 박동이 생기지 않도록 해준다. 너무 빠른 빈도의 수축은 오히려 심장에서 적정량의 혈액이 박출되는 것을 방해하기 때문에, 이는 원활한 혈액 펌프작용을 유지하는 데에 중요하다.

심장근육의 수축이완

심장근육도 뼈대근육과 마찬가지로 세포 내 Ca^{2+} 농도가 상승하면 이것이 트로포닌 C와 결합하여 액틴과 마이오신의 미끄러짐이 일어나 수축한다. 그러나 심장근육에서는 뼈대근육과 달리 디히드로피리딘수용체가 근육세포질그물의 리아노딘수용체와 직접 접촉해 있지 않다.

그러면 심장근육에서 수축에 사용되는 Ca^{2+}은 어디에서 어떻게 공급되는 것일까?

심장근육은 자극을 받으면 활동전위를 발생하여 가로세관에 있는 **L형 Ca^{2+} 통로**(디히드로피리딘; 전위의존성 Ca^{2+} 통로)를 통해 Ca^{2+}이 유입한다. 그러면 Ca^{2+}이 근육세포질그물의 Ca^{2+} 방출통로(이것은 리아노딘에도 열리는 성질이 있어서 **리아노딘수용체**라고 불림)에 결합하여 통로를 개방한다. 이처럼 Ca^{2+}에 의해 Ca^{2+} 방출이 일어난다(Ca^{2+} 유발성 Ca^{2+} 방출, Ca^{2+}-induced Ca^{2+}-release, CICR). 그러면 근육세포질그물에 저장되어 있는 Ca^{2+}이 방출되고, 방출된 Ca^{2+}은 인접한 리아노딘수용체에 결합하여 잇달아 CICR을 일으키며, 방출된 Ca^{2+}은 트로포닌 C에 결합하여 액틴과 마이오신의 미끄러짐을 일으켜서 심장근육을 수축시킨다.

유입한 Ca^{2+}이나 근육세포질그물에서 방출된 Ca^{2+}은 근육세포질그물막에 있는 **Ca^{2+} 펌프**에 의해 능동적으로 근육세포질그물에 흡입된다. 또 일부는 세포막에 있는 **Na^{+}–Ca^{2+} 교환계**를 통해 세포 밖으로 배출되어 근육은 이완한다.

뼈대근육 및 심장근육에서 근육세포질그물의 Ca^{2+} 방출 모식도

리아노딘수용체(ryanodine receptor, RYR)에는 3개의 아형(RYR_1, RYR_2, RYR_3)이 있으며 뼈대근육, 심장근육, 민무늬근육 등의 근육세포질그물에 널리 분포해 있다. RYR은 Ca^{2+}이나 식물 알칼로이드인 리아노딘(ryanodine)에 의해 열린다.

뼈대근육에는 RYR_1이 많다. RYR_1 일부는 디하드로피리딘수용체(dihydropyridine receptor, DHPR)와 직접 연결되어 있다. 가로세관이 탈분극하면 DHPR이 변형하여 RYR_1에 접촉해서 RYR_1을 연다. 그러면 근육세포질그물 안에서 Ca^{2+}이 방출되고, 이 Ca^{2+}이 확산하여 DHPR과 연관이 없는 RYR_1에 결합해서 Ca^{2+} 방출을 더욱 촉진한다[**Ca^{2+} 유발성 Ca^{2+} 유리**(Ca^{2+}-induced Ca^{2+}-release, CICR)라고 한다].

심장근육에는 RYR_2가 많다. 심장근육의 DHPR은 RYR_2와 직접 연결되어 있지 않다. 탈분극으로 DHPR을 통해 유입되는 Ca^{2+}이 확산하여 RYR_2에 결합한다. 그러면 CICR에 의해 RYR_2에서 Ca^{2+}을 방출시킨다.

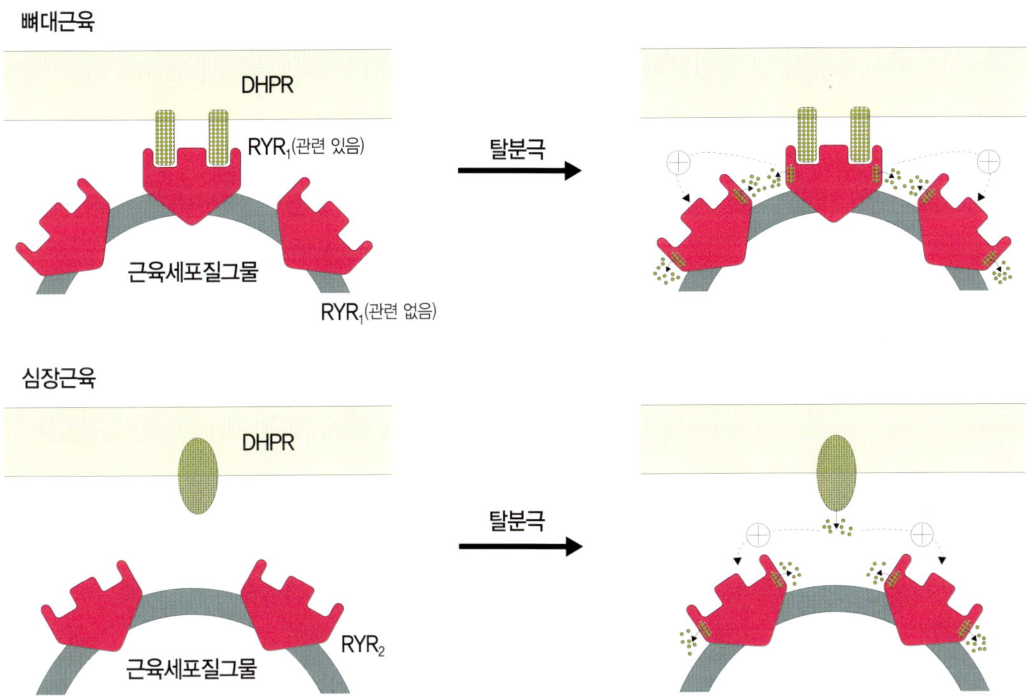

DHPR : 디히드로피리딘수용체(dihydropyridine receptor), RYR : 리아노딘수용체(ryanodine receptor), ⊕ : 촉진

4. 민무늬근육의 흥분수축결합

민무늬근육이 신경흥분, 신장(길이 늘림), 호르몬 혹은 전기적 자극을 받으면, L형 Ca^{2+} 통로를 통해 Ca^{2+} 유입 → Ca^{2+}이 칼모듈린에 결합 → Ca^{2+}–칼모듈린 복합체가 마이오신 L사슬 인산화효소 활성화 → 마이오신 인산화 → 마이오신 ATPase 활성화 → 엑틴잔섬유와 마이오신잔섬유의 상호작용이 일어나 민무늬근육이 수축한다. 이어서 Ca^{2+}–칼모듈린 복합체가 해리되거나 세포 내 Ca^{2+} 농도가 저하하면 민무늬근육은 이완한다.

민무늬근육의 특징 및 형태

민무늬근육(평활근, smooth muscle)은 위장, 방광, 자궁 등의 내장이나 혈관의 운동에 관여한다. 뼈대근육과는 달리 민무늬근육의 수축은 **불수의성**이다. 민무늬근육의 수축은 약간의 에너지만 소비하면서 지속적으로 긴장상태를 유지할 수 있어서, 뼈대근육과 같은 근피로 현상이 없다. 민무늬근육세포(평활근세포, smooth muscle cell)는 뼈대근육섬유나 심장근육세포보다 작고(길이 약 50~400㎛, 두께 약 2~10㎛), 근육세포질그물(근형질세망, sarcoplasmic reticulum)의 발달은 소비하면서 지속적으로 긴장상태를 유지할 수 있어서, 뼈대근육과 같은 근피로 현상이 없다. 민무늬근육은 **가로무늬**(횡문, cross striation)가 없는데, 이는 뼈대근육이나 심장근육처럼 민무늬근육도 액틴과 마이오신을 가지기는 하나 이들 잔섬유(filament)는 규칙적으로 배열되어 있지 않기 때문이다. 또한, 민무늬근육에는 Z선이 없다.

신체에는 많은 형태의 민무늬근육이 있는데, 일반적인 형태는 **단단위 민무늬근육**[single-unit smooth muscle; **내장 민무늬근육**(visceral smooth muscle)]과 **다단위 민무늬근육**(multiunit smooth muscle)의 2종류로 분류된다.

내장 민무늬근육은 속이 비어 있는 기관(장관, 기관, 자궁, 난관, 요관 등)의 벽에서 관찰된다. 이들 장기의 민무늬근육세포는 틈새이음(간극연결, gap junction)에 의해 서로 결합해 있으므로 기능적으로는 **융합체**(합포체, syncytium)이다. 내장 민무늬근육 조직에서 막전위를 기록해보면 자발적 활동전위 발생이 보인다. 하지만 이곳에서 박동조율세포(pacemaker cell)은 민무늬근세포 자체가 아니라, 이들과 연결되어 인접해 있는 카할 간질성세포 (Interstktial Cell of Cajal, Cajal cell)I에서 만들어진다. 카할세포에서 만들어진 느린 탈분극이 간극결합을 통하여 민무늬근세포에 전파되어 역치를 넘기면 활동전위를 일어난다. 민무늬근육도 자율신경에 지배를 받지만, 신경지배에 의해 민무늬근육의 활동이 시작되는 것은 아니며 내재적인 자발적 흥분 활동이 증강되거나 억제되는 것이다.

다단위 민무늬근육은 대동맥과 같은 대혈관, 허파의 기관지, 수정관, 홍채 및 일종의 조임근(괄약근, sphincter)에서 관찰된다. 다단위 민무늬근육은 내장 민무늬근육과 달리 뼈대근육과 매우 유사하여 자발성 활동전위를 발생하지 않고 신경지배에 의존하여 활동하고 있다. 그러나 뼈대근육보다 더 광범위하게 신경지배가 이루어진다.

민무늬근육의 수축과 이완

민무늬근육의 수축은 자발성 활동전위(다단위 민무늬근육에서는 관찰되지 않음), 신경흥분, 신장(민무늬근육이 늘어남), 호르몬 혹은 전기적 자극 등에 의해 발생한다. 어떤 경우든 민무늬근육의 수축에는 Ca^{2+}이 관계한다. 그러나 내장 민무늬근육은 일반적으로 근육세포질그물의 발달이 나쁘므로 수축을 일으키는 세포 내 Ca^{2+} 농도 증가는 주로 **L형 Ca^{2+} 통로**(디히드로피리딘수용체, dihydropyridine receptor; 전위의존성 Ca^{2+} 통로)를 통한 세포 밖에서의 Ca^{2+} 유입에 따른다.

민무늬근육이 위와 같은 자극을 받으면 Ca^{2+}은 세포 밖에서 세포막의 Ca^{2+} 통로를 통해 세포 내로 들어온다. 또, 근육세포질그물에서도 Ca^{2+} 유리가 일어난다(내장 민무늬근육은 저장된 칼슘이 유리되는 비중이 상대적으로 높지 않다.). 이처럼 세포 내에서 증가한 Ca^{2+}은 민무늬근육의 경우 세포 내 Ca^{2+} 결합단백질인 칼모듈린(calmodulin)과 반응하여 Ca^{2+}-칼모듈린 복합체를 만든다. 이 Ca^{2+}-칼모듈린 복합체는 불활성 상태 효소인 마이오신 L(light)사슬 인산화효소를 활성화한다. 활성화된 마이오신 L사슬 인산화효소는 인산기를 마이오신 머리에 포함되는 부분(마이오신 L사슬)으로 옮긴다. 이 마이오신 L사슬의 인산화로 마이오신 ATPase가 활성화되고 액틴이 마이오신 위를 미끄러져 수축을 일으킨다(아래 그림). 이 과정은 세포 내 Ca^{2+}이 트로포닌 C(troponin C)와 결합하는 것이 수축의 실마리가 되는 뼈대근육이나 심장근육과는 다르다(p.51 표 참조).

Ca^{2+}-칼모듈린 복합체의 해리나 세포 내 Ca^{2+} 농도가 저하하면 마이오신 L사슬 인산화효소는 불활성화되어 마이오신은 탈인산화되고 민무늬근육은 이완한다. 또한, 민무늬근육세포 내의 cAMP가 증가하면 단백질인산화효소 A가 활성화된다. 단백질인산화효소 A는 불활성화 상태에 있는 마이오신 L사슬 인산화효소를 인산화하는데, 그로 인해 마이오신 L사슬 인산화효소는 활성화되지 않아 마이오신 L사슬이 인산화되지 않는다. 따라서 액틴과 마이오신의 미끄러짐이 일어나지 않아 민무늬근육은 이완한다. 이밖에도 cGMP의 합성이 유도하는 단백질인산화효소 G도 별도의 신호전달경로를 통하여 민무늬근육의 이완을 일으킨다.

민무늬근육의 흥분수축결합(excitation contraction coupling)

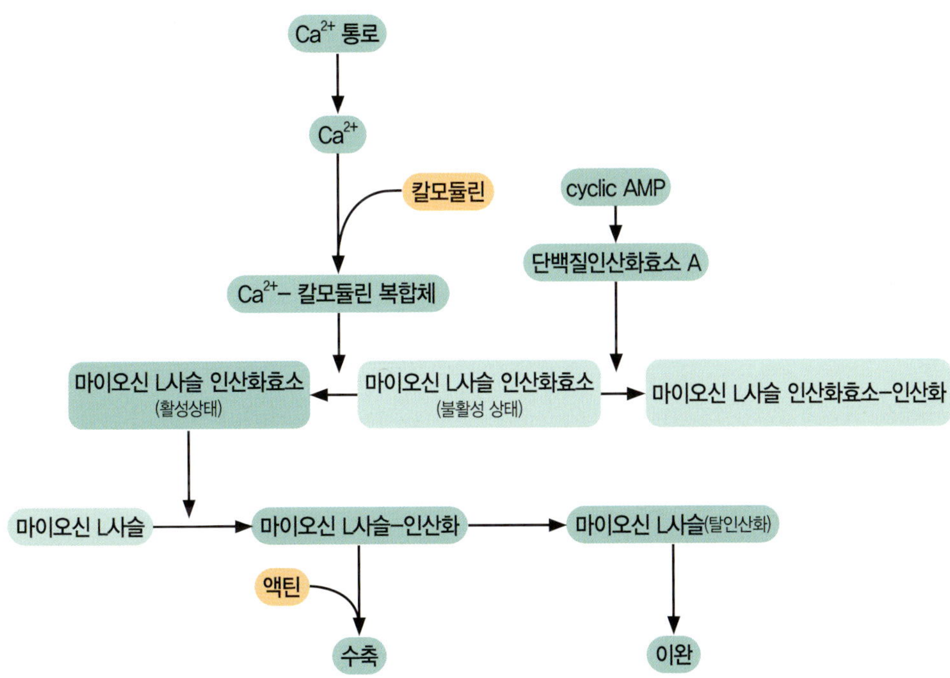

5. cAMP에 의한 심장근육과 민무늬근육의 수축기능 조절 차이점

cAMP는 단백질인산화효소인 단백질인산화효소 A를 활성화한다.
단백질인산화효소 A는 심장근육에서 L형 Ca^{2+} 통로, 근육세포질그물 포스포람반, 근육세포질그물 Ca^{2+} 유리 통로를 인산화하고 그 결과 세포 내 Ca^{2+} 농도가 상승하여 심장근육 수축력이 증대한다. 민무늬근육에서는 마이오신 L사슬 인산화효소를 인산화함으로써 불활성화시키는데, 그 결과 액틴과 마이오신의 교차연결구조들의 작동이 일어나지 않아 민무늬근육은 이완한다.

❙ cAMP에 의한 심장근육 수축력 증대작용 및 민무늬근육 이완작용 기전

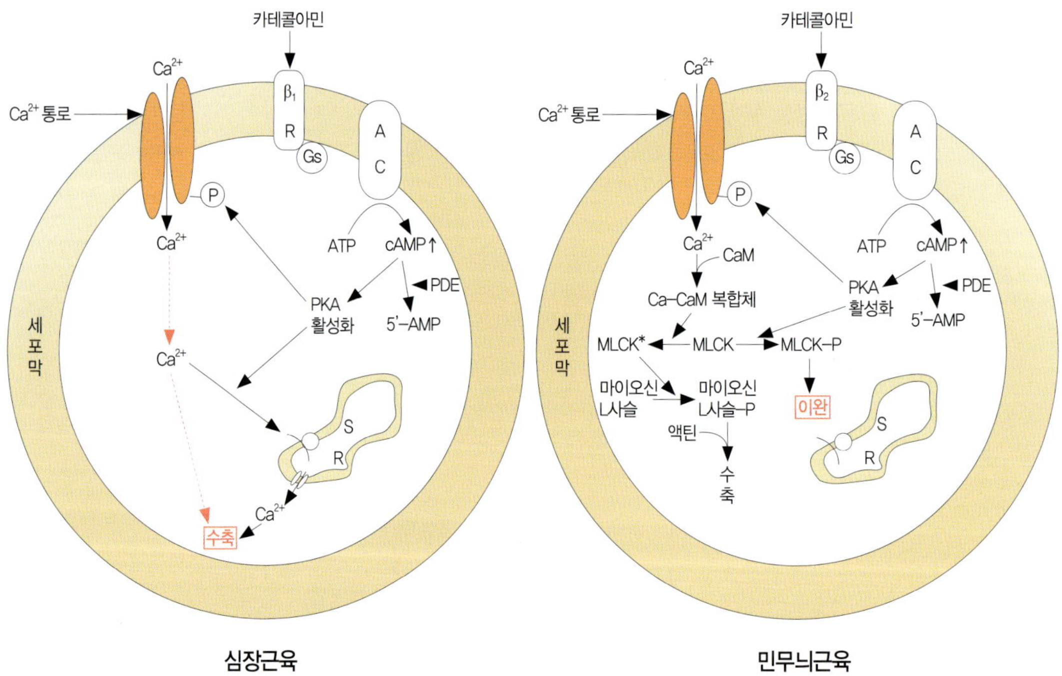

심장근육　　　　　　　　　　민무늬근육

β_1–R : β_1수용체(β_1 receptor), β_2–R : β_2수용체(β_2 receptor), Gs : G단백질(G protein), AC : 아데닐산고리화효소(adenyl cyclase), PDE : 포스포다이에스터분해효소(phosphodiesterase), SR : 근육세포질그물(sarcoplasmic reticulum), CaM : 칼모듈린(calmodulin), MLCK : 마이오신 L사슬 인산화효소[myosin L(light) chain kinase], MLCK* : 활성형 마이오신 L사슬 인산화효소, P : 인산화(phosphorylation)

cAMP에 의한 심장근육 수축력 증대작용 및 민무늬근육 이완작용 기전

심장근육과 혈관의 민무늬근육은 모두 심혈관 조절에 관여하는데 두 근육의 주요 차이점을 설명하면, 심장의 수축이완은 규칙적으로 서로 반복되나 민무늬근육은 자주 지속적으로 수축되어 심장근육처럼 규칙적으로 수축과 이완을 반복하지 않는다. 게다가 세포 내에 cAMP(고리형 AMP, cyclic adenosine monophosphate)가 증가하면 심장근육의 수축력은 높아지나 혈관의 민무늬근육에서는 이완한다.

cAMP가 증가하면 혈관의 민무늬근육이 이완하는 이유는 무엇일까?

바로 심장근육과 민무늬근육에서 세포 내의 수축이완기전이 다르기 때문이다.

아데닐산고리화효소(adenyl cyclase)의 활성화나 **포스포다이에스터분해효소**(phosphodiesterase, PDE, cAMP 분해효소)의 활성억제는 세포 내 **cAMP 농도**를 상승시킨다. cAMP는 **단백질인산화효소 A**(protein kinase A, PKA)를 활성화키고, 활성화된 단백질인산화효소 A는 **전위의존성 Ca^{2+} 통로**(L형 Ca^{2+} 통로, voltage dependent Ca^{2+} channel)나 **효소** 등을 포함하는 다양한 **단백질**을 **인산화**하여 그 생리기능을 발휘한다.

심장근육에서는 세포 내 cAMP 농도가 상승하면 단백질인산화효소 A가 활성화된다. 단백질인산화효소인 **단백질인산화효소 A**는 **L형 Ca^{2+} 통로, 근육세포질그물의 포스포람반**(phospholamban), **근육세포질그물 Ca^{2+} 유리통로** 등의 **기능을 조절하는 단백질을 인산화**한다. L형 Ca^{2+} 통로나 근육세포질그물 Ca^{2+} 유리통로의 인산화는 세포 내 Ca^{2+} 농도 상승을 초래하고 그 결과 심장근육 수축력은 증대한다. cAMP는 심장근육의 수축력뿐만 아니라 **심박수를 증가**시킨다.

민무늬근육에서는 심장근육과 마찬가지로 세포 내 cAMP 농도가 상승하면 단백질인산화효소 A 활성화를 통해 L형 Ca^{2+} 통로를 인산화하는데, 단백질인산화효소 A는 또 **저분자량 마이오신사슬 인산화효소**(myosin light chain kinase, MLCK)를 **인산화**함으로써 불활성화시키게 된다. 그 결과 세포 내 Ca^{2+} 농도가 높아도 민무늬근육(혈관, 기관지, 장관 등)은 이완한다.

카테콜아민(catecholamine)은 β수용체를 자극하여 cAMP의 합성을 촉진한다(p.42 참조). 한편, **크산틴 유도체**(테오필린 등)는 포스포다이에스터분해효소를 억제함으로써 cAMP 분해를 억제하고 세포 내 cAMP의 축적을 초래한다.

β_2 작용제와 포스포다이에스터분해효소 억제제

β_2 작용제(beta$_2$-agonist)나 포스포다이에스터분해효소 억제제(phosphodiesterase inhibitor)는 기관지천식 치료에 사용되는데, 기관지의 민무늬근육세포 내 cAMP 농도를 증가시키고 동시에 심장근육세포 내 cAMP 농도를 증가시키는 경우가 있어서 두근거림(심계항진, palpitation)이나 부정맥(arrhythmia)을 유발하기도 한다. 노르에피네프린[norepinephrine, = 노르아드레날린(noradrenalin)]은 강심제로도 사용되지만 이와 동시에 혈압상승을 동반한다. 이처럼 약물을 사용하는 경우에는 주작용뿐만 아니라 그 이외의 작용(부작용) 발현에도 항상 주의해야 한다.

6. 뼈대근육의 구조와 기능

뼈대근육은 잘 발달한 가로무늬를 가지고 있고 맘대로운동에 관여하며 운동신경의 지배를 받는다.
뼈대근육은 양 끝에 있는 힘줄을 통해 뼈대에 결합해 있다.
뼈대근육의 중요한 역할은 ①운동, ②자세유지, ③관절안정, ④열발생이다.

뼈대근육의 구조

여러 개의 근육섬유(muscle fiber)가 모여서 근다발 (fasciculus)을 이루고, 이런 근다발이 또 모여서 우리가 눈으로 보는 해부학적 명칭의 큰 근육을 형성한다.

근육원섬유마디(근절, sarcomere; Z선과 Z선 사이)를 전자현미경으 로 보면 아래 그림과 같이 굵은 잔섬유(마이오신잔섬유, myosin filament)와 가는 잔섬유(액틴잔섬유, actin filament)가 보이는데, 굵은 잔섬유를 **마이오신**(myosin), 가는 잔섬유를 **액틴**(actin)이라고 한다. 가는 잔섬유에는 액틴 외에 트로포마이오신(tropomyosin)이나 트로포닌(troponin)이 있다.

일반 현미경 관찰로 보이는 **뼈대근육**의 가로무늬는 **굵은근육잔섬유**와 **가는근육잔섬유**가 규칙적 배열되면서 밝은 부분과 어두운 부분이 교대로 나타나기 때문이다. 두 가지 근육잔섬유가 겹쳐서 어둡게 보이는 부위를 A띠(A band), A띠 중간에는 근육잔섬유가 겹치지 않아서 밝게 보이는 부위를 H띠라 부른다. H띠 중앙부위에 다시 어둡게 보이는 부분은 M선(양쪽 myosin다발들의 끝이 얽힌 구조) 이다. 가는 근육잔섬유만 있어 밝게 보이는 부위는 I띠(I band)이다. I 띠 중앙에 가장 어둡게 보이는 선을 Z선이라 한다. 근육원섬유마

근육의 미세구조

A : 1개의 근육에는 다수의 근육섬유를 결합조직으로 싸는 무리가 있고 전체는 근막(fascia)에 싸여 있다. B : 혈관으로부터 영양을 제공받으며 세포외기질(extracellular matrix)에 싸여 있다. 세포외기질 아래에는 위성세포가 있다. C : 근원섬유를 근세포막으로 싼다. 근세포막은 흥분성이 있다. 근원섬유 주위에는 근육세포질그물이 발달해 있으며 사립체도 있다. D : A띠, I띠, H띠, Z선 등이 관찰된다.

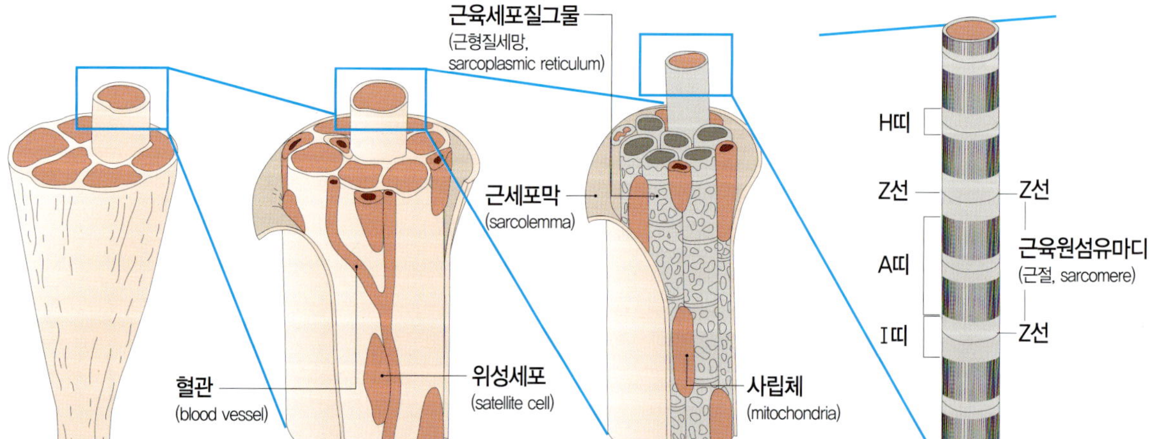

디 (sarcomere)는 Z선과 Z선 사이를 말한다. 근원섬유는 그물 모양의 막에 덮여 있다. 이 그물막을 근소관계라고 하며, **가로세관**(T**세관**, transverse tubules)과 **근육세포질그물**(근형질세망, sarcoplasmic reticulum, SR)로 구성된다. 근육세포질그물은 근육세포의 형질그물이며 Ca^{2+} 저장고 역할을 한다. SR의 끝부분을 종말수조(terminal cistern; 부풀어 있는 부분)라 부른다. 가로세관은 **근육세포막**(sarcolemma)의 세포막에 함입해 있으며 세포막과 마찬가지로 Na^{+} 전류에 의한 활동전위를 발생한다. 가로세관은 표면의 흥분을 근육세포질그물까지 전달하는 경로이다. 근육섬유 내에서 가로세관에는 양쪽으로부터 근육세포질그물의 종말수조가 접하여 **세동이구조**를 이루고 있다. 가로세관과 종말수조 사이에는 돌기 구조가 많이 관찰된다(p.53 참조). 가로세관과 활동전위에 의한 탈분극(depolarization)은 세동이구조의 근육세포질그물 종말수조에 Ca^{2+}을 방출시키는 신호를 전달한다. 이 신호는 세동이구조에 있는 돌기를 통해 근육세포질그물에 흥분을 전달하여 Ca^{2+}을 방출시킨다.

근육세포질그물과 가로세관

근육세포질그물은 그물 모양의 막으로 근원섬유를 덮고 있다. 가로세관 양 옆에는 근육세포질그물의 종말수조와 접하여 세동이구조를 이루고 있다.

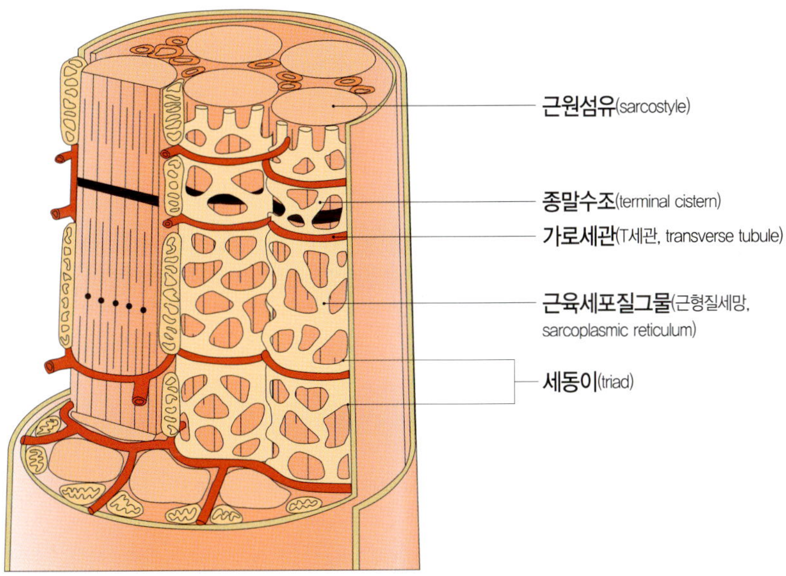

근육세포질그물과 가로세관의 분포

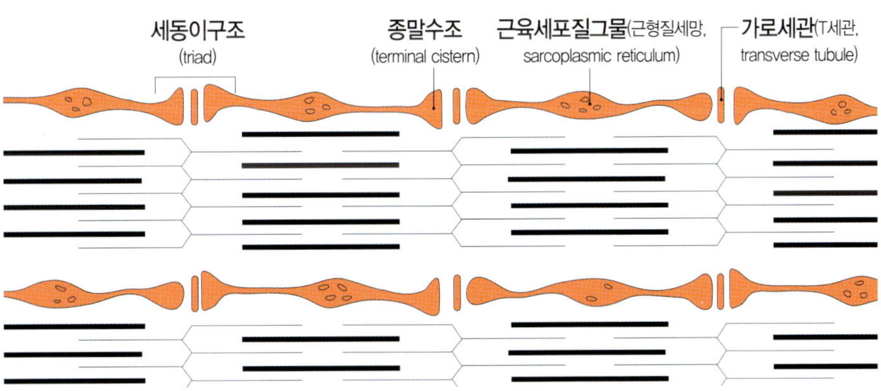

뼈대근육의 기능

온몸에는 약 400종의 뼈대근육이 있고 체중의 40~50%를 차지한다.

뼈대근육은 양 끝에 있는 힘줄(tendon)을 통해 뼈에 결합하고 이 근육이 수축하거나 이완함으로써 자세를 유지하거나 운동을 할 수 있다. 뼈대근육은 **운동 및 자세유지** 외에도 **관절 안정화**, **열 발생**에 중요한 역할을 한다. 심장근육이나 민무늬근육과 달리 뼈대근육은 정상에서는 신경자극이 없으면 수축하지 않는다. 운동신경의 세포체는 척수(spinal cord)이며, 그 축삭(axon)은 앞뿌리(전근, anterior root)를 나와 뼈대근육에 도달해 있다. 운동신경의 종말부(축삭 말단부)는 분지하여 다수의 근육섬유를 지배한다. 하나의 운동신경을 자극하면 그에 지배되는 근육섬유군은 동시에 수축하는데, 하나의 운동신경과 그에 지배되는 근육섬유군을 종합하여 **운동단위**(motor unit) 또는 **신경근단위**(neuromuscular unit)라고 한다. 하나의 운동신경과 그에 지배되는 근육섬유수의 비율(지배비율)은 1대 수개에서 수천 개로 다양하다. 지배비율이 작을수록 수축하는 근육섬유수는 적기 때문에 얻을 수 있는 수축력은 작으나 섬세한 운동을 할 수 있다. 한편, 1개의 운동신경이 지배하는 근육섬유수가 많을수록(지배비율이 큼) 한번에 큰 수축력을 얻을 수는 있으나 섬세한 움직임을 요하는 운동에는 적합하지 않다. 뼈대근육의 수축기전에 대해서는 p.52~53에서 설명했다.

근육섬유의 약 70%는 물과 약 20%의 단백질로 구성되어 있다. 이 단백질의 약 70%는 수축과 이완에 관계하는 단백질로, 마이오신(myosin)이 약 50%이고, 액틴(actin)이 약 20%이다.

수축요소

근원섬유에는 어두운 A띠와 밝은 I띠가 반복되어 관찰되며, 이것이 가로무늬를 이루고 있다. A : 엑틴잔섬유는 Z선에 부착해 있고, A띠에는 마이오신잔섬유가 있으며 I띠에는 엑틴잔섬유만 있다. A띠에서는 중앙부의 밝은 부분을 H띠라고 하며 엑틴잔섬유가 없는 부분이다. H띠 양쪽에 있는 A띠의 어두운 부분에는 엑틴잔섬유와 마이오신잔섬유가 중복해 있다. B : 마이오신이 중합하여 6방향으로 뻗어 있다. C : 액틴, 트로포닌, 트로포마이오신으로 구성된다.

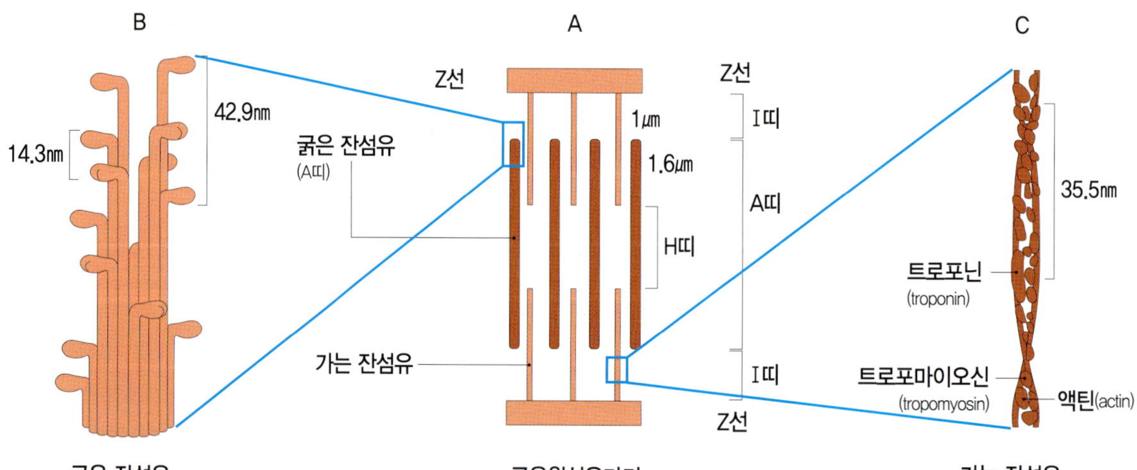

굵은 잔섬유 (마이오신잔섬유, myosin filament) | 근육원섬유마디 (근절, sarcomere) | 가는 잔섬유 (엑틴잔섬유, actin filament)

7. 뼈대근육의 수축 형태

하나의 활동전위에 의해 발생하는 수축을 단일수축이라고 하며, 이는 근육수축의 기본형이다.
근육의 양끝을 고정하여 근육을 자극하면 근육은 짧아지지 않고 장력만 발생하는데 이러한 수축 형태를 제길이 수축(등척수축)이라고 한다. 근육의 상단만 고정하고 하단에는 하중이 일정한 추를 달아 근육을 자극하면 근육은 추를 들어 올리게 되는데, 이러한 수축 형태를 등장수축이라고 한다.

근육수축의 기본형

1회의 자극으로 근육을 흥분시키면 단시간 수축을 일으키고 이어서 근육은 이완한다. 이를 **단일수축**(twitching) 또는 연축(spasmus)이라고 한다. 단일수축은 수축의 기본이지만, 체내에서는 보통 관찰되지 않고 힘줄반사(건반사, tendon reflex) 시에만 관찰될 뿐이다. 덧붙여 말하면 심장근육의 수축은 뼈대근육 보다 느리게 심장 전체에서 일어나지만, 한번의 흥분으로 일어나기 때문에 매번 심박동은 각각 단일수축에 해당한다.

자극에 의한 하나의 단일수축이 끝나지 않은 동안에 다음의 자극이 가해지면 수축의 가중이 관찰된다. 수축이 가중되면 단일수축 때보다 강해지는데, 이와같은 반복자극에 의한 지속적인 수축을 **강축**(tetanus)이라고 한다. 자극 간에 이완이 관찰되는 경우를 불완전강축(incomplete tetanus), 이완이 전혀 없는 경우를 완전강축(complete tetanus)이라고 한다. 체내에서 보통 일어나는 뼈대근육의 지속되는 수축은 강축이다. 다만, 강축이 오래 계속되면 수축력이 점차 감소하는데, 이를 **근육의 피로**(muscle fatigue)라고 한다.

근육이 얼마만큼 강하게 수축하는가는 자극을 받는 세포수에 따른다. 소수의 세포가 자극을 받았다면 근육수축은 약하다. 모든 운동단위가 동원되어 모든 근육세포가 자극을 받았을 때 근육수축은 가장 커진다. 그 예로 평소라면 혼자서는 도저히 들어 올리지 못하는 무거운 옷장 등을 화재가 났을 때 혼자서 들어 올렸다는 이야기를 듣곤 한다. 이는 화재로 인해 대뇌에 탈억제가 일어나 근력발생의 억제가 제거되었기 때문으로 판단되며, 전 운동단위가 동원되었을 것이다.

격렬한 운동을 한 후 근육은 한동안 단단하게 수축한 상태가 계속되는 경우가 있다. 이러한 수축을 **구축**(contracture)이라고 한다. 강축은 수축의 가중에 따른 것이지만, 구축은 강축과 달리 근육세포질그물 안으로 Ca^{2+}의 능동운반(active transport)이 억제되기 때문에 근육이 이완하지 않고 지속적으로 수축된 상태이다. 그러나 시간이 흐르면 점차 원래상태로 되돌아올 수 있다.

사람이나 동물의 사망 직후에는 운동신경 활동이 사라지기 때문에 일시적으로는 이완된 상태로 보인다(사후 1 시간 전후). 하지만 근세포의 원혈질세망에 저장되었던 칼슘이온이 세포질로 점차 새어나오면서 근섬유단백들의 수축기전이 작동하여 교차결합(cross-bridge)이 형성되기 때문에 근육들의 부분적 수축 상태가 일어난다. 그런데 사망 직후의 근육세포 myosin에 붙어있던 ATP가 분해된 후에 새로운 ATP 공급이 안되기 때문에, cross-bridge가 풀리지 못하게 된다. 그러므로 사람이 죽으면서 사망 당시 자세로 경직된 것처럼 보이는 현상, 즉 사후경직(rigor mortis)이 일어난다.

사망 후 시간 경과에 따라 신체 근육 부위 별 사후경직 경향이 다르다. 또한 사후 30시간 이상 지나면 근세포의 자가 분해 과정 때문에 다시 경직 상태가 사라진다. 이런 근거 때문에 사후경직은 법의학적인 사망시간 추정에 활용된다.

근육수축의 기본형

1회의 자극으로 근육을 흥분시키면 근육은 수축하고 이어서 이완한다(단일수축). 하나의 단일수축이 끝나지 않은 동안에 다음의 자극이 가해지면 수축의 가중이 관찰되는데, 각각의 단일수축 효과가 중복하기 때문에 수축력은 증가한다. 자극이 더 빨리 가해지면 수축은 더 가중되나 자극 간에 이완은 관찰되는데 이를 불완전강축이라고 하고, 불완전강축보다 자극이 더 빠르게 가해지면 자극 간에 이완이 관찰되지 않게 되는데 이를 완전강축이라고 한다.

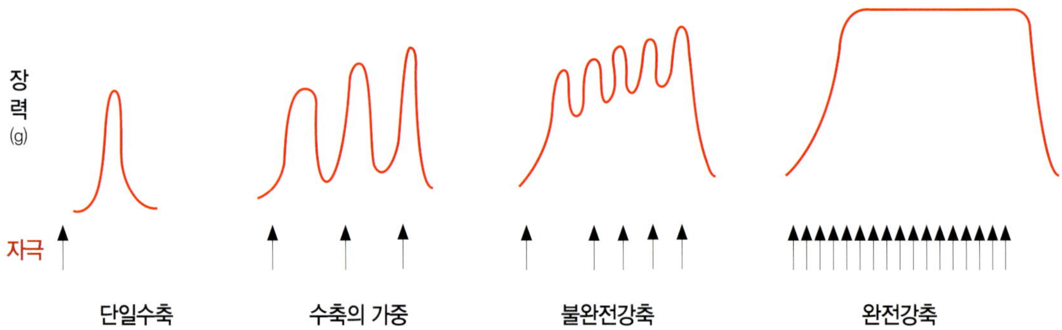

등척수축과 등장수축

근육은 흥분하면 수축하여 근육 전체는 짧아지지만(근육의 단축), 근육 양끝을 고정한 다음 근육을 자극하면 짧아지지 않고 장력만 발생한다. 양끝을 고정하고 있어서 근육의 길이는 일정하기 때문에 이 수축 형태를 **등척수축**(isometric contraction)이라고 한다. 자세를 유지하는 운동은 등척수축의 예이다.

한편, 근육의 상단만 고정하고 하단에는 하중이 일정한 추를 달아 근육을 자극하면 근육은 추를 들어올린다. 이 수축 형태를 **등장수축**(isotonic contraction)이라고 하는데 보행운동, 무릎을 구부리거나 팔을 돌리는 것 등이 그 예이다.

등척수축과 등장수축

근육의 양끝을 고정하고 근육을 자극하면 짧아지지 않고 장력만 발생하는 수축을 등척수축이라고 한다.
근육의 상단만 고정하고 하단에는 하중이 일정한 추를 달아 근육을 자극하면 근육은 추를 들어 올라는데 이러한 수축을 등장수축이라고 한다.

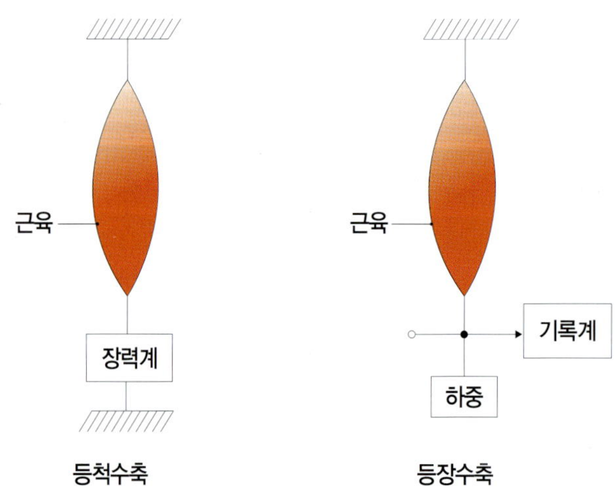

8. 뼈대근육의 에너지대사

뼈대근육은 수축과 이완에 큰 에너지를 소비하는데, 필요한 에너지원은 ATP에 의해 공급된다.
ATP가 부족하게 되면 근육피로의 원인이 된다.
필요한 ATP는 주로 크레아틴인산 분해, 당원(글리코겐, glycogen) 분해 및 유산소계에 의해 보충된다.

뼈대근육의 수축 에너지원

● 에너지의 소비

뼈대근육이 수축과 이완할 때 큰 에너지를 소비하는데, 이 에너지는 **ATP**(아데노신삼인산, adenosine triphosphate)에 의해 공급된다. 수축할 때에는 마이오신 머리에 포함된 **ATP 분해효소**(adenosine triphosphatase, ATPase)가 ATP를 ADP(아데노신이인산, adenosine diphosphate)로 분해한다. 이때 방출되는 에너지가 액틴과 마이오신의 미끄러짐을 일으켜 근육은 수축한다. 또, 수축에 사용된 Ca^{2+}은 농도 기울기(concentration gradient)에 거슬러 근육세포질그물에 흡입되어(능동운반) 근육은 이완한다. 이때(근육세포질그물로의 Ca^{2+} 능동운반)도 에너지를 필요로 한다.

● 에너지의 보충

ATP가 소비되기만 하면 에너지는 고갈되고 만다. 생체는 에너지원으로서 ATP를 소비함과 동시에 끊임없이 보충하고 있다. 주요 **에너지 보충계**에는 신속하게 이용할 수 있는 에너지 저장소인 **크레아틴인산**(creatine phosphate)**계**, **당원**(글리코겐, glycogen) **분해에 의한 에너지의 보충계**(해당계), **유산소계에 의한 보충**이 있다. 크레아틴인산계는 마이오신 머리에 있는 크레아틴인산화효소(creatine phosphokinase)라고 하는 효소에 의해 크레아틴인산이 크레아틴과 인산으로 분해되면서 많은 에너지가 방출된다. 이 에너지에 의해 인산과 ADP에서 ATP가 합성된다. 그러나 이 크레아틴인산계에서 생산되는 에너지는 많지는 않아서 100m 달리기나 점프, 역도 등 순발력을 요하고 단시간에 최대의 힘을 발휘해야 하는 운동 시에 이용된다. 또, 근육 안의 당원이 분해하여 젖산이 될 때 나오는 에너지에 의해 크레아틴(creatine)과 인산(phosphoric acid)에서 크레아틴인산이 합성된다. 여기서 만들어진 젖산은 간에서 산소 존재 하에 당원으로 합성된다. 포도당(glucose), 지방산(fatty acid), 아미노산(amino acid) 등이 산소와 결합하여 대량의 ATP를 생산하는 유산소계에 의한 보충도 있다.

뼈대근육에 의한 열발생

항온동물은 체내의 열발생(thermogenesis)과 체외로의 열발산(thermolysis)이 잘 조절되어 평형이 유지되고 있다. 이 열발생에 중요한 역할을 맡고 있는 것이 뼈대근육으로, 뼈대근육이 조직 중에서 가장 많이 열을 생산한다. 근육수축 시에 발생하는 에너지 가운데 약 25%가 수축 및 이완에 이용되며 나머지가 열이 되어 체온유지에 이용된다. 운동을 하면 몸이 달아오르는 경험을 한 적이 있을 것이다. 이는 운동에 의해 열발생이 많아지기 때문이다. 또, 추울 때 손을 비비거나 떠는 행동은 마찰이나 근육을 움직임으로써 열발생을 높이려고 하는 신체방어기전의 하나이다.

근육수축의 주요 에너지 보충계

뼈대근육이 수축과 이완할 때 큰 에너지를 소비하는데, 이 에너지는 ATP에 의해 공급된다.

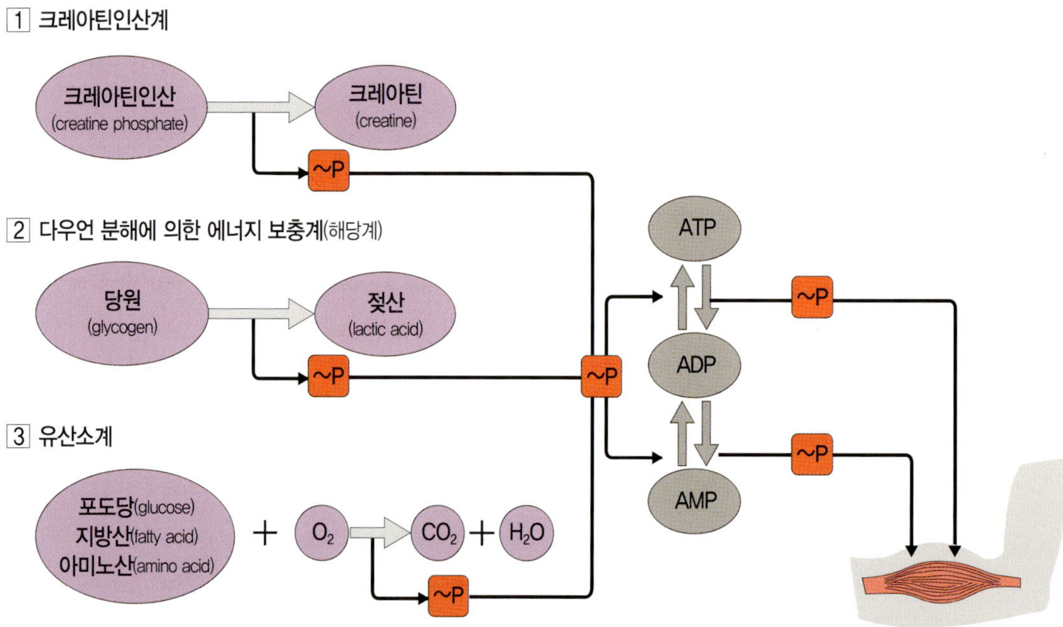

근육의 피로

근육을 오랫동안 격렬하게 움직이면 피로해진다. 피로해진 근육은 수축력이 약해지며 결국 반응하지 않게 된다. 근육이 움직이지 않게 될 정도로 피로해 지는 경우는 드문데, 극도의 피로를 일으키기 전에 운동을 줄이거나 휴식을 취하기 때문이다. 그러나 마라톤 선수와 같은 극한 상황에 놓인 경우에는 근육의 극심한 피로를 일으켜 움직이지 못하게 되기도 한다.

근육의 피로에는 에너지원의 감소, 대사산물(젖산, 크레아틴, 케톤체 등)의 축적과 그에 따른 pH의 저하, 기타 다양한 원인을 생각할 수 있다.

근육수축에는 산소가 필요하다. 적당한 운동을 하면 순환혈액량이 증가하고 호흡수가 증가하여 필요한 산소가 공급된다(운동을 통해 교감신경의 활동이 많아져 심장근육 수축력 증강, 심박수 증가, 그 결과 순환혈액량이 증가하여 필요한 혈액을 공급한다). 그러나 격렬한 운동을 계속하면 근육으로 산소 공급을 충당하지 못하게 되어 그 결과 근육 중에 젖산이 축적하여 근육이 피로해진다.

이러한 근육의 피로를 회복시키려면 어떻게 해야 할까?

근육 중에 축적된 젖산은 혈액을 통해 간으로 운반된다. 휴식 등을 통해 산소가 보충되면 젖산 대부분은 당원으로 재합성되어 ATP가 합성된다. 또, 젖산 일부는 분해되어 이산화탄소와 물이 된다. 이처럼 근육에서 젖산이 제거되면 피로는 회복된다. 피로회복에는 휴식과 함께 당분, 비타민 B_1, 혈액순환을 촉진하는 마사지, 목욕 등이 효과적이다.

근육의 피로

근육수축에 필요한 에너지는 ATP가 분해될 때 얻어진다. ATP의 생산은 세포 내에서 행해지는 산소를 이용하지 않는(혐기적) 과정과, 사립체에서 행해지는 산소를 이용하는(호기적) 과정(TCA 회로)이 있다.

산소의 공급이 따라가지 못하게 되면 피루브산에서 젖산이 생기고 이것이 축적되어 피로를 일으킨다. 또, TCA 회로의 반응을 원활하게 진행시키려면 비타민 B_1이 필요하다. 비타민 B_1이 부족하면 TCA 회로가 원활하게 돌아가지 않게 되어 젖산이 축적된다고 여겨진다. 그러나 젖산이 근육 피로를 유발하는 물질이라는 통설에 반대되는 실험적 증거들이 최근 많이 보고 되었으며, 젖산염(lactate)은 오히려 에너지원으로 작용한다는 주장도 힘을 얻고 있다. 근육의 피로를 설명하는 기점은 생각보다 복잡하고 더 많은 연구가 필요하다.

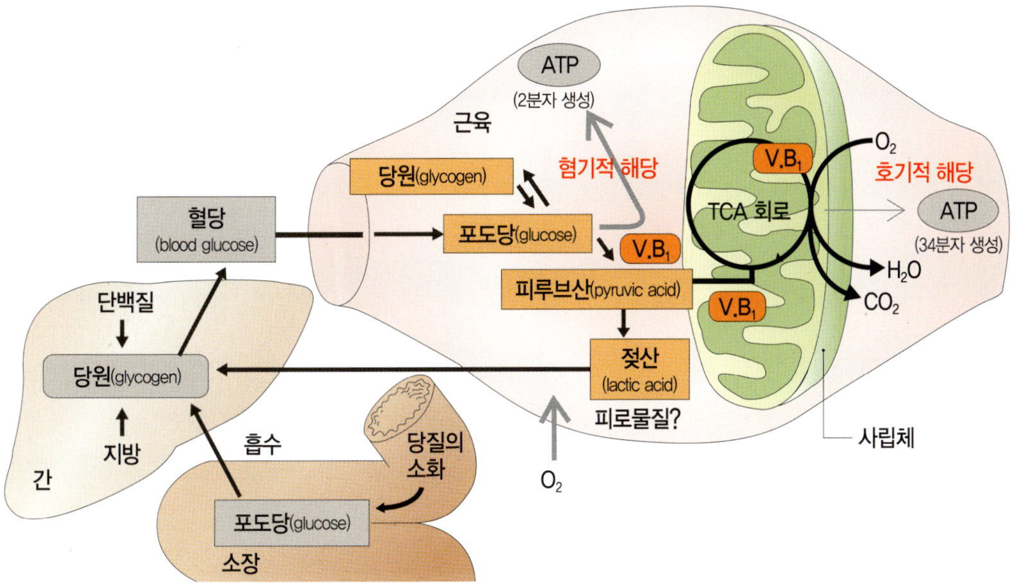

근전도

근전도(electromyogram, EMG)는 뼈대근육의 수축에 따른 전기적 활동(전위변화)을 기록한 것으로, 피부에 붙인 전극 또는 직접 근육세포에 찌른 바늘전극을 통해 기록할 수 있다. 근전도의 파형에 따라 근육마비나 근육변성진행 등의 진단에 이용된다.

심장의 전기적 활동을 기록한 것을 심전도(electrocardiogram, ECG, EKG), 뇌의 전기활동을 기록한 것을 뇌전도(뇌파도, electroencephalogram, EEG)라고 한다.

4

신경

1. 신경의 구조와 기능
2. 신경정보의 전달기전
3. 중추신경계
4. 대뇌겉질의 기능
5. 사이뇌, 뇌줄기와 소뇌의 기능
6. 뇌실과 뇌척수액
7. 뇌파
8. 척수의 기능
9. 말초신경계
10. 자율신경계
11. 자율신경계의 기능
12. 자율신경계의 신경전달물질

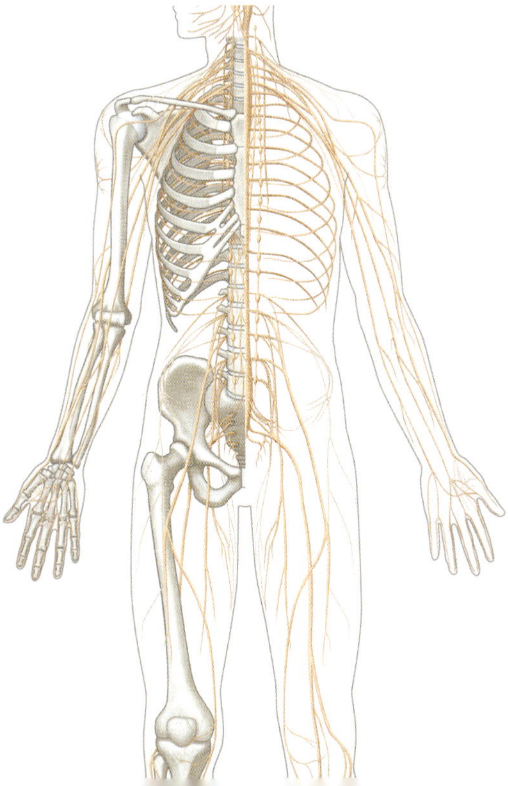

1. 신경의 구조와 기능

> 신경계는 몸 안팎의 정보를 신속하게 처리하여 그 정보에 맞게 생체 각 부위를 조절하는 기관이다.
> 신경계는 중추신경계와 말초신경계로 분류되는데, 뇌와 척수에 있는 신경을 중추신경계, 중추와 신체 각 부위를 연락하는 신경을 말초신경계라고 한다.

신경계의 분류

신경계는 각각 다른 기능을 가진 다수의 신경세포(nerve cell)로 구성되어 있다. 해부학적·기능학적 역할에 따라 **중추신경계**(central nervous system)와 **말초신경계**(peripheral nervous system)로 분류되는데, 뇌와 척수에 있는 신경계를 중추신경계, 중추와 인체 각 조직 부위를 연락하는 신경계를 말초신경계라고 한다.

중추신경계는 형태학적으로 **상위뇌**[대뇌겉질(대뇌피질, cerebral cortex)], **하위뇌**[사이뇌(간뇌, diencephalon), 중간뇌(중뇌, midbrain), 다리뇌(교뇌, pons), 숨 뇌(연수, medulla oblongata), 소뇌(cerebellum), 바닥핵(기저핵, basal ganglia)], **척수**(spinal cord)의 3가지로 크게 나뉜다. 기능적으로 보면 뇌는 **대뇌**(cerebrum), 사이뇌, **뇌줄기**(뇌간, brain stem; 중간뇌, 다리뇌, 숨뇌), **소뇌**(cerebellum) 등으로 구분된다.

말초신경계는 **몸신경**(체신경, somatic nerve)과 **자율신경**(autonomic nerve)으로 나뉜다. 몸신경은 형태학적으로 **뇌신경**(cranial nerve)과 **척수신경**(spinal nerve)으로 나뉘고, 기능적으로 **운동신경**[motor nerve; 날신경(원심신경, efferent nerve)]과 **감각신경**[sensory nerve; 들신경(구심신경, afferent nerve)]으로 나뉜다. 자율신경은 여러 내장 장기를 오가는 신경을 말하며, 형태학적으로나 기능적으로도 **교감신경**(sympathetic nerve)과 **부교감신경**(parasympathetic nerve)으로 나뉜다.

신경계의 분류

	형태학적 구분	기능적 구분
중추신경계	뇌 상위뇌 대뇌겉질 하위뇌 ┌ 사이뇌(시상, 시상하부) ├ 뇌줄기 – 중간뇌, 다리뇌, 숨뇌 ├ 소뇌 └ 바닥핵	뇌 ┌ 대뇌 ├ 사이뇌 ├ 뇌줄기 – 다리뇌, 중간뇌, 숨뇌 └ 소뇌
	척수	척수
말초신경계	몸신경 ┌ 뇌신경 └ 척수신경	몸신경(동물성 신경) ┌ 운동신경(날신경) └ 감각신경(들신경)
	자율신경 ┌ 교감신경 └ 부교감신경	자율신경(식물성 신경) ┌ 교감신경 └ 부교감신경

신경계의 역할

신경은 ①피부나 신체의 다양한 부위에서 뇌로 정보를 보내는 역할, ②보내온 정보를 분석, 정리, 판단하여 그 정보에 맞게 적절한 결정을 내리는 사령탑 역할, ③그 결정을 말초에 전달하는 역할을 한다. ②의 역할을 하는 것이 **중추신경계**이고, ①과 ③의 역할을 하는 것이 **말초신경계**이다.

중추신경계와 말초신경계의 구조

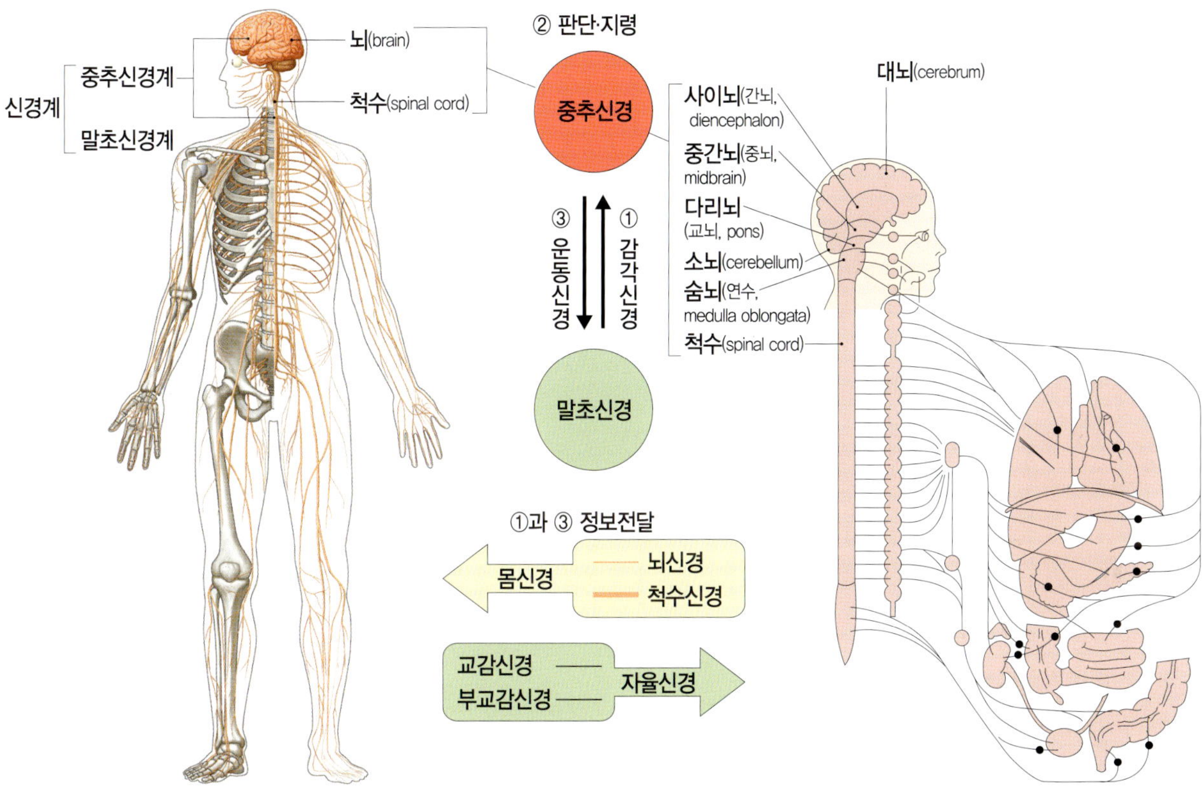

신경계의 구조

정보 처리가 이루어지는 레벨에 따라 중추신경계를 상위뇌, 하위뇌, 척수로 크게 나눌 수 있으며, **척수 레벨**에서는 반사 등 자동적인 정보처리가 이루어진다. **하위뇌**(뇌줄기, 소뇌)에서는 호흡이나 심박동 등 생명유지에 빼놓을 수 없는 활동을 무의식적, 본능적으로 행하고 있다. **상위뇌**(대뇌겉질)는 운동조절이나 감각 인지 혹은 정신활동이나 기억 등 고도의 정보처리를 담당하는 부분이다.

말초신경계는 몸신경과 자율신경으로 나뉜다. **몸신경**은 통증을 전달하는 신경(**감각신경**)이나 손발을 움직이는 등 운동에 관계하는 신경(**운동신경**)으로 이루어진다. **자율신경**은 호흡, 순환, 소화 등의 식물성 기능에 관계하는 신경으로, 의사와는 관계 없이 작용한다.

정신·신경계 관련 약물의 작용부위

정신·신경계 관련 약물을 작용부위 기준으로 분류하면 다음 표와 같다.

구분	약물	비고
중추신경계	전신마취제 진정최면제 향정신제(항정신병제, 항불안제, 항우울증제, 항조증제) 항간질제 항파킨슨병제 중추신경흥분제 진통제(마약)	
자율신경계	교감신경흥분제 및 차단제 부교감신경흥분제 및 차단제 자율신경절자극제 및 차단제	자율신경계 약물들은 혈압 조절이나 내장 장기들의 수축성 조절 (예: 천식 환자 기도 확장)에 이용된다.
몸신경계	국소마취제 신경근육자극제 근육이완제	몸신경계 약물 중 근육이완제는 전신마취 수술 시 몸의 긴장을 풀어서 수술이 잘 진행되도록 돕는데 사용된다.

2. 신경정보의 전달기전

신경계의 구성단위는 뉴런이며, 이는 세포체와 돌기(신경섬유)로 이루어진다.
돌기에는 가지돌기(정보를 신경세포에 전달)와 축삭(신경세포의 정보를 말초에 전달)이 있다.
신경계의 정보·지령 전달방식은 신경섬유와 연접 간에서 다르며,
신경계의 경우, 신경섬유 상에서는 활동전위의 전파(전기적)에 의해, 연접 사이에는 신경전달물질(화학적)을 통해 이루어진다.

뉴런의 구조

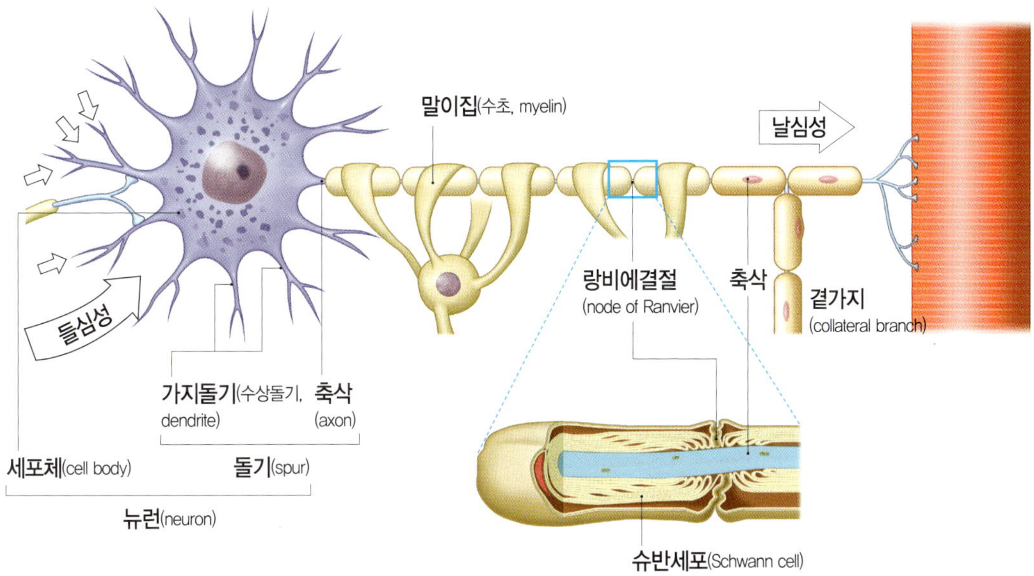

신경섬유의 구조

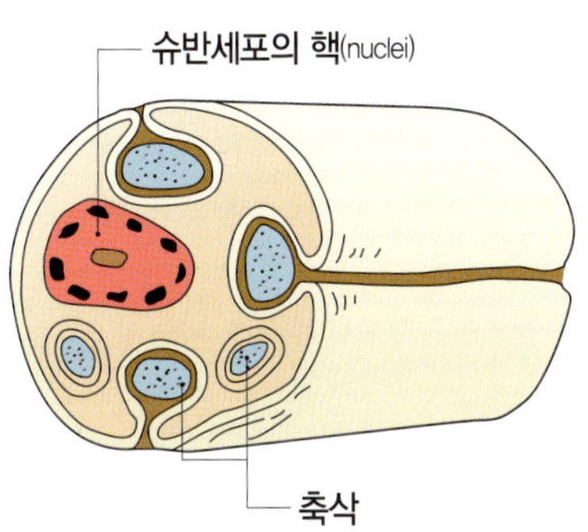

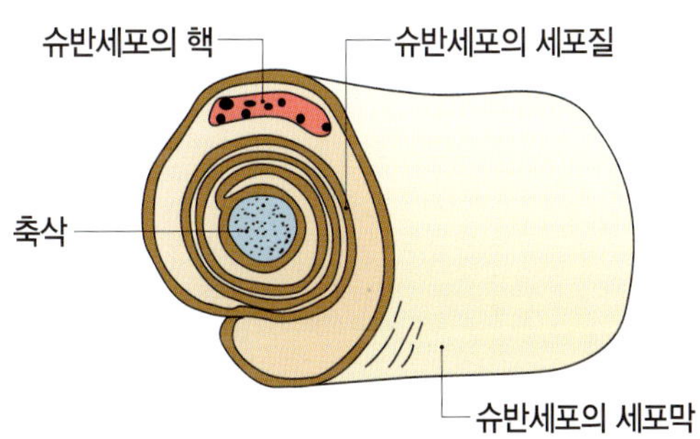

신경세포의 구조와 기능

중추신경이든 말초신경이든 신경을 구성하는 단위는 뉴런이며, 뉴런이 모여 신경계(nervous system)를 구성한다. **뉴런**(neuron)은 세포체와 그 돌기인 **신경섬유**(nerve fiber)로 구성되며, 돌기는 **가지돌기**(수상돌기, dendrite)와 **축삭**(axon)으로 이루어진다.

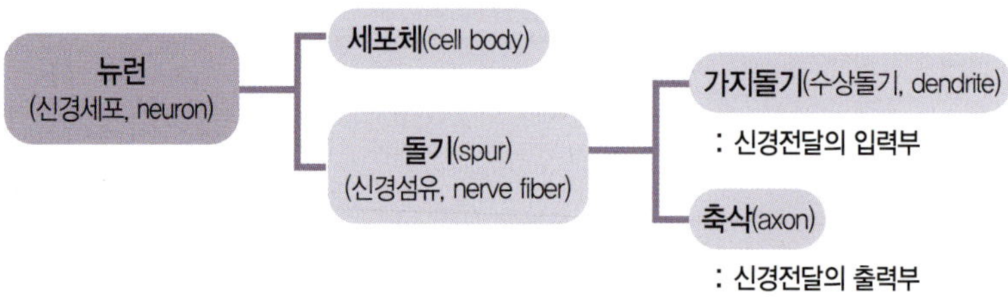

신경세포는 핵을 가지고 세포의 영양 및 대사의 중심을 이루고 있다. 신경세포에서는 **돌기**(**가지돌기**와 **축삭**)가 뻗어 있고 그 길이는 수 μm에서 1m에 이른다. 가지돌기, 축삭 모두 흥분을 전달하지만, 그 방향성이 다르다. 즉, **가지돌기**(수상돌기, dendrite)는 신경정보를 신경세포에 전달하는(들심성) 역할을 하고, **축삭**(axon; 보통 신경섬유라고 하면 돌기의 긴 축삭을 가리킴)은 신경세포의 정보를 말단에 전달하는(날심성) 역할을 한다.

신경세포에 따라서는 수백 개의 가지돌기를 가지는 것도 있는데, 축삭은 신경세포 1개당 1개밖에 없다. 축삭에는 곁가지(측지, collateral branch)를 가지는 것도 있는데, 모든 축삭은 그 말단 가까이에서 분지되어 축삭종말에서 끝난다.

신경섬유는 축삭 주위를 원통 모양으로 둘러싼 칼집(sheat) 모양의 **말이집**(수초, 미엘린, myelin)이라는 피막에 덮여 있는가의 여부에 따라 **말이집신경섬유**(유수신경, myelinated nerve)와 **민말이집신경섬유**(무수신경, unmyelinated nerve)로 나뉜다. 말초신경의 말이집은 **슈반세포**(Schwann cell)로 이루어져 있으며 중추신경의 말이집은 **희소돌기아교세포**(oligodendrocyte)로 이루어져 있다.

신경아교세포

구분	세포 유형	형태	기능 및 구성
중추신경계	별아교세포	많은 돌기를 뻗고 있음	신경세포를 구조적으로 지지하고, 신경정보의 전달과정을 조절하며, 혈관-뇌장벽(BBB)을 형성하는 데 관여함. 신경조직의 재생을 도움
	뇌실막세포	상피세포와 유사함	뇌의 뇌실계통과 척수의 중심관에 존재하고, 뇌척수액을 순환시키며, 일부는 뇌척수액을 생성하는 맥락얼기를 형성함
	미세아교세포	작고 이동할 수 있는 세포임	세균의 감염으로부터 중추신경계를 보호하고, 염증에 반응하여 포식세포가 됨
	희소돌기아교세포	다양한 축삭을 에워쌀 수 있는 돌기를 가진 세포임	세포의 돌기는 중추신경계에서 축삭을 싸는 말이집을 형성하거나 민말이집 축삭을 에워쌈
말초신경계	신경집세포 (슈반세포)	축삭을 에워싸고 있는 하나의 세포임	말초신경계에서 축삭을 둘러싸는 말이집을 형성하거나 민말이집 축삭을 에워쌈
	위성세포	신경절에 있는 신경세포의 세포체 주위를 둘러싸 보호하는 세포. 신경집세포의 일종	

신경아교세포의 종류

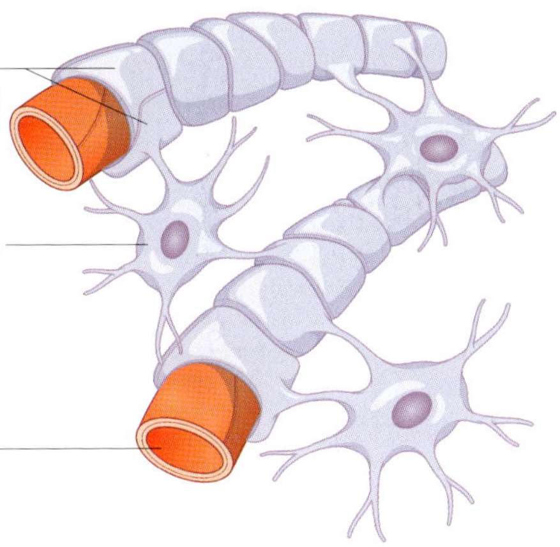

(a) 별아교세포

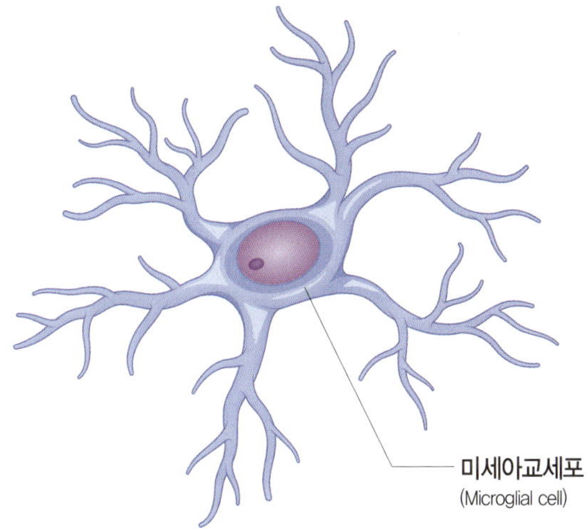

[c] 미세아교세포

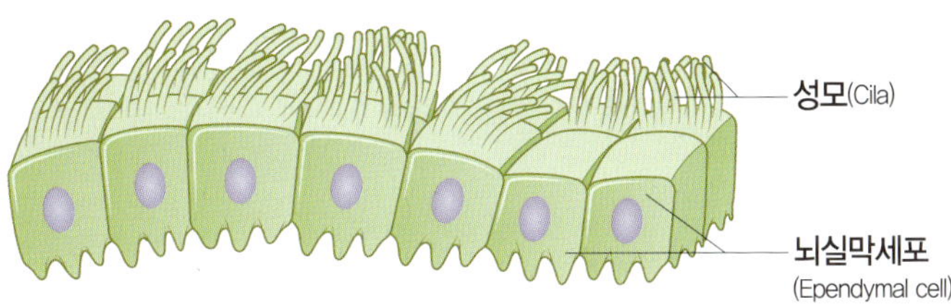

[b] 뇌실막세포

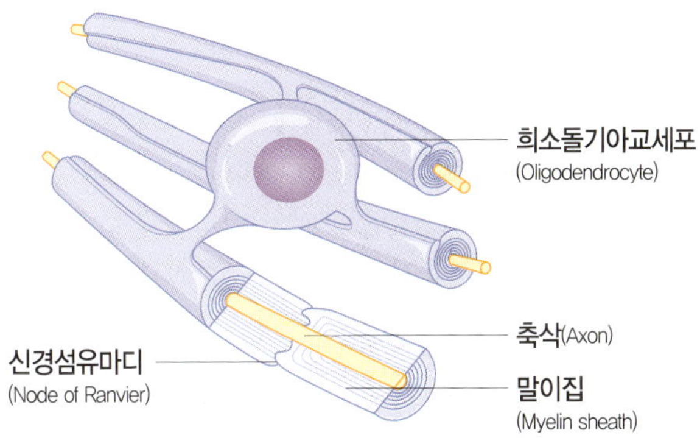

[d] 희소돌기아교세포

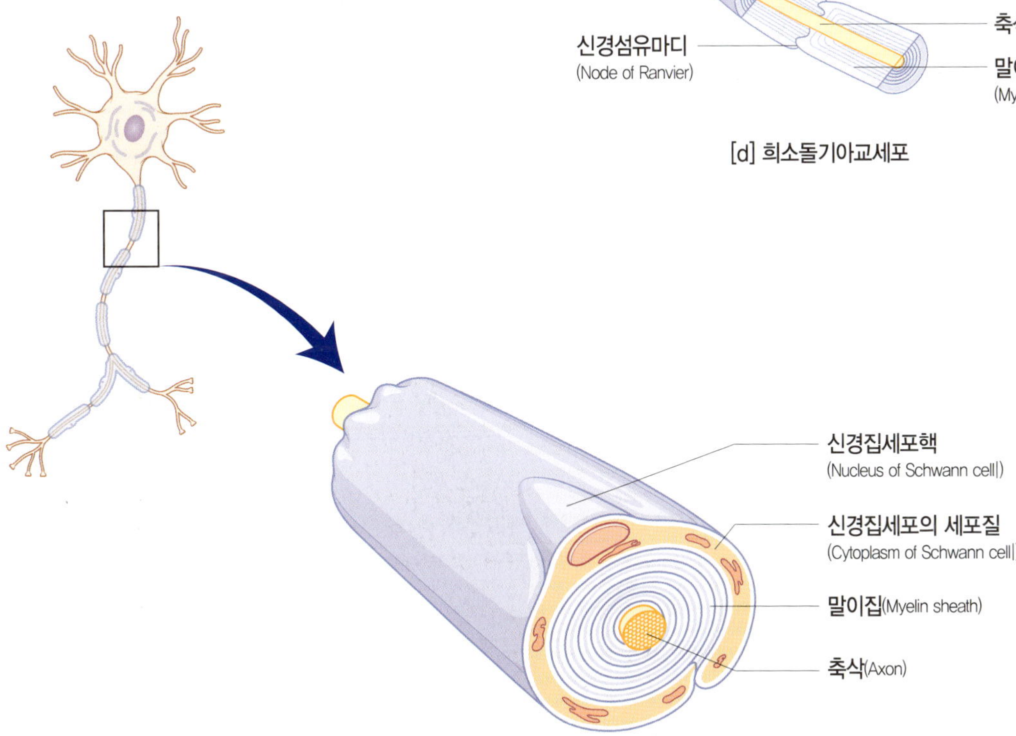

[e] 신경집세포

말이집신경섬유의 구조와 특징

말이집신경섬유는 지질이 풍부한 **말이집**(myelin)에 둘러쌓여 있다. 말이집은 축삭 전체를 다 감싸지 않고 주기적으로 노출시킨 곳들이 있는데 이 부분을 **랑비에결절**(node of Ranvier)이라고 한다(p.78 그림 참조).

말이집은 절연체의 역할을 하며 인접 신경섬유와의 혼선을 방지하고 있다. 또, 신경을 보호하는 역할도 하고 있다. 임펄스(활동전위)인 신경정보는 전기저항이 높은 말이집을 뛰어 넘어서 랑비에결절에서 다음 결절로 뛰어넘어 전달되므로(**도약전도**, saltatory conduction), 말이집이 없는 민말이집신경보다 정보를 신속하게 전달할 수 있다. 신속한 흥분전도를 필요로 하는 운동신경이나 감각섬유는 말이집신경이고, 그만큼 속도를 필요로 하지 않는 자율신경계는 민말이집신경이다.

신경계의 정보전달방법

신경정보의 전달은 전기적·화학적으로 이루어진다. 신경섬유 상에서는 빠른 전기현상(활동전위의 전도 또는 흥분의 전도라고도 함)에 의해, 뉴런과 뉴런의 간격(연접틈새) 및 뉴런과 효과기(신경근 접합부)의 연접틈새는 화학물질(특유의 신경전달물질)에 의해 중추에서 말초로, 말초에서 중추로 정보는 신속하게 전달된다.

전기현상이 신경섬유로 전달되는 경우를 **전도**(conduction)라고 하고, 화학물질이 연접틈새를 통해 정보를 전달하는 것을 **전달**(transmission)이라고 하여 구별한다.

신경섬유의 흥분전도(전기적 정보전달)

세포막은 인지질 이중층(phospholipid bilayer)으로 되어 있어서 이온은 막을 통과할 수 없다. 그러나 세포막에는 다양한 이온통로(ion channel)들이 있어서 이들을 통한 이온의 출입이 전기신호를 만들어낸다.

안정 상태에는 세포막 안쪽은 바깥쪽에 비하여 (즉 바깥쪽을 기준선 0 mV로 놓을 때) 음전위를 가진다. 그 이유는 안정 상태에는 칼륨이온(K+) 통로만 열리기 때문이며, 이에 따라 세포 안에 압도적으로 많이 존재하는 K^+이 확산(diffusion)을 통해 세포 밖으로 나온다. 양이온이 빠져나가기 때문에 신경섬유막 안쪽은 음이 되며, 이 상태에서 더 이상 K+ 유출이 없는 평형상태를 이룬다(안정막전압).

안정막에 자극이 가해지면 이온 투과성이 변하여 우선 나트륨이온(Na^+) 통로가 열린다. Na^+은 세포 밖에 압도적으로 많이 존재하기 때문에 세포 밖에서 세포 안으로 Na^+이 흘러 들어온다.

Na^+은 양이온이므로 세포 내 전위는 음에서 양으로 기울어 세포 안팎의 전위가 역전한다(**탈분극**, depolarization). 탈분극 상태에서는 Na^+ 통로가 저절로 닫히고, 이어서 전위 의존성 K^+ 통로가 추가로 열린다. 그러면 K^+이 더 유출되어 세포 안 전위는 원래의 안정전위까지 되돌아간다. 이 일련의 활동전위는 인접하는 세포막을 흥분시켜 잇달아 정보(흥분)를 신경섬유인 축삭종말까지 전파한다(p.35 참조).

또한, 말이집은 전기절연성이 높아서 여기서는 이온의 흐름을 발생시키지는 않지만, 말이집이 끊겨 있는 **랑비에결절**에서는 이온의 흐름(활동전위)이 발생한다. 따라서 흥분(활동전위)은 결절 사이 영역에서 모두 발생할 필요 없이 결절에서 결절로 뛰어 넘기 때문에 흥분전도가 훨씬 빠르게 일어날 수 있다.

신경섬유의 흥분전도(전기적 정보전달)

【민말이집섬유(무수신경섬유, unmyelinated fiber)】

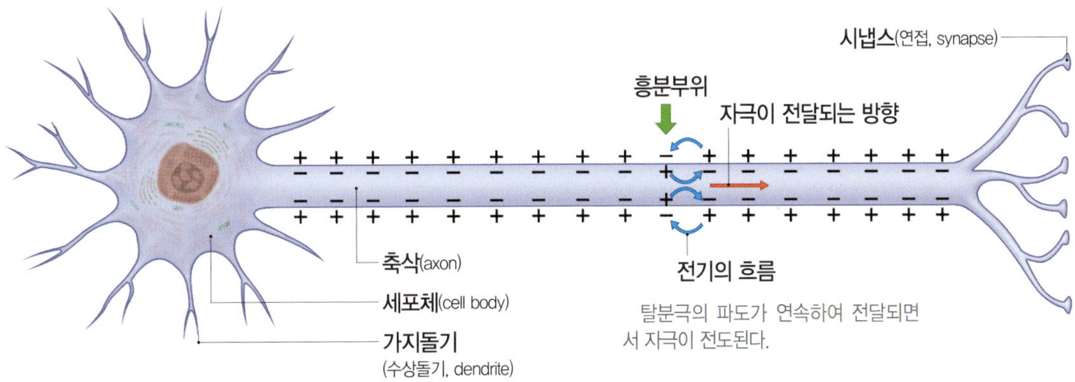

【말이집신경섬유(유수신경섬유, myelinated fiber)】

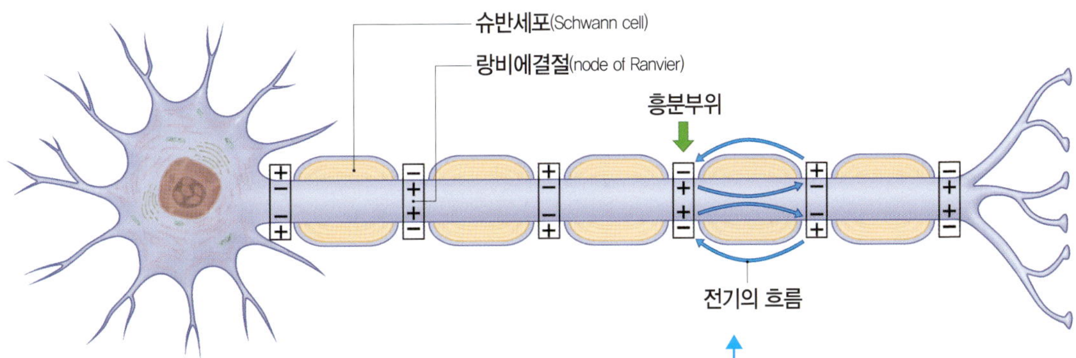

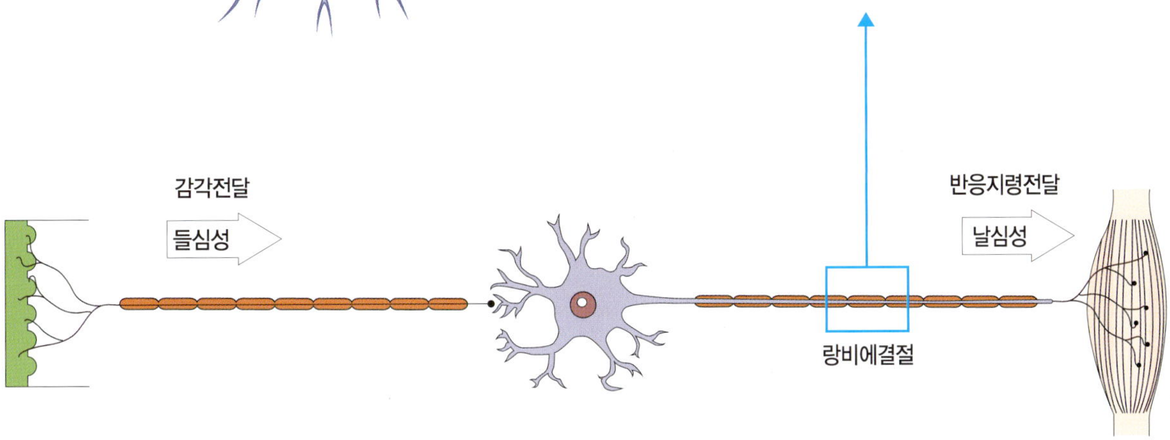

연접틈새의 정보전달(신경전달물질에 의한 정보전달)

흥분이 축삭종말까지 전파되면 시냅스이전막(연접전막, presynaptic membrane)의 칼슘통로가 열려서 증가한 칼슘농도가 축삭종말의 연접소포(synaptic vesicle)에 저장되어 있는 특유의 신경전달물질을 방출시킨다. 방출된 신경전달물질은 연접틈새를 확산하여 시냅스이후막(연접후막, postsynaptic membrane) 위에 있는 수용체와 결합하면서 정보를 전달한다. 방출되는 정보물질의 차이에 따라 연접후막을 흥분시키는 경우(**흥분성 전달**)와 억제시키는 경우(**억제성 전달**)가 있다. 신경섬유의 정보전달방법은 모두 공통적(활동전위 전파에 따름)임에도 불구하고 연접 사이에서 흥분하거나 억제하거나 하는 다른 반응을 일으킬 수 있는 것은, 신경전달물질과 그것을 받아들이는 수용체의 다양성 때문이다(p.41 참조).

신경전달물질은 아미노산, 아민, 펩타이드 등 다양한 형태가 존재한다. (표 참고)

신경전달물질의 종류

아미노산	글루탐산(glutamate), 글리신(glycine), 감마아미노부틸산(GABA)
아민	아세틸콜린(acetylcholine), 노르에피네프린(norepinephrine), 도파민(dopamine), 세로토닌(serotonin), 에피네프린(epinephri ne), 히스타민(histamine)
펩타이드	물질P(substance P), 신경펩타이드Y(NPY), 소마토스타틴(somatostatin), 다이놀핀(dynorphin), 엔돌핀(endorphin), 콜레시스토키(CCK)

연접틈새의 정보전달(신경전달물질에 의한 정보전달)

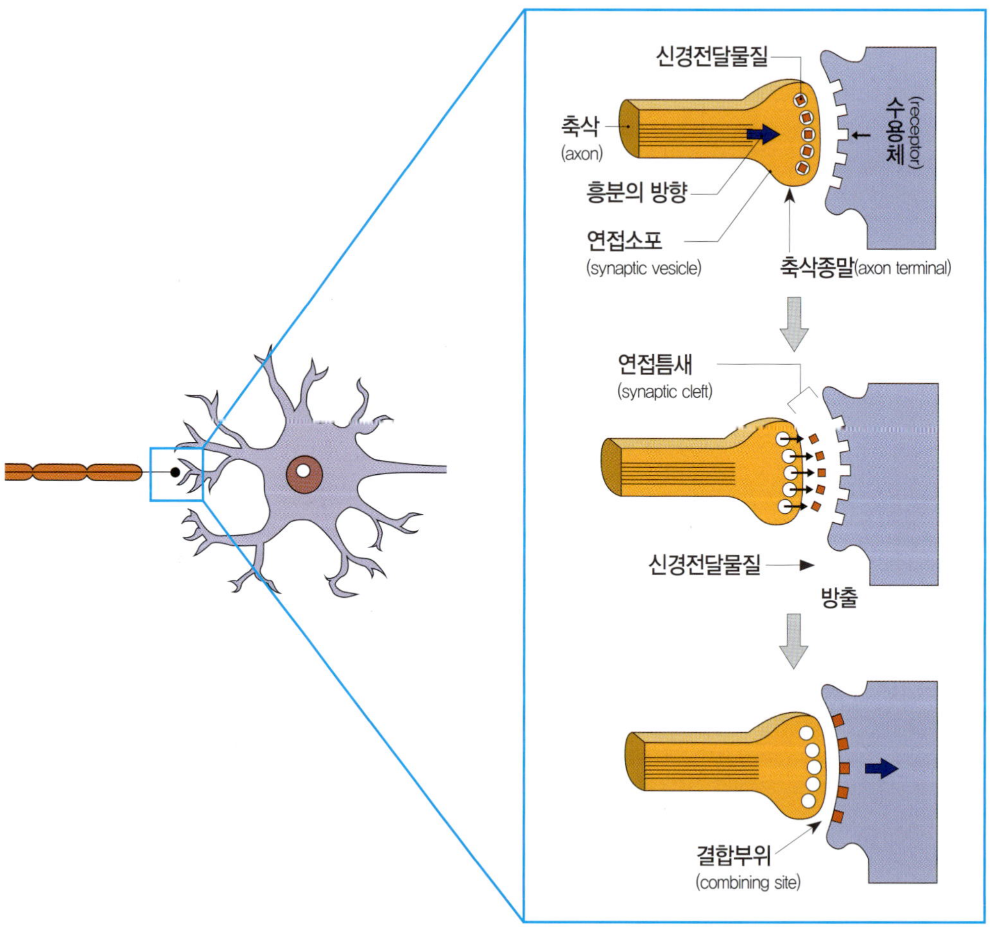

3. 중추신경계

중추신경계는 뇌와 척수로 나뉘고, 뇌는 대뇌(끝뇌), 사이뇌, 뇌줄기(중간뇌, 다리뇌, 숨뇌), 소뇌로 나뉜다.
대뇌반구의 표면에는 신경세포체가 모이고(회색질) 심층부에는 주로 신경섬유가 오가는 다발들이 있다.
대뇌 둘레계통은 동물과 인간 모두에 공통된 부분으로 본능에 따른 정서적 반응이나 자율신경계 기능을 담당한다.

뇌의 구조와 기능

중추신경계(central nervous system)는 뇌(brain, encephalon)와 척수(spinal cord)로 크게 나뉜다. 뇌는 기능적으로는 대뇌[cerebrum; 끝뇌(종뇌, telencephalon)], 사이뇌(간뇌, diencephalon), 뇌줄기[중간뇌(중뇌, midbrain), 다리뇌(교뇌, pons), 숨뇌(연수, medulla oblongata)], 소뇌(cerebellum)로 구분되며 이들은 머리뼈(두개골, cranial bone)에 싸여 있다.

인간은 대뇌가 크게 발달하여 뇌 대부분을 차지하며, 뇌줄기 대부분을 덮고 있다. 뇌줄기는 척수의 상부에 있어 척수와 광범위한 연락을 취하고 있다. 성인의 뇌(무게는 약 1.3kg)는 상당히 무거운 장기이며, 뇌의 신경세포는 약 140억 개나 된다.

대뇌반구의 구조

대뇌는 대뇌세로틈새(대뇌종열, longitudinal fissure)에 의해 좌우의 대뇌반구(cerebral hemisphere)로 나뉘어 있으며 좌우의 대뇌반구는 대뇌고랑(sulci)에 의해 **이마엽**(전두엽, frontal lobe), **마루엽**(두정엽, parietal lobe), **관자엽**(측두엽, temporal lobe), **뒤통수엽**(후두엽, occipital lobe)으로 나뉘어 있다. 이 명칭은 각각을 덮는 머리뼈의 명칭에도 적용된다. 각 부위는 다른 기능을 분담하고 있다.

각각의 반구는 가쪽을 둘러싸는 외투[mantle; 회색질(gray matter)과 백색질(white matter)]와 그 심층부에 있는 대뇌 바닥핵(기저핵, basal ganglia), 후각뇌(rhinencephalon)의 3부분으로 이루어진다. **회색질(대뇌겉질)**은 대뇌반구 표면의 신경세포체(nerve cell body)가 모여 있는 부분으로, 회색으로 보여서 이 명칭이 붙었다. 대뇌겉질은 이랑(뇌이랑, 회, gyrus)이라고 불리는 볼록한 부분과 깊은 홈으로 생긴 고랑(구, sulcus)이 들어가 있어 표면적을 넓히고 있어서 많은 신경세포를 넣을 수 있다. **백색질(대뇌속질)**은 회색질보다 심층부에 신경섬유가 주로 모여 있어서 하얗게 보인다. 회색질 대부분은 표면에 있으나 대뇌 심층부의 백색질에도 섬과 같은 형태의 회색질이 묻혀 있다. 이 부분을 **대뇌 바닥핵**(기저핵, basal ganglia)이라고 한다.

대뇌 바닥핵은 맘대로운동(수의운동, voluntary movement) 조절에 관계하고 있으며 운동 시 근육긴장의 균형을 조절하는데 중요하다. 따라서, 이 부분에 장애가 생기면 보행이나 원활한 운동이 어려워진다. 이러한 질환에 헌팅톤무도병(Huntington's chorea)과 파킨슨증후군(Parkinson's syndrome)이 있는데, 헌팅톤무도병은 춤추는 듯한 불규칙적인 불수의 움직임이 관찰된다. 파킨슨증후군은 운동 조절이 느려지거나 손떨림이 심한 형태로 보이는데, 대뇌 바닥핵의 신경전달물질인 도파민의 농도가 부족해서 나타난다고 이해된다.

뇌의 윗면

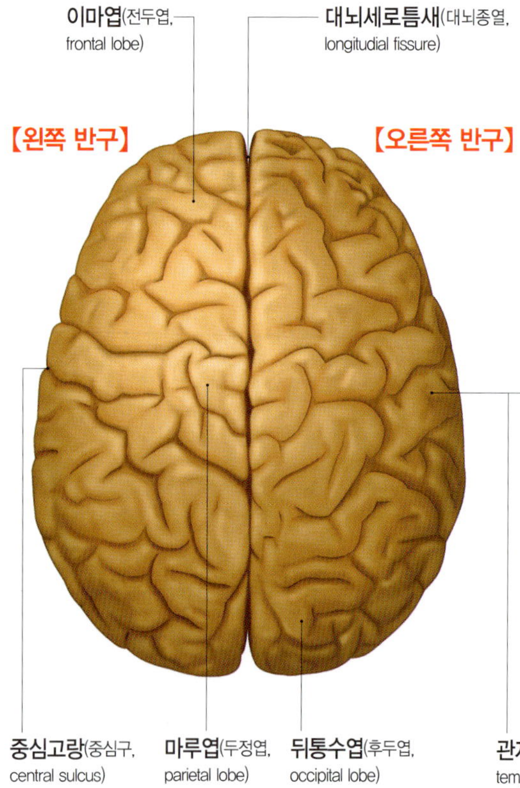

뇌의 바닥면

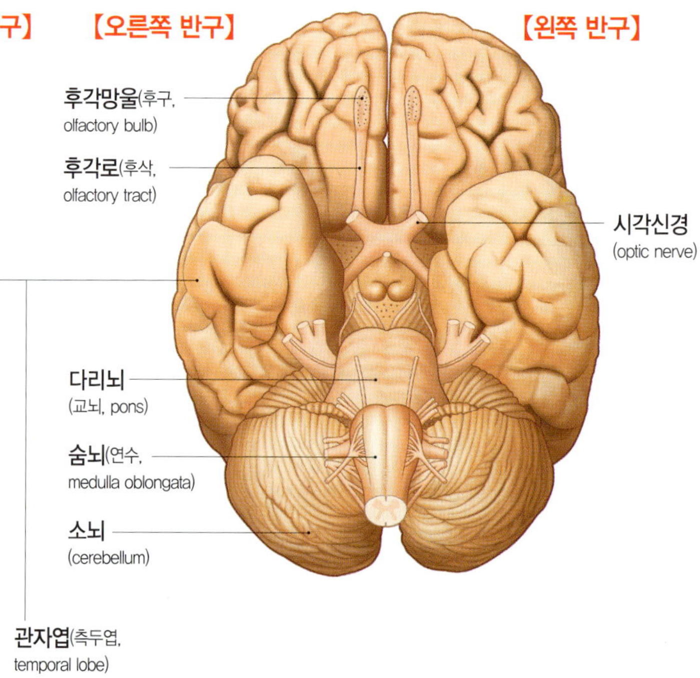

대뇌 바닥핵

아래 그림에 파란색으로 표시된 대뇌 바닥핵은 대뇌겉질에서의 정보를 받아들여 운동을 조절한다. 대뇌 둘레계통(변연계, limbic system)은 뇌들보 바로 위에 있는 띠이랑 등을 중심으로 감정, 욕구 등의 기능을 담당한다.

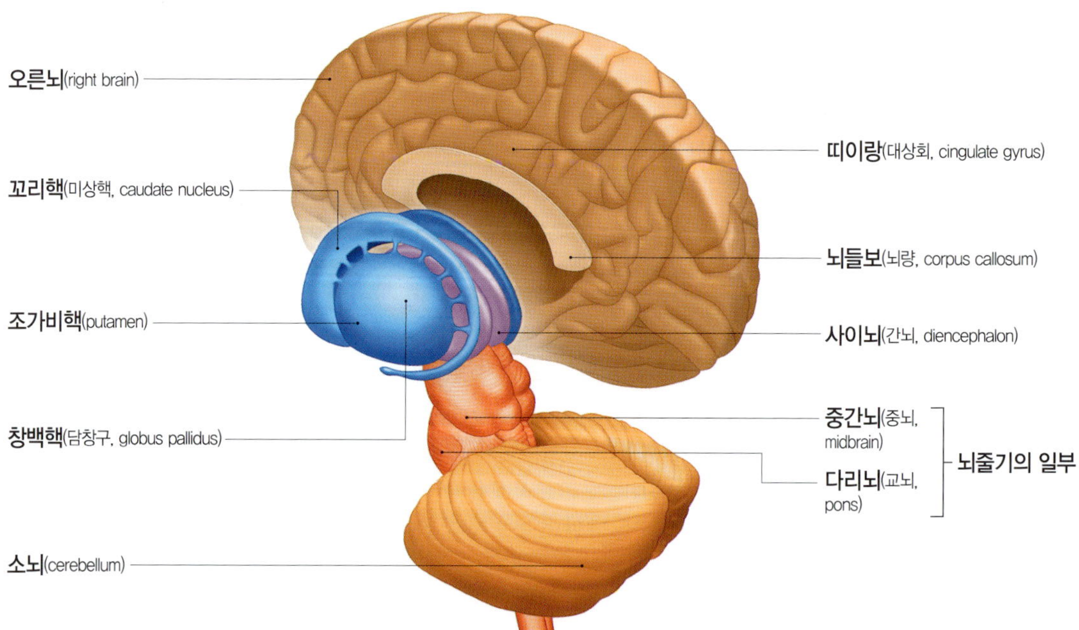

새겉질과 옛겉질

대뇌겉질(대뇌피질, cerebral cortex)은 부위에 따라 구조상 차이가 있으며 그 기능도 다르다.

- **대뇌**
  - **대뇌겉질**(회색질)
    - **새겉질**(신피질, neocortex) : 감각영역, 운동영역, 종합중추
    - **대뇌 둘레계통**(변연계, limbic system) : **옛겉질**[고피질(paleocortex); 치아이랑(치상회, dentate gyrus), 해마(hippocampus)], **원시겉질**[원시피질(archicortex); 띠이랑(대상회, cingulate gyrus), 해마이랑(해마회, hippocampal gyrus)]
    - **바닥핵**(기저핵, basal ganglia)
  - **대뇌속질**(백색질)

회색질과 백색질

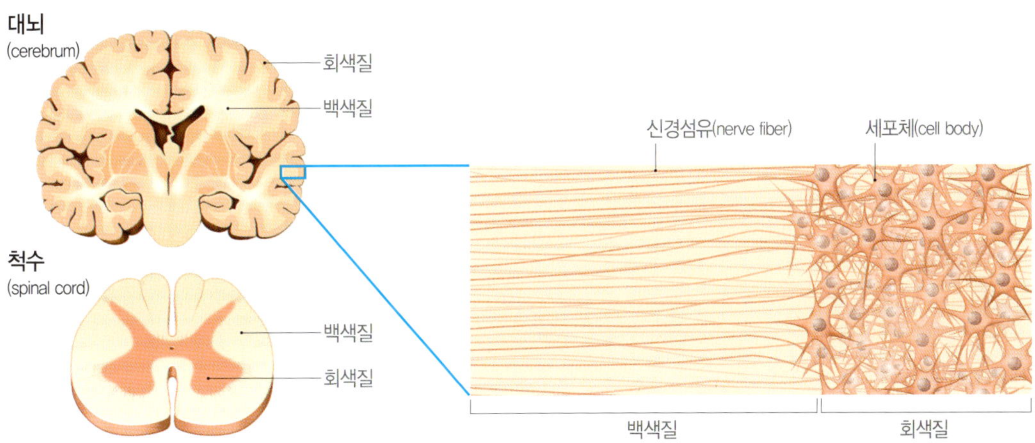

대뇌 둘레계통의 기능

옛겉질[고피질(paleocortex); 치아이랑(치상회, dentate gyrus), 해마(hippocampus)]과 원시겉질[원시피질(archicortex); 띠이랑(대상회, cingulate gyrus), 해마이랑(해마회, hippocampal gyrus)]에 바닥핵(기저핵, basal ganglia) 일부를 포함하는 영역을 **대뇌 둘레계통**(변연계, limbic system)이라고 하며 본능이나 감정의 움직임(정동, affect)에 관계하고 있다. **옛겉질**(고피질, paleocortex)은 개체유지나 종족보존(성욕)에 관계하고 있으며 본능에 따른 정동행동(화나 공포 등)이나 자율기능에 중요한 역할을 한다. 이 부분은 인간, 동물 모두에 공통된 기능인데, 진화의 역사에서 먼저 나타난 동물일수록 이 부분이 차지하는 상대적 비율이 크다. 한편, **새겉질**(신피질, neocortex)은 기억이나 지능 등의 고도정신기능을 담당하고 있으며 인간은 이 부분이 큰 면적을 차지한다. 파충류 등에서는 대뇌반구 대부분을 대뇌 둘레계통이 차지하고 있다.

대뇌겉질(새겉질과 둘레계통)

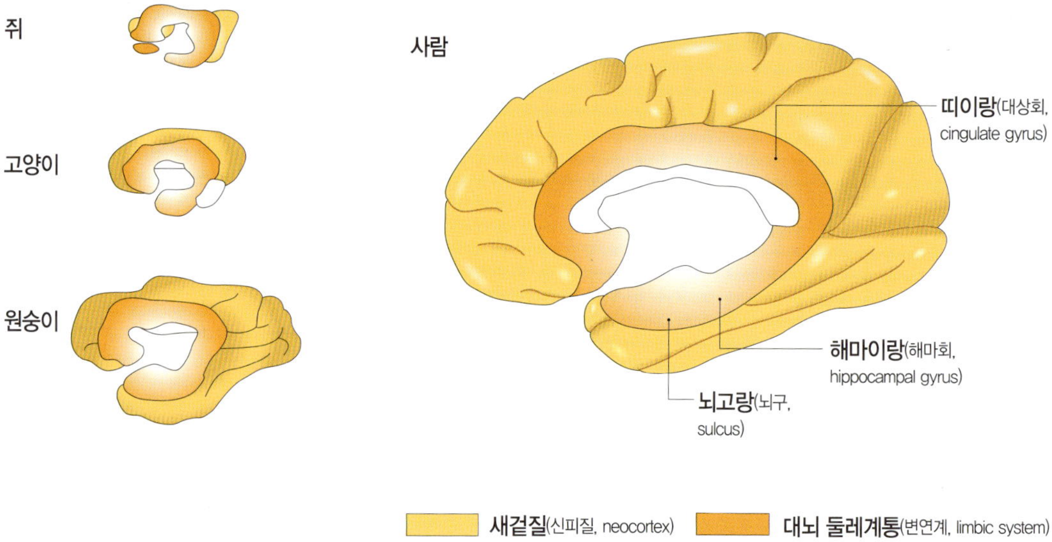

대뇌겉질 장애로 일어나는 증상

대뇌겉질 장애로 일어나는 증상은 다음과 같다.

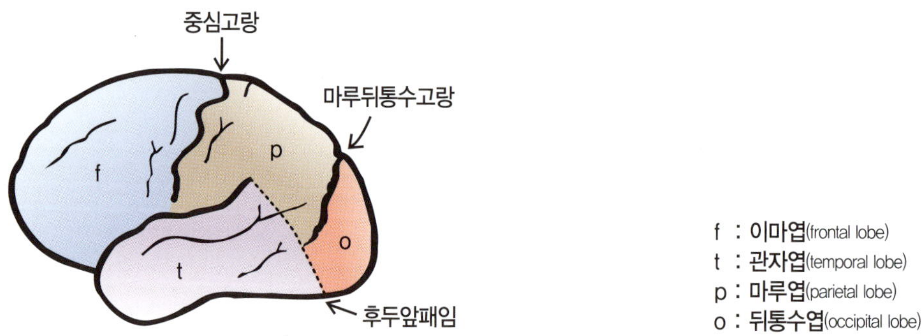

f : 이마엽증후군	p : 마루엽증후군
• 자발성 저하 • 성격 변화 – 실없는 농담증(moria) • 운동성(Broca) 실어증 – 발어장애 • 원시반사 출현 – 파악반사, 흡착반사	• 감각장애 • 게르스트만증후군(Gerstmann's syndrome) – 실어증, 실인증, 실독증, 실서증
t : 관자엽증후군	**o : 뒤통수엽증후군**
• 성격변화 – 점착성, 폭발성 • 기억장애 • 감각성(Wernicke) 실어증 – 언어, 문자의 이해장애 • 정신운동발작 – 관자엽 간질	• 안톤증후군 – 병태실인 • 시각실인

4. 대뇌겉질의 기능

대뇌겉질은 기능의 차이에 따라 일차적인 기능을 가진 1차 영역과 고도 기능을 가진 연합영역으로 나뉜다. 이마엽은 1차 운동영역이라고도 불리며 운동기능이나 자율기능, 정신에 관계하는 연합영역이고, 마루엽은 1차 몸감각영역이라고도 불리며 몸감각의 연합영역이다. 관자엽은 1차 청각영역이라고도 불리며 청각의 연합영역이고, 뒤통수엽은 1차 시각영역이라고도 불리며 시각에 관계하는 연합영역이다.

대뇌겉질의 기능적 구분

대뇌겉질(대뇌피질, cerebral cortex)에는 다양한 영역이 있고 각각 다른 기능을 담당하고 있다. 대뇌겉질은 이마엽(전두엽, frontal lobe), 마루엽(두정엽, parietal lobe), 관자엽(측두엽, temporal lobe), 뒤통수엽(후두엽, occipital lobe)으로 나뉘며, 나아가 정보를 감별해서 그에 맞는 지령을 내리는 1차적인 기능을 하는 **1차 영역**(primary area)과 더 고도의 기능을 하는 **연합영역**(association area)으로 나뉜다.

일차적인 기능을 하는 1차 영역에는 운동에 관계되는 **운동영역**(motor area), 피부나 근육, 관절 등의 감각에 관계되는 **몸감각영역**(체성감각영역, somatosensory area), **청각영역**(acoustic area)이나 **후각영역**(olfactory area), **미각영역**(gustatory area), **시각영역**(visual area) 등이 있다.

연합영역에는 다양한 다른 정보를 통합하여 판단, 기억함과 동시에 언어나 치밀한 운동 등을 통해 그 정보에 대해 적절한 지령을 내리는 등 고도의 기능을 담당한다. 예를 들어, 자동차가 자기 앞으로 다가오는 것을 보았다고 하자. 시각영역에서 자동차를 파악했다고 하더라도 단순히 스크린에 자동차가 비친 것일 뿐 그것이 위험하다는 것을 인식할 수 없으면 피하지 못해 깔리고 만다. 연합영역에서는 이처럼 시각으로서 들어온 정보를 다른 영역의 정보와 과거의 기억 등을 통해 '위험하다'고 재빠르게 판단해서 피하라는 지령을 내린다.

대뇌반구의 기능적 구분

대뇌반구	1차 영역	연합영역
이마엽	운동영역 운동전영역	이마엽연합영역(브로카의 운동성 언어중추)
마루엽	몸감각영역	몸감각연합영역
관자엽	청각영역	청각연합영역(베르니케의 청각성 언어중추)
뒤통수엽	시각영역	시각연합영역(시각성 언어중추)

브로드만의 기능적 구분

대뇌겉질의 기능적 구분법에는 그밖에 **브로드만**(Brodmann)의 구분이 있다. 현미경으로 관찰해보면 대뇌겉질은 표면에 평행한 6개 층으로 이루어져 있다. 브로드만은 대뇌겉질 부위를 단지 눈에 보이는 대뇌고랑(sulcus)이나 대뇌이랑(gyrus)에 따르지 않고 세포층의 구성 차이에 따라 구별할 수 있다는 견해에 의거하여 대뇌겉질을 52개 영역으로 나누었다.

이마엽(전두엽, frontal lobe)은 1차 운동영역(primary motor area)이라고도 불린다. 운동기능이나 자율기능에 관계하는데, 의지나 의욕, 창조, 사고, 감정의 연합영역이기도 하다. 이 영역의 일부(브로드만 44 영역)에 브로카(Broca)의 운동성 언어중추가 있으고, 이 부위에 손상을 입은 경우 질문의 의미를 이해할 수 있고 발성에 이상이 없음에도 불구하고 대답을 할 수 없게 된다. 이를 운동언어상실증(운동실어증, motor aphasia)이라고 한다. 언어중추는 대부분 좌반구에 있다.

마루엽(두정엽, parietal lobe)은 1차 몸감각영역(primary somatosensory area)이라고도 불린다. 피부, 심부감각 등 몸감각이나 미각에 관계하는데, 마루엽의 연합영역은 지각 및 공간 인지에 의거한 사고를 통합한다. 즉, 몸감각영역, 미각영역, 청각영역, 시각영역 등에서 오는 감각정보가 기억되거나 혹은 이미 기억되어 있던 것과 대조해서 그것이 무엇인지를 인지하여 이해하고 판단한다. 그 결과 지식이 형성되고 지능이 좋아진다.

브로드만 영역

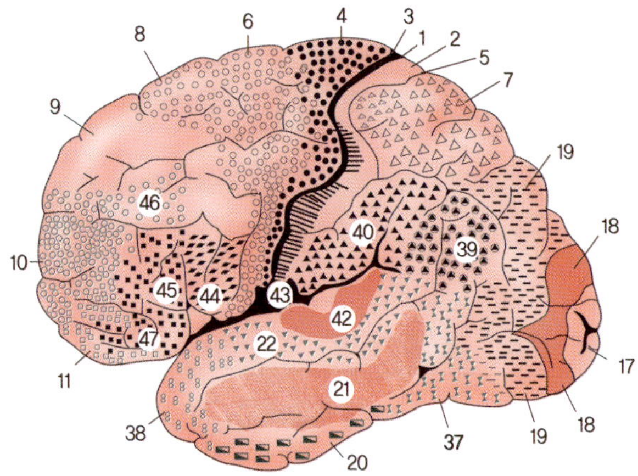

관자엽(측두엽, temporal lobe)은 1차 청각영역(primary acoustic area)이라고도 불리며 청각의 연합영역이기도 하다. 이 영역의 일부(브로드만 22 영역)에 베르니케(Wernicke)의 청각성 언어중추가 있고 이 부분을 절제해도 귀머거리는 되지 않지만, 언어를 인지할 수 없게 된다. 이 경우 질문을 받아도 의미를 모르기 때문에 대답하지 않는데, 이것을 감각언어상실증(감각실어증, sensory aphasia)이라고 한다.

뒤통수엽(후두엽, occipital lobe)은 1차 시각영역(primary visual area)이라고도 불리며, 시각에 관계하는 연합영역이기도 하다. 이 영역의 일부(브로드만 18 영역)가 손상을 입으면 앞은 보이지만 공간이나 문자의 의미를 인지할 수 없는데, 이 상태를 쓰기언어상실증(실서증, agraphia)이라고 한다.

대뇌겉질의 감각영역과 운동영역

신체 부위별 담당 신경의 분포는 해부학적 크기에 비례하지 않는다.
즉, 섬세한 감각이나 운동조절이 필요한 기능적 담당 영역에 비례한다.

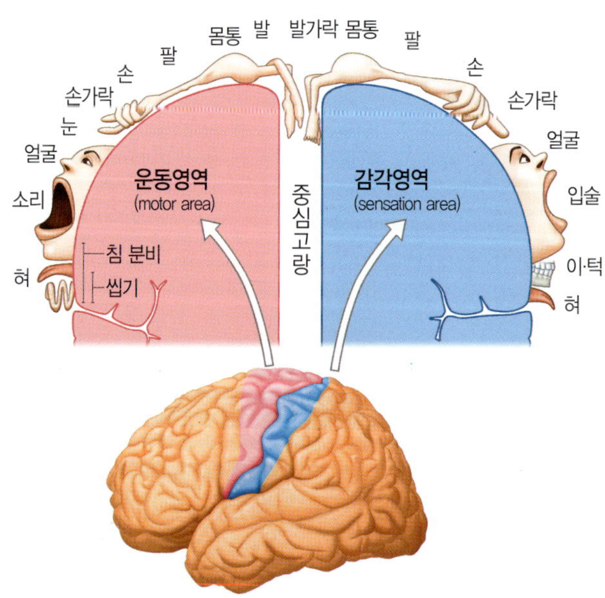

5. 사이뇌, 뇌줄기와 소뇌의 기능

사이뇌는 시상과 시상하부로 이루어지는데, 시상은 감각신경을 중계하는 장소로 시각, 청각 등의 정보를 대뇌겉질에 전달하고, 시상하부는 자율신경기능의 고위중추이다.
뇌줄기는 중간뇌, 다리뇌, 숨뇌로 구분된다. 숨뇌에는 심장중추, 혈관운동중추, 호흡중추, 삼킴중추 등 생명유지에 중요한 중추가 있다.
소뇌는 운동 균형 조절에 중요한 역할을 한다.

사이뇌 (diencephalon)

(1) 시상(thalamus)

1) 제3뇌실의 양 측벽에 있는 큰 타원형의 회백질

2) 시각, 청각, 피부감각 등 수용된 모든 감각을 대뇌겉질로 보내는 중개소

※ 후각은 시상을 경유하지 않음

3) 시상베개(pulvinar thalami) : 시상의 뒷부분, 안쪽·가쪽무릎체와 결합하여 시각과 청각에 관여한다.

4) 안쪽무릎체(medial geniculate body) : 청각의 중계소

5) 가쪽무릎체(lateral geniculate body) : 시각의 중계소

6) 소뇌와 줄무늬체에서의 흥분을 대뇌에 전도, 감정의 해부학적 통로

(2) 시상밑부(subthalamus)

① 피라미드바깥길계의 일부로 뼈대근육의 운동에 관여, 기능적 바닥핵

② 시상밑핵(하시상핵; subthalamic nucleus), 불확정구역, 포렐구역으로 구성

(3) 시상상부(epithalamus)

① 솔방울샘 : 멜라토닌을 분비하는 내분비샘, 생체리듬에 관여

② 수강삼각 : 고삐삼각, 후각에 관여하는 섬유를 받음

③ 뒤교차연결 : 중간뇌 위둔덕을 잇는 섬유

(4) 시상하부(hypothalamus)

1) 구조 : 유두체, 회백융기, 깔때기, 뇌하수체, 시각교차, 시각로위핵, 뇌실결핵 등

2) 주요 핵

(1) 시각로위핵 : ADH 분비

(2) 뇌실결핵 : 옥시토신 분비

(3) 배쪽안쪽핵 : 포만조절 중추, 배가쪽핵 : 섭식중추

(4) 시각로앞핵 : 체온조절 중추 (앞시상하부-열손실중추, 뒤시상하부-열보존중추)

3) 기능 : 자율신경의 통합 중추, 혈당조절 중추, 체온조절 중추, 식욕, 포만 중추, 배란조절, 호르몬 생산등

뇌줄기

뇌줄기(뇌간, brain stem)는 중간뇌, 다리뇌, 숨뇌로 구분된다.

중간뇌, 다리뇌, 숨뇌는 하부 뇌줄기라고도 불리며, 대뇌와 척수를 연락하는 신경섬유의 통로에 해당한다.

중간뇌(중뇌, midbrain)는 사이뇌와 다리뇌 사이에 끼인 작은 부분이다. 중간뇌의 등쪽 4개 돌출은 **중간뇌덮개**(중뇌개, quadrigeminum)라고도 불리며 시각이나 청각에 의한 반사에 관여하고 있다. 중간뇌가 장애를 입으면 빛반사(대광반사, light reflex)가 소실된다.

뇌줄기의 정중단면

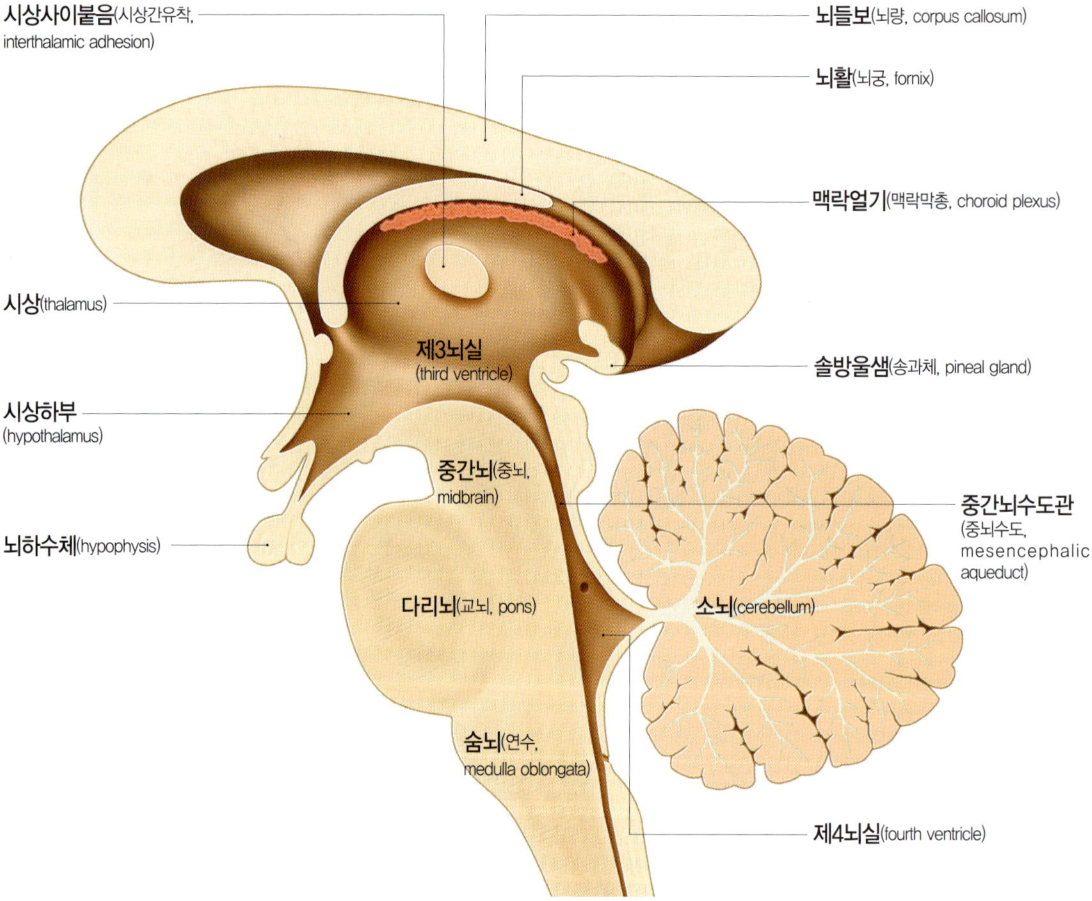

다리뇌(교뇌, pons)는 중간뇌의 꼬리쪽에 돌출된 둥근 부분으로, 상행성(감각성) 및 하행성(운동성) 전달로가 통과하고 있다.

숨뇌(연수, medulla oblongata)는 생명유지에 있어 매우 중요한 중추이다. 이곳에는 호흡운동을 담당하는 호흡중추가 있어서 이 부위가 장애를 입으면 호흡이 정지하여 생명을 잃는다. 따라서 이 부위를 **생명점**(vital spot)이라고도 한다. 그밖에 호흡운동과 관계 있는 기침, 재채기, 발성을 담당하는 중추, 순환계 조절에 관계하는 심장중추, 혈관운동중추, 소화기에 대해서는 호흡반사중추, 저작(씹기운동)중추, 삼킴중추, 구토중추, 타액분비중추, 또 누액(눈물)분비중추, 발한(땀분비)중추 등이 이 부위에 존재한다.

뇌줄기의 외부 구조

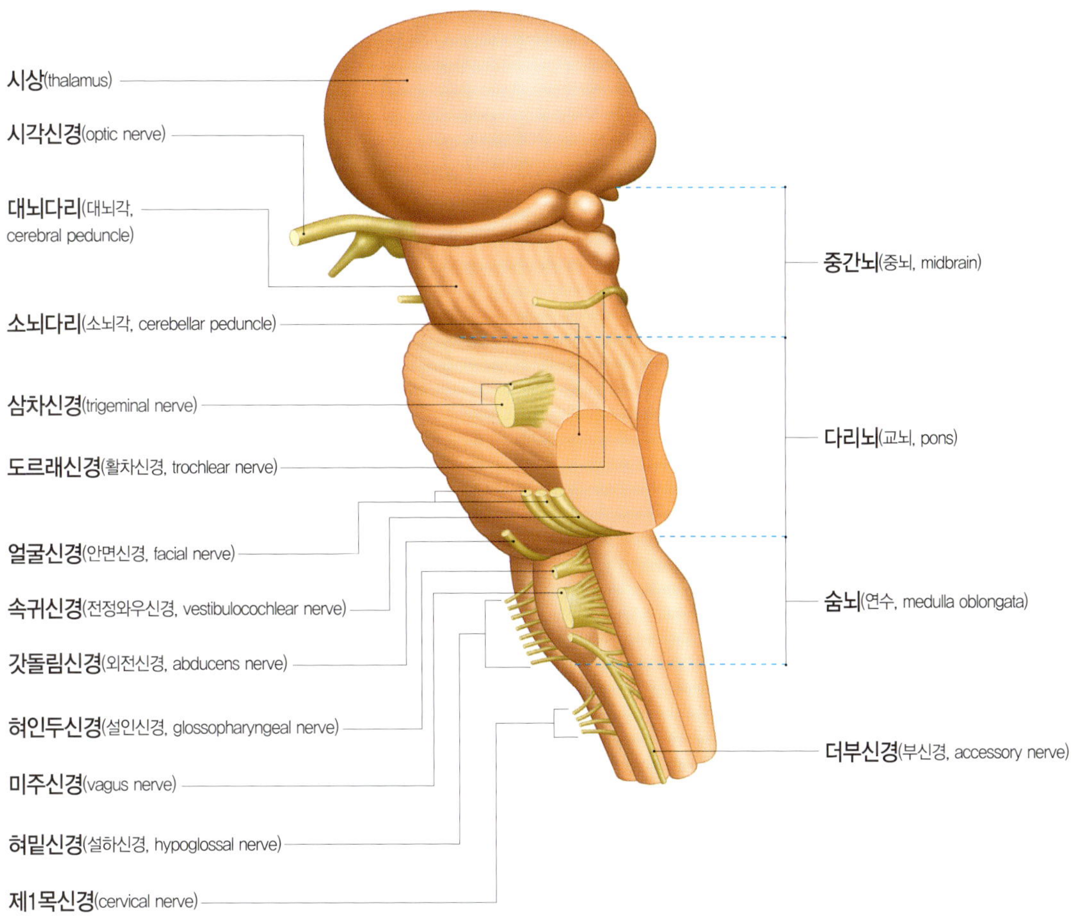

그물체

뇌줄기에는 신경섬유가 위아래로 지나갈 뿐만 아니라, 그 사이에 신경세포가 풍부하게 분포하면서 그물처럼 연결되어 있기도 하다. 이 방사상으로 분포해 있는 신경계를 **그물체**(망상체, reticular formation)라고 한다. 그물체의 주요 역할은 ①**운동조절**(근육의 긴장 및 자세나 운동에 관한 뉴런의 연락을 통합), ②**의식유지**(그물체에는 신체 전체에서 감각정보, 운동피질의 운동정보 등 다양한 정보가 보내져 온다. 이들 정보에 의거하여 의식 하의 활동이 제어)이다. 그물체는 각종 감각자극을 받으면 이와 동시에 시상을 거쳐 대뇌겉질에 펄스(활동전위)를 보내어 그것을 활성화한다. 이를 **상행성 망상활성계**(ascending reticular activating system)라고 한다. 즉, 상행성 활성화 임펄스를 보내어 각성상태를 유지하고 있다.

그물체와 상행성 망상활성계

그물체(망상체, reticular formation)는 중간뇌·사이뇌·숨뇌에 걸쳐 있다. 그물체를 상행하는 임펄스는 대뇌겉질에 투사되어 피질을 활성화한다.

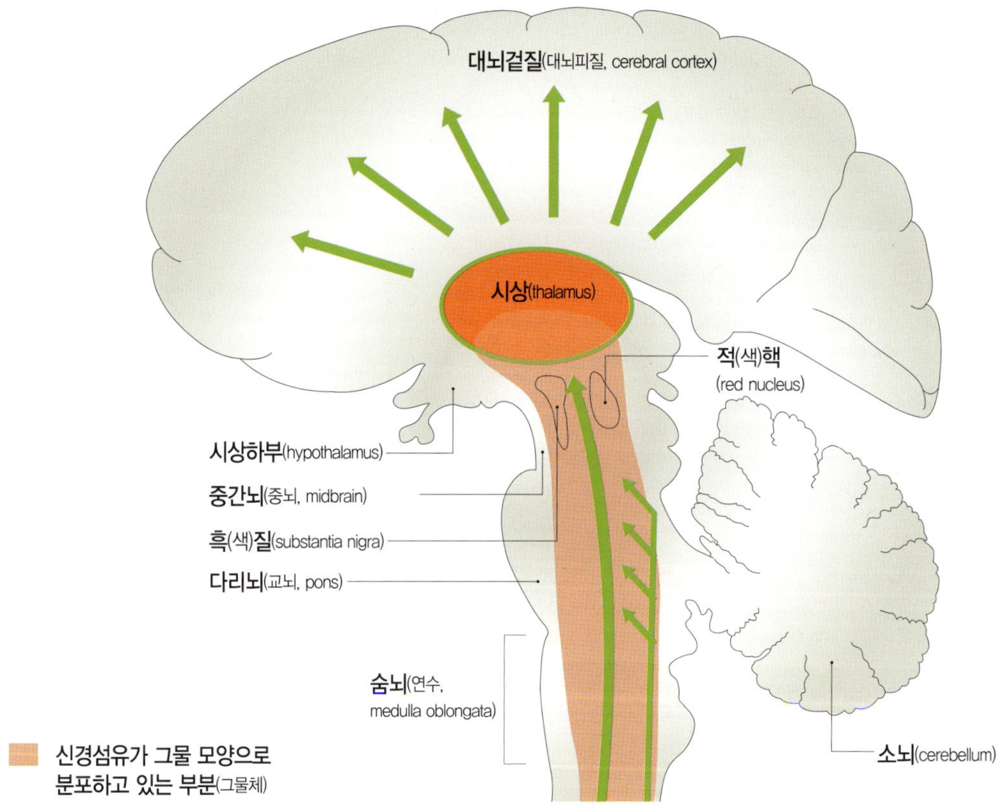

소뇌

소뇌(cerebellum)는 뒤통수엽 꼬리쪽에 위치하여 뇌줄기와 연락하고 있다. 소뇌를 전부 제거해도 생명에 지장은 없고 감각이나 지능에도 장애가 생기지 않는다. 생명에 필수 부분은 아니지만, 평형기능, 자세반사, 맘대로운동 등을 조절하고 있다. 운동 시 근력의 미묘한 조절을 하거나 근력의 균형을 유지하도록 작용하여 원활한 운동이나 안정된 자세를 유지하는 것은 소뇌의 기능에 따른다. 따라서 소뇌에서 출혈이 일어나거나 종양 등으로 침범되면 신체의 평형이 흐트러져 소뇌성 운동실조증(cerebral ataxia)을 일으킨다.

소뇌의 외부 구조

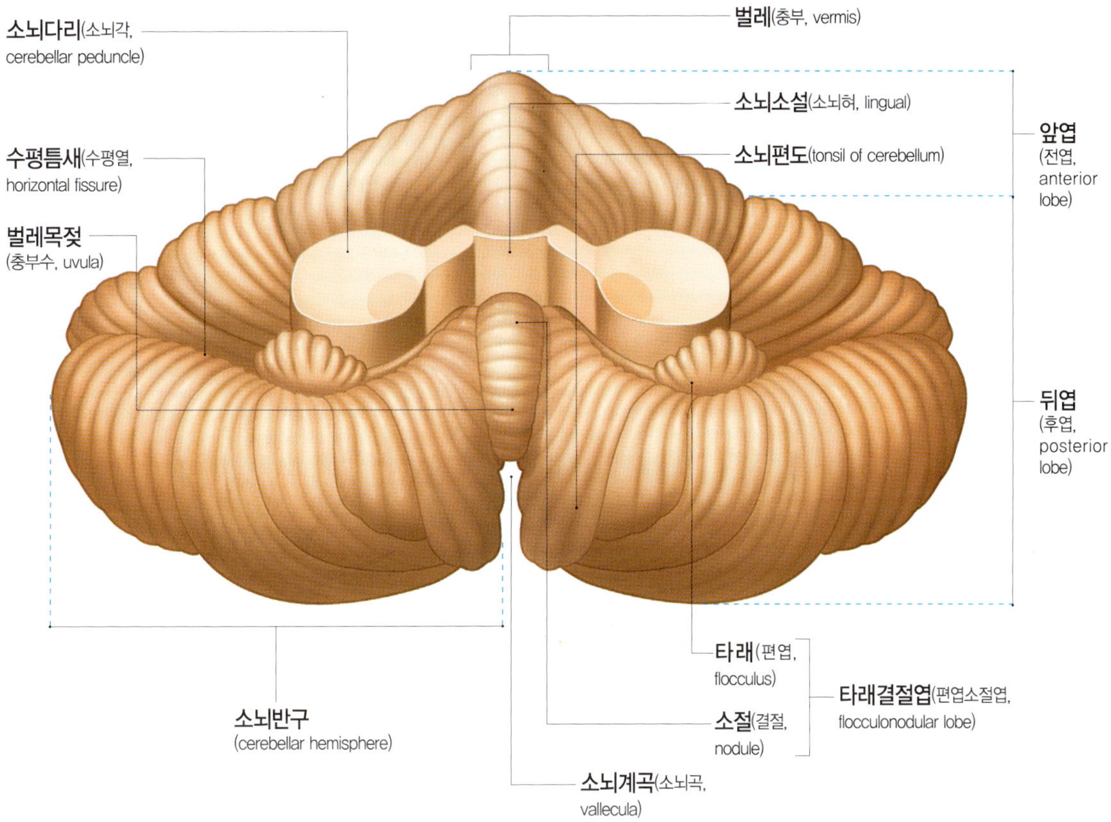

뇌사와 식물인간상태의 차이

뇌사나 식물인간상태는 뇌의 어떤 부분이 정지했는가에 따라 판단이 달라진다. 뇌사(brain death)는 뇌줄기(뇌간, brain stem)가 정지한 상태이므로 뇌줄기사(brain stem death)와 전뇌사(whole brain death)를 가리킨다(※녹색 부분이 기능 정지).

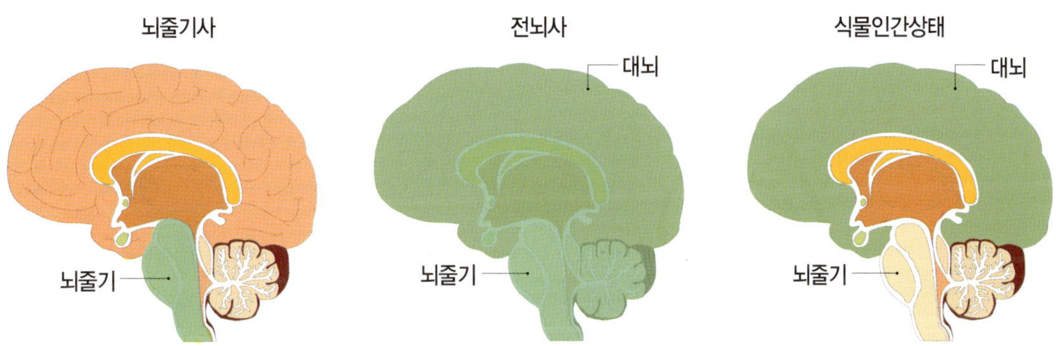

뇌줄기가 기능하지 않으므로 호흡을 할 수 없다. 인공호흡기를 장착해야지만 순환을 유지할 수 있다.

모든 뇌의 기능이 정지하고 있어서 의식도 없고 호흡도 불가능하다.

뇌줄기는 기능하고 있으므로 호흡은 할 수 있으나 대뇌가 기능하지 않기 때문에 의식은 없다.

6. 뇌실과 뇌척수액

뇌와 척수에는 공간이 있다.
뇌의 공간(뇌실)과 척수의 공간(중심관)은 연결되어 있으며 그 안을 뇌척수액이 채우고 있다.
뇌와 척수는 뇌경막, 거미막, 연막 3종류의 뇌척수막에 싸여 있고 그 내부에도 뇌척수액이 있다.
뇌실에서 만들어져서 거미막 아래공간을 채우고 있는 뇌척수액은 액체 쿠션 역할을 하면서, 물리적 충격으로부터 뇌를 보호한다.

뇌를 보호하는 구조

뇌와 척수는 태생기의 빠른 시기에 외배엽(ectoderm)으로부터 분화한 신경관(neural canal)에서 발달한 것이다. 신경관의 내강은 중추신경계가 완성된 후에도 공간으로서 남아, 뇌에서는 **뇌실**(ventricle), 척수에서는 **중심관**(central canal)이 되어 그 내강을 **뇌척수액**(cerebrospinal fluid)이 채우고 있다.

좌우의 대뇌반구에 있는 공간을 **가쪽뇌실**(측뇌실, lateral ventricle), 사이뇌에 있는 공간을 **셋째뇌실**(제3뇌실, third ventricle), 중간뇌에 있는 공간을 **중간뇌수도관**(중뇌수도, mesencephalic aqueduct), 다리뇌와 숨뇌의 뒷면에 있는 마름모형 공간을 **넷째뇌실**(제4뇌실, fourth ventricle)이라고 하며 모든 부분은 이어져 있다. 셋째뇌실과 가쪽뇌실은 **뇌실사이구멍**(뇌실간공, interventricular foramen)으로 연결되며 또 넷째뇌실은 **중심관**(central canal)에 연결되어 있다.

뇌실 측면과 뇌실 확대도

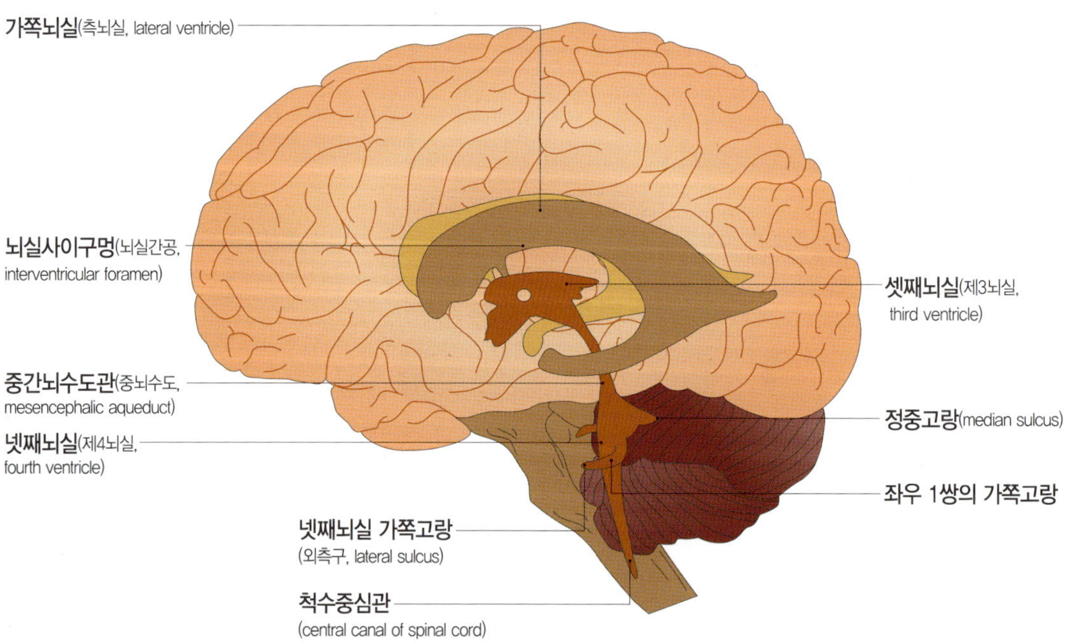

뇌척수액(cerebrospinal fluid, CSF)은 뇌실 안에 있는 특수한 조직인 **맥락얼기**(맥락막총, choroid plexus)에서 주로 생산되며 뇌척수 전체를 채우고 있다. 뇌척수액은 넷째뇌실 2개의 가쪽고랑에서 뇌 밖으로 흘러 나와 거미막밑공간(지주막하공간, subarachnoid space)을 채우고 또 정중고랑(median sulcus)에서 척수의 중심관으로도 흘러 들어간다. 거미막밑공간으로 나온 뇌척수액은 거미막과립(지주막과립, pacchionian granulation)을 지나 정맥 안으로 흘러 들어간다.

뇌와 척수는 **뇌경막**(경막, dura mater), **거미막**(지주막, arachnoid membrane), **연막**(pia mater)이라는 3종류의 뇌척수막(meninges)에 싸여 있고 뇌실 안과 거미막아래공간을 채우는 뇌척수액은 액체 쿠션 역할을 하고 있다.

뇌척수액의 흐름(화살표는 뇌척수액의 흐름)

뇌척수액은 뇌실의 특정 장소에 있는 맥락얼기에서 만들어지며, 숨뇌의 천장에 있는 구멍에서 밖으로 나와 거미막밑공간으로 들어가고 뇌경막정맥굴에 돌출한 거미막과립을 지나 혈액으로 되돌려진다. (뇌척수액의 흐름 : 가쪽뇌실 → 뇌실사이구멍 → 셋째뇌실 → 중간뇌수도관 → 넷째뇌실 → 가쪽구멍과 정중구멍 → 거미막밑공간 → 거미막과립 → 경막정맥굴 → 정맥혈로 흡수되어 심장으로 돌아가 소멸)

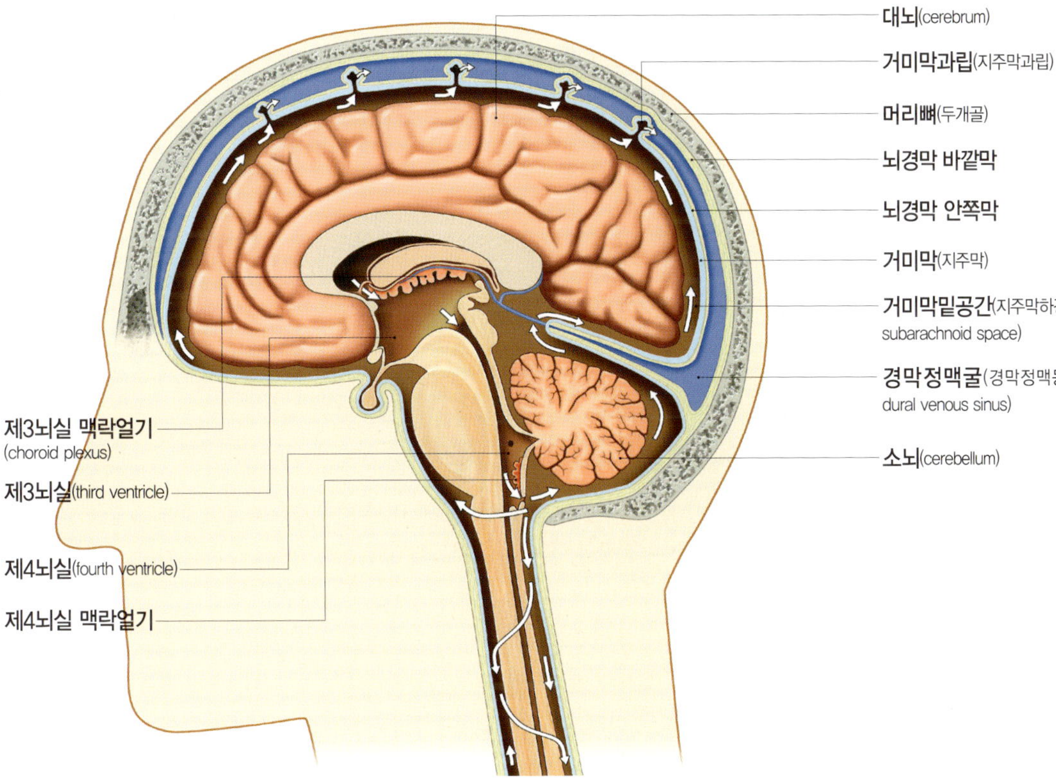

7. 뇌파

뇌 표면에 전극을 붙여서 뇌의 전기활동을 기록한 것을 뇌파(뇌전도)라고 한다.
의식수준이 높을 때는 주파수가 높고 진폭이 작은 뇌파가, 깊이 잠들면 주파수가 낮고 진폭이 큰 뇌파가 나타난다.
수면 중에는 급속안구운동수면과 비급속안구운동수면의 2종류 수면이 관찰된다.

사람의 뇌파

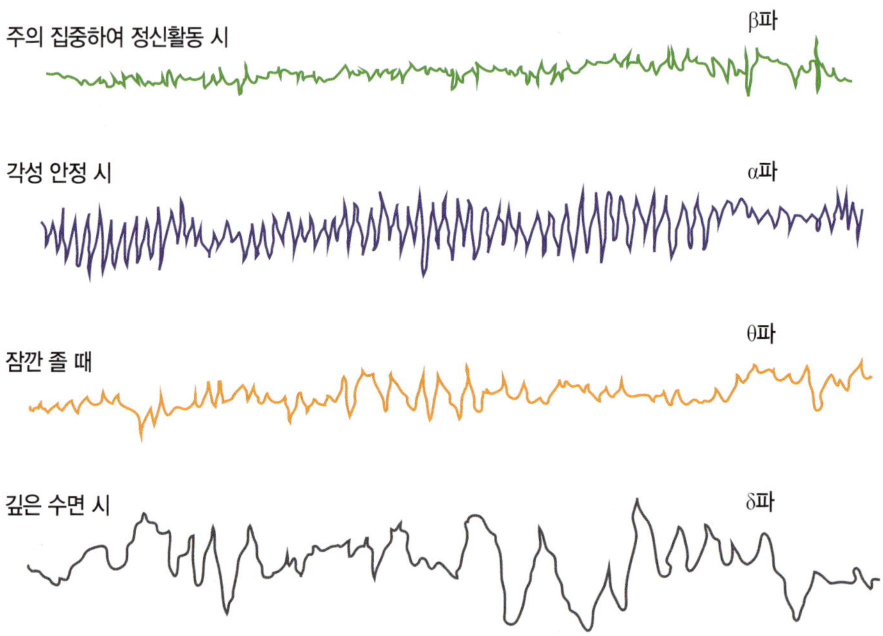

뇌파의 종류

심장(심전도, electrocardiogram)이나 뼈대근육(근전도, electromyogram)과 마찬가지로 뇌의 전기활동도 체표면에서 기록할 수 있다. 두피 위나 뇌 표면에 전극을 붙이고 뇌의 전기활동을 기록한 것을 **뇌파도** 또는 **뇌전도**(electroencephalogram, EEG)라고 한다.

뇌파는 뇌의 활동상태를 나타내는 것으로, 의식수준이 높을 때는 뇌파의 주파수는 높고 진폭은 작다(**저진폭 속파**). 한편, 꾸벅꾸벅 졸거나 수면이 깊어지는 등 의식수준이 저하하면 주파수는 낮고 진폭은 커진다(**고진폭 서파**). 정상적인 뇌파 패턴은 위의 그림과 같으며, 뇌종양이나 간질 등 이상파형을 나타내는 뇌질환 진단이나 뇌사 판정에 이용된다.

뇌파를 분류하면 다음과 같다.

α파(alpha wave)는 각성 안정 시(눈을 감고 안정을 취하고 있는 상태)에 관찰되는 파로, 주파수 8~13Hz, 진폭 30~60μV 정도의 비교적 규칙적인 파형을 나타낸다.

β파(beta wave)는 주의력을 집중해서 정신활동을 할 때 나타나는 파로, 주파수 14~30Hz, 진폭 30μV 이하의 불규칙한 파형을 나타낸다. β파를 많이 포함하는 뇌파를 각성형 파형이라고 한다.

θ파(theta wave)는 졸고 있는 듯한 얕은 수면 중에 관찰되는 파형으로, 주파수는 4~7Hz, 진폭은 10~50μV 정도의 파형을 나타낸다. 유아에게서 현저하게 나타난다.

δ파(delta wave)는 깊은 수면 중이나 마취 시에 나타나는 파로, 주파수는 0.5~4Hz, 진폭은 20~200μV 정도의 파형을 나타낸다.

급속안구수면과 비급속안구운동수면

수면 중에 뇌파를 기록하면 2종류의 수면이 관찰됨을 알 수 있다. 깊은 잠에 빠져 있을 때는 완만한 δ파(서파)가 많아진다. 이 상태를 **느린파형수면**(서파수면, slow wave sleep) 또는 **비급속운동수면**(비렘수면, non-rapid eye movement sleep, NREM sleep)이라고 하며, 이 시기는 부교감신경이 우위상태에 있고, 심박수·혈압·체온·호흡활동의 저하, 동공축소가 관찰된다. 즉, 뇌는 쉬고 있는 상태이다.

이 비급속안구운동수면이 잠시 계속되면 뇌파는 급격하게 입면상태(hypnagogic state)와 같은 패턴이 되어 얕은 수면 중에 관찰되는 저진폭 속파(θ파)가 나타난다. 이 시기에는 신체는 분명히 자고 있지만, 심박수 증가, 호흡수 증가, 음경발기가 관찰되고, 뼈대근육의 긴장은 저하한다. 이 시기에는 **급속눈운동**(rapid eye movement, REM)이 관찰되는 점에서 **급속눈운동수면**(렘수면, rapid eye movement sleep, REM sleep)이라는 명칭이 붙여졌다. 또, 이 수면을 **역설수면**(paradoxical sleep), **활성수면**(activated sleep)이라고도 한다. 급속눈운동수면 중에는 교감신경과 부교감신경의 조절이 흐트러져 있어서 꿈을 꾸게 된다. 그러나 수면은 방해 받지 않아 감각자극이나 그물체 자극에 의한 각성 문턱값(역치, limen)은 오히려 상승해 있다. 그래서 가장 깨어나기 어려운 시기이다. 정상적인 수면은 비급속눈운동수면에서 시작되나, 비급속눈운동수면과 급속눈운동수면이 90~120분 주기로 새벽까지 교대로 반복된다.

렘수면 시 그물체의 문턱값이 높다는 의미는 대뇌피질의 활성 상태가 신체의 운동으로 이어지지 않도록 막아주고 있다는 뜻이다. 만약 이 그물체의 기능에 문제가 있으면, 꿈속의 행동이 실제 움직임으로 이어져서, 소위 말하는 몽유병 증상을 보인다.

수면뇌파와 신체변화

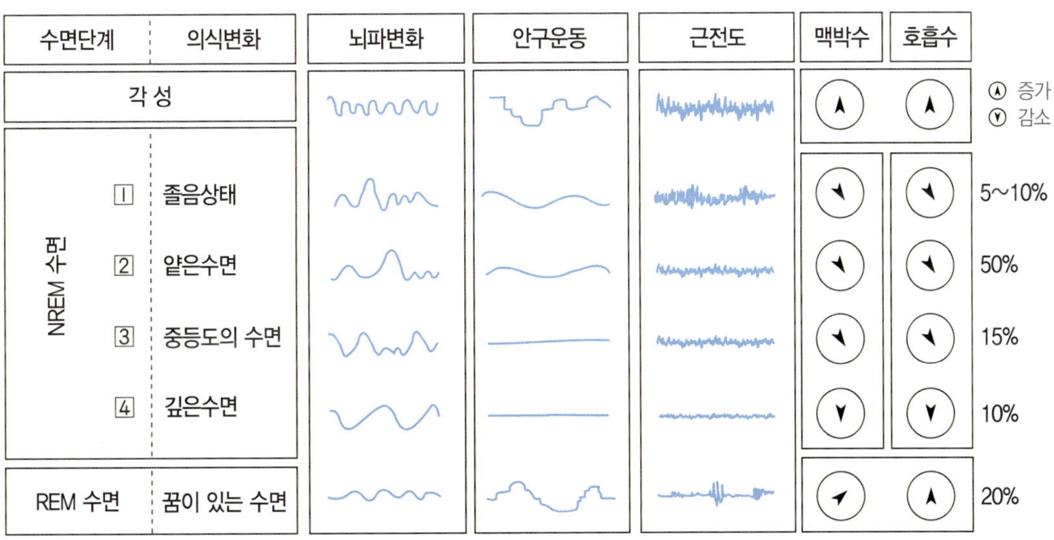

8. 척수의 기능

척수의 중요한 기능은 ①뇌에서 정보를 뼈대근육으로 전달(하행성)하고 뇌로 정보를 전달(상행성)하는 전달로 역할과 ②척수반사의 2가지이다.
척수반사는 말초에서 전해지는 자극정보가 들신경섬유(감각신경)에 의해 척수의 반사중추에 도달하면 반사적으로 날신경섬유(운동신경)를 통해 지배근육에 그 정보를 전달하여 수축시킨다.

척수

척수(spinal cord)에는 뇌로 가는 신경섬유다발(상행성), 뇌에서 나오는 신경섬유다발(하행성), 신경반사의 중추가 있어 많은 척수신경(spinal nerve)이 출입하는 곳이다. 척수의 2가지 중요한 기능은 ①**뇌에서 그리고 뇌로의 정보전달**과 ②**척수반사**이다.

대뇌겉질의 운동영역에서 나오는 운동명령의 내림길(하행로, descending tract)에는 운동지령을 수의적으로 뼈대근육에 전달하는 **추체로**(pyramidal tract)과, 무의식적으로 근육의 긴장이나 미묘한 근육의 움직임 조정에 관계하는 **추체회로**(추체바깥길, extrapyramidal tract)의 2가지가 있어 서로 협조하면서 뼈대근육의 운동을 조정하고 있다.

정보전달로

【추체로】

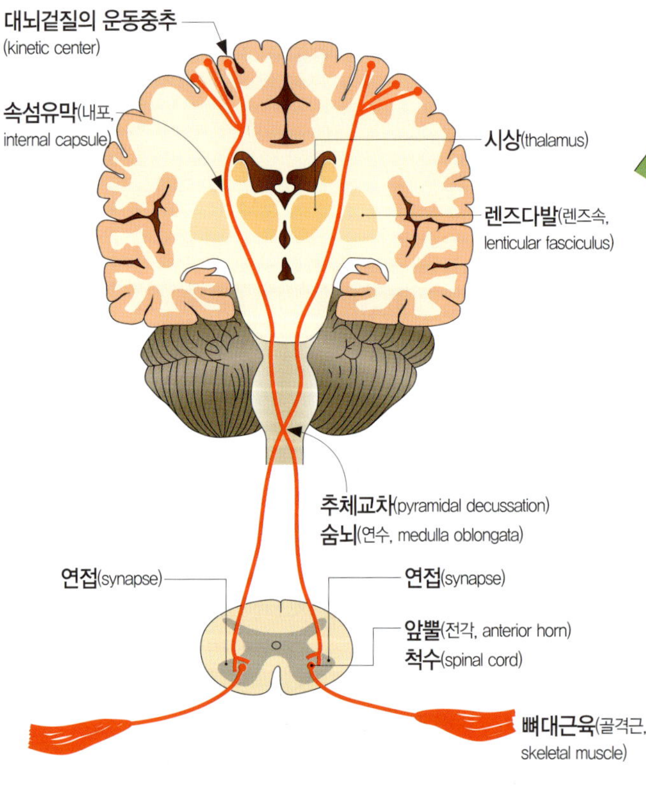

【추체외로】

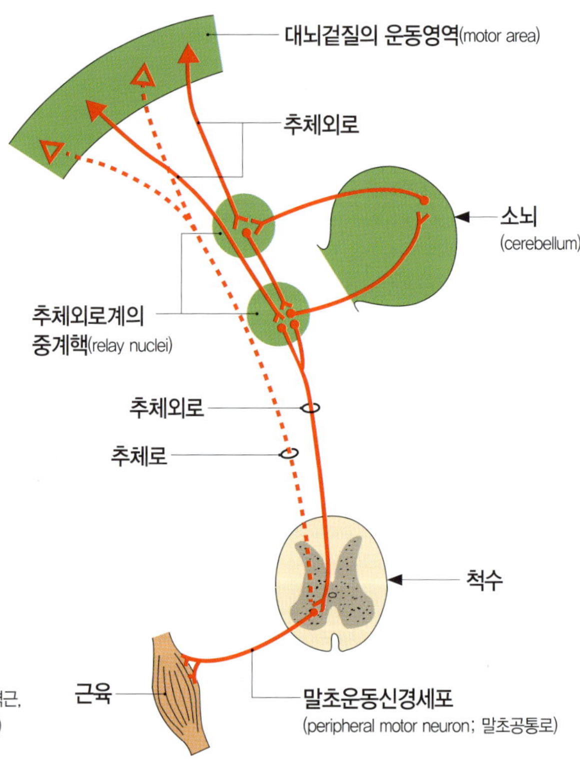

대뇌겉질의 운동역역에서 나와서 의도하는 운동명령을 뼈대근육까지 전달하는 하행성 신경로가 **추체로**이다. 중추에서 뼈대근육까지 1회 뉴런을 교대(1번의 연접 연결)하는 긴 신경축삭으로 이뤄진다. 운동영역에서 나온 신경섬유는 속섬유막(내포, internal capsule), 중간뇌(중뇌, midbrain), 다리뇌(교뇌, pons), 숨뇌(연수, medulla oblongata)를 지나가며 대부분은 숨뇌의 추체(피라미드, pyramid)에서 교차하여 척수의 가쪽섬유단(측삭, lateral funiculus)을 하행하여 앞뿔(전각, anterior horn) 신경세포에 연접을 통해 결합한다. 나아가 날심성 운동신경에 의해 뼈대근육에 지령이 전달된다. 대뇌피질에서 근육까지 내려가면서 좌우가 바뀌기 때문에, 대뇌의 손상부위와 운동조절 장애 부위가 서로 반대인 경우가 많다.

추체로 외의 운동지령을 전달하는 신경로가 **추체외로**이다. 추체로에 의한 뼈대근육의 수의적 운동을 원활히 하기 위해 중요한 역할을 한다. 추체외로계의 기능에는 대뇌겉질에 있는 추체외로중추나 대뇌 바닥핵, 시상, 뇌줄기 흑색질, 적색핵, 소뇌 등이 복잡하게 관여하고 있으며 다양한 중추와 핵이 연락을 취하면서 근육의 긴장이나 근육무리의 협조운동을 반사적, 무의식적으로 행하고 있다. 콩을 젓가락으로 집는 등 세세한 움직임을 잘 할 수 있는 것은 추체외로계의 기능이 중요하다.

감각정보의 전달

【내림 전도로(운동신경)】

대뇌겉질의 운동영역에서 뻗은, 맘대로운동(수의운동)을 지배하는 신경섬유는 숨뇌의 피라미드를 지나 척수의 배쪽뿔세포(anterior horn cell)에 이른다.

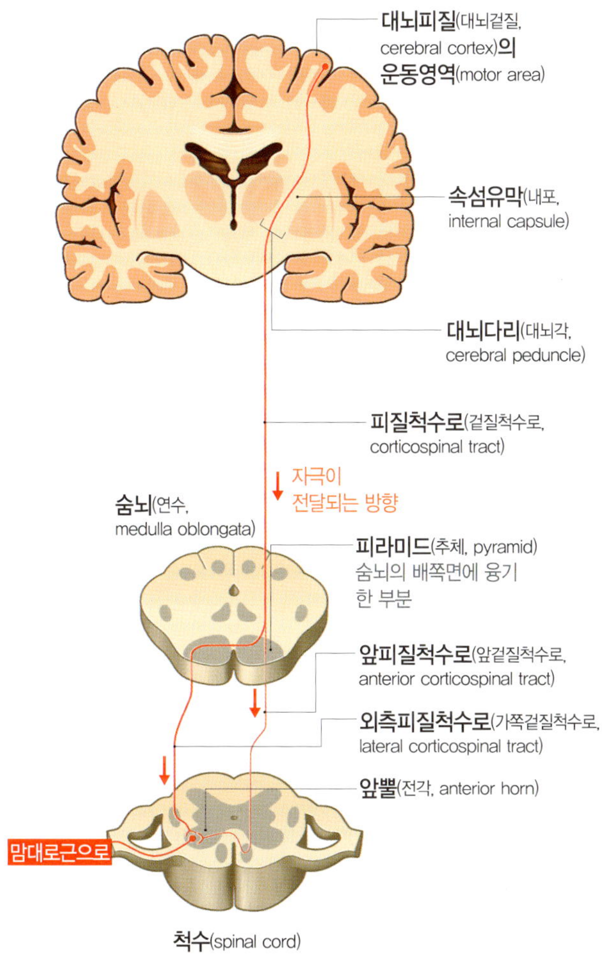

【오름 전도로(감각신경)】

감각은 모두 뒤뿌리를 지나 척수에 들어오지만, 감각의 종류에 따라 그 이후의 경로가 달라진다.

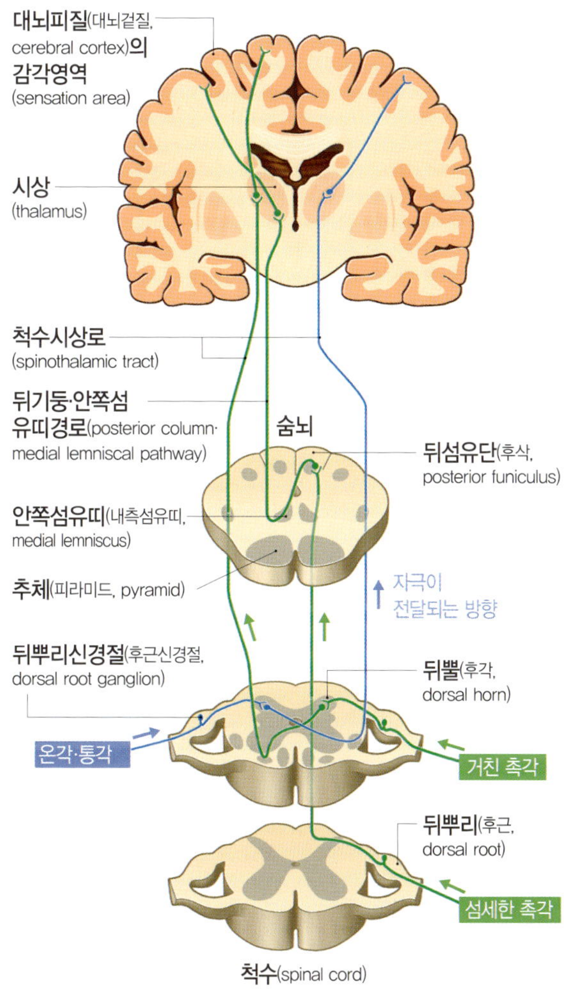

척수반사

척수의 다른 한 가지 중요한 기능은 반사이다. 말초에서 보내온 자극정보가 들신경(감각신경)에 의해 척수의 반사중추(reflex center)에 도달한다. 그러면 의사와는 관계 없이 무의식적이고(대뇌피질을 통하지 않음) 반사적으로 즉시 날신경(운동신경)를 통해 그 자극정보를 말초에 전달하여 지배 근육을 수축시키거나 샘분비를 행하는데, 이를 **척수반사**(spinal reflex)라고 한다. 이 자극정보 전달경로를 **반사활**(반사궁, reflex arc)이라고 한다. **무릎반사**(슬개반사, patellar reflex)는 가장 단순한 반사활의 예이며, 의자에 앉은 자세 또는 누운 자세에서 무릎을 구부려 무릎힘줄을 망치로 두드리면 넓적다리네갈래근(대퇴사두근, quadriceps femoris muscle)이 수축해서 종아리가 튕겨 올라간다. 이 반사를 무릎반사라고 한다.

반사에는 **몸반사**(somatic reflex)와 **자율반사**(autonomic reflex)가 있다.

몸반사에는 뜨거운 것에 손이 닿으면 재빨리 떼는 등 뼈대근육의 반사가 있다. 이것은 반사적으로 손을 움크리는 것으로, 그 후 대뇌피질이 뜨거움을 느낀다.

무릎반사는 척수반사의 예이다. 척수반사에는 뇌가 관여하는 경우도 있다. 예를 들어 수많은 다른 자극정보가 왔을 때 그 반사반응에는 정확성을 요하는 경우가 있는데 이럴 때 정보를 판단하기 위해 뇌가 관여한다.

자율반사[또는 내장반사(visceral reflex)라고도 함]는 침을 분비하는 반사(**침분비반사**, salivary reflex)나 동공의 크기를 변화시키는 반사(**동공반사**, pupillary reflex), 재채기 등이 있다. 혈압, 발한, 소화, 배설 등도 자율반사로 조절되고 있다.

무릎반사

무릎힘줄을 두드리면 무릎이 펴지고 종아리가 튕겨 올라간다. 서 있는 자세에서 갑자기 하지가 흔들릴 때(예; 버스에서 서 있는 경우) 무의식적으로 넘어지지 않도록 하는 기능에 필요하다.

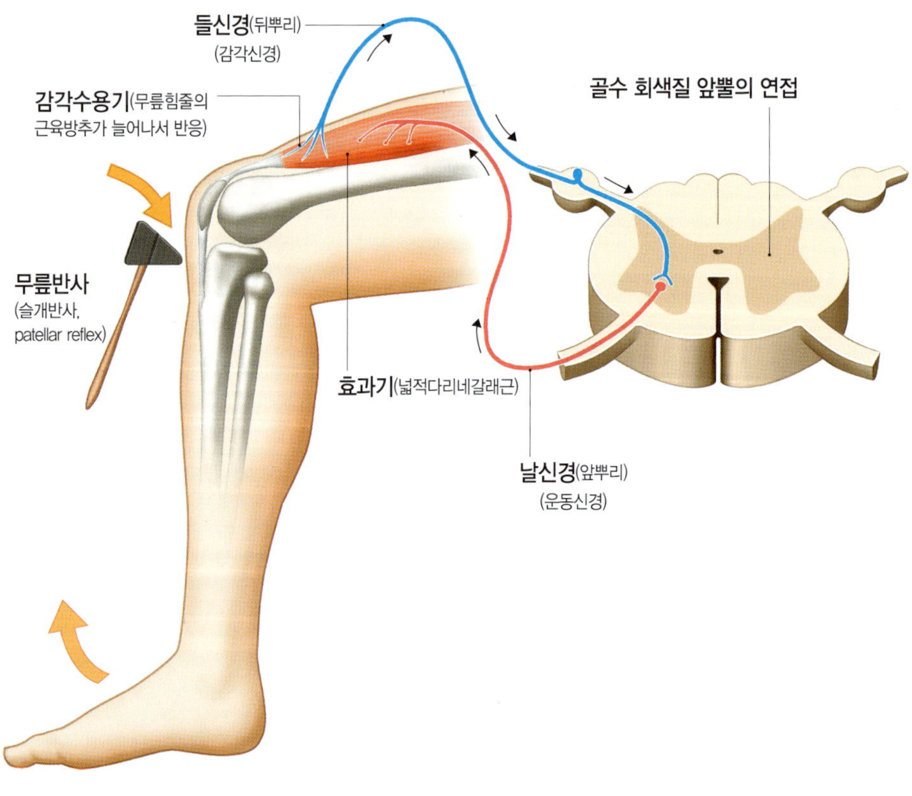

9. 말초신경계

말초신경계는 크게 자율신경과 몸신경으로 나뉜다.
자율신경은 교감신경과 부교감신경으로 분류되며, 몸신경은 해부학적으로 뇌신경과 척수신경으로 분류된다.
몸신경은 말초에서 보내온 정보를 중추에 전달하는 감각신경(들신경)과 중추에서 내린 정보를 말초에 전달하는 운동신경(날신경)으로 이루어진다.

말초신경계의 분류

온몸에 분포하는 신경은 ①피부나 신체의 다양한 부위에서 정보를 뇌로 보내는 역할, ②보내온 정보를 분석, 정리, 판단하고 그 정보에 맞게 적절한 결정을 내리는 사령탑 역할, ③그 결정을 말초에 전달하는 역할을 담당하고 있다. ②의 역할을 하는 것이 중추신경계이고, ①과 ③의 역할을 하는 것이 말초신경계이다.

말초신경계(peripheral nervous system)는 중추신경(뇌와 척수에 있는 신경)과 각 기관을 연결하는 신경계 다발로, **자율신경**(autonomic nerve)과 **몸신경**(somatic nerve)으로 크게 나뉜다.

자율신경은 **교감신경**(sympathetic nerve)과 **부교감신경**(parasympathetic nerve)의 2종류 신경으로 나뉘며, 각각이 각 기관에 분포하여 길항적으로 작용하면서 무의식적·반사적으로 내부 환경을 유지하고 있다.

몸신경은 해부학적(형태학적)으로 뇌로 출입하는 **뇌신경**(cranial nerve)과 척수로 출입하는 **척수신경**(spinal nerve)의 2가지로 분류된다. 뇌신경, 척수신경은 피부 등 말초에서 보내온 정보를 중추에 전달하는 **감각신경**[sensory nerve; **들신경**(구심신경, afferent nerve)]과 이 정보에 대응하는 중추에서 내려진 지령을 말초(뼈대근육)에 전달하는 **운동신경**[motor nerve; **날신경**(원심신경, efferent nerve)]으로 이루어져 있다. 그 밖에도 두 신경이 혼재하는 혼합신경(mixed nerve)이 있다.

말초신경계의 기능에 따른 분류

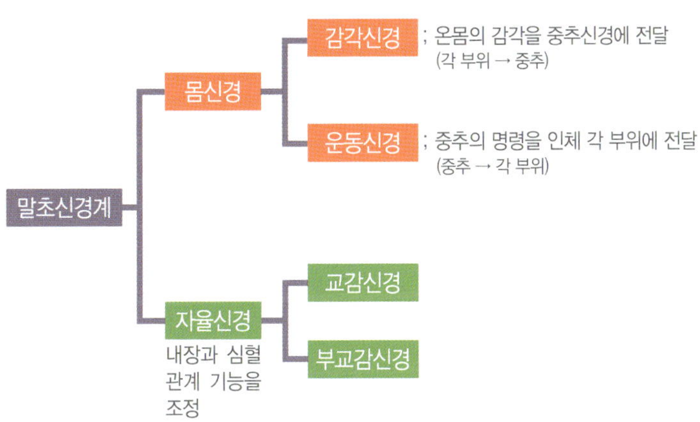

몸신경(뇌척수신경)

몸신경은 운동신경과 감각신경으로 분류된다.

뇌에서는 12쌍의 **뇌신경**(cranial nerve)이 나와 주로 머리, 얼굴, 목을 지배하고 있다. 12쌍의 신경은 주로 목과 얼굴 및 안구 등 머리의 섬세한 운동을 조절할 뿐만 아니라, 시각, 후각, 미각 및 내장 장기에서 수집한 정보들을 뇌줄기로 전달하고 호흡과 심혈관기능을 조절하는 자율신경의 기능 등 다양한 역할을 담당하고 있다(p.100 표 참조). 가슴에서 배까지 뻗어서 내장을 지배하는 것은 1쌍의 **미주신경**(vagus nerve)이다.

척수신경(spinal nerve)은 척수의 앞뿌리(전근, anterior root)에서 나오는 운동신경과 뒤뿌리(후근, dorsal root)로 들어가는 감각신경이 척추사이구멍(추간공, intervertebral foramen)으로부터 나온 곳에서 합쳐져 혼합신경이 된다. 척수신경은 31쌍이 있다(p.100 표 참조).

운동신경(motor nerve)은 뼈대근육에 분포해 있다. 운동신경의 흥분이 신경종말에 도달하면 신경종말에서 전달물질인 아세틸콜린이 방출되어 이것이 뼈대근육의 니코틴수용체(N_M수용체)에 결합해서 뼈대근육의 수축을 일으킨다.

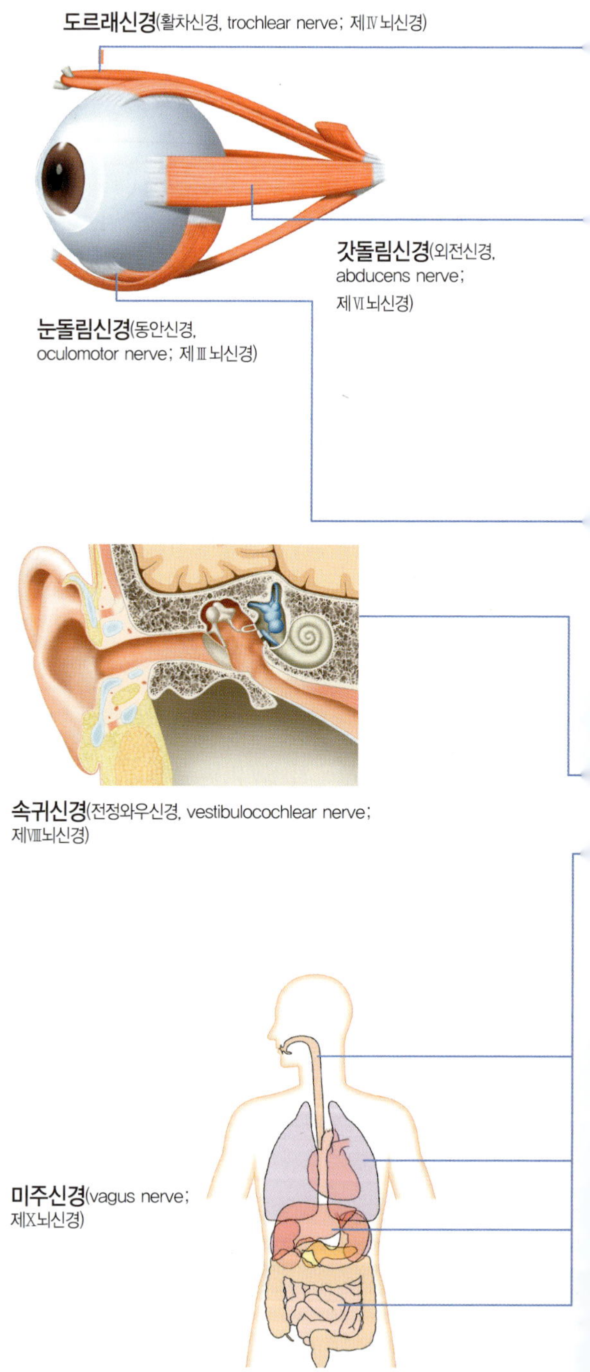

뇌신경의 종류와 목적지 (뇌를 바닥면에서 본 모습)

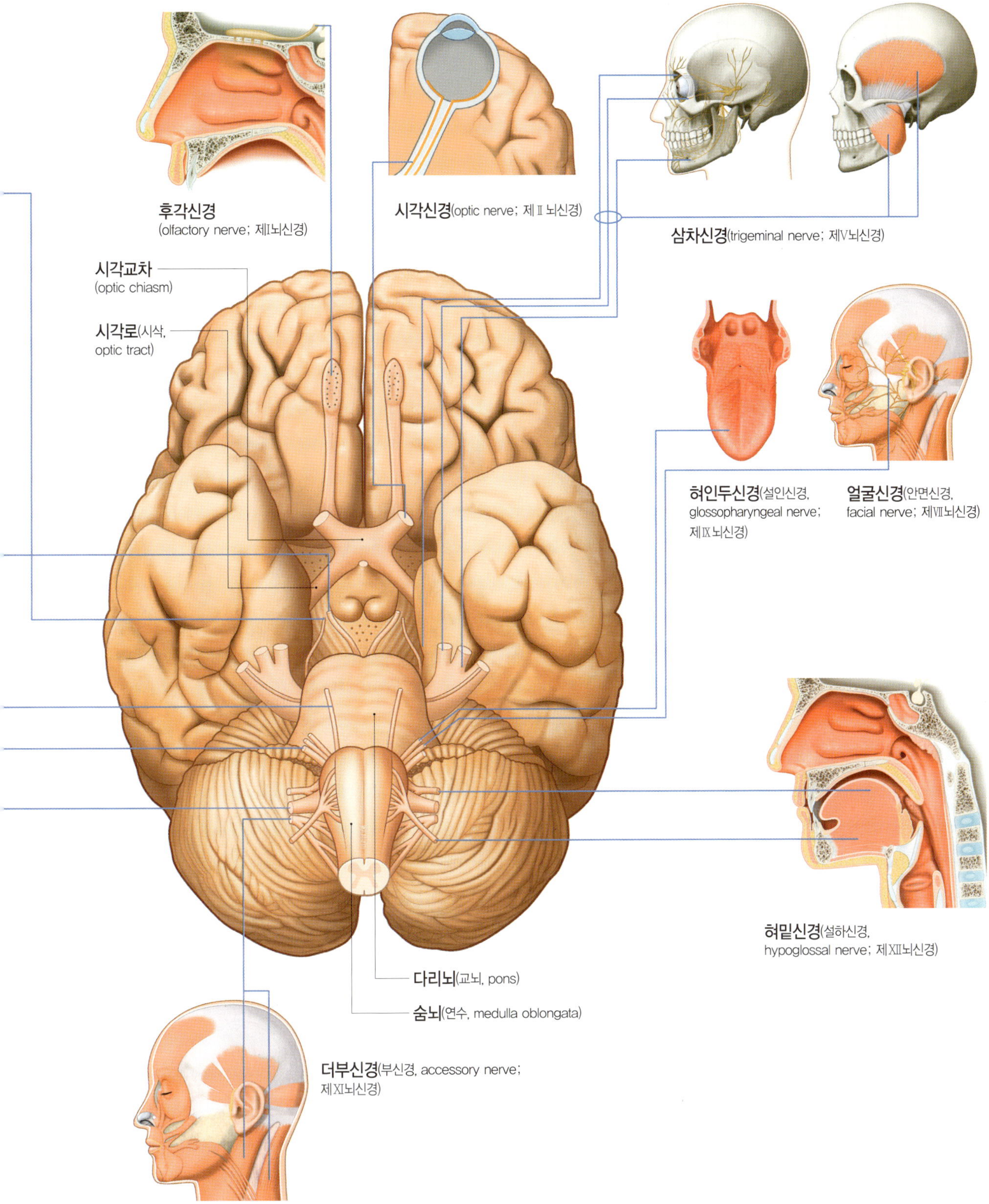

뇌신경의 종류(12쌍)

I	후각신경(후신경, olfactory nerve)	냄새 정보를 대뇌반구의 아래쪽에 있는 후각망울(후구, olfactory bulb)로 전달한다.	감각신경
II	시각신경(시신경, optic nerve)	망막에 비친 상이나 밝기, 색채 정보를 가쪽무릎체(외측슬상체, lateral geniculate body)에 전달한다.	감각신경
III	눈돌림신경(동안신경, oculomotor nerve)	안구운동에 관계되는 근육을 지배한다. 동공이나 섬모체근(모양체근, ciliary muscle) 수축을 지배하는 부교감신경을 포함하므로 기능적으로는 혼합신경이다.	운동신경 부교감신경
IV	도르래신경(활차신경, trochlear nerve)	안구운동에 관계되는 뼈대근육 중 위빗근(상사근, superior oblique muscle)을 지배한다.	운동신경
V	삼차신경(trigeminal nerve)	뇌신경 중 가장 굵다. 얼굴의 감각정보를 뇌에 전달하며 또, 씹기근육(저작근)을 지배한다.	혼합신경
VI	갓돌림신경(외전신경, abducens nerve)	안구를 가쪽으로 향하게 하는 가쪽곧은근(외측직근, lateral rectus muscle)을 지배한다.	운동신경
VII	얼굴신경(안면신경, facial nerve)	얼굴의 표정근을 지배하는 운동신경과 혀 앞쪽 2/3의 미각이나 눈물샘, 턱밑샘, 혀밑샘의 침 분비를 조절하는 부교감신경을 포함한다.	혼합신경 부교감신경
VIII	속귀신경(내이신경, auditory nerve, vestibulocochlear nerve)	청각이나 평형감각 정보를 중추에 보낸다. 안뜰신경(전정신경, vestibular nerve)과 달팽이신경(와우신경, cochlear nerve)으로 이루어진다. 메니에르병(Meniere's disease)은 안뜰신경의 이상에 따른다.	감각신경
IX	혀인두신경(설인신경, glossopharyngeal nerve)	혀 뒤쪽 1/3의 미각을 전달하는 감각신경과 삼킴에 관계하는 인두근을 지배하는 운동신경과 혀인두신경, 귀밑샘 분비를 조절하는 부교감신경을 포함한다.	혼합신경 부교감신경
X	미주신경(vagus nerve)	뇌신경 중에서 가장 지배영역이 넓다. 바깥귀길, 인두, 후두의 감각정보를 전달하고 운동을 지배한다. 또 목, 가슴, 배의 장기에 분포하는 부교감신경을 포함한다.	혼합신경 부교감신경
XI	더부신경(부신경, accessory nerve)	목에 있는 목빗근(흉쇄유돌근, sternocleidomastoid muscle)과 등세모근(trapezius muscle)을 지배한다.	운동신경
XII	혀밑신경(설하신경, hypoglossal nerve)	혀의 운동을 지배한다.	운동신경

척수신경의 종류(31쌍)

목신경(경신경, cervical nerve; 8쌍)	목이나 어깨의 피부와 근육을 지배하는 목신경얼기와 팔신경얼기로 나뉜다.
가슴신경(흉신경, thoracic nerve; 12쌍)	갈비사이신경(늑간신경, intercostal nerve)을 만들어 가슴벽과 배벽에 분포한다.
허리신경(요신경, lumbar nerve; 5쌍)	허리신경얼기를 만들어 이랫배, 엉덩이, 넙다리 전체에 분포한다.
엉치신경(천골신경, sacral nerve; 5쌍)	엉치신경얼기를 만든다. 가장 굵은 것이 궁둥신경(좌골신경, sciatic nerve)이다.
꼬리신경(미골신경, coccygeal nerve; 1쌍)	항문 부근과 외음부에 분포한다.

척수신경(앞면)

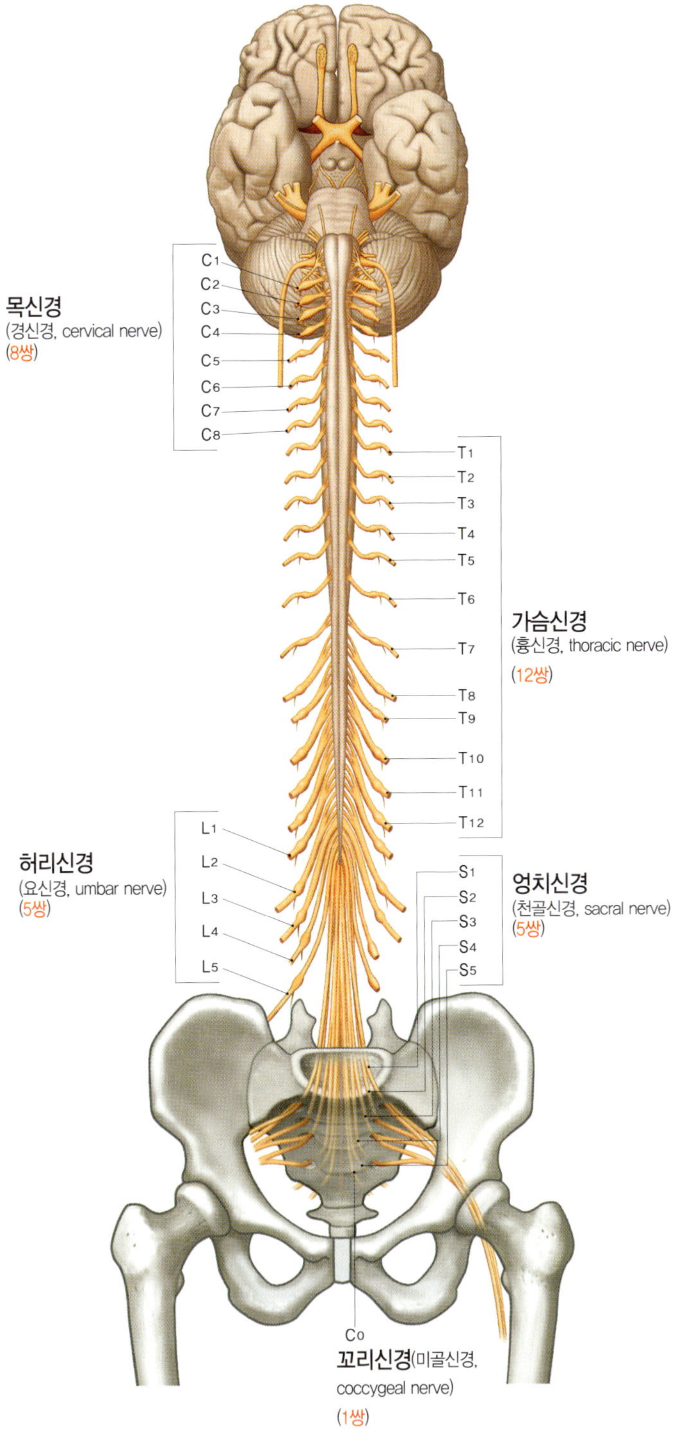

목신경
(경신경, cervical nerve)
(8쌍)
C1
C2
C3
C4
C5
C6
C7
C8
T1
T2
T3
T4
T5
T6
T7
T8
T9
T10
T11
T12
가슴신경
(흉신경, thoracic nerve)
(12쌍)
허리신경
(요신경, umbar nerve)
(5쌍)
L1
L2
L3
L4
L5
S1
S2
S3
S4
S5
엉치신경
(천골신경, sacral nerve)
(5쌍)
Co
꼬리신경(미골신경,
coccygeal nerve)
(1쌍)

10. 자율신경계

자율신경계는 지배 기관에 이르는 동안 뉴런을 1번 바꾼다. 뉴런을 바꾸는 장소를 신경절이라고 하며, 신경절에서 중추쪽을 신경절이전섬유, 말초쪽을 신경절이후섬유라고 한다.
신경절이전섬유가 가슴신경과 허리신경에서 나오는 신경을 교감신경이라고 하고,
중간뇌 및 숨뇌 그리고 엉치신경에서 나오는 신경을 부교감신경이라고 한다.

자율신경계

자율신경계(autonomic nervous system)는 서로 길항적으로 작용하는 **교감신경**(sympathetic nerve)과 **부교감신경**(parasympathetic nerve)으로 이루어진다.

두 신경은 뇌와 척수에서 나와 내장이나 혈관, 샘에 분포하며 생명유지에 관계되는 호흡, 순환, 소화, 흡수, 대사 등을 무의식적·반사적으로 조절하고 있다.

몸신경이 운동이나 감각과 같은 동물성 기능에 관계하고 있는 데 비해(**동물성 신경**이라고도 함), 자율신경은 자신의 의사와는 관계없이 움직이므로 **식물성 신경**이라고도 불린다.

자율신경계는 지배 기관에 이르는 동안 반드시 뉴런을 1번 바꾼다. 뉴런을 바꾸는 장소를 **신경절**(ganglion)이라고 한다. 신경절보다 중추쪽 신경섬유를 **신경절이전섬유**(preganglionic fiber), 말초쪽 신경섬유를 **신경절이후섬유**(postganglionic fiber)라고 한다.

【교감신경】

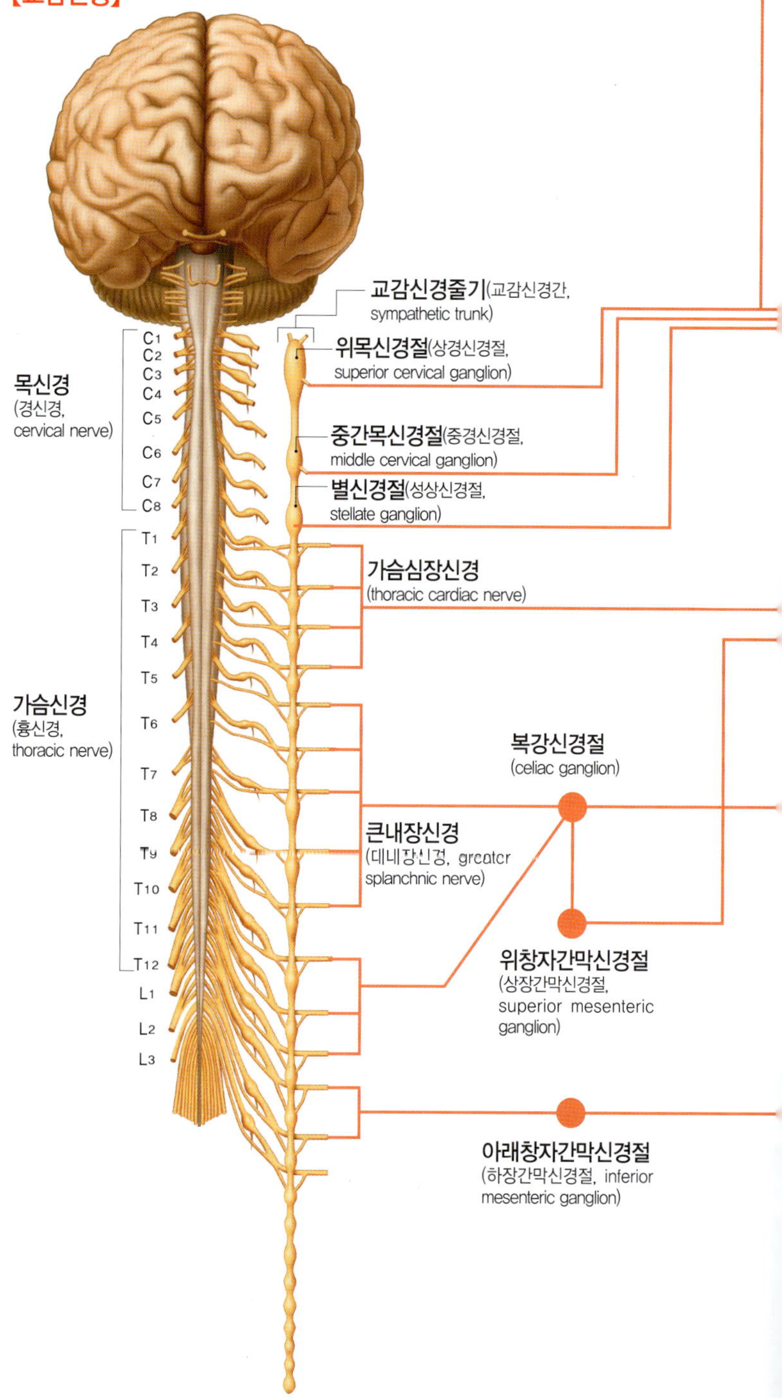

자율신경계의 기능

내장 대부분은 자율신경계인 교감신경과 부교감신경에 지배되며 기능이 조절된다. 대체로 부교감신경은 각 내장의 기능을 촉진하도록 작용하는 데에 비해 교감신경은 내장의 기능을 억제하고 외부에 대해 기능하기 위해 운동계(motor system)의 기능을 지지하도록 작용한다.

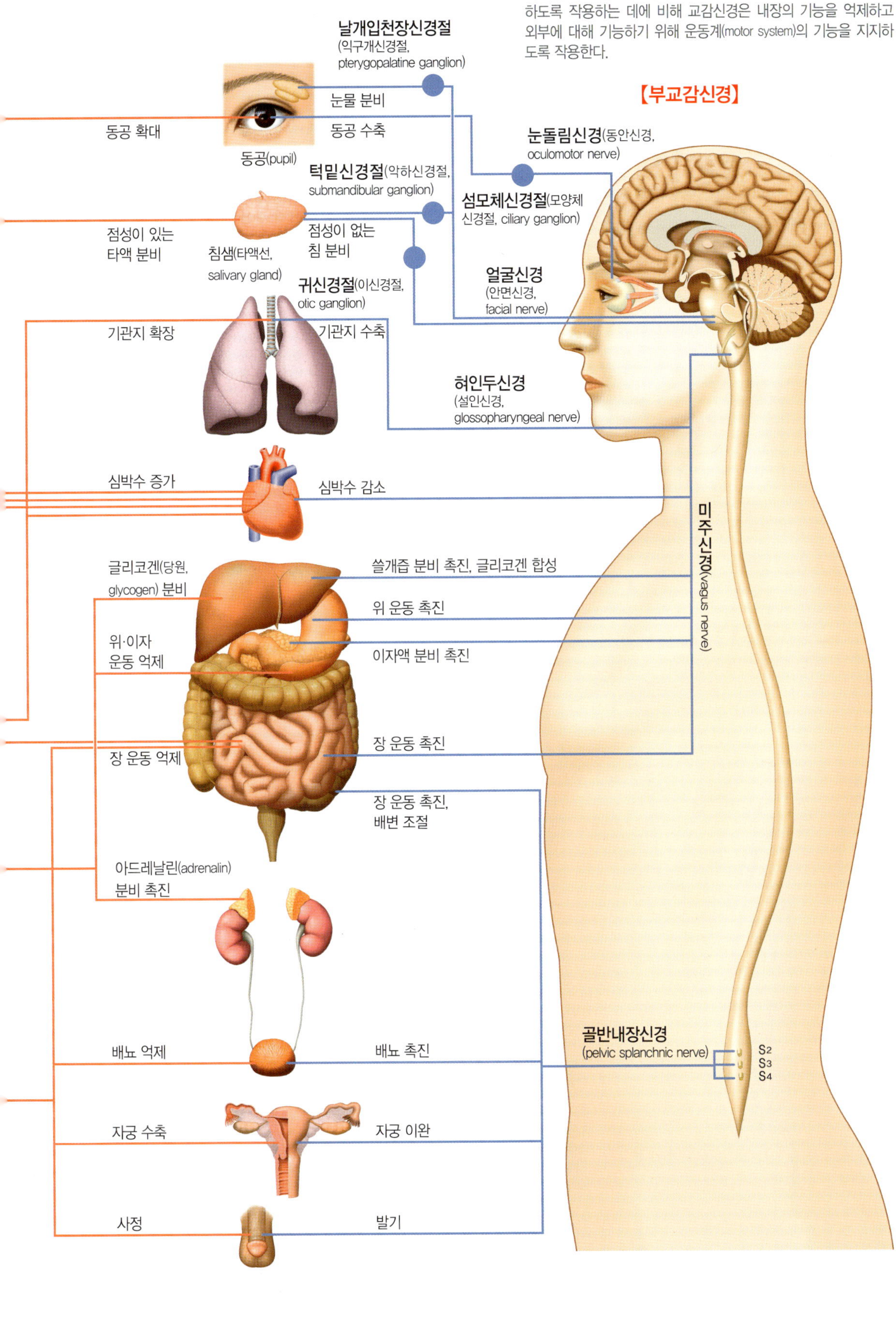

교감신경과 부교감신경의 해부학적 차이

교감신경(sympathetic nerve)의 신경세포는 척수의 가쪽기둥(측주, lateral column)에 있고 가슴신경(T_1~T_{12})과 허리신경(L_1~L_3) 수준에서 신경절이전섬유를 척수 밖으로 보낸다.

부교감신경(parasympathetic nerve)의 신경세포는 중간뇌와 숨뇌 그리고 엉치신경에 있다. 중간뇌와 숨뇌에서 나온 신경절이전섬유는 3, 7, 9, 10 뇌신경을 거쳐 머리, 가슴, 배의 내장을 지배한다. 엉치신경에서 나온 신경절이전섬유는 주로 골반 내 장기를 지배한다.

콩팥위샘(부신, adrenal gland)의 경우 예외적으로 신경절이후섬유를 갖지 않는데, 신경절이전섬유가 직접 콩팥위샘을 지배하기 때문이며 해부학적으로나 기능적으로도 교감신경절(sympathetic ganglion)과 같은 역할을 한다.

교감신경절은 효과기관(effector organ)에서 떨어진 곳에 있지만, 부교감신경절은 효과기관에서 가까운 곳에 있으며 개중에는 효과기관 내부에 있는 경우도 있다.

교감신경계에서는 1개의 신경절이전섬유가 다수의 신경절이후섬유와 연접을 만들어(1:20개 이상) 신경절이전섬유에서 나온 자극이 확대되기 쉬운 계통을 만들고 있다. 한편, 부교감신경계에서는 1개의 신경절이전섬유가 연접을 만드는 신경절이후섬유는 적다(1:1인 경우도 있다). 따라서 신경절이전섬유에서 나온 정보는 상당히 국한하여 전달된다.

■ 자율신경기능이상

생활리듬이 흐트러지거나 스트레스 등이 원인이 되어 교감신경과 부교감신경의 균형이 나빠져서 다양한 신체증상(두통, 현기증, 두근거림, 설사 등)이 나타나는 상태를 자율신경기능이상(dysautonomia)이라고 한다.

일시적인 것이라면 일상생활에서도 드물게 일어날 수 있지만, 장기간 계속되는 경우에는 갑상샘 질환이나 과민대장증후군(irritable bowel syndrome, IBS)을 비롯하여 정신적인 질병(우울증 등)이 원인이 되는 경우도 있으므로 정밀한 진단 과정이 필요하다.

11. 자율신경계의 기능

대부분 장기는 서로 길항적으로 작용하는 교감신경과 부교감신경의 이중지배를 받고 있다.
교감신경은 투쟁, 흥분, 도망 자세 등 위기에 직면했을 때 작용하는 신경이며,
부교감신경은 휴식, 소화활동 시에 작용하는 신경이다.

교감신경계의 작용에 의한 혈압과 심장기능 조절의 예.

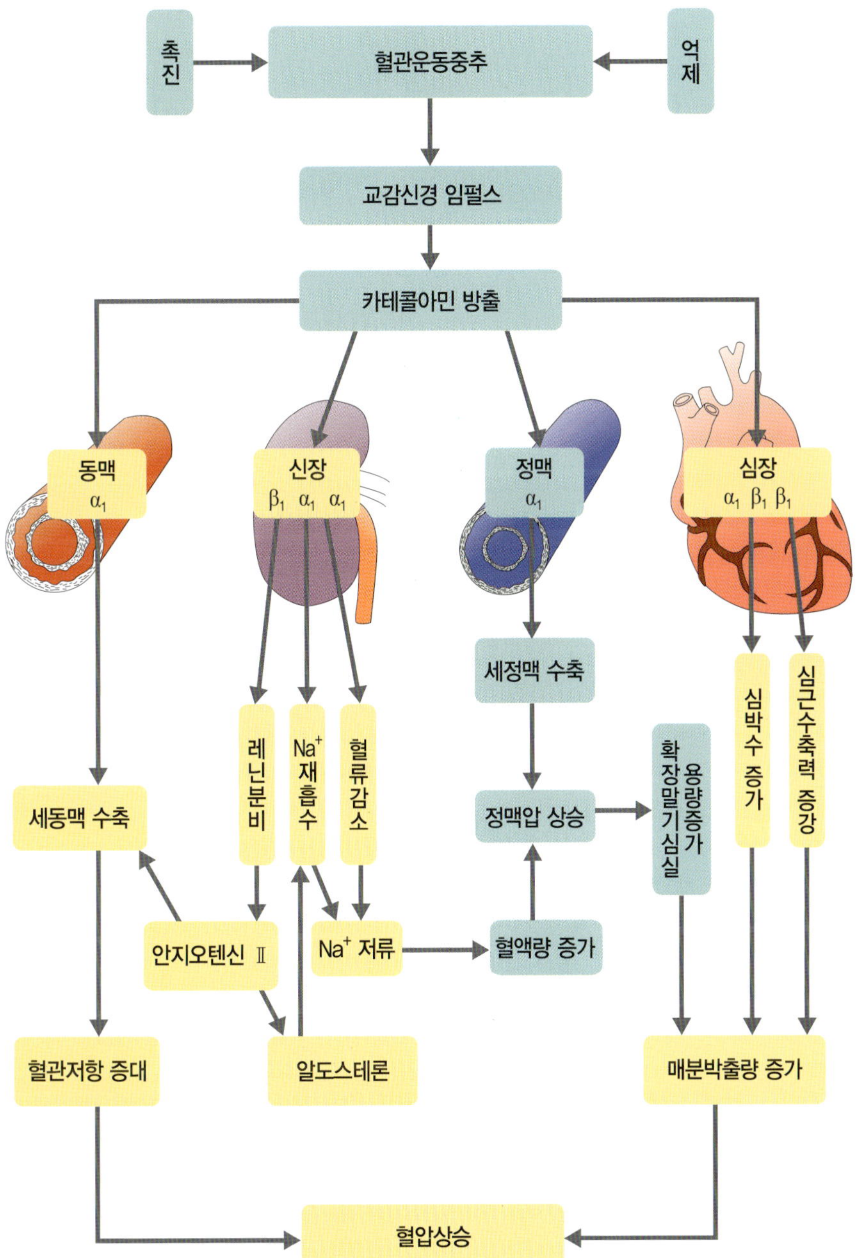

자율신경계의 기능

대부분 장기는 교감신경(아드레날린신경)과 부교감신경(콜린신경)의 이중지배를 받고 있다. 교감신경(아드레날린신경)은 노르아드레날린을, 부교감신경(콜린신경)은 아세틸콜린을 유리하여, 그들이 효과기관의 세포막 위에 존재하는 각각의 수용체에 결합하는데, 대부분 이들의 작용은 상반되는 반응(길항반응)을 일으킨다. 따라서 어느 쪽 반응이 더 강한가에 따라 기능의 조절 방향이 결정된다.

교감신경계는 **투쟁**(fight)과 **도주**(flight) 시에 기능하는 신경이라고도 하며, 흥분, 화, 도주 시 심장을 두근거리게 하거나(심박수 증가, 심근수축력 증대) 호흡을 빠르게 하거나 혈당치를 상승시키거나 손발에 식은땀을 흘리게 하는 등 위기에 대처할 수 있는 자세를 준비한다. 이때 소화활동은 억제된다. **에너지소비를 높이는** 방향으로 작용하는 신경계이기도 하다. 교감신경계는 또 신체적인 스트레스에 노출되었을 때에도 가동한다. 부신속질의 분비과립 중에는 아드레날린이 압도적으로 많다(아드레날린과 노르아드레날린의 존재비율은 4:1). 교감신경활동이 활발해지면 교감신경절이전섬유에서 아세틸콜린이 분비된다. 아세틸콜린이 부신속질의 니코틴수용체에 결합하면 아드레날린이 혈중으로 방출되고 온몸의 아드레날린수용체에 결합해서 작용을 발휘한다.

한편, 부교감신경계는 **휴식**(resting)과 **소화활동**(digesting) 시에 기능하는 신경이라고도 하며, 신체가 수면 시 등 안정상태에 있을 때 가장 활발하게 활동한다. 부교감신경의 활동은 소화흡수를 활발히 하고 심혈관계는 억제되며 심신을 쉬게 하여 에너지를 축적하도록 작용한다. 부교감신경이 우위에 작용할 때에는 혈압, 심박수, 호흡수는 감소하고 동공은 작아져서 망막을 보호하고 수정체는 이완해 있다.

대부분의 경우에 상반되는 반응을 일으키는 교감신경과 부교감신경의 균형이 어느 쪽으로 우세한가에 따라 신체상태를 조절하고 있다.

교감신경의 혈압조절

교감신경 활동 항진이 혈압상승을 초래하는 일련의 흐름을 그림으로 모식화했다(p.105 참조).

혈관운동중추(숨뇌에 있음)에서 교감신경에 임펄스가 보내지면 신경종말에서는 노르아드레날린이 방출된다. 노르아드레날린은 ①**세동맥의 α_1수용체**를 활성화하여 세동맥을 수축시킨다. ②**정맥의 α_1수용체**를 활성화하여 세정맥을 수축시킨다. ③**심장의 β_1수용체**를 활성화하여 심박수 증가, 심장근육 수축력 증대를 일으킨다. ④**콩팥**(신장)**의 α_1과 β_1수용체**를 활성화한다. 콩팥의 α_1수용체 활성화는 콩팥동맥(신장동맥) 수축, 신장혈류 감소를 일으키고, β_1수용체 활성화는 승압성 액성 인자 **레닌**(rennin)의 분비를 촉진하여 승압물질 **안지오텐신 II**(angiotensin II)의 생성을 촉진한다. 안지오텐신 II는 그 자체가 강력한 **혈관수축작용**을 가지고 있으며 이와 동시에 **알도스테론(aldosterone)의 분비를 촉진**한다. 알도스테론은 **Na^+의 재흡수**를 촉진하고 Na^+ 저류를 일키는데, Na^+이 저류되면 체액량이 증가하여 **정맥환류량 증가, 심장박출량 증대**를 일으켜서 결과적으로 **혈압을 상승**시킨다.

12. 자율신경계의 신경전달물질

자율신경절과 부교감신경종말은 전달물질로서 아세틸콜린을, 교감신경종말은 노르아드레날린을 방출한다. 아세틸콜린을 방출하는 신경을 콜린신경, 노르아드레날린을 방출하는 신경을 아드레날린신경이라고 하고, 아세틸콜린을 결합하는 수용체를 콜린수용체, 노르아드레날린을 결합하는 수용체를 아드레날린수용체라고 한다.

자율신경계의 신경전달물질

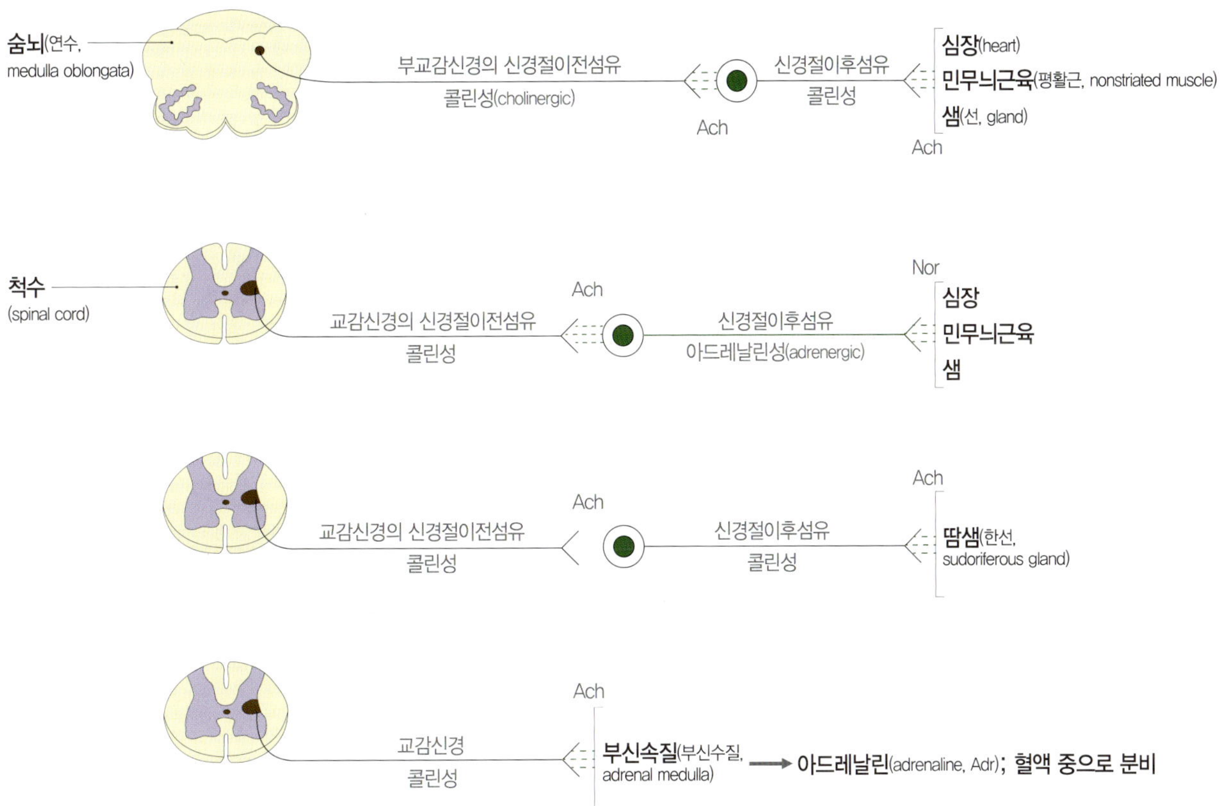

Nor : 노르아드레날린(noradrenaline)
Ach : 아세틸콜린(acetylcholine)

자율신경계의 신경전달물질

연접전달(synaptic transmission)에서도 설명했듯이(p.36 참조) 신경섬유 내의 흥분 전파는 전기적(활동전위에 따름)으로 이루어지는데, 연접틈새(synaptic cleft)의 흥분 전파는 화학적으로 이루어진다. 즉, 신경섬유 종말에 활동전위가 도달하면 종말에서 각각 특정 화학물질이 방출된다. 방출된 화학물질은 연접틈새를 확산하여 다음 신경세포 혹은 효과기관의 세포막에 있는 수용체에 결합하여 흥분(정보)을 전달한다. 신경섬유 내의 흥분 전파를 **전도**(conduction)라고 하는 데 비해 시냅스(연접, synapse) 간의 흥분 전파를 **전달**(transmission)이라고 하여 구별하고 있다. 흥분 전파를 담당하는 화학물질을 **화학전달물질**(chemical transmitter) 혹은 **신경전달물질**(neurotransmitter)이라고 한다.

자율신경계의 화학전달물질은 **아세틸콜린**(acetylcholine)과 **노르아드레날린**[noradrenaline = **노르에피네프린**(norepinephrine)]이다. 교감신경 및 부교감신경 신경절의 전달물질은 모두 아세틸콜린이다. 신경종말의 전달물질은 교감신경종말에서는 노르아드레날린, 부교감신경종말에서는 아세틸콜린이다. 전달물질의 차이가 정보 식별에 있어 중요하다. 아세틸콜린을 전달물질로 하는 신경을 **콜린신경**(cholinergic nerve)이라고 하고, 노르아드레날린을 전달물질로 하는 신경을 **아드레날린신경**(adrenergic nerve)이라고 한다. 콜린신경, 아드레날린신경이라는 명칭은 기능을 표현하는 용어인 데 비해 교감신경, 부교감신경이라는 명칭은 해부학적 용어이다.

자율신경계의 수용체와 정보전달

	수용체	수용체 서브타입	세포 내 정보전달계	주요 기능
콜린성	N	N_M	이온통로 내장형(주로 Na^+ 유입 → 탈분극)	신경근 접합부에 국한하여 존재하며 뼈대근육을 수축
		N_N	이온통로 내장형(주로 Na^+ 유입 → 탈분극)	자율신경절, 중추신경절에 국한하여 존재하며 흥분전도를 촉진
	M	M_1	PI 대사회로 항진[*1](세포 내 Ca^{2+} 농도 상승)	중추나 신경절의 탈분극
		M_2	아데닐사이클라아제 활성억제(cAMP 합성억제, 세포 내 Ca^{2+} 농도 저하)	심박수 감소, 전도속도 감소, 심근수축력 저하
		M_3	PI 대사회로 항진(세포 내 Ca^{2+} 농도 상승)	기관지 수축, 위장관 수축, 외분비촉진, 혈관 이완[*2](내피세포 내에서 NO 합성 촉진에 따름)
아드레날린성	α	α_1	PI 대사회로 항진(세포 내 Ca^{2+} 농도 상승)	혈관 수축, 동공확대
		α_2	아데닐사이클라아제 활성억제(cAMP 합성억제, 세포 내 Ca^{2+} 농도 저하)	노르아드레날린 유리 억제
	β	β_1	아데닐사이클라아제 활성화(cAMP 합성 촉진)	심기능 항진(수축력 확대, 심박수 증가)
		β_2	아데닐사이클라아제 활성화(cAMP 합성 촉진)	기관지 이완, 혈관 이완, 위장관 이완, 글리코겐 분해촉진
		β_3	아데닐사이클라아제 활성화(cAMP 합성 촉진)	지방 분해촉진, 혈관 이완

*1 PI : 이노시톨인지질(inositol phospholipid)

*2 혈관 민무늬근육 세포막에는 M_3가 분포하고 있어서 아세틸콜린이 민무늬근육에 직접 작용한 경우 혈관은 수축한다. 그러나 내피세포막 위에는 M_3수용체가 분포하여 혈관 내강에서 M_3수용체를 자극한 경우 NO 합성이 촉진된다. 이 NO를 통해 혈관이완반응이 발생한다. 정상적으로는 내피세포를 통한 이완 작용이 훨씬 강력하다. 만일, 혈관손상에 의해 내피세포가 벗겨지거나 기능이 상실되어 NO를 합성할 수 없게 되면 혈관은 수축하게 된다(p.181 참조).

자율신경계의 수용체

아세틸콜린이 결합하는 수용체를 **콜린수용체**(cholinergic receptor)라고 하며, 여기에는 무스카린수용체와 니코틴수용체가 있다. 이 수용체들의 복잡한 이름과 구분은 약리학(pharmacology) 연구의 역사에서 중요한 의미를 갖기 때문에 아래에 자세히 설명한다.

광대버섯이라고 하는 독버섯에 함유된 성분인 무스카린(muscarine)에 특이적으로 반응하는 것을 무스카린 유사 작용, 그 수용체를 **무스카린수용체**(M수용체, muscarinic receptor)라고 한다. M수용체는 G단백질 결합형이다(p.39 참조). M수용체는 약물에 대한 친화성 차이에 따라 $\mathbf{M_1}$, $\mathbf{M_2}$, $\mathbf{M_3}$의 3종류 서브타입으로 분류되며, 무스카린 유사 작용이 이루어지는 장소인 부교감신경 효과기관에 분포하고 있다. 그 밖에 신경절이나 중추신경에도 다량으로 존재하며 신경전달에 관여하고 있다.

M_2수용체는 주로 심장에 분포하여 억제적으로 작용하며, M_3수용체는 주로 소화관 민무늬근육이나 샘에 분포하여 소화관 활동을 활발하게 하도록 작용한다.

담뱃잎에 함유된 성분인 니코틴(nicotine)에 특이적으로 반응하는 것을 니코틴 유사 작용, 그 수용체를 **니코틴수용체**(N수용체, nicotinic receptor)라고 한다. N수용체는 이온통로 내장형이며(p.42 참조) Na^+을 통과시킨다. N수용체는 N_N과 N_M으로 분류되는데, **$\mathbf{N_N}$수용체**는 자율신경절과 중추신경계에 존재하는 타입이고, **$\mathbf{N_M}$수용체**는 운동신경에 지배되는 뼈대근육에 존재하는 타입으로 뼈대근육의 수축에 관여한다.

한편, 노르아드레날린이 결합하는 수용체를 **아드레날린수용체**(adrenergic receptor)라고 한다. 아드레날린수용체는 모두 G단백질 결합형이다(p.39 참조). 아드레날린수용체는 크게 **α수용체**와 **β수용체**로 나뉘며, 나아가 α수용체는 $\boldsymbol{\alpha_1}$, $\boldsymbol{\alpha_2}$의 2종류, β수용체는 $\boldsymbol{\beta_1}$, $\boldsymbol{\beta_2}$, $\boldsymbol{\beta_3}$의 3종류 서브타입으로 나뉜다.

알퀴스트(Ahlquist, 1948년)는 혈관 민무늬근육이나 심장근육 등에 대한 주로 3가지 카테콜아민[노르아드레날린(Nor), 아드레날린(Adr), 이소프로테레놀(Isp)]의 반응강도 차이에 근거하여 반응강도가 Adr > Nor > Isp 순서인 수용체를 α수용체, Isp > Adr > Nor 순서인 수용체를 β수용체로 명명했다. 그 후 α와 β의 2종류만으로는 설명할 수 없는 것을 발견하여 결국 α_1, α_2와 β_1, β_2, β_3의 서브타입으로 분류하기에 이르렀다.

아드레날린수용체는 교감신경 지배 기관의 세포막 위나 교감신경종말에 분포한다. α_1수용체는 주로 혈관 민무늬근육에 존재하여 혈관수축에 관여하고, α_2수용체는 주로 교감신경종말에 존재하여 노르아드레날린의 과잉 유리를 억제하는 음성되먹임(negative feedback)을 하는 자가수용체(autoreceptor)이다. β_1수용체는 주로 심장기능 항진에, β_2수용체는 혈관이나 기관지 민무늬근육에 분포하여 이들의 확장작용에 관여하고 있다. β_3수용체(감수성은 Nor > Adr)는 주로 지방세포에 작용하여 지방의 분해 촉진에 관여한다. 최근 β_3수용체를 자극하는 작용제는 체중감소를 일으키는 약물로서 기대를 받고 있다.

노르아드레날린, 아드레날린, 이소프로테레놀은 대표적인 카테콜아민이다. 이 중에 노르아드레날린 은 α_1, α_2, β_1, β_3수용체에 결합하여 활성화하지만, β_2수용체에는 결합하지 않으므로 민무늬근 확장작용을 일으키지 않는다. 아드레날린은 α_1, α_2, β_1, β_2, β_3의 모든 수용체에 결합하여 활성화한다. 노르아드레날린이나 아드레날린처럼 몸에서 만들어지지는 않고 약물로 합성된 이소프로테레놀은 β_1, β_2수용체에 결합하여 활성화한다.

자율신경계 수용체의 분포와 반응

효과기관		교감신경계		부교감신경계	
		수용체	반응	수용체	반응
눈	동공확대근 동공조임근 섬모체근	α_1 – β_2	수축(동공확대) 이완	– M_3 M_3	 수축(동공수축) 수축
심장	굴심방결절 방실결절 심근	β_1 β_1 β_1	심박수 증가 전도속도 증가 수축력 확대	M_2 M_2 M_2	심박수 감소 전도속도 감소 수축력 저하
혈관	심장혈관 피부, 점막 복부내장 뼈대근육 콩팥(신장)	α_1, β_2 α_1, β_2 α_1, β_2 α_1, β_2 α_1, β_2	수축, 이완(우위; β_2) 수축, 이완(β_2) 수축, 이완(β_2) 수축, 이완(β_2) 수축(우위), 이완(β_2)	M_3 M_3 M_3 M_3 M_3	이완 이완 이완 이완 이완 NO 등 혈관이완인자에 의존
내피세포				M_3	NO 등 혈관이완인자 합성촉진
허파	기관지 민무늬근육 기관지분비	β_2 β_2	이완 증가	M_3 M_3	수축 촉진
소화관	위, 장관 민무늬근육 조임근	α_2, β_2 α_1	이완 수축	M_3 M_3	수축 이완
비뇨계	비뇨근 삼각부, 조임근	β_3 α_1	이완 수축	M_3 M_3	수축 이완
대사	간 지방세포 콩팥(신장) 이자 소엽 섬(β세포)	β_2 β_2 β_3 β_1 α α_2, β_2	당신생 글리코겐 분해 지방 분해 레닌 유리촉진 분비억제 분비억제, 분비촉진(β_2)	– – – – – –	
침샘		α_1 β	분비촉진 아밀라아제 분비촉진	M_3 –	분비촉진
피부	땀샘 털세움근	M, α_1 α_1	분비촉진 수축	– –	

memo

5

내분비

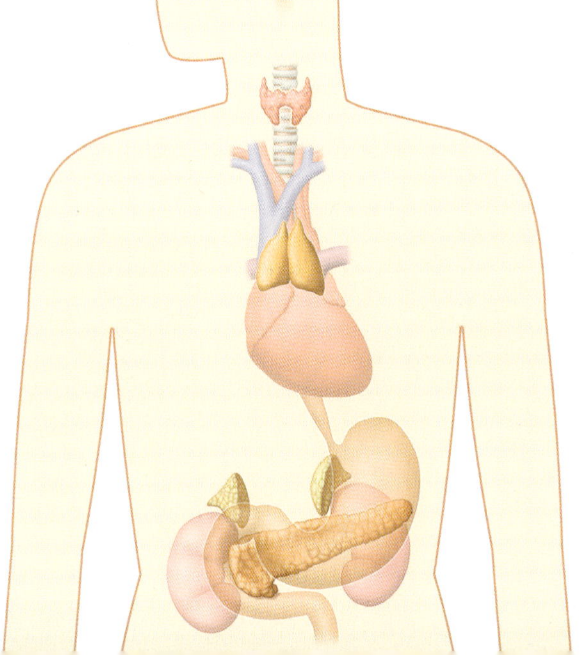

1. 내분비계의 특징

생체의 조절(정보전달)계는 신경계, 내분비계, 면역계로 크게 나뉜다.
내분비계는 분비를 위한 도관을 갖지 않아 호르몬은 혈중으로 분비되어 표적세포까지 운반된다.
신경의 축삭을 통해 분비되는 신경내분비도 있다.

내분비기관

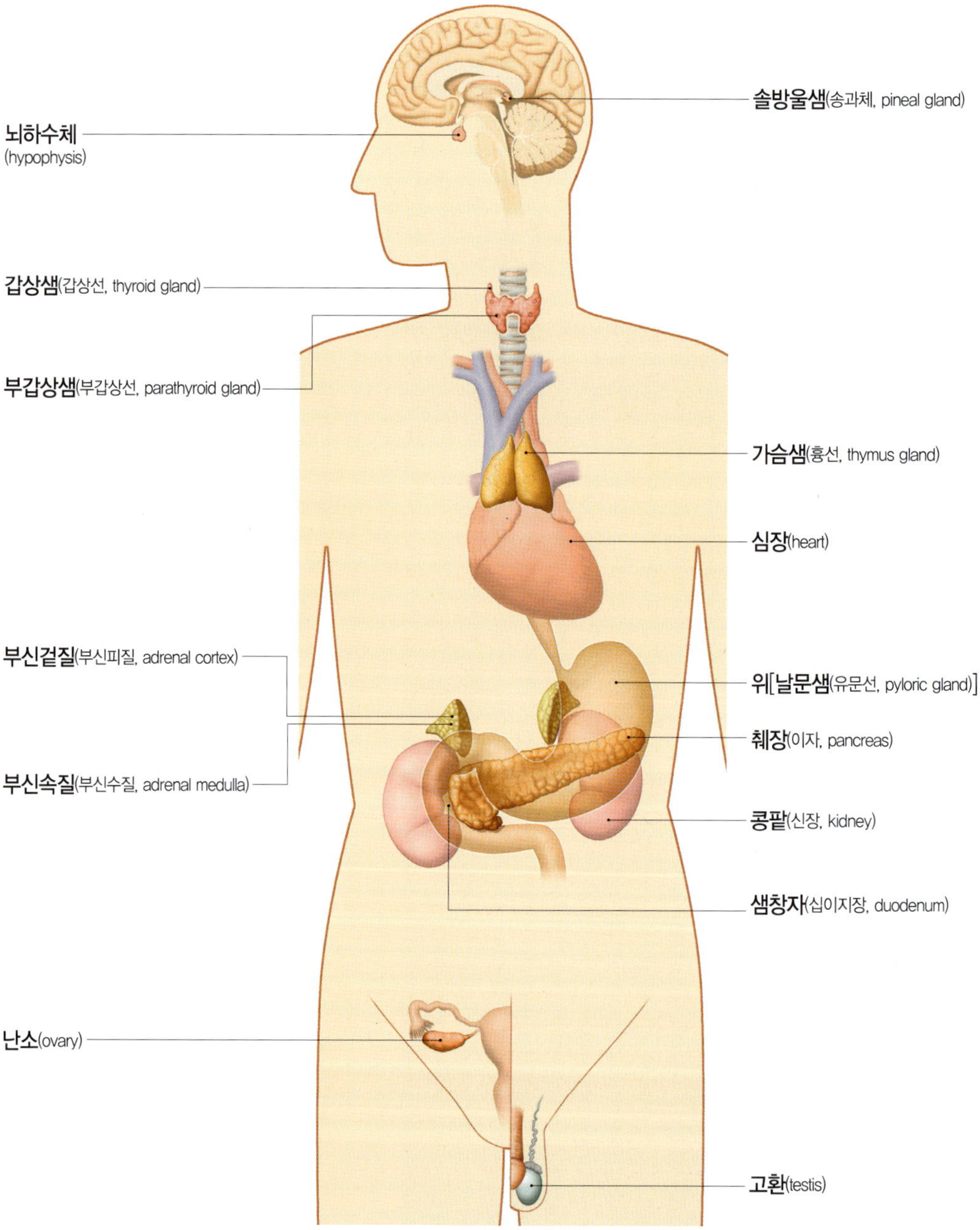

내분비란?

생체의 조절계는 크게 **신경계**(nervous system), **내분비계**(endocrine system), **면역계**(immune system)로 나뉘며, 이들은 서로 영향을 끼치고 있다. 신경계는 활동전위에 의한 정보전달, 내분비계 및 면역계는 화학물질에 의한 정보전달을 통해 조절된다. 내분비에 의한 조절을 체액조절(humoral regulation)이라고도 하는데, 이 장에서는 내분비에 대해 설명하겠다.

분비는 **내분비**(internal secretion)와 **외분비**(external secretion)로 나뉜다. 췌장(이자, pancreas)를 예로 들면 랑게르한스섬(islands of Langerhans)에서 분비되는 인슐린(insulin)이나 글루카곤(glucagon)은 내분비이고, 소화관에서 분비되는 췌장액(이자액, pancreatic juice)은 외분비이다. 외분비에서는 분비세포에서 나온 분비물질이 도관을 통해 체외로 나가서 작용한다(소화관 내강은 우리 몸의 외부와 직접 통하므로 체외이다). 한편, 내분비에서는 분비세포에서 나온 분비물질(호르몬, hormone)이 도관이 아니라 혈관으로 들어가 혈액에 의해 운반되어 표적으로 하는 세포나 기관에 작용한다. **신경분비**(neurosecretion)라고 하여 혈관이 아닌 신경의 축삭(axon)을 통해 어느 정도 운반되는 분비물질도 있다. 다만, 이 경우도 축삭 말단은 혈관에서 끝나며 호르몬은 최종적으로 혈액에 의해 운반되므로 넓은 의미에서는 내분비라고 할 수 있다.

호르몬 대부분은 세포의 정보전달에서 **제1메신저**(first messenger)이며, 세포막수용체에 결합하여 세포 내에 cAMP, Ca^{2+}, IP_3 등의 **제2메신저**(second messenger)를 생산한다. 각각의 제2메신저를 생산하는 효소(enzyme)가 있고 수용체(receptor)와 효소는 **G단백질**(G protein)에 의해 연결되어 있다.

내분비와 신경의 정보전달

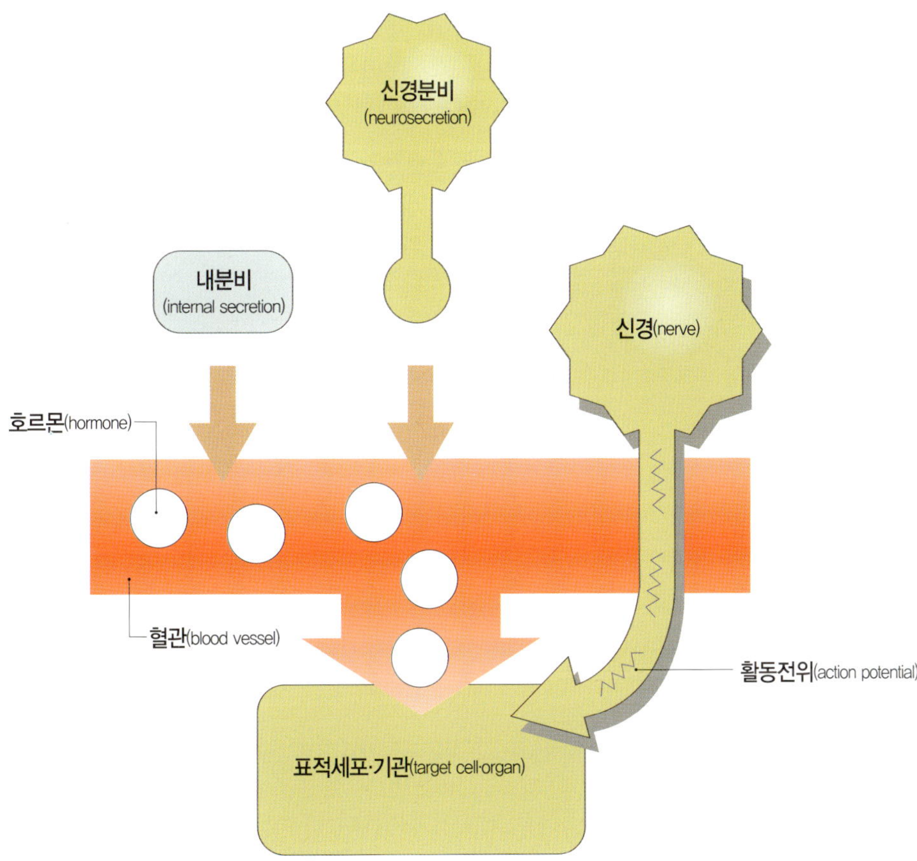

수용체와 효소 및 G단백질의 연계(대사조절형수용체)

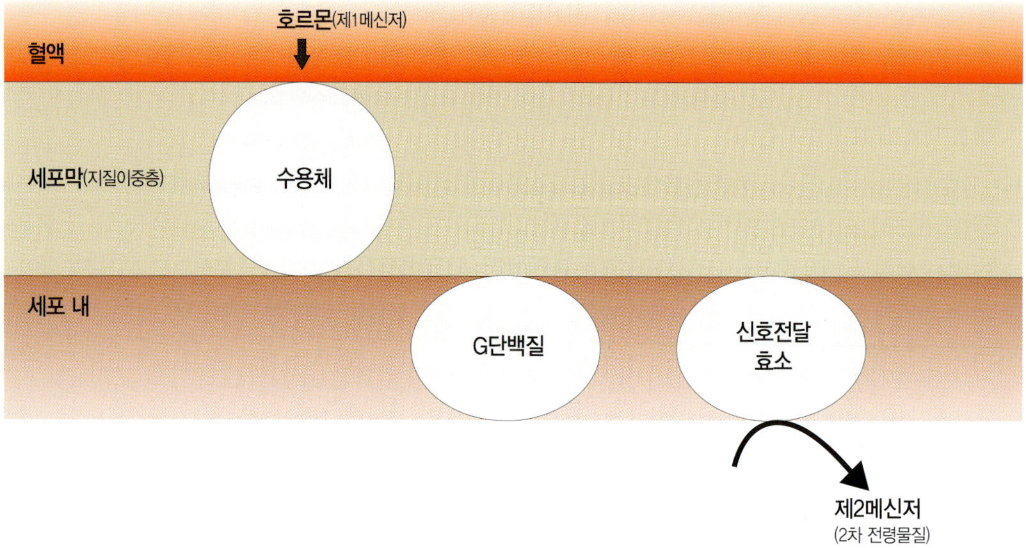

호르몬의 발견

히포크라테스(Hippocrates, 460~375 B.C.) 시대에도 호르몬에 의한 작용은 알려졌으나 당시는 '액성물질'이라는 신비의 물질로 보았지 그 실체는 밝혀지지 않았다. 호르몬의 존재가 밝혀진 것은 20세기에 들어서였다.

가장 처음 발견된 호르몬은 **세크레틴**(secretin)으로, 1902년 베일리스(W.M. Bayliss, 1860~1924)와 스탈링(E.H. Starling, 1866~1927)에 의해 그 생리기능이 해명되었다. 그 발견은 당시 파블로프(I.P.Pavlov, 1849~1936)로 대표되는 신경생리학이 대세를 이루던 상황으로, 신경을 절단해도 기능하는 조절계가 있음을 증명했다.

베일리스와 스탈링은 세크레틴의 발견 외에도 베일리스의 효과(Bayliss effect; 혈압 상승에 의한 신장혈류량의 저하), 스탈링의 가설(Starling's hypothesis; 모세혈관에서 물의 이동), 스탈링의 심장법칙(Starling's law of the heart; 정맥환류량이 많을수록 심박출량이 많음) 등으로 생리학사에 이름을 남겼다.

호르몬과 하루변이

호르몬 분비에는 하루주기리듬(circadian rhythm)이라고 하는 하루변이(일중변동, diurnal variation; 하루 중에서 분비량이 변화하는 것)가 있다. 부신겉질자극호르몬이나 당류코르티코이드는 오전 중에 최대로 분비된다. 오후에는 분비가 약해지고 그 이후는 2~3시간 간격으로 분비된다. 따라서 수면부족이나 밤샘 등의 변화는 스트레스가 되어 이들 하루변이의 리듬을 흩트려서 신체의 다른 장기에 다양한 영향을 미치게 된다.

내분비기관에서 분비되는 호르몬과 그 기능

분비기관	분비 호르몬	주요 표적기관	주요 기능
시상하부	갑상샘자극호르몬분비호르몬	뇌하수체 전엽	갑상샘호르몬의 분비자극
	부신겉질자극호르몬분비호르몬	뇌하수체 전엽	부신겉질호르몬의 분비자극
	성장호르몬분비호르몬	뇌하수체 전엽	성장호르몬의 분비자극
뇌하수체 전엽	갑상샘자극호르몬	갑상샘	갑상샘호르몬의 분비촉진
	부신겉질자극호르몬	부신겉질	부신겉질호르몬의 분비촉진
	난포자극호르몬	난소, 고환	난소, 고환의 생식세포 성장촉진
	황체형성자극호르몬	난소, 고환	난소, 고환의 생식세포 성장촉진
갑상샘	갑상샘호르몬	온몸	기초대사촉진, 성장촉진
	칼시토닌	뼈, 콩팥	칼슘이온의 배설촉진
부갑상샘	부갑상샘호르몬	뼈, 콩팥	인산염의 배설촉진, 혈중 칼슘이온 상승 유도
부신겉질	당류코르티코이드	온몸	간에서 당신생촉진
	염류코르티코이드	콩팥	염분농도와 수분 균형 유지
	부신안드로겐	온몸	남성 성기발달, 체모 증가
부신속질	아드레날린	뼈대근육, 심장근육, 혈관, 지방세포 등	근육수축 촉진, 심박수 증가, 소화관운동 저하, 지방분해촉진
	노르아드레날린	뼈대근육, 심장근육, 혈관, 지방세포 등	심박수 증가, 소화관운동 촉진, 지방분해촉진
췌장	인슐린	간, 근육, 지방세포 등	포도당의 합성촉진, 지방조직에서 당 흡수촉진
	글루카곤	간, 지방세포	포도당의 분해촉진, 혈당치 상승
	소마토스타틴	랑게르한스섬	성장호르몬 분비억제, 인슐린, 글루카곤의 분비억제
난소	에스트로겐	생식기 등	난포의 발육, 제2차 성징을 촉진, 자궁점막 증식
	프로게스테론	생식기 등	기초체온 상승
고환	테스토스테론	생식기 등	근육증대, 체모 증가

우리가 관찰하는 어떤 호르몬의 효과는 대부분 여러 조직에 대한 다중적인 효과의 총합이라는 점이다. 반대로 한 가지 주요 지표 (예: 혈당치 (blood sugar))를 조절하기 위해서도 여러 종류의 호르몬들이 함께 관여하고 있다. 공부하는 학생의 입장에서는 혼란스러울지 모르지만, 호르몬 한가지가 하나의 생리적 역할을 맡고 있다는 식의 관점은 지나친 단순 지식이다.

2. 호르몬의 화학구조

호르몬은 화학구조에 따라 크게 펩티드호르몬, 스테로이드호르몬, 아민·아미노산호르몬의 3종류로 나뉜다. 호르몬수용체는 호르몬이 수용성이라면 세포막에, 지용성이라면 핵 내 또는 세포질에 존재한다.

호르몬의 화학구조에 따른 분류

호르몬은 화학구조에 따라 크게 펩티드호르몬, 스테로이드호르몬, 아민·아미노산호르몬의 3종류로 분류된다.

펩티드호르몬(peptide hormone)은 수용성(hydrophilic)으로 호르몬수용체는 세포막(plasma membrane)에 있다. 아미노산이 펩티드결합(peptide bond)으로 연결된 트리펩티드, 올리고펩티드, 폴리펩티드가 있다. 아미노산의 수는 최소 3개에서 단백질 크기에 상당하는 40개 이상까지 있다.

스테로이드호르몬(steroid hormone)은 콜레스테롤(cholesterol)을 골격에 가지는 호르몬으로, 코르티코이드(corticoid)와 성호르몬(sex hormone)이 있다. 콜레스테롤은 지용성(lipophilic)이므로 스테로이드호르몬은 세포막을 통과한다. 따라서 호르몬수용체는 핵 또는 세포질에 있다.

아민·아미노산호르몬(amine·amino acid hormone)에는 아민(-NH_2)호르몬으로서 아드레날린(adrenaline), 노르아드레날린(noradrenaline), 도파민(dopamine) 등의 카테콜아민(catecholamine)이 있다. 카테콜아민은 카테콜기[$C_6H_4(OH)_2$]라는 지용성 부분을 가지지만, 2개의 OH기가 수용성이어서 전체로서는 수용성이 되어 펩티드호르몬과 마찬가지로 세포막에 있는 호르몬수용체와 결합한다. 아미노산호르몬에는 갑상샘호르몬(thyroid hormone; T_3, T_4)이 있다. 아미노산은 본래 수용성이지만 갑상샘호르몬은 벤젠고리를 2개나 가진 화합물이어서 지용성을 띤다. 스테로이드호르몬과 마찬가지로 세포막을 통과하며 호르몬수용체는 핵에 있다.

화학구조에 따른 호르몬의 분류

분류	종류	성질	수용체의 위치
펩티드호르몬	시상하부호르몬, 소화관호르몬 등	수용성	세포막
스테로이드호르몬	당류코르티코이드	지용성	세포막
스테로이드호르몬	염류코르티코이드	지용성	핵
스테로이드호르몬	성호르몬	지용성	핵
아민호르몬	카테콜아민	수용성	세포막
아미노산호르몬	갑상샘호르몬(T_3, T_4)	지용성	핵

각 호르몬수용체의 위치

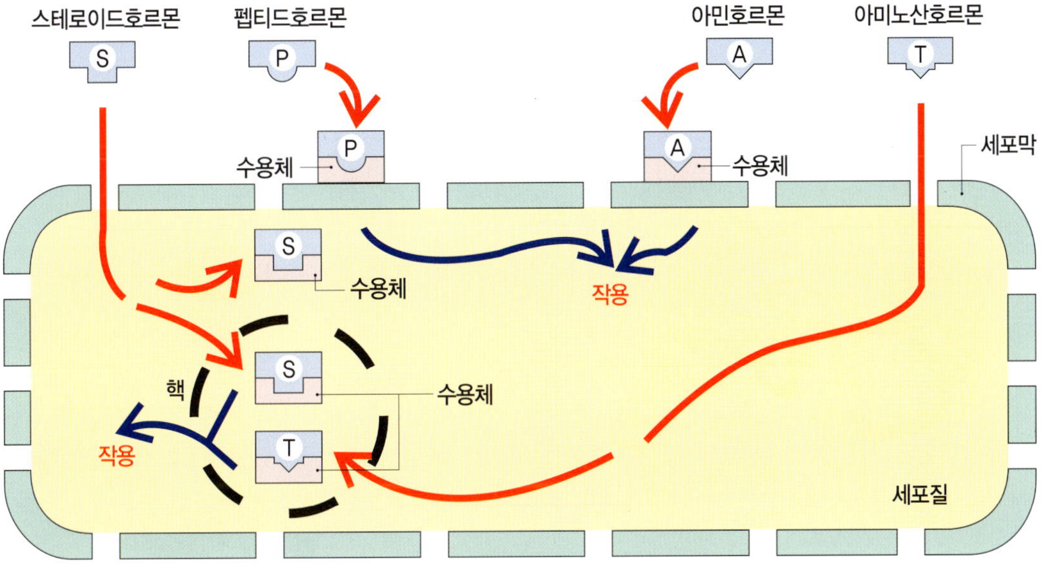

수용성 및 지용성 호르몬의 작용기전

【수용성 호르몬】

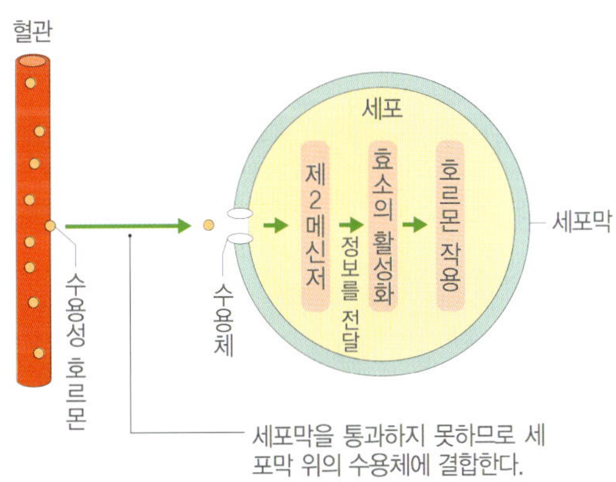

수용성 호르몬은 세포막을 통과할 수 없으므로 세포막 위에 있는 수용체에 결합하여 신호를 전달한다. 그러면 세포 내의 제2메신저가 세포 내 네트워크에 신호를 전달하여 수용성 호르몬의 효과가 나타난다.

【지용성 호르몬】

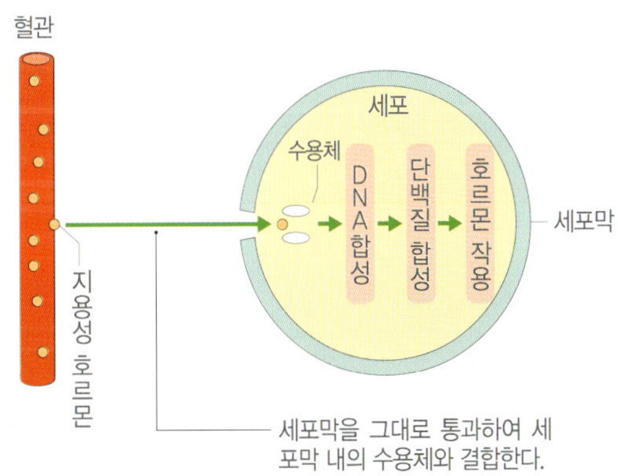

지용성 호르몬은 세포막을 통과하여 세포질 내의 수용체와 결합한 후 핵 안으로 이동하여 DNA와 결합해서 유전자 전사를 촉진한다. 그 결과 목적으로 하는 단백질의 유전암호해독(translation)을 통해 합성된다.

혈액에서 호르몬의 운반

대부분의 경우 혈장단백과 결합한 상태로 이동하며, 실제로 혈관밖에서 표적세포에 작용하려면 결합이 풀린 형태로 빠져나간다. 이처럼 Free hormone들만이 실제로 작용을 할 수 있음에도 불구하고 결합된 형태가 혈중 호르몬의 대부분을 차지하는 이유는 무엇일까? 만약 단백질에 결합해있지 않다면 신장순환 과정에서 대부분 여과되어 오줌으로 빠져나갈 것이고, 간 순환 과정에서 대사되어 파괴될 수도 있다. 결국 분비된 다음에 혈중을 돌면서 천천히 작용할 수 있는 일종의 저장 상태로 순환하는 것이다.

호르몬은 영구히 작용하지 못하고, 간에서 대사되거나 신장을 통하여 배설된다. 따라서, 간이나 신장질환이 있는 경우에는 종종 혈중 호르몬 농도가 비정상적으로 상승하여 내분비 기능 이상을 보이기도 한다.

3. 내분비의 계층적 조절

내분비의 중추는 시상하부에 있다.
시상하부호르몬은 분비호르몬으로 뇌하수체 전엽에 작용하여 자극호르몬을 방출시키고,
뇌하수체 전엽 호르몬은 자극호르몬으로 내분비샘에 작용하여 호르몬 분비를 자극한다.
내분비샘은 호르몬을 분비하고 이 호르몬은 혈액을 통해 표적기관까지 운반되어 생리작용을 발휘한다.

내분비의 계층적 조절

내분비의 중추는 **시상하부**(hypothalamus)에 있다. 시상하부에서 분비되는 시상하부호르몬(hypothalamic hormone)은 다른 호르몬의 분비를 자극하는 호르몬의 분비를 일으키는 가장 상위 단계이며 **분비호르몬**(releasing hormone, RH)이라 불리며, **뇌하수체 전엽**(pituitary anterior lobe)에 작용하여 뇌하수체 전엽 호르몬을 방출시킨다(방출을 억제하는 호르몬도 있다).

뇌하수체 전엽 호르몬은 **자극호르몬**(stimulating hormone, SH)으로, 각 내분비샘(내분비선, endocrine gland)에 작용하여 각각의 호르몬을 분비시킨다. 자극호르몬의 작용으로 분비된 각 호르몬은 각각의 표적기관(target organ)에 작용하여 생리작용을 발휘한다.

어떤 호르몬이 과잉이 되면 그 호르몬이 시상하부 혹은 뇌하수체 전엽에 작용하여 분비호르몬 혹은 자극호르몬의 분비가 억제된다(p.129 참조). 내분비 조절에서는 이러한 **음성되먹임**(negative feedback)이 일반적인데, 에스트로겐(estrogen)에 의한 황체형성호르몬의 대량분비(**LH** surge)는 예외적으로 **양성되먹임**(positive feedback)에 의한 조절이다(p.137 참조).

내분비의 계층적 조절(갑상샘호르몬의 예)

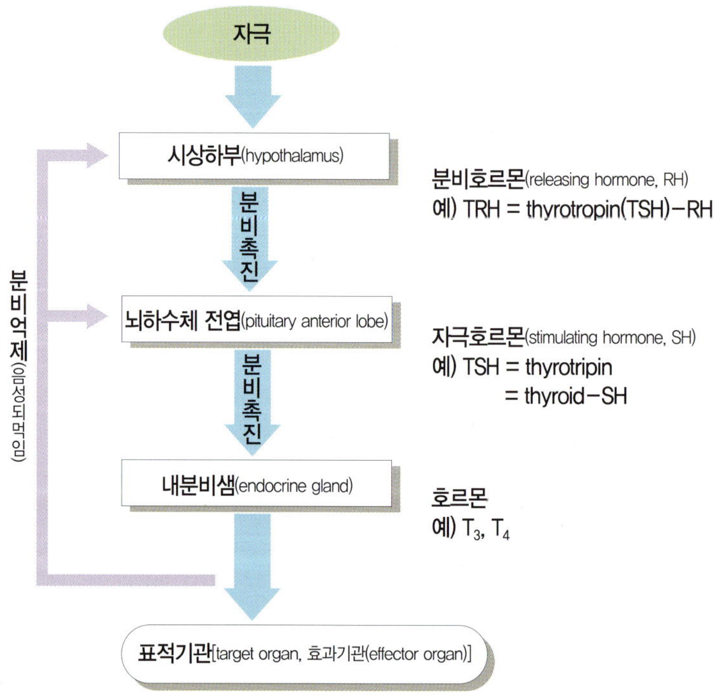

호르몬의 명칭

자극호르몬의 어미에 있는 tropin은 trop+in의 합성어이다. trop은 그리스어의 *trope*를 어원으로 하며 '…를 향하는 것'이라는 의미가 있다. *in*은 라틴어로 '촉진시키는 물질'의 어미에 붙는다(예를 들어 insulin). 호르몬에는 in으로 끝나는 단어가 많은데, 이들 모두 촉진시키는 물질이라는 의미를 가진다. 반대로 on으로 끝나는 단어는 억제하는 물질의 의미가 있다.

부신겉질자극호르몬(adrenocorticotropic hormone, ACTH)의 어원은 그리스어로 *ad*가 가까이의, *reno*가 콩팥, *cortico*가 피질을 의미한다. *gonado*는 그리스어로 생식샘을 의미한다.

*pro*는 그리스어로 '…에 찬성'이라는 의미가 있다. *lact*는 젖, *in*은 촉진시키는 물질을 의미하므로 prolactin은 젖분비를 촉진시키는 물질이다.

또한, 당뇨병(diabetes mellitus)에서 그리스어로 *diabetes*는 영어의 siphon에 상당하여 넘치듯이 소변이 나오는 것을 가리킨다. *mellit*는 라틴어로 벌꿀을 의미한다. 한편, 요붕증(diabetes insipidus)에서 *insipid*에는 라틴어로 무미(맛이 없음, 無味)의 의미가 있다.

참고로 그리스어로 vasopressin의 *vaso*는 혈관, *press*는 억제하다는 의미가 있다. *in*은 촉진시키는 물질을 가리키므로 결국 vasopressin에는 혈관수축물질이라는 의미가 있다.

oxytocin의 *oxy*에는 그리스어로 예리하다고 하는 의미가 있다. 마찬가지로 *toco*에는 그리스어로 분만의 의미가 있다. *in*은 tropin 등과 마찬가지로 촉진시키는 물질을 의미하므로, 즉 oxytocin에는 '예리하게 분만을 촉진시키는 물질'이라는 의미가 있다. 덧붙여 산소(oxygen)는 예리하게 혀를 자극하는 신맛의 성질이라는 의미에서 유래한다.

시상하부호르몬의 종류

시상하부호르몬 중 **분비호르몬**은 갑상샘자극호르몬분비호르몬(thyroid-stimulating hormone-releasing hormone, TRH), 코르티코트로핀분비호르몬(corticotropin-releasing hormone, CRH), 생식샘자극호르몬분비호르몬(gonadotropin-releasing hormone, GnRH), 성장호르몬분비호르몬(growth hormone-releasing hormone, GHRH), 프로락틴분비호르몬(prolactin-releasing hormone, PRH) 및 멜라닌세포자극호르몬분비호르몬(melanocyte-stimulating hormone-releasing hormone, MRH)이다. 시상하부호르몬은 시상하부의 신경핵에서 만들어져 축삭을 통해 운반되어 뇌하수체 전엽에 작용해서 자극호르몬을 방출시킨다.

분비호르몬은 모두 펩티드호르몬이다. TRH는 불과 3개의 아미노산으로 이루어지는 트리펩티드로, 현재 알려져 있는 호르몬 중에서 가장 작다. 한편, CRH는 41개의 아미노산, GHRH는 44개의 아미노산으로 이루어지는 폴리펩티드로, 단백질이라고 해도 될 정도로 고분자화합물이다.

또, 시상하부호르몬에는 프로락틴억제호르몬(prolactin release-inhibiting hormone, PIH), 성장호르몬억제호르몬(growth hormone-inhibiting hormone, GHIH)의 **억제호르몬**(inhibiting hormone, IH)도 있다.

시상하부호르몬

	약 어	명 칭	생리작용
분비호르몬	TRH	thyroid-stimulating hormone(TSH)-releasing hormone, 갑상샘자극호르몬분비호르몬	TSH의 분비자극
	CRH	corticotropin-releasing hormone, 코르티코트로핀분비호르몬	ACTH의 분비자극
	GnRH	gonadotropin(FSH, LH)-releasing hormone, 생식샘자극호르몬분비호르몬	FSH 및 LH의 분비자극
	GHRH	growth hormone(GH)-releasing hormone, 성장호르몬분비호르몬	GH의 분비자극
	PRH	prolactin(PRL)-releasing hormone, 프로락틴분비호르몬	PRL의 분비자극
억제호르몬	PIH	prolactin release-inhibiting hormone, 프로락틴억제호르몬	PRL의 분비억제
	GHIH (somatostatin)	growth hormone-inhibiting hormone, 성장호르몬억제호르몬	GH의 분비억제

뇌하수체 전엽 호르몬의 종류

뇌하수체 전엽 호르몬에는 갑상샘자극호르몬(thyroid-stimulating hormone, TSH), 부신겉질자극호르몬(부신피질자극호르몬, adrenocorticotropic hormone, ACTH), 생식샘자극호르몬[난포자극호르몬(follicle-stimulating hormone, FSH), 황체형성호르몬(luteinizing hormone, LH)], 성장호르몬(growth hormone, GH) 및 프로락틴(prolactin, PRL)의 5가지가 있다. 이들 중에서 TSH, ACTH, FSH와 LH는 자극호르몬으로, 직접적인 생리작용은 나타내지 않는다. 이들은 내분비샘(갑상샘, 부신겉질, 난소, 고환)을 자극하여 각각 갑상샘호르몬, 부신겉질호르몬, 난소호르몬, 고환호르몬을 분비시킨다. GH 및 PRL은 자극호르몬이 아니라 그 자체가 생리작용을 발휘하는 최종적인 호르몬으로, 이러한 호르몬을 **효과기호르몬**(effector hormone)이라고 한다. GH는 소마토트로핀(somatotropin)이라고도 불린다.

성장호르몬

신체 성장의 최종 수준은 유전적 특성이 결정하지만, 환경과 영양 등도 상당히 큰 영향을 준다. 신장의 증가와 관련된 호르몬들도 다양하다. Growth hormone (GH), insulin-like growth factor (IGF), insulin, thyroid hormone, glucocorticoid, androgen, estrogen 등이 직-간접적으로 영향을 미친다.

성장호르몬 (GH)은 거의 모든 조직의 성장을 촉진시키나 특히 골격과 골격근이 주 표적기관이 된다. GH은 직접 작용 외에도, 인슐린양 성장인자(IGF 또는 somatomedin으로 불림)의 분비를 촉진하며, IGF를 통한 단백질합성과 성장 촉진의 간접효과가 실제 성장에 중요하다.

GH 분비가 깊은 수면 시간대에 많이 관찰된다. 성장기에 숙면을 취하고 잠이 충분해야 키가 큰다는 말은 이런 근거가 있다. 운동과 식이도 중요한 자극이다. 혈중 성장호르몬 농도는 13~17세 즉 사춘기에 최고치를 보이다가 그 후에는 떨어져 일정한 수준을 유지한다.

GH은 단지 키를 크게하는 것이 아니라, 우리 몸의 에너지대사에 대한 조절작용도 중요하다. 골격근에서 단백질 합성을 촉진하는 반면 (인슐린과 유사) 당원(글리코겐, glycogen)분해를 통하여 포도당을 유리시킨다 (인슐린과 반대). 한편 지방조직(adipose tissue)에서 지방산도 해리시키기 때문에 (인슐린과 반대) 혈당과 지방산농도를 모두 높이는 효과가 있다. 어떤 면에서 보면, 근육과 키를 키우고 지방은 빼준다는 면에서 가장 바람직한 호르몬 같다.

성장호르몬의 분비이상: 아동기에 GH 분비가 결핍시에는 난쟁이(왜소증,dwarfism)가 된다. 아동기에 GH 분비가 과다하게 일어나면 거인증(giantism)이 된다. 하지만 성인이 되어 골단판(epiphyseal plates, 소위 성장판)이 닫힌 다음에 뇌하수체종양 같은 질환으로 GH분비가 과다하게 되면, 말단비대증(acromegaly)이 유발된다.

프로락틴(prolactin;젖분비호르몬)

전엽의 세포(lactotroph cell)에서 분비되는 펩티드 호르몬인 프로락틴의 작용을 한마디로 정의하면 젖샘 (유선)을 자극하여 젖 분비를 시작하고 유지시키는 작용이다. 분유 등 다른 영양공급원이 활용될 수 있는 인간의 경우에는 그 중요성이 간과되기 쉽지만, 생식과 자손의 유지라는 생명의 가장 근본적 목적을 수행하기 위해서 핵심적인 생리적 기능을 생각해보면 프로락틴 분비를 담당하는 내분비세포가 별도로 있는 것은 당연하다.

흥미롭게도 프로락틴은 난소에 대한 성선자극호르몬의 작용을 강력히 억제한다. 이에 따라 수유기간 중에는 무월경 상태가 지속되어 임신을 방지하는 효과를 가져온다. 이는 현재 돌보는 아기를 위해서 다음 임신을 막아준다는 면에서 합목적적이고 생리적인 무월경 (피임)상태라 하겠다.

뇌하수체 전엽 호르몬

약 어	명 칭	생리작용
TSH	thyroid-stimulating hormone(= thyrotropin), 갑상샘자극호르몬	갑상샘호르몬의 분비자극
ACTH	adrenocorticotropic hormone, 부신겉질자극호르몬	부신겉질호르몬의 분비자극
FSH	follicle-stimulating hormone, 난포자극호르몬	난소 : 난포의 발육을 자극 고환 : 정자형성 촉진
LH	luteinizing hormone, 황체형성호르몬	난소 : 배란 유도(LH 서지), 황체형성 고환 : 남성호르몬의 분비자극
GH	growth hormone, 성장호르몬	성장촉진
PRL	prolactin, 프로락틴, 젖분비호르몬	젖분비

뇌하수체의 위치와 형태

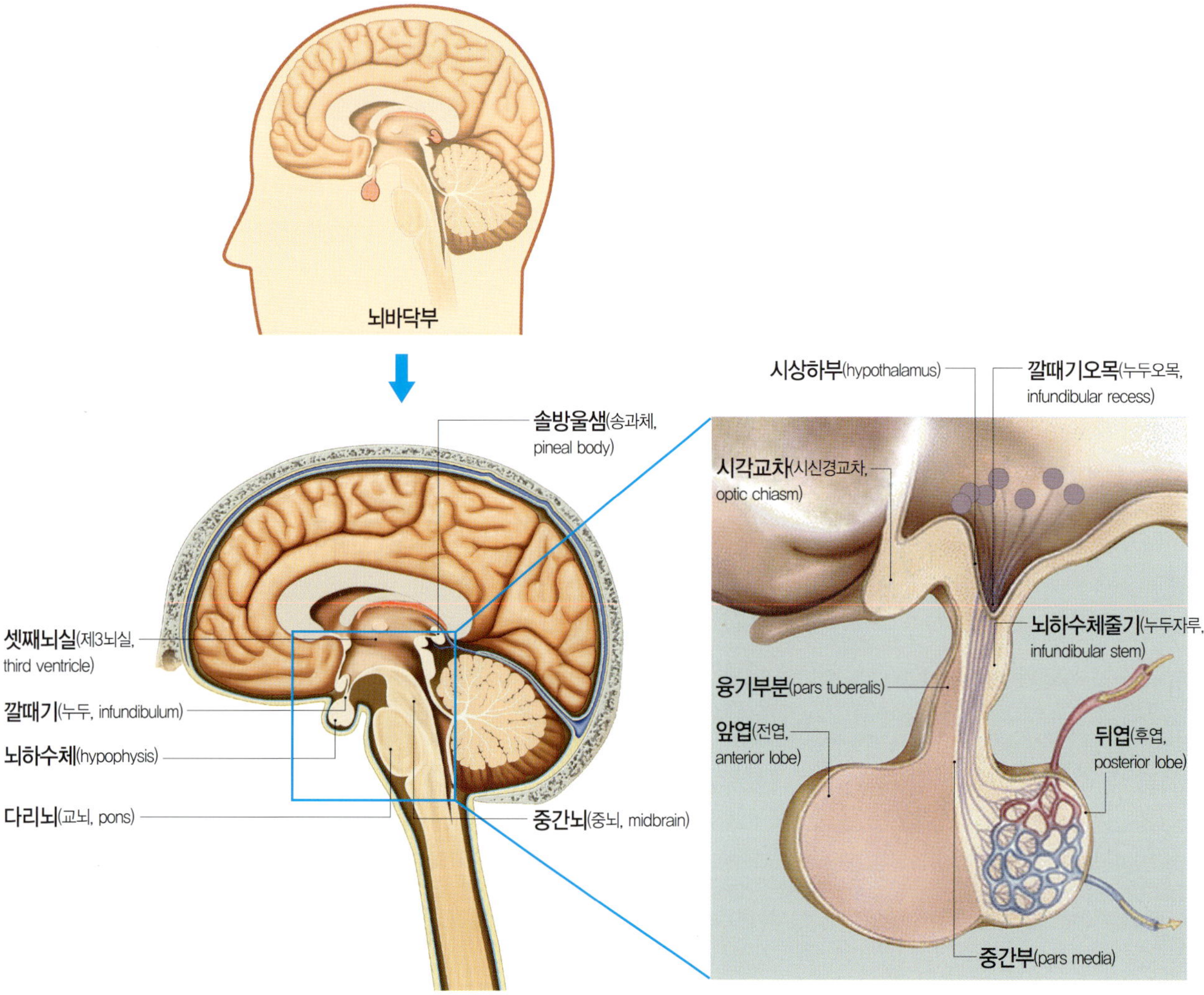

뇌바닥부 확대　　　뇌하수체오목 확대

뇌하수체 후엽 호르몬의 종류

뇌하수체 후엽 호르몬에는 **항이뇨호르몬**(antidiuretic hormone, **ADH**)과 **옥시토신**(oxytocin)이 있다. ADH와 옥시토신은 시상하부의 뇌실곁핵(실방핵, paraventricular nucleus)에서 만들어지며, 신경 축삭을 지나 뇌하수체 후엽(posterior pituitary)으로 운반되는 **신경호르몬**(neurohormone)이다(p.119 참조). ADH는 **바소프레신**(vasopressin)이라고도 불린다. 뇌하수체 후엽 호르몬은 자극호르몬인 전엽 호르몬(TSH, ACTH, FSH 및 LH)과 달리 내분비샘에 직접 작용하여 생리작용을 나타내는 호르몬이다. 그러한 의미에서 ADH와 옥시토신 모두 GH 및 PRL과 마찬가지로 **효과기호르몬**이라고 할 수 있다.

ADH는 신장의 먼쪽세관(원위세관, distal tubule) 및 집합관(collecting tube)에서 수분 투과성을 높여서 수분 재흡수가 증가하여 소변량을 감소시킨다. ADH의 분비가 저하되면 다량의 희석된 소변이 배설된다. ADH 분비가 심하게 저하된 질환을 **요붕증**(diabetes insipidus)이라고 하는데, 갈증(thirst), 다음(polydipsia), 다뇨

(polyuria)라는 증상으로 볼 때 당뇨병(diabetes mellitus, DM)과 유사하다. 즉, 당뇨병과 요붕증은 '다뇨'라는 공통점이 있지만, 소변에 당(글루코오스)이 나오느냐 나오지 않느냐의 차이가 있다. 3500년 전의 기록에 있다고 하는 당뇨병과 증상이 유사해서 요붕증에 이러한 이름이 붙었다.

옥시토신에는 ①분만 시 자궁 민무늬근육의 수축작용, ②수유 시 젖분비작용이 있다. ①의 작용은 난포호르몬인 에스트로겐(estrogen)에 의해 촉진되며, 황체호르몬인 프로게스테론(progesterone)에 의해 억제된다. ②의 작용은 영아가 젖꼭지를 빠는 자극이 옥시토신의 분비를 촉진시킨다.

인공합성 옥시토신은 출산을 위한 자궁수축이 약한 산모에게 투여하기도 한다. 또한 출산 후 출혈을 최소화하기 위하여 자궁수축을 유도하고 회복시키는 목적으로 처방하기도 한다.

옥시토신은 최근 심리적 경향에 대한 작용이 보고되면서 새로운 주목을 받고 있다. 애착이나 애정과 같은 감정형성을 촉진하며, 일종의 진통효과까지도 있다고 한다. 부모-자식, 연인과 부부, 밀접한 그룹내 동료의식과 연대감 등이 높은 경우 옥시토신이 높다고 한다. 심지어 옥시토신을 주입하면 위와 같은 감정형성이 강화된다는 보고들도 있다.

뇌하수체 후엽 호르몬

약 어	명 칭	생리작용
ADH	antidiuretic hormone, 항이뇨호르몬[= 바소프레신(vasopressin)]	먼쪽세관, 집합관의 수분 투과성 항진 → 소변량 감소 (ADH의 기능저하 : 요붕증)
OX	oxytocin, 옥시토신	① 자궁 민무늬근육의 수축작용 ② 젖분비작용

요붕증과 SIADH

혈장삼투압의 기준치는 약 290mOsm/kg H_2O이다. 삼투압 수용기는 시상하부에 있어 혈장삼투압이 이 수치보다 상승하면 ADH의 분비가 증가한다. 삼투압이 상승해도 ADH가 분비되지 않는 상태가 요붕증이다. 반대로 혈장삼투압이 이 수치보다도 낮은데도 ADH가 분비되는 상태가 항이뇨호르몬부적절분비증후군(syndrome of inappropriate secretion of antidiuretic hormone, SIADH)이다. 개념적으로 나타내면 다음의 그림과 같다.

● 혈장삼투압과 요붕증 및 SIADH의 관계

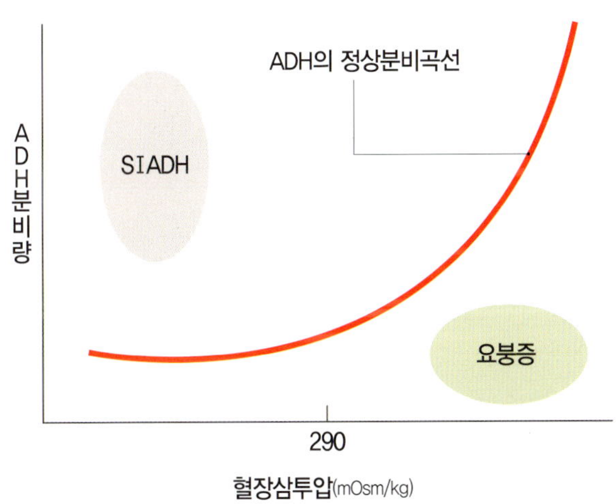

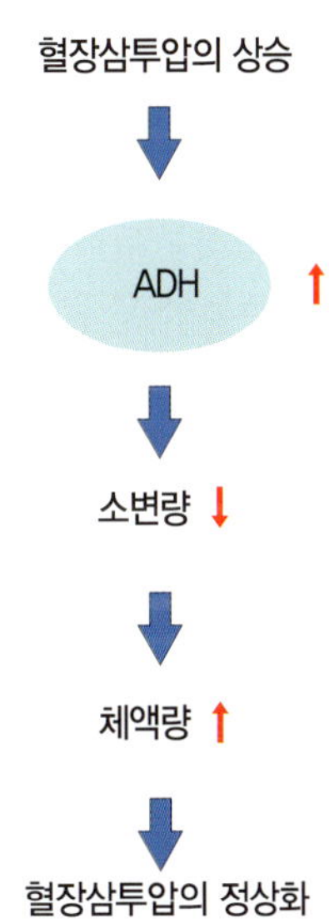

4. 부신겉질호르몬

주요한 부신겉질호르몬에는 당류코르티코이드와 염류코르티코이드가 있고 적기는 하나 안드로겐도 있다.
당류코르티코이드에는 코티솔과 코티손이 있고, 염류코르티코이드에는 알도스테론이 있다.
알도스테론의 과잉을 콘증후군(원발성알도스테론증)이라고 한다.

부신의 구조

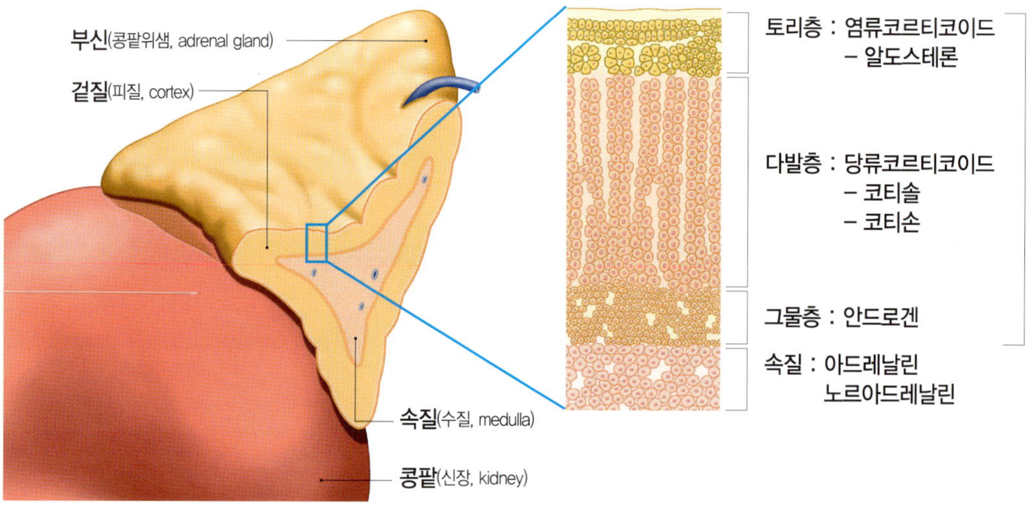

부신겉질호르몬의 종류

부신겉질호르몬(부신피질호르몬, adrenocortical hormone)에는 당류코르티코이드인 **코티솔**(cortisol), 코티손(cortisone), 염류코르티코이드인 **알도스테론**(aldosterone) 및 남성호르몬인 안드로겐(androgen)이 있다. 모두 스테로이드호르몬으로 각 호르몬의 생리작용을 정리하면 p.129의 표와 같다.

당류코르티코이드(glucocorticoid)는 부신겉질의 다발층(속상대, zona fasciculate)에서 합성되며, 코티솔과 코티손이 대표적이다. 코티솔은 히드로코티손(hydrocortisone)이라고도 불리며, 코티손 2개의 O 중 1개가 OH로 환원된 화합물이다. 코티솔의 주요 생리작용은 당신생(glyconeogenesis)과 항염증작용이다. 코티손의 주요 생리작용은 글리코겐 저장작용이다. 코티솔, 코티손 모두 ACTH의 자극으로 분비가 항진된다.

염류코르티코이드(mineralocorticoid)는 부신겉질의 토리층(사구대, zona glomerulosa)에서 합성되며, 알도스테론(aldosterone)이 대표적이다. 알도스테론의 주요 생리작용은 콩팥의 먼쪽세관에서 Na^+ 재흡수를 촉진하는 것이다. 알도스테론은 ACTH의 자극에 의한 분비항진은 적고 안지오텐신 II(angiotensin II)의 자극으로 분비가 항진된다(p.147 그림 참조). 부신겉질의 토리층 종양으로 알도스테론 분비가 항진하는 질환을 **콘증후군**(Conn's syndrome) 또는 **원발성알도스테론증**(primary aldosteronism)이라고 한다.

부신겉질호르몬

명 칭	분비세포의 위치	생리작용
코티솔(cortisol)	다발층	당신생, 항염증작용
코티손(cortisone)	다발층	글리코겐 저장작용
알도스테론(aldosterone)	토리층	먼쪽세관의 Na^+ 재흡수 촉진
안드로겐(androgen)	그물층	남성의 제2차성징 발현

스트레스호르몬

부신겉질호르몬은 당대사, 체액량 조절 등 생명유지의 근간에 관계하는 각종 기능을 담당하고 있어 생명 필수 호르몬이라고도 불린다. 한편, 코티솔은 면역억제작용 등도 있어 감염을 잘 일으키게 한다. 외부의 자극(**스트레스인자**, stressor)에 의해 코티솔 분비가 증가하므로 주의해야 한다. 스트레스인자가 있으면 시상하부에서 CRH가 분비되고 이에 따라 뇌하수체 전엽에서 ACTH가 방출되어 코티솔 분비가 촉진되므로 CRH를 스트레스호르몬(stress hormone)이라고 한다.

디히드로에피안드로스테론

디히드로에피안드로스테론(dehydroepiandrosterone, DHEA)은 부신겉질에서 분비되는 남성호르몬으로, 여성에게서도 분비된다. **방향화효소**(아로마타아제, aromatase)의 작용으로 에스트라디올(estradiol)로 변환한다(p.140 참조). DHEA는 ACTH 외에 GH 혹은 PRL로 분비가 촉진된다. 20대에 가장 많이 분비되고 나이가 들면서 감소한다. 중추신경계의 억제성 신경전달물질인 γ-아미노부티르산(gamma-aminobutyric acid, GABA)을 억제하는 작용도 한다.

음성되먹임

내분비를 조절하는 기본은 시상하부의 분비호르몬 및 뇌하수체 전엽의 자극호르몬에 의한 분비 촉진이다. 호르몬이 과잉이 되면 그 호르몬이 시상하부 혹은 뇌하수체 전엽에 **음성되먹임**(negative feedback)으로 작용하여 억제를 가한다(p.122 참조). 부신겉질호르몬을 예로 음성되먹임을 설명하면 오른쪽 그림과 같다.

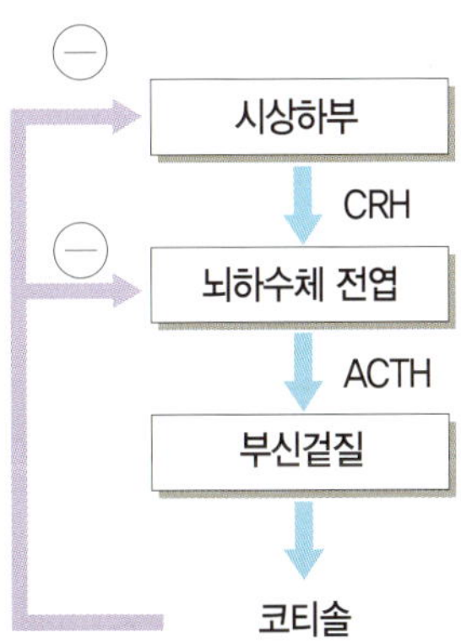

쿠싱병과 쿠싱증후군

● 정의

당류코르티코이드인 코티솔의 과잉을 쿠싱증후군(Cushing's syndrome)이라고 한다. 코티솔의 과잉이 ACTH의 과잉에 기인하는 경우가 쿠싱병(Cushing's disease)이며, 쿠싱증후군의 약 70%를 차지한다. 쿠싱증후군의 나머지 약 30%는 콩팥위샘(부신) 자체가 커지는 부신샘종(adrenal adenoma; 코티솔 생산 종양)이다. 이 종양은 보통 양성이지만, 아동의 경우는 부신암일 수도 있다. 쿠싱증후군 중에는 그 밖에 미미하지만, 폐암, 췌장암 등의 종양조직에서 ACTH가 분비되는 이소성 ACTH 증후군(ectopic ACTH syndrome)이 있다. 이해하기 쉽게 그림으로 나타내면 다음과 같다.

쿠싱증후군 = 코티솔 과잉

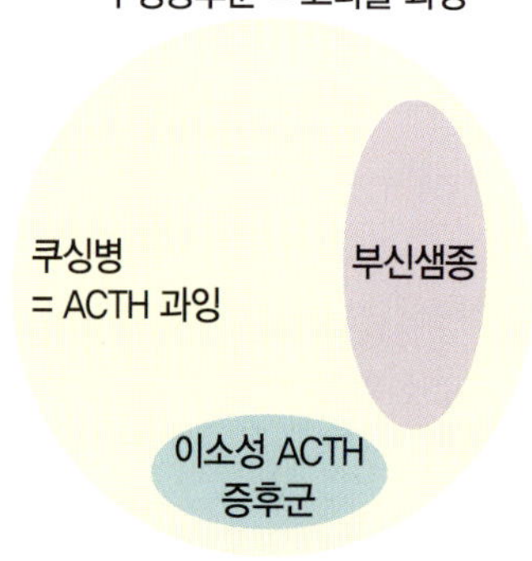

한편, 부신겉질의 기능저하를 애디슨병(Addison's disease)이라고 한다. 애디슨병에서는 코티솔, 알도스테론 모두 분비가 저하한다. 뇌하수체 전엽의 기능 저하 예로서 쉬한증후군(Sheehan's syndrome)이 있다.

코티솔 및 ACTH의 분비이상을 정리하면 아래 표와 같다.

코티솔 ACTH	증 가	감 소
증 가	ACTH 과잉(쿠싱병)	부신겉질의 기능저하(애디슨병)
감 소	코티솔 과잉(부신샘종에 의한 쿠싱증후군)	뇌하수체 전엽의 기능저하(시한증후군)

● 쿠싱증후군의 합병증

코티솔에는 당신생, 항염증작용 외에도 뼈흡수[bone resorption; 뼈용해(osteolysis)] 촉진, 위산분비촉진, 지질대사이상 등의 작용이 있어 다음과 같은 합병증이나 증상이 나타난다.

- 당신생 항진작용 ➡ 혈당치 상승(스테로이드당뇨병, steroid diabetes)
- 뼈흡수 촉진작용 ➡ 골다공증(osteoporosis)
- 위산분비 촉진작용 ➡ 소화궤양(peptic ulcer)
- 지질대사 이상작용 ➡ 지방의 분포이상(체간 중심성 비만)

● 쿠싱증후군의 진단

혈장코티솔의 상승이 확인되면 쿠싱증후군을 의심한다. 나아가 합성스테로이드호르몬인 덱사메타손(dexamethasone)을 투여해도 코티솔 분비가 저하하지 않으면 확정진단을 내린다.

● 부신위기

애디슨병의 가장 심각한 합병증이 부신위기(adrenal crisis; 급성부신부전)이다. 부신위기 시에는 코티솔 및 알도스테론이 급격하게 저하하므로 신속한 치료가 필요하다. 치료에는 합성스테로이드호르몬인 히드로코티손(hydrocortisone)을 정맥주사한다.

5. 부신속질호르몬

부신속질호르몬에는 아드레날린, 노르아드레날린, 도파민이 있다.
아드레날린(노르아드레날린)의 수용체는 β, α_1 및 α_2수용체로 분류된다.
아드레날린의 주요 작용은 심장수축력 증대, 노르아드레날린의 주요 작용은 세동맥 수축이다.

부신속질호르몬은 카테콜아민

부신속질호르몬(부신수질호르몬, adrenomedullary hormone)에는 **아드레날린**(adrenaline), **노르아드레날린**(noradrenaline), 도파민(dopamine)이 있고, 이들을 총칭해서 **카테콜아민**(catecholamine)이라고 한다(p.120 참조).

부신속질(부신수질, adrenal medulla)에서 분비되는 호르몬의 약 80%는 아드레날린이고, 나머지 대부분이 노르아드레날린이다. 노르아드레날린을 아드레날린으로 변환하는 효소(phenylethanolamine N-methyltransferase, PNMT)는 부신속질에 함유되며, 부신겉질호르몬(당류코르티코이드)에 의해 활성화된다.

아드레날린과 노르아드레날린의 작용은 유사하나 차이도 있다. 아드레날린은 주로 심장에 작용하여 심장수축력을 증대시키고, 노르아드레날린은 주로 혈관 민무늬근육에 작용하여 세동맥을 수축시키는데, 모두 혈압을 상승시킨다. 그러나 혈중 도파민의 작용은 명확하지 않다.

부신겉질호르몬은 생명 필수 호르몬이라고도 불리며 생명유지에 빼놓을 수 없는 존재이나, 부신속질호르몬은 반대로 분비가 멈추었다고 해도 교감신경 말단에서 노르아드레날린이 분비되므로(아드레날린은 분비되지 않음) 죽음에 이르지는 않는다.

아드레날린수용체는 연계하는 G단백질에 따라 β수용체, α_1수용체, α_2수용체로 분류된다.

아드레날린수용체의 서브타입

분 류	서브타입	생리작용	약리작용
β수용체	β_1	심장수축력 증가 레닌의 분비촉진	β차단제 → 고혈압 치료
	β_2	기관지확장	작용제 → 천식의 발작해제
	β_3	지방분해 촉진	수용체 이상 → 비만
α_2수용체		인슐린이나 노르아드레날린의 분비억제	
α_1수용체		혈관 민무늬근육 수축	α차단제 → 고혈압 치료

아드레날린과 노르아드레날린의 순환조절반응 비교

순환조절반응	아드레날린	노르아드레날린
심박출량	⬆	↑↓
심박수	↑	↓
총말초혈관저항	↓	⬆
혈압	↑	↑

(⬆ : 현저히 상승, ↑ : 상승, ↓ : 감소)

카테콜아민의 생합성

아미노산인 티로신(tyrosine)이 tyrosine 3-monooxygenase로 산화되면 L-도파(L-dopa, 3,4-dihydroxy-phenylalanine)가 되고, L-도파가 aromatic-L-amino-acid decarboxylase로 탈탄산화되면 도파민(3-hydroxytyramine)이 되며, 나아가 도파민이 dopamine β-monooxygenase로 산화되면 노르아드레날린이 된다. phenylethanolamine N-methyltransferase에 의해 노르아드레날린에 메틸기가 도입되면 아드레날린이 된다.

카테콜아민의 생합성 과정

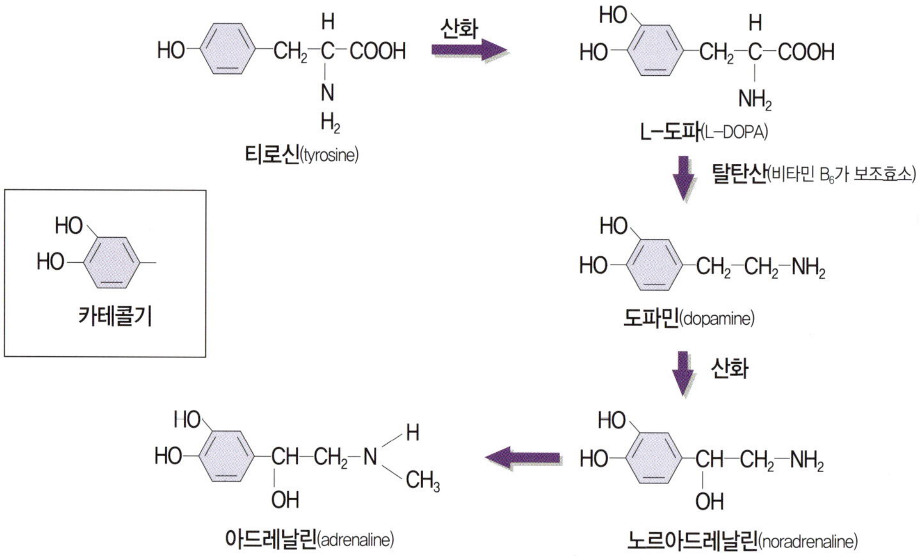

■ 아드레날린과 에피네프린은 동일 물질

라틴어로 *ad*는 부, *ren*은 콩팥을 의미하므로 아드레날린(adrenaline)은 콩팥위샘(부신)의 호르몬을 의미하고, 마찬가지로 그리스어로 *epi*는 부, *nephr*는 콩팥을 의미하므로 에피네프린(epinephrine) 또한 부신의 호르몬을 의미한다. 따라서 에피네프린과 아드레날린은 동일 물질의 다른 이름이다.

6. 갑상샘호르몬

갑상샘호르몬은 대사를 항진시킨다.
갑상샘에서 분비되는 호르몬 대부분은 T_4로, 이것이 T_3이 되어 생리작용을 발휘한다.
바세도병에서는 TSH가 저하하고 free T_3 및 T_4가 증가하며, 하시모토병에서는 TSH가 증가하고 free T_3 및 T_4는 정상이다.

T3과 T4

갑상샘호르몬(thyroid hormone)에는 대사를 항진시키는 삼요오드티로닌(triiodothyronine, **T_3**) 및 티록신(thyroxine, **T_4**)과 혈장의 Ca^{2+} 농도를 저하시키는 칼시토닌(calcitonin)이 있다. T_3 및 T_4는 모두 아미노산호르몬인데, 벤젠고리(benzene ring)를 2개 가지므로 지용성이다. 요오드 원자(iodine, I)를 3개 가지는 화합물이 T_3, 4개 가지는 화합물이 T_4이다.

혈중농도는 T_3이 0.06~0.2μg/dL, T_4가 4.5~13μg/dL이며, 갑상샘(갑상선, thyroid gland)에서 분비되는 호르몬 대부분(99%)은 T_4이다(T_4가 T_3보다 100배 가까이 높은 농도). T_4는 말초조직에 있는 탈요오드효소(deiodinase)의 작용으로 I 원자가 1개 제거되고 T_3이 되어서 생리작용을 발휘한다.

T_3, T_4 모두 혈중에서는 **티록신결합단백질**[thyroxine-binding protein; 티록신결합글로불린(thyroxine-binding globulin), 프리알부민(전알부민, prealbumin), 알부민(albumin)]과 결합하여 존재한다. 호르몬 작용은 단백질에서 떨어진 유리형(free T_3 및 T_4)일 때 발현한다.

T_3 및 T_4의 화학구조

T_3

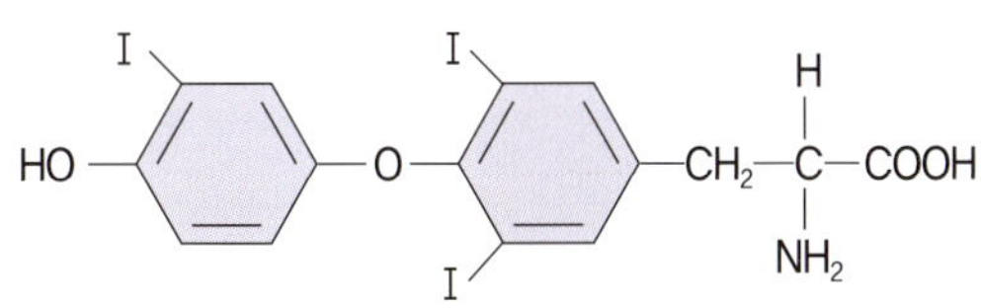

요오드 원자가 3개

T_4

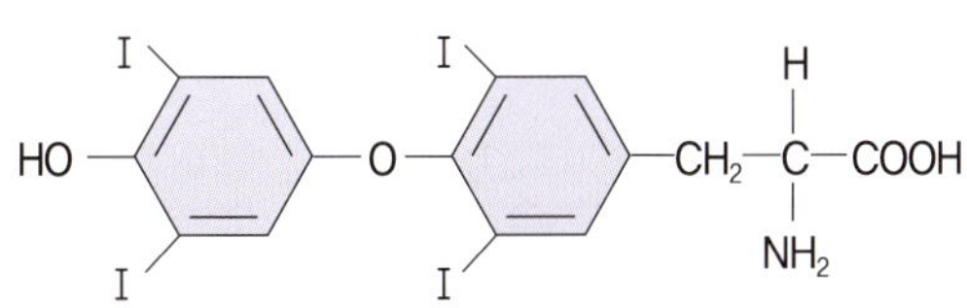

요오드 원자가 4개

혈중 Ca^{2+} 농도의 조절

칼슘은 뼈를 만드는 중요한 물질이며, 이 농도는 호르몬에 의해 조절된다. 갑상샘 등쪽에는 좌우에 2개의 부갑상샘(부갑상선, parathyroid gland)이 있고 이곳에서는 **부갑상샘호르몬**(parathormone)이 분비된다. 부갑상샘호르몬은 뼈의 칼슘이 혈중으로 방출되도록 촉진하고 콩팥에서 칼슘이 재흡수되도록 촉진함으로써 혈중 Ca^{2+} 농도를 증가시킨다. 부갑상샘호르몬은 혈중 Ca^{2+} 농도가 저하하면 그에 반응해서 많이 분비된다.

칼슘은 뼈를 튼튼하게 하므로 몸에 좋지만, 너무 많이 섭취하면 신장결석(kidney stone) 등을 일으킨다. 혈액 중 Ca^{2+} 농도가 상승하면 갑상샘의 소포곁세포(parafollicular cell)에서 분비되는 **칼시토닌**(calcitonin)이 작용하여 혈중 Ca^{2+} 농도를 떨어뜨린다. 이 경우 칼슘의 혈중 방출을 억제하여 간접적으로 뼈의 형성을 촉진한다. 칼시토닌은 콩팥에서의 칼슘 배출도 촉진한다.

갑상샘호르몬 이상에 따른 질환

갑상샘항진증(hyperthyroidism)을 미국과 영국에서는 **그레이브스병**(Graves' disease), 독일에서는 **바세도병**(Basedow's disease)이라고 한다. 갑상샘종, 빈맥, 떨림, 체중감소, 총콜레스테롤저하, 근력저하 등이 관찰되며, 모든 사례에서는 아니나 약 40~70%에서 눈돌출(안구돌출, ophthalmocele)이 관찰된다. TSH가 저하하고 혈장단백질에 결합하지 않은 유리형 T_3 및 T_4가 증가하면 그레이브스병이 의심된다. 나아가 자가항체(autoantibody)인 TSH수용체항체(TSH receptor antibody, TRAb)의 자극형(TSH수용체를 TSH와 동일하게 자극)이 높은 수치를 나타내고, 항티로글로불린항체(antithyroglobulin antibody, TgAb) 또는 항갑상샘과산화효소항체(antithyroid peroxidase antibody, TPOAb)가 높은 수치를 나타내면 그레이브스병으로 진단된다.

갑상샘저하증(hypothyroidism)은 성인에서는 **점액부종**(myxedema)이라고 불리며 피부건조, 운동완만(bradypragia) 등이 특징적으로 관찰된다. 신생아 갑상샘저하증(hypothyroidism of the newborn)은 **크레틴병**(cretinism)이라고도 불리며 발육 및 지능의 발달장애가 특징이다. TSH가 상승하여 유리형 T_3 및 T_4가 정상 또는 저하하면 **하시모토병**(Hashimoto's disease; 만성갑상샘염)이 의심된다. 나아가 TRAb 억제형(TSH수용체에 대한 TSH의 작용을 억제)이 높은 수치를 보이면 하시모토병으로 진단된다. 하시모토병은 여성에게 압도적으로 많고(남녀비 = 1:10~1:20), 다른 원인이 아니라 갑상샘 자체의 문제에서 발생하는 원발성갑상샘저하증(primary hypothyroidism) 대부분은 하시모토병이다.

갑상샘기능의 항진 및 저하(자가면역성 TRAb병)

갑상샘기능	TSH	유리형 T_3 및 T_4	TRAb	증 상	진 단
항진	↓	↑	↑ (자극형)	심계항진, 발한, 체중감소 등	그레이브스병
저하	↑	정상 중증에서는 ↓	↑ (억제형)	피로감, 저체온, 피부건조 등	하시모토병

7. 췌장호르몬

췌장호르몬에는 인슐린, 글루카곤, 소마토스타틴이 있다.
인슐린에는 혈당 저하작용, 글루카곤에는 혈당 상승작용이 있고,
소마토스타틴은 인슐린 및 글루카곤의 분비를 억제한다.

췌장호르몬의 종류

췌장(이자, pancreas)의 랑게르한스섬(islands of Langerhans)에서는 **인슐린**(insulin), **글루카곤**(glucagon), **소마토스타틴**(somatostatin)이 분비된다.

소마토스타틴은 췌장 외에 시상하부에서도 분비되며, **뇌장호르몬**(brain-gut hormone)의 일종이다(p.141 참조). 그리스어로 somatostatin의 *somato*는 신체, *stat*는 일정함을 의미하며 *in*은 촉진시키는 물질을 의미하므로 somatostatin은 성장을 정지시키는 물질이 된다. 실제로 소마토스타틴은 성장호르몬의 분비를 억제하는데, 그 밖에도 모든 호르몬의 분비를 억제한다고 보아도 된다.

췌장호르몬

세 포	호르몬	생리작용
A(α)	글루카곤(glucagon)	혈당상승, 지방분해
B(β)	인슐린(insulin)	혈당저하, 지방합성
D(γ)	소마토스타틴(somatostatin)	성장호르몬, 인슐린, 글루카곤, 가스트린, 세크레틴의 분비억제

인슐린의 분비

호르몬분비의 일반적 세포내 신호는 세포내칼슘농도 증가이니, 안정상태란 칼슘증가가 방지되는 상태이다. 베타세포에는 막전압 탈분극에 의하여 열리는 전위의존성 Ca^{2+} 통로가 있다. 따라서 막전압을 과분극 상태 (음성막전위)에 유지하는 것이 안정상태이다. K^+ 통로가 안정막전위 상태를 유지하는데, 만약 포도당을 간접적으로 감지할 수 있는 K^+ 통로가 있다면 인슐린 분비에 핵심 기전이 될 것이다. ATP감수성 K^+ 통로가 바로 그것이다. 이 통로의 가장 독특한 점은, ATP가 높아지면 '억제'된다는 점이다. 혈당이 상승하면 랑게르한스섬 β세포의 세포막에 있는 **포도당수송체**(glucose transporter, GLUT2)에 의해 포도당이 세포 안으로 들어온다. 해당계, TCA 회로, 전자전달계에서 ATP가 생산되면 ATP 감수성 K^+ 통로를 닫는다. 그 결과 K^+의 유출이 억제되므로 탈분극(depolarization)이 일어나 전위의존성 Ca^{2+} 통로가 열리고, 유입된 Ca^{2+}에 의해 인슐린이 분비된다. 경구당뇨병약인 **술포닐우레아제**(sulfonylurea, **SU제**)도 ATP 감수성 K^+ 통로를 닫게 하여 인슐린의 분비를 촉진시키는데, 여기에는 글리벤클라마이드(glibenclamide) 등이 있다.

췌장 랑게르한스섬 β세포에서 인슐린 분비

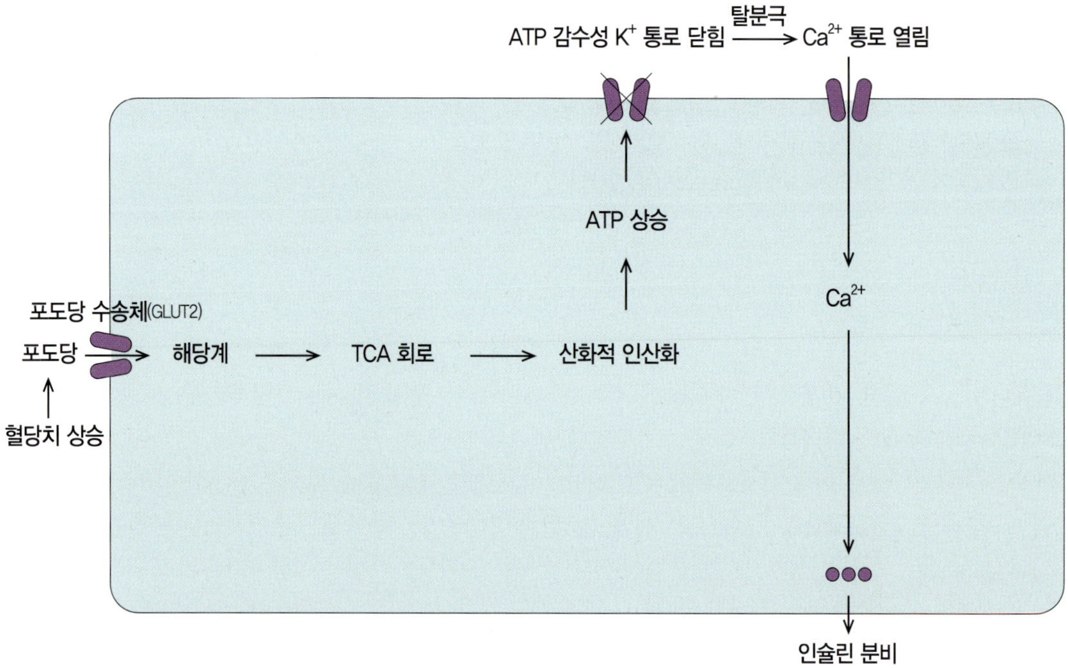

인슐린의 작용

종 류	특 징
탄수화물 대사	·포도당 수송 증가 ·글리코겐 합성 증가 ·펜토스인산경로(pentose phosphate pathway, pentose shunt) 활성 증가 ·포도당 산화 증가 ·당신생 저하
지방 대사	·중성지방 합성 증가 ·유리지방산 수송 증가 ·지방분해 감소
단백질 대사	·아미노산 수송 증가 ·단백합성 증가 ·단백분해 저하

8. 난소호르몬

난소호르몬에는 에스트로겐과 프로게스테론이 있는데,
에스트로겐은 배란 및 자궁수축을 촉진시키고, 프로게스테론은 배란 및 자궁수축을 억제시킨다.
배란 전 에스트로겐은 뇌하수체전엽에서 분비되는 황체화호르몬 (LH, luteinizing hormone)의 급격한 분비(LH surge)를 일으켜서 배란을 유도하고, 배란 후 에스트로겐은 프로게스테론수용체를 증가시킨다.

난소호르몬의 종류

난소호르몬(ovarian hormone)에는 난포호르몬[follicular hormone, **에스트로겐**(estrogen)]과 황체호르몬[corpus luteum hormone, **프로게스테론**(progesterone)]이 있다.

난소호르몬

종 류	분비조직	배 란	자궁수축
에스트로겐	난포	촉진	촉진
프로게스테론	황체	억제	억제

에스트로겐과 프로게스테론은 배란(ovulation) 및 자궁수축(uterine contraction)에 관해 서로 대조적인 생리작용을 나타낸다. 프로게스테론은 배란을 억제하므로 배란 전에는 분비되지 않는다. 배란 후 프로게스테론의 분비는 기초체온을 상승시키므로, 체온을 매일 아침 측정해보면 여성의 배란일을 추정할 수 있다.

이처럼 두 호르몬은 대조적인 생리작용을 나타내는데, 배란 후에는 에스트로겐이 프로게스테론의 수용체를 증가시켜 프로게스테론을 쉽게 작용하게 하는 토대를 만든다. 이 효과를 **시동효과**(priming effect)라고 한다. 에스트로겐은 배란 전에도 최대로 분비되는 시기가 있고 이는 **LH 급격분비**(LH surge)를 일으키는 작용을 한다.

프로게스테론 분비

임신(pregnancy)이 성립되면 프로게스테론은 계속해서 분비되고 배란 및 자궁수축을 억제하여 임신을 지속시킨다. 그러나 임신 2~3개월이 되면 난소에서 분비되는 프로게스테론의 양이 저하한다. 난소성 프로게스테론의 감소를 보충하기 위해 태반성 프로게스테론이 분비되는데, 태반(placenta)이 완성되는 것은 임신 4개월 무렵으로 충분하지 않다. 따라서 난소성 프로게스테론과 태반성 프로게스테론이 모두 낮은 수치인 이 임신 2~3개월에는 자궁수축 억제작용이 저하하여 유산(abortion) 위험성이 높아진다. 그래서 이 시기에 태반에서 분비되는 사람융모성 생식샘자극호르몬(human chorionic gonadotropin, **hCG**)이 대량으로 분비되는데, 이때는 hCG가 소변 중에도 대량으로 유출되므로 소변을 통한 임신 판단에 이용된다.

월경주기에서 호르몬의 분비

난소와 자궁은 보통 28~30일의 간격으로 주기적으로 변화한다. 자궁내막이 벗겨지고 월경이 일어나면 난소에서는 난포가 성숙하여 에스트로겐을 분비한다. 월경주기 14일째 무렵에 1개만 성숙난포가 되면 황체형성호르몬의 자극에 의해 에스트로겐이 많이 분비되어 배란이 일어난다. 배란이 끝나면 난포는 황체가 되어 프로게스테론을 분비한다.

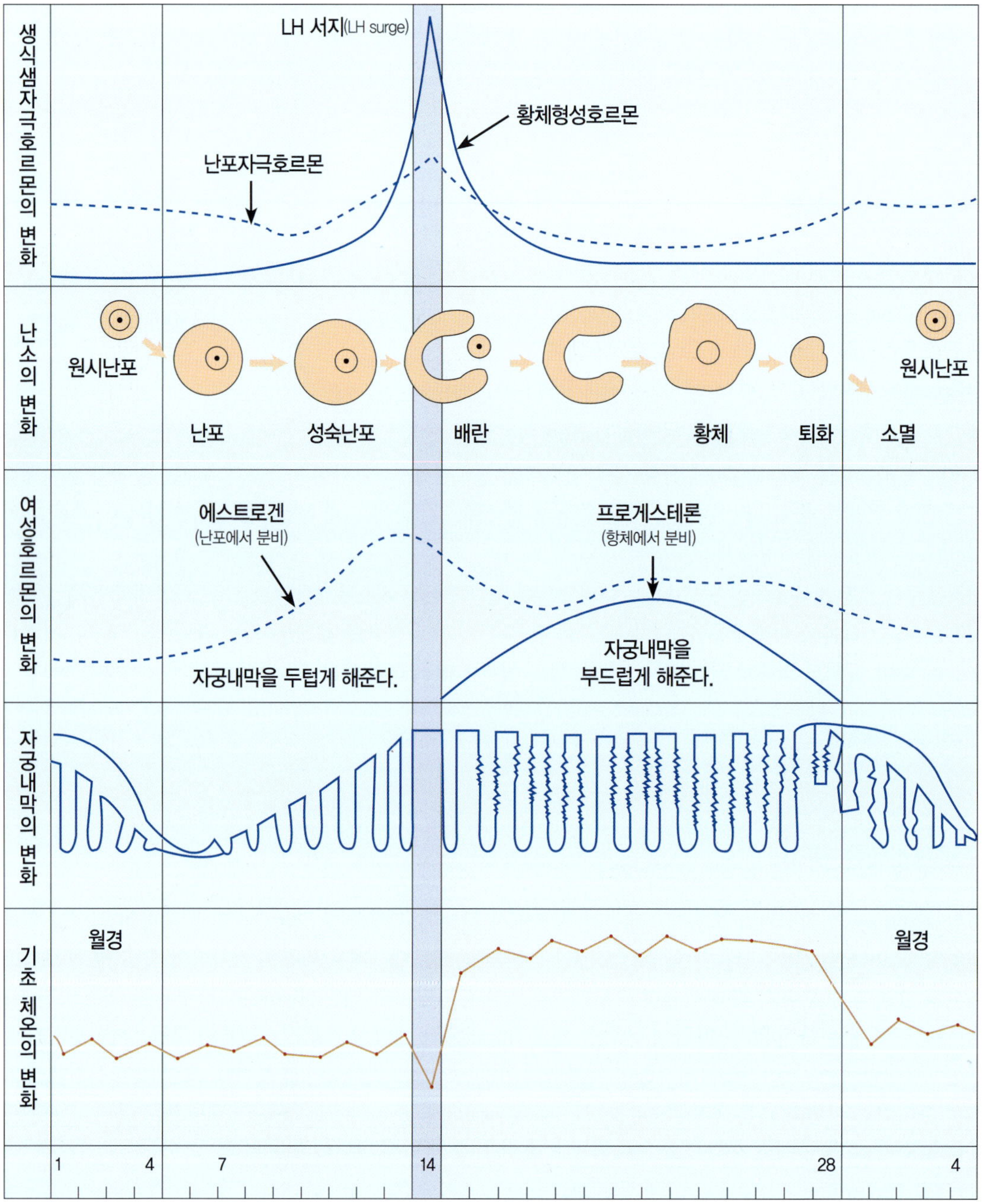

9. 고환호르몬

고환호르몬(남성호르몬)인 안드로겐의 주성분은 테스토스테론이다.
고환의 사이질세포에 LH가 작용하면 테스토스테론의 합성 및 분비가 촉진되고,
고환의 세르톨리세포에 FSH가 작용하면 정자 형성이 촉진된다.

고환호르몬

고환호르몬(testicular hormone)은 안드로겐(androgen)으로 총칭된다. 그 중에서 90% 이상을 차지하며 안드로겐의 대명사이기도 한 것이 **테스토스테론**(testosterone)이다. 고환(testis)의 **사이질세포**(interstitial cell)에 LH가 작용하면 테스토스테론의 합성 및 분비가 촉진된다. 또한, FSH의 수용체는 고환의 **세르톨리세포**(버팀세포, Sertoli cell)에 있어 FSH의 자극으로 정자 형성을 촉진한다. 이처럼 LH나 FSH는 난소뿐만 아니라 고환에도 작용하므로 각각을 황체형성호르몬, 난포자극호르몬이라는 명칭이 아닌 **생식샘자극호르몬**(gonadotrophin)이라고 부르는 것이 적절하다(p.124 참조). 테스토스테론 등의 생식샘스테로이드(성선스테로이드, gonadal steroid)는 콜레스테롤에서 생합성된다.

테스토스테론에서 에스트라디올의 생합성

p.140의 그림에서 알 수 있듯이 테스토스테론 일부가 방향족화(벤젠고리 형성)되면 여성호르몬인 에스트라디올이 된다. 이 반응은 **방향화효소**(아로마타제, aromatase)의 존재 하에 진행된다. 에스트라디올은 유방암(breast cancer) 발생 및 증식을 조장하는데, 폐경(menopause) 후에도 유방암에 걸리는 경우가 많다. 이는 부신겉질에서 분비되는 안드로겐(테스토스테론)이 부신(콩팥위샘), 지방조직, 난소 등에 존재하는 방향화효소의 작용으로 에스트라디올이 되기 때문이다. 따라서 유방암 발생을 예방하기 위해 파드로졸(fadrozole) 등의 방향화효소 억제제가 사용된다.

남성에게도 방향화효소가 존재하므로 안드로겐에서 에스트라디올이 합성된다. 그래서 고령의 남녀를 비교하면 남성이 오히려 여성호르몬이 많은 의외의 결과가 나타난다. 에스트라디올은 알츠하이머치매(Alzheimer's dementia)에 억제 효과가 있으므로 알츠하이머치매가 남성보다 여성에게 많은 원인 중 하나로서 이 테스토스테론에서 합성되는 에스트라디올을 생각할 수 있다.

스테로이드 골격 및 콜레스테롤의 화학구조

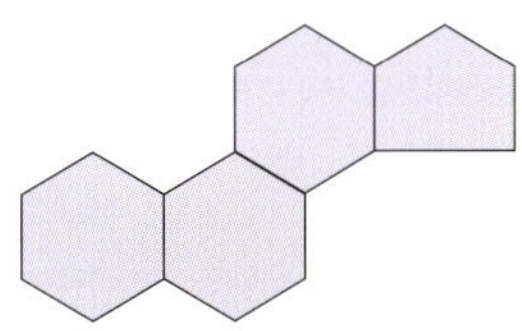

스테로이드 골격

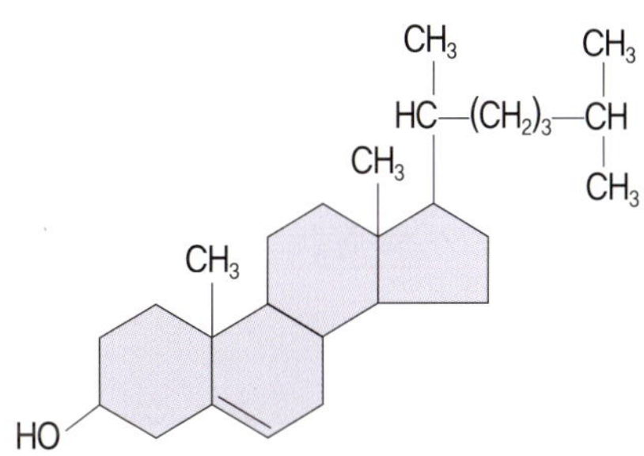

콜레스테롤

생식샘스테로이드의 생합성 경로

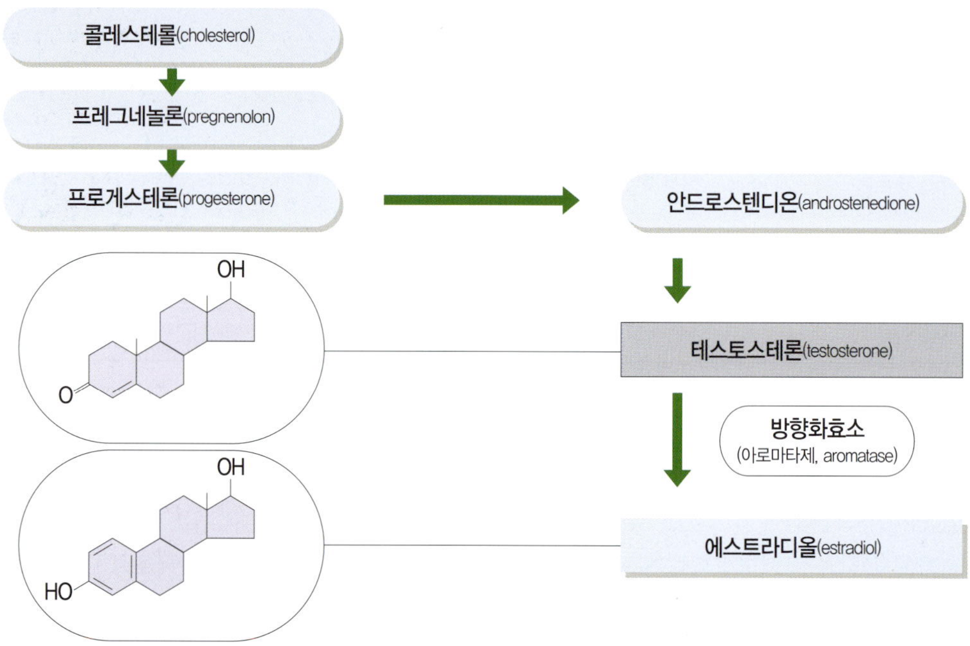

■ 테스토스테론과 디히드로테스토스테론의 기능

남성호르몬인 테스토스테론이 부족하면 디히드로테스토스테론(dihydrotestosterone)이 되는데, 이 둘은 서로 다른 작용을 한다.

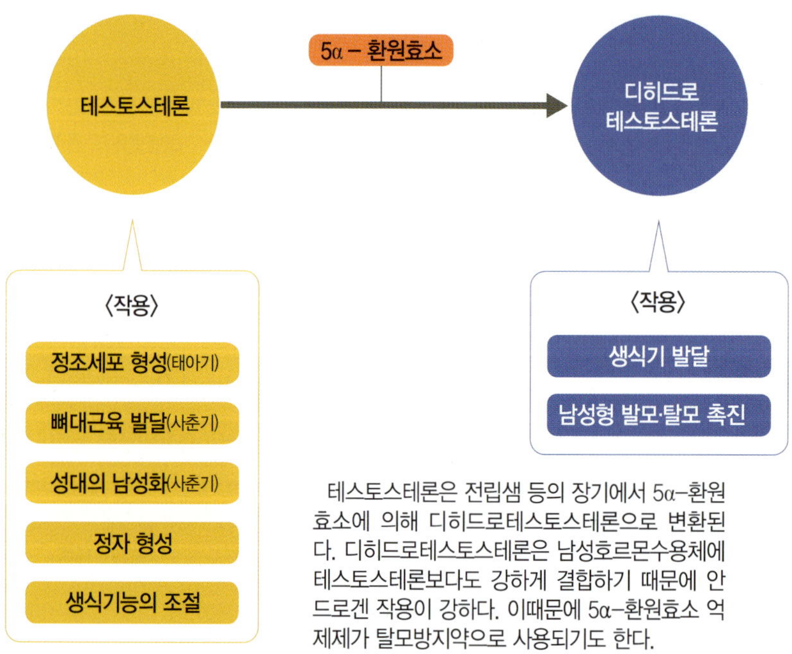

테스토스테론은 전립샘 등의 장기에서 5α-환원효소에 의해 디히드로테스토스테론으로 변환된다. 디히드로테스토스테론은 남성호르몬수용체에 테스토스테론보다도 강하게 결합하기 때문에 안드로겐 작용이 강하다. 이때문에 5α-환원효소 억제제가 탈모방지약으로 사용되기도 한다.

10. 소화관호르몬

3대 소화관호르몬은 가스트린, 세크레틴, 콜레시스토키닌(CCK)이다.
가스트린은 위산분비를 촉진시키고, 세크레틴은 췌장액 분비를 촉진시키고 위산 분비를 억제하며, 콜레시스토키닌(CCK)는 쓸개 수축항진, 췌장효소 분비촉진을 일으켜 위산분비를 억제한다.

소화관호르몬

소화관에서 분비되어 특정 소화기관의 운동을 촉진하고 소화액 분비를 제어하는 호르몬을 총칭하여 **소화관호르몬**(gastrointestinal hormone)이라고 한다. 소화관호르몬은 모두 펩티드호르몬으로서, 예전에는 그 분비세포와 분비기구 등이 명확하지 않아서 일반적인 호르몬과 구별하였다.

소화관호르몬에는 **가스트린**(gastrin), **세크레틴**(secretin) 및 **콜레시스토키닌**(cholecystokinin, CCK)의 3대 소화관호르몬 외에 VIP(vasoactive intestinal peptide), GIP(gastric inhibitory polypeptide) 및 모틸린(motilin)이 있다. 이들 호르몬의 분비세포 및 생리작용에 대해서는 아래의 표를 참조하기 바란다.

*gastr*는 그리스어로 위를 의미하고, *in*은 촉진시키는 물질을 나타내는 어미이므로 gastrin은 위산분비촉진을 나타낸다. 그리스어로 *chol*은 쓸개즙, *cyst*는 세포, *kin*은 운동을 의미하므로 cholecystokinin은 쓸개의 운동(수축)을 촉진시키는 물질이 된다. 그리스어로 *pancreo*는 췌장, *zym*은 효소를 의미하므로, pancreozymin은 췌장효소의 분비를 촉진시키는 물질이 된다.

소화관호르몬의 종류

종 류	분비세포	생리작용
가스트린(gastrin)	안뜰부위 G세포	위산분비촉진
세크레틴(secretin)	S세포	위산분비억제, 췌장액분비촉진
CCK(cholecystokinin)	I세포	위산분비억제, 쓸개수축·췌장효소분비촉진
VIP(vasoactive intestinal peptide)	K세포	소장의 외분비 촉진
GIP(gastric inhibitory polypeptide)	K세포	위산분비억제
모틸린(motilin)	EC세포	위의 공복기 수축운동 촉진 위산 및 펩시노겐 분비 촉진

3대 소화관호르몬의 상호작용

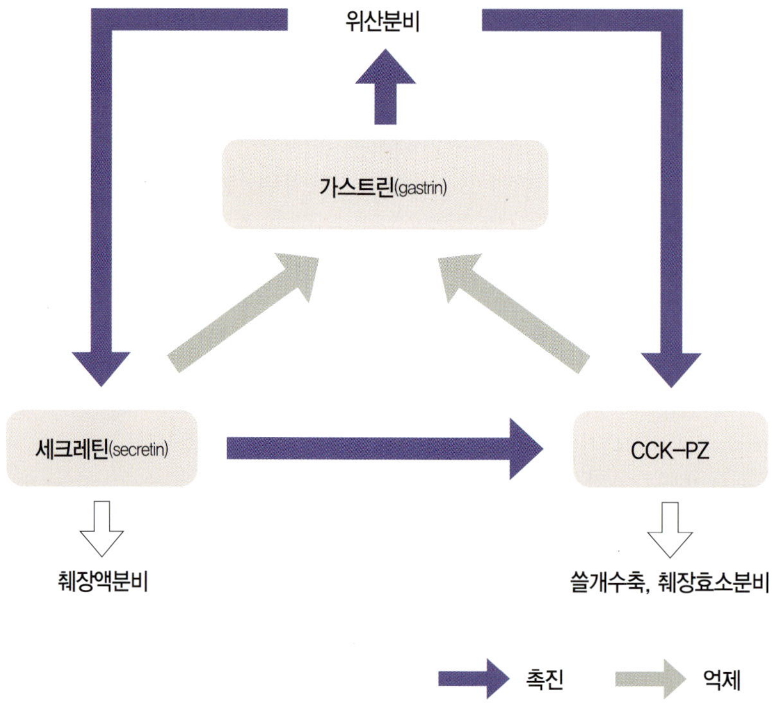

뇌장호르몬

CCK, VIP, 모틸린 등의 소화관호르몬 혹은 췌장호르몬의 하나인 소마토스타틴은 뇌에서도 생산된다. 그래서 이들 호르몬을 **뇌장호르몬**(brain-gut hormone)이라고 한다. 같은 호르몬이라도 소화관과 뇌에서는 완전히 다른 작용을 한다. 예를 들어 CCK는 소화관에서 쓸개수축, 췌장효소분비를 촉진시키지만, 33개의 아미노산으로 이루어진 CCK의 C 말단쪽 8번 아미노산(CCK-8)은 뇌에서는 해마(hippocampus)에 많이 존재하여 기억에 관여한다고 알려졌다. 또한, C 말단쪽 5번 아미노산은 가스트린과도 같은 배열이다. CCK-8에 2개 아미노산이 추가된 세룰레인(caerulein, 개구리의 일종인 Hyla cerulea의 피부에서 분비)은 CCK-8보다도 강력한 기억활성 효과가 있다.

11. 혈당조절호르몬

혈당을 저하시키는 호르몬은 인슐린뿐이지만,
혈당을 상승시키는 호르몬들은 글루카곤, 아드레날린, 코티솔 등이 있다.
인슐린은 뼈대근육세포에서 GLUT4를 세포막으로 이행시킴으로써 혈당치를 낮춘다.

뼈대근육에 대한 인슐린의 작용

인슐린 또는 근육수축(운동)으로 GLUT4가 뼈대근육세포의 막으로 이행한다.

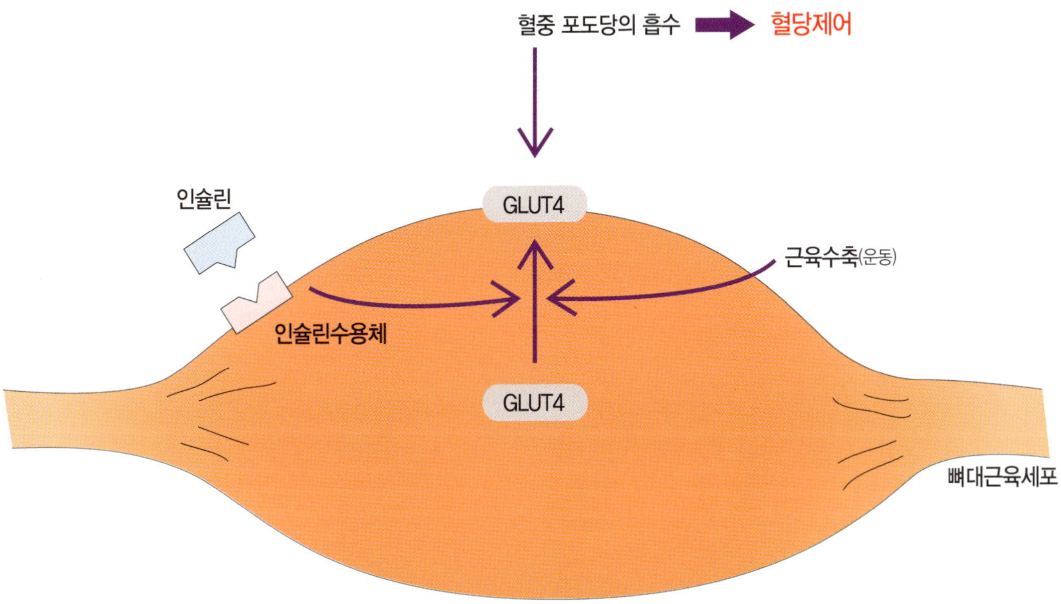

혈당조절호르몬

혈당을 저하시키는 호르몬은 **인슐린**(insulin)밖에 없는 데 비해 혈당을 상승시키는 호르몬에는 인슐린과 길항하는 **글루카곤**(glucagon)뿐만 아니라 아드레날린(adrenaline), 코티솔(cortisol), 갑상샘호르몬(thyroid hormone), 성장호르몬(growth hormone) 등 종류가 많다[지방세포에서 분비되는 **렙틴**(leptin)도 대사를 항진시켜 혈당치를 상승시킨다].

세계 많은 국가의 사람들은 기아에서 해방되었다. 그러나 식량에 어려움이 없어진 것은 인류 역사에서 보면 매우 최근의 일로, 사람도 다른 동물과 마찬가지로 포만감보다 기아에 견디기 위한 생체기능이 우위가 되어 있다. 따라서 혈당을 증가시키는 호르몬이, 저하시키는 호르몬보다 많은 것으로 판단된다. 이러한 동물 일반의 특성에 반해서 폭음폭식을 반복하면 인슐린 분비가 따라가지 못하고 또 인슐린 기능도 저하(**인슐린 저항성**)하여 많은 당뇨병 환자가 나오고 있다.

혈당조절에 관여하는 호르몬

	인슐린	글루카곤	아드레날린	코티솔
혈당 변화	저하(정상치로 되돌림)	상승(정상치로 되돌림)	상승(긴급 상승)	상승(예비적 상승)
조직에서 혈당소비	촉진	억제	촉진	억제
해당	촉진	억제	촉진	억제
당신생	억제	촉진	촉진	촉진
글리코겐	합성	분해	분해	합성
지방	합성	분해	분해	분해

갈색지방조직

지방조직에는 백색과 갈색의 2종류가 있는데, 신체의 지방조직 대부분은 백색지방조직(white adipose tissue)이며 세포 내의 대부분은 중성지방이다. 한편, **갈색지방조직**(brown adipose tissue, BAT)은 미토콘드리아(사립체, mitochondria)가 풍부하여 그 때문에 갈색으로 보인다[미토콘드리아에 있는 전자전달계(electron transport system)의 효소는 헴(heme)을 보결분자단(prosthetic group)으로서 포함하므로 갈색으로 보인다]. BAT에는 전자전달계를 연합해제(uncoupling)시키는 **연합해제단백질**(uncoupling protein, **UCP**)이 있어서 열을 생산한다. 이 열생산은 몸떨림(오한, shivering)과 동반되지 않는 것이어서 비오한열생산(nonshivering thermogenesis)이라고 하며, 체온조절기능이 미성숙한 신생아의 체온유지나 동면동물의 각성에 중요한 기능을 한다. UCP는 BAT 이외에도 각종 동종효소(isozyme)가 존재함이 밝혀졌으며(p.295 참조), UCP의 결손과 비만(obesity)과의 관계가 주목을 받고 있다. 지방조직에는 아드레날린의 β_3수용체가 있어 아드레날린 자극으로 지방분해, 열생산이 촉진된다. 이 수용체의 결손도 비만으로 이어진다(p.320, p.322 참조).

한편, 위의 표에서도 알 수 있듯이 인슐린은 지방합성을 촉진시키므로 인슐린의 과잉분비는 비만으로 이어진다. 이른바 급하게 먹어서 급격히 인슐린이 상승하면 특히 그러한 경향이 크다. 인슐린은 '쌓이는 호르몬'이라는 인식이 필요하다.

포도당을 섭취했을 때의 인슐린 분비량에 대해 포도당과 같은 양의 탄수화물을 섭취했을 때의 인슐린 분비량의 비율을 GI치(glycemic index)라고 한다. GI치가 높은 식자재가 식후 인슐린 상승이 급격하여 비만으로 이어진다고 한다.

혈중의 혈당조절기전

포도당은 뇌나 근육 등 다양한 기관으로 운반된다. 혈액 내의 포도당 농도가 너무 높으면 콩팥에서 배설되며 또 간에서 인슐린 작용에 의해 글리코겐을 합성하여 혈당치를 낮춘다. 반대로 포도당 농도가 낮으면 글루카곤의 작용에 의해 글루코오스로 분해되어 혈당치를 높인다.

당뇨병

인슐린 분비가 근본적으로 저하되어 발생하는 당뇨병을 1형 당뇨병(type 1 diabetes mellitus), 인슐린 분비능력은 있지만 정상적으로 분비되지 않거나 인슐린의 작용이 저하(인슐린 저항성)되어 발생하는 당뇨병을 2형 당뇨병(type 2 diabetes mellitus)이라고 한다. 1형 및 2형 당뇨병은 각각 인슐린의존당뇨병(insulin-dependent diabetes mellitus, IDDM) 및 비인슐린의존당뇨병(non-insulin-dependent diabetes, NIDDM)이라고도 불리지만, NIDDM은 인슐린에 의존하지 않는다는 오해를 초래할 수도 있으므로 1형 및 2형으로 부르는 것이 적절하다.

● 당뇨병의 진단

혈당치(mg/dL)를 기준으로 한 진단은 다음의 표와 같다.

	정상 범위	당뇨병 범위
공복 시 수치 75g OGTT 2시간 수치	< 110(6.1) < 140(7.8)	≧ 126(7.0) ≧ 200(11.1)
75g OGTT의 판정	2가지를 충족하면 정상형으로 본다.	어느 하나를 충족하면 당뇨병형으로 본다.
	정상형에도 당뇨병형에도 속하지 않는 것을 경계형으로 본다.	

OGTT : oral glucose tolerance test(경구포도당내성검사)

수시혈당치 ≧ 200mg/dL(≧11.1mmol/L)인 경우도 당뇨병형으로 간주한다. 정상형이라도 1시간치가 180mg/dL(10.0mmol/L) 이상인 경우는 180mg/dL 미만인 것에 비해 당뇨병으로 악화할 위험이 높으므로 경계형에 준해 다룰(경과관찰 등) 필요가 있다.

혈중 포도당이 고농도가 되면 헤모글로빈(hemoglobin, Hb)의 β사슬 말단에 포도당이 결합해서 당화헤모글로빈(glycosylated hemoglobin)을 형성한다. 당화헤모글로빈 중에서 가장 양이 많은 것이 HbA1C이다. 정상에서도 HbA1C는 전체 헤모글로빈 중에 4.3~5.8% 존재하는데, 이 비율이 6.5%를 넘으면 당뇨병으로 진단된다. HbA1C는 혈당치와 달리 식사의 영향을 받지 않고, 수개월에 걸친 혈당 상태를 파악할 수 있는 장점이 있다.

● 혈중 포도당의 흡수(혈당저하)에 관한 장기의 차이

장 기	포도당수송체	혈중 포도당의 흡수 특징	당뇨병과의 관계
뇌	GLUT3	혈중 포도당 농도에 관계없이 항상 흡수한다.	
간	GLUT2	식후 등 혈중 포도당 농도가 높아졌을 때에 흡수한다.	당뇨병에서는 포도당효소(글루코키나아제, glucokinase)의 활성이 낮으므로 혈중 포도당 흡수가 진행되지 않는다.
뼈대근육 지방조직	GLUT4	인슐린 작용 또는 근육수축(운동)이 없으면 흡수하지 않는다.	당뇨병에서는 인슐린 저항성이 있으므로 혈중 포도당 흡수가 진행되지 않는다. 당뇨병에 운동요법이 유효한 것은 GLUT4를 통하여 뼈대근육으로 혈중 포도당이 흡수되기 때문이다.

뼈대근육 및 지방조직의 세포 내에 혈중 포도당이 흡수되려면 포도당수송체(p.290 참조)인 GLUT4가 필요하다. GLUT4는 다른 포도당수송체와 달리 처음부터 세포막에 발현해 있는 것이 아니라 인슐린 또는 근육수축의 자극을 통해 세포 내에서 세포막으로 이동한다. 인슐린과 근육수축은 다른 세포 내 정보전달을 통해 GLUT4를 세포막으로 발현시키므로 인슐린 저항성이 있는 경우에도 운동요법은 효과가 있다. 근육수축에 의한 GLUT4의 세포막 이행에는 근육세포 내의 AMP kinase라는 효소가 관여하고 있다. 경구당뇨병약이라도 염산메트포르민(metformin hydrochloride)은 근육수축에 의한 경로를 활성화시킴으로써 GLUT4를 발현시키는 작용이 있으므로 인슐린 분비를 촉진시키는 SU제와는 다른 기전으로 혈당치를 낮춘다. DHEA(p.129 참조)에도 GLUT4를 세포막으로 이행시키는 작용이 있다고 한다.

12. 혈압조절호르몬

승압호르몬에는 레닌, 알도스테론, ADH, 안지오텐신 Ⅱ 등이 있고,
강압호르몬에는 ANP, 에스트로겐, 브라디키닌 등이 있다.

혈압을 조절하는 호르몬

안지오텐신 II(angiotensin II), 브라디키닌(bradykinin) 등은 혈중에서 변환되어 생산되는 생리활성물질이지만, 넓은 의미에서 호르몬이라고 할 수 있다.

레닌–안지오텐신–알도스테론계(renin-angiotensin-aldosterone system)는 대표적인 승압계이다.

레닌은 혈장단백질인 α_2-글로불린분획에 속하는 안지오텐시노겐(angiotensinogen)을 분해하는 단백질분해효소이다. 안지오텐시노겐의 분해로 생기는 안지오텐신 I(angiotensin I)에는 특별한 생리작용은 없으나 **안지오텐신전환효소**(angiotensin converting enzyme, **ACE**)에 의해 안지오텐신 II가 되면 강력한 혈압상승작용을 나타낸다. ACE는 주로 허파모세혈관 내피세포에 존재하며, 안지오텐신 I이 허파모세혈관을 통과하는 짧은 시간 동안에 안지오텐신 II로 변환시킨다. ACE는 강압물질인 **브라디키닌**(bradykinin)을 분해하는 작용도 한다. 따라서 **ACE 억제제**(ACE inhibitor)는 승압물질인 안지오텐신 II의 생산과 강압물질인 브라디키닌의 분해를 모두 억제하는 이중적인 의미에서 유효한 강압제가 된다. ACE 억제제에는 캡토프릴(captopril) 등이 있다.

한편, **에스트로겐**(estrogen)은 브라디키닌과 마찬가지로 혈관 내피세포에서 **일산화질소**(nitrogen oxide, NO)를 생산시킴으로써 혈관을 확장시켜서 강압작용을 일으킨다. 일반적으로 남성보다 여성이 고혈압 환자가 적은 이유 중 하나이다. **가족성 고콜레스테롤혈증**(familial hypercholesterolemia) 환자인 경우 혈중 총콜

혈압조절호르몬의 종류

	종 류	생리작용
승압계	레닌(rennin)	안시오텐신 생산
	안지오텐신 Ⅱ(angiotensin Ⅱ)	① 혈관수축 ② 알도스테론 분비촉진
	알도스테론(aldosterone)	콩팥의 Na^+ 재흡수 증가 ➡ 순환혈액량 증가
	항이뇨호르몬(antidiuretic hormone, ADH) = 바소프레신(vasopressin)	① 콩팥의 수분 재흡수 증가 ➡ 순환혈액량 증가 ② 혈관수축
강압계	심방나트륨이뇨펩티드(atrial natriuretic peptide, ANP)	① 레닌 분비억제 ② 토리의 여과항진 ③ 콩팥의 Na^+ 배설 증가(Na 이뇨) ➡ 순환혈액량 감소
	브라디키닌(bradykinin)	혈관확장
	에스트로겐(estrogen)	혈관확장

레스테롤치가 1,000mg/dL이나 되어 20대에 심근경색증(myocardial infarction)에 걸리는데, 이 경우도 여성에서는 갱년기(climacterium)가 될 때까지 발병하지 않는데(p.277 참조), 에스트로겐이 **동맥경화**(arteriosclerosis)를 예방하고 있다고 판단된다. 최근에는 대두 등에 함유된 식물성 에스트로겐 유사물질인 이소프라본(isoflavone)이 주목을 받고 있다.

레닌-안지오텐신-알도스테론계

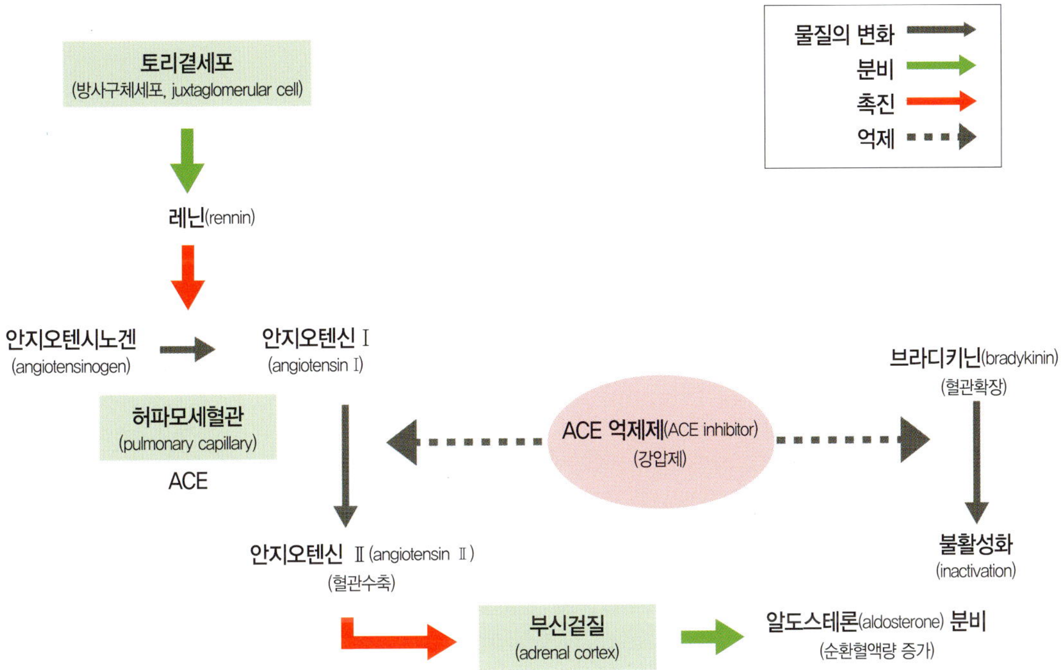

고혈압

혈압이 정상범위를 넘어서 높게 유지되는 상태를 고혈압(hypertension)이라고 하며 콩팥 혈관성, 내분비성 등 원인 질환이 분명한 이차고혈압(secondary hypertension)과 그 이외의 본태고혈압(essential hypertension)으로 나눌 수 있다. 일반적으로 40세 이상에서는 80~90%가 본태고혈압이다.

본태고혈압의 원인은 유전과 환경에 있는데, 환경요인으로는 과잉의 염분 섭취, 과체중, 술, 담배 등이 있다.

고혈압은 여러 장기에 미치는 영향이 커서 심장, 뇌, 콩팥, 눈 등의 혈관장애를 일으킨다. 따라서 동맥경화가 진행되면 뇌졸증, 협심증, 심근경색, 신부전, 안저출혈 등이 일어날 수 있다.

13. 혈장 Ca^{2+} 조절호르몬

혈장 Ca^{2+} 농도의 정상치는 약 10mg/dL이다.
혈장 Ca^{2+} 농도를 증가시키는 호르몬에는 부갑상샘호르몬(PTH)과 활성형 비타민 D_3이 있고,
혈장 Ca^{2+} 농도를 저하시키는 호르몬에는 칼시토닌이 있다.

혈장 Ca^{2+} 조절에 관여하는 호르몬

혈장 Ca^{2+} 농도의 정상치는 약 10mg/dL로, 혈장 Ca^{2+} 농도를 증가시키는 호르몬에는 **부갑상샘호르몬**(parathormone, PTH)과 **활성형 비타민 D_3**이 있고, 혈장 Ca^{2+} 농도를 저하시키는 호르몬에는 **칼시토닌**(calcitonin)이 있다.

부갑상샘호르몬은 뼈의 칼슘이 혈중으로 방출되도록 촉진하고, 콩팥에서 칼슘이 재흡수되도록 촉진하여 혈중 Ca^{2+} 농도를 증가시킨다. 부갑상샘호르몬은 혈중 Ca^{2+} 농도가 저하하면 그에 반응해서 많이 분비된다.

혈액 중 Ca^{2+} 농도가 상승하면 갑상샘의 소포곁세포(parafollicular cell)에서 분비되는 **칼시토닌**(calcitonin)이 작용하여 혈중 Ca^{2+} 농도를 떨어뜨리는데, 이렇게 칼슘의 혈중 방출을 억제하여 간접적으로 뼈의 형성을 촉진한다. 또, 콩팥에서의 칼슘 배출도 촉진한다.

피부에 축적되어 있는 7-디히드로콜레스테롤(7-dehydrocholesterol; 프로비타민 D_3)은 자외선의 작용으로 비타민 D_3(콜레칼시페롤, cholecalciferol)으로 변화한다. 이 비타민 D_3이 간에서 25가 수산화되고 나아가 콩팥에서 1이 수산화되어 활성형 비타민 D_3(1,25-dihydroxycholecalciferol)이 되면 비로소 생리작용을 발휘한다. 따라서 햇볕이 비치지 않는 곳에서 생활하거나 간이나 콩팥에 질환이 있으면 활성형 비타민 D_3이 체내에서 만들어지지 않아 경구섭취가 필요해진다.

혈장 Ca^{2+} 조절에 관여하는 호르몬

종 류	뼈에 대한 작용	콩팥에 대한 작용	소장에 대한 작용	혈장 Ca^{2+} 농도의 조절
부갑상샘호르몬 (parathormone, PTH) (상피소체호르몬)	Ca^{2+} 용해 ↑ PO_4^{2-} 용해 ↑	Ca^{2+} 재흡수 ↑ PO_4^{2-} 재흡수 ↑ 활성형 비타민 D_3 ↑		상승
칼시토닌(calcitonin) (갑상샘호르몬)	Ca^{2+} 용해 ↓ PO_4^{2-} 용해 ↓	Ca^{2+} 재흡수 ↓ PO_4^{2-} 재흡수 ↓		저하
활성형 비타민 D_3		Ca^{2+} 재흡수 ↑	Ca^{2+} 흡수 ↑ PO_4^{2-} 흡수 ↑	상승

혈장 Ca^{2+} 농도의 조절

PTH는 뼈를 용해시켜서라도 혈장 Ca^{2+}을 높이는 것이 목적이라 할 수 있지만, 비타민 D는 Ca^{2+}의 흡수만 촉진시키므로 결과적으로 뼈를 튼튼히 하는 것이 주목적인 호르몬이다.

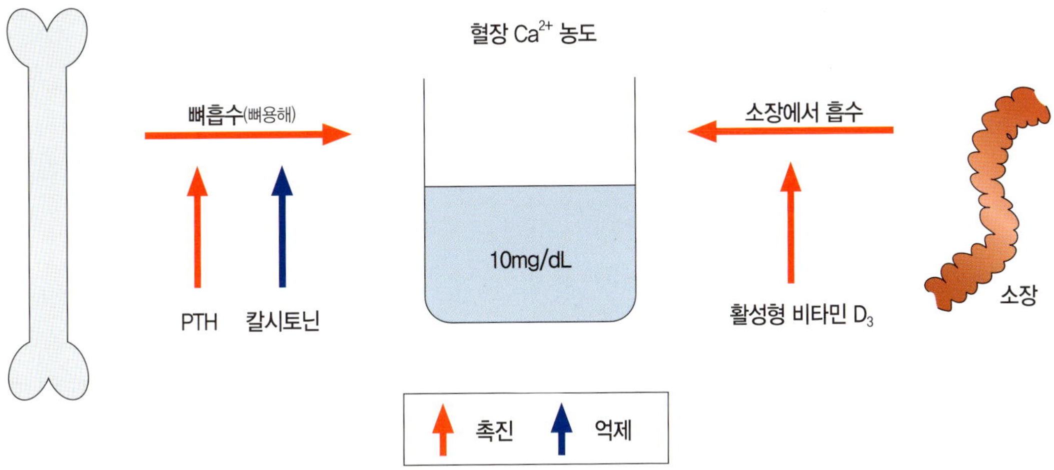

$$10mg/dL = \frac{10}{40} \times 10\ (2.5)\ mmol/L = 2.5 \times 2\ (0.5)\ mEq/L$$

칼슘 대사

혈청 칼슘의 약 40~50%는 단백질과 결합한다. 이 단백질의 대부분은 알부민(albumin)이며, 알부민 농도의 증감에 따라 혈청 칼슘치도 변동한다.

기준치는 8.6~10.2mg/dL(4.3~5.1mEq/L)이며, 11mg/dL 이상(5.5mEq/L)을 고칼슘혈증(hypercalcemia), 8mg/dL(4mEq/L 이하)을 저칼슘혈증(hypocalcemia)이라고 한다.

그 증상은 다음과 같다.

고칼슘혈증	오심, 구토, 식욕부진, 구갈, 다음, 다뇨, 고혈압, 초조감, 우울경향, 의식장애
저칼슘혈증	테타니(손발, 입술의 마비감), 정신장애, 불수의운동, 피부건조, 치아 및 손톱 이상

14. 내분비 유사기관

내분비 전용 장기 및 조직은 아니나 호르몬을 분비하는 내분비 유사기관이 있다.
콩팥은 에리트로포이에틴(적혈구형성호르몬), 레닌, 활성형 비타민 D_3을 분비하고, 심장은 ANP를 분비하며,
소화관은 가스트린, 세크레틴, 콜레시스토키닌(CCK) 등을 분비한다. 또, 태반은 hCG를 분비하고,
지방조직은 렙틴을 분비하며, 폐암 등의 종양조직은 ACTH를 분비한다.

내분비 유사기관

콩팥, 심장, 소화관, 태반, 지방조직, 종양조직 등은 내분비 전용 장기 및 기관은 아니나 호르몬을 분비하는데 이러한 기관을 내분비 유사기관이라고 한다.

콩팥은 에리트로포이에틴(적혈구형성호르몬), 레닌, 활성형 비타민 D_3을 분비하고, 심장은 ANP를 분비하며, 소화관은 가스트린, 세크레틴, 콜레시스토키닌(CCK) 등을 분비한다. 또, 태반은 hCG를 분비하고, 지방조직은 렙틴을 분비하며, 폐암 등의 종양조직은 ACTH를 분비한다. 이 내분비 유사기관에서 분비되는 호르몬의 생리작용을 정리하면 아래의 표와 같다.

그리스어로 *erythr*는 적혈구, *poies*는 형성을 의미하므로 에리트로포이에틴(적혈구형성호르몬, erythropoiechin)은 적혈구의 생산을 촉진시키는 물질이 된다. 레닌(renin)의 *ren*은 라틴어로 콩팥을 의미한다. 렙틴(leptin)의 *lept*에는 그리스어로 부드럽게 하다 혹은 빠르게 하다고 하는 의미이며 *in*은 촉진시키는 물질의 의미를 가진다.

호르몬을 분비하는 내분비 유사기관

장기·기관	호르몬	생리작용
콩팥	에리트로포이에틴(적혈구형성호르몬, erythropoietin) 레닌(rennin) 활성형 비타민 D_3	적혈구의 생산촉진 안지오텐시노겐 분비 소장의 Ca^{2+} 흡수 촉진
심장	심방나트륨이뇨펩티드(atrial natriuretic peptide, ANP)	콩팥의 Na^+ 재흡수 억제에 따른 이뇨
소화관	가스트린(gastrin) 세크레틴(secretin) CCK(cholecystokinin) 등	위산분비촉진 췌장액분비촉진 쓸개수축 및 췌장효소 분비촉진
태반	사람융모성 생식샘자극호르몬(human chorionic gonadotropin, hCG)	자궁수축 억제
지방조직	렙틴(leptin)	포만중추 자극(식욕억제), 혈당저하
종양조직	ACTH(adrenocorticotropic hormone)	코티솔 분비자극

렙틴

지방조직은 **렙틴**(leptin)이라는 호르몬도 분비한다. 렙틴은 아미노산 186개로 이루진 단백질로 ①식욕억제, ②에너지 소비(열생산), ③혈당저하작용 등이 있다. 지방세포가 비대해지면 렙틴이 분비되어 시상하부(hypothalamus)에 있는 **섭식중추**(feeding center)에 작용하여 식욕을 억제함과 동시에 갈색지방조직(brown fat tissue, BAT)에 작용하여 에너지대사의 증대를 촉진한다. 또 지방조직에 혈당을 흡수하여 지방합성을 촉진시킨 결과 혈당을 저하시키는 인슐린 유사작용도 나타낸다. 시상하부의 렙틴수용체에 이상이 있거나 렙틴 자체에 이상이 있어 렙틴이 증가해도 섭취억제가 되지 않으면(**렙틴 저항성**) 비만이 된다고 알려져 있다.

지방조직은 렙틴 이외에도 다양한 호르몬 물질들을 분비하는 것이 최근에 알려졌다.

지방조직이 생산하는 호르몬 유사물질의 작용

호르몬 또는 싸이토카인	작용하는 조직	작 용
렙틴(leptin)	시상하부	식욕억제
	갈색지방조직	열생산 항진
TNF-α(tumor necrosis factor-α)	뼈대근육, 지방조직	인슐린 저항성
PAI-1(plasminogen activator inhibitor-1)	혈관 뼈대근육, 지방조직	혈전형성 인슐린 저항성
아디포넥틴(adiponectin)	뼈대근육, 지방조직	인슐린 저항성 개선

저혈당증

저혈당증(glycopenia)이란 혈중 포도당 농도가 40~50mg/dL 이하로, 혈당 저하로 인한 여러 증상을 나타내는 병리적 상태를 말한다.

저혈당 증상으로 우선 교감신경 자극증상(식은땀, 빠른맥, 심계항진, 안면창백, 혈압상승 등)이 나타나고, 혈당이 더 저하되면(< 40mg/dL) 중추신경증상(경련, 두통, 이상행동, 의식장애 등)이 나타난다.

당뇨병 환자 중에 인슐린 주사를 맞는 경우, 당분 섭취에 비하여 과잉 투여를 받으면 심한 저혈당 상태에 빠질 수 있다.

● 혈당치에 따른 증상

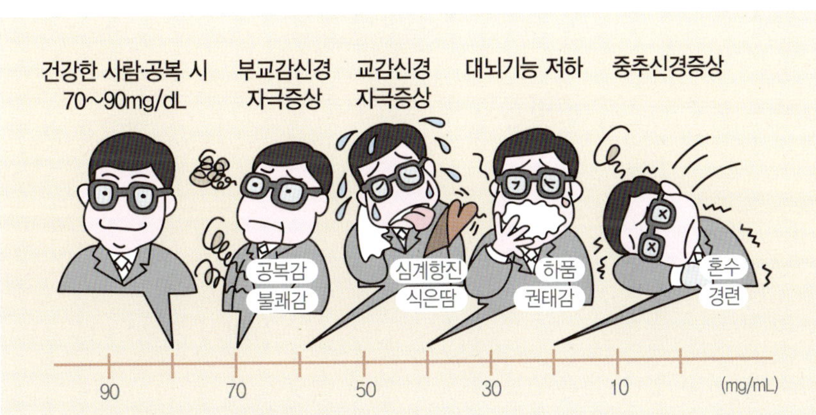

6

순환

1. 순환계의 구조와 기능
2. 심장의 구조와 특성
3. 심장전도계통과 심박동의 자동성
4. 심전도
5. 심장근육의 수축과 심장주기
6. 심장의 신경지배와 심장반사
7. 혈관의 구조와 기능
8. 혈액분배와 미세순환
9. 혈압
10. 내피세포의 기능
11. 림프액의 기능

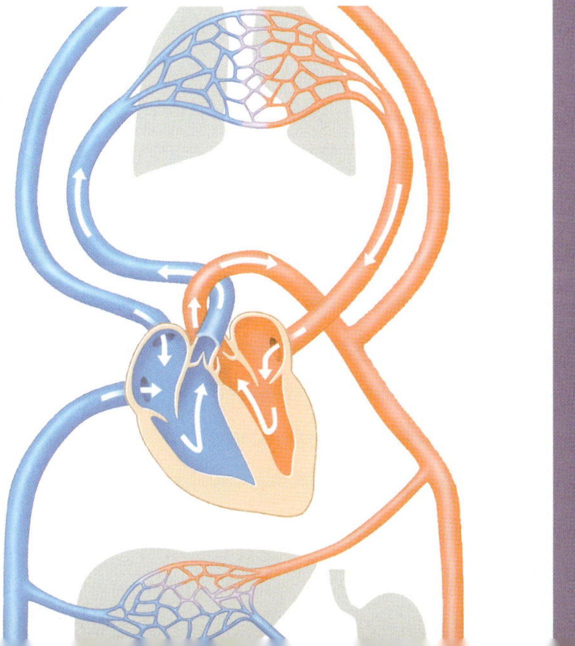

1. 순환계의 구조와 기능

심장은 온몸에 혈액을 순환시키는 펌프기능을 담당하는데, 그 원동력은 심장의 규칙적 수축-이완운동, 즉 박동이다. 혈액순환경로는 온몸순환(대순환)과 허파순환(소순환)의 2계통으로 크게 구별되며, 온몸순환은 온몸에 혈액을 내보내는 좌심실에서 오른심방에 이르는 경로이고, 허파순환은 허파에 혈액을 내보내는 우심실에서 왼심방에 이르는 경로이다.

개체의 크기가 일정 수준 이상의 다세포 생명에서 순환계의 발달은 필연적이다. (1) 세포와 조직의 생명에 필요한 산소와 영양분의 공급과 함께, (2) 노폐물과 이산화탄소가 체외 배출 될 수 있도록 신장과 폐로 이동시키는 것이 기본적 기능이다. 또한 체액의 순환은 (3) 주요 장기들의 체온을 균질하게 유지한다. 순환을 이용하여, 내분비기관은 (4) 호르몬을 조직 여러 곳으로 보내주어 신체기능의 조정이 원활하게 할 수 있다.

온몸의 혈액순환

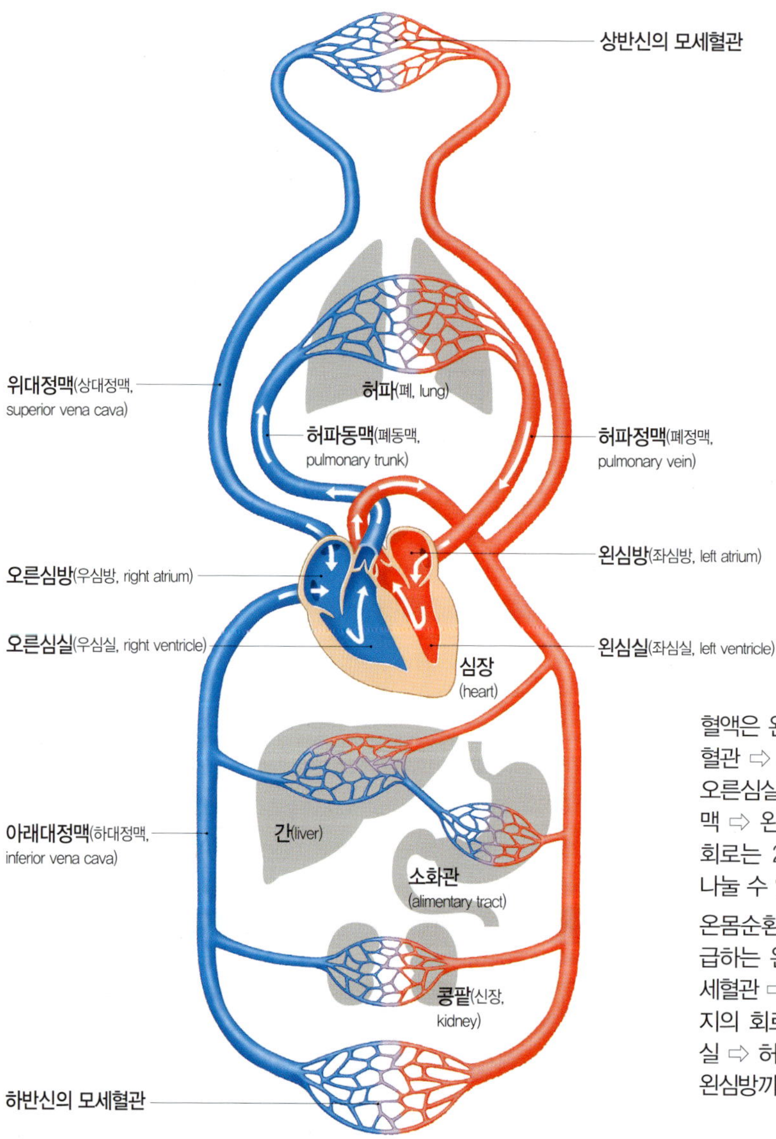

혈액은 왼심실 ⇨ 동맥 ⇨ 세동맥 ⇨모세혈관 ⇨ 세정맥 ⇨ 정맥 ⇨ 오른심방 ⇨ 오른심실 ⇨ 허파동맥 ⇨ 허파 ⇨ 허파정맥 ⇨ 왼심방 순으로 순환한다. 이 순환 회로는 2계통(온몸순환과 허파순환)으로 나눌 수 있다.

온몸순환(대순환)은 온몸으로 혈액을 공급하는 왼심실 ⇨ 동맥 ⇨ 세동맥 ⇨ 모세혈관 ⇨ 세정맥 ⇨ 정맥 ⇨ 오른심방까지의 회로이며, 허파순환(소순환)은 우심실 ⇨ 허파동맥 ⇨ 허파 ⇨ 허파정맥 ⇨ 왼심방까지의 회로이다.

온몸순환과 허파순환

혈액 및 림프액을 몸 안 조직에 공급하기 위한 기관계를 **순환계**(circulatory system)라고 한다. 특히 임상에서는 심장 및 혈관계를 순환기(circulator)라고 부르는 경우가 많다.

혈액(운송트럭에 상당)은 산소나 이산화탄소, 대사산물, 열, 호르몬 등을 운반하는 역할을 하며, 혈액은 도관(도로에 상당)이라고 할 수 있는 혈관계의 회로 안을 심장의 펌프작용으로 흐른다. 순환 과정에서 말초혈관에서 빠져 나온 혈장 성분의 일부를 다시 정맥으로 돌려보내는 회수 경로에 해당하는 것이 림프관이다. 림프액의 흐름을 담당하는 것을 **림프계**(lymphatic system)라고 한다.

혈액의 순환회로는 크게 2계통(온몸순환과 허파순환)으로 구분된다.

온몸순환(체순환, systemic circulation)은 온몸에 혈액을 공급하는 왼심실(좌심실, left ventricle)에서 오른심방(우심방, right atrium)까지의 회로이다. 온몸순환의 경로는 왼심실 → 동맥 → 세동맥 → 모세혈관 → 세정맥 → 정맥 → 오른심방으로, 왼심실에서 동맥혈을 온몸의 조직에 내보내고 정맥혈을 심장의 오른심방으로 되돌리는 경로이다. 모세혈관은 물질교환을 하는 장소이며, 이곳에서 조직에 산소나 영양소를 건네고 이산화탄소나 대사산물(노폐물)을 받는다. 대순환이라고도 하며 순환시간은 50~60초이다.

허파순환(폐순환, pulmonary circulation)의 경로는 오른심실 → 허파동맥 → 허파 → 허파정맥 → 왼심방이다. 오른심실에서 정맥혈을 허파로 내보내고 동맥혈이 되어 왼심방으로 보내는 회로이다. 허파에서 이산화탄소를 배출하고 대신 산소를 받아 들이므로 소순환이라고도 한다. 순환시간은 약 4초이다.

허파동맥에는 탈산소화된(산소가 결핍된) 혈액이 흐르며 허파정맥에는 산소화된(산소가 풍부한) 혈액이 흐른다.

온몸순환(체순환)과 허파순환(폐순환)

【온몸순환】

대동맥에서 동맥혈을 온몸으로 보내고 정맥혈을 대정맥에서 심장으로 되돌리는 경로는 온몸을 흐르기 때문에 온몸순환이라고 한다.

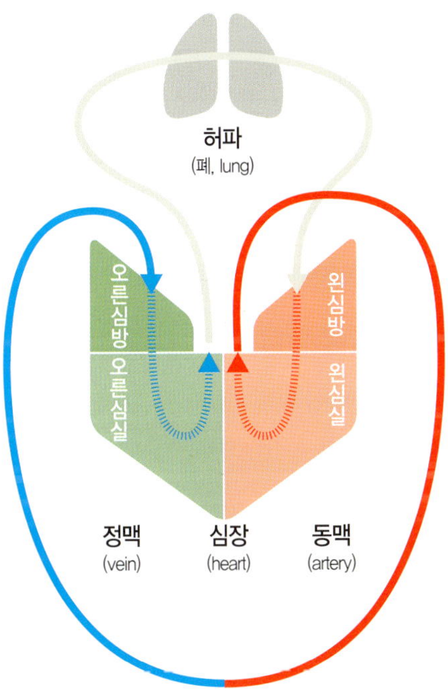

【허파순환】

허파동맥을 통해 정맥혈을 허파로 보내고 동맥혈로서 허파정맥에서 심장으로 되돌리는 경로를 허파순환이라고 한다.

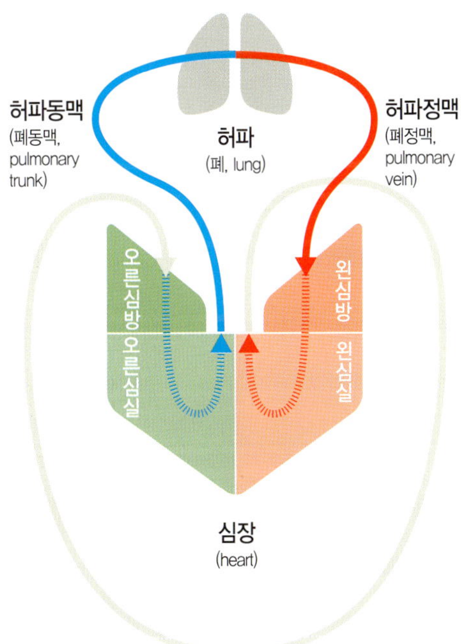

2. 심장의 구조와 특성

심장은 4개의 방(왼심방, 왼심실, 오른심방, 오른심실)으로 구성되며 좌우는 사이막으로 나뉘어 있다.
심방과 심실 간과 좌우 각 출구(대동맥구멍와 허파동맥구멍)에는 판막이 있어 혈액의 역류를 방지한다.
왼쪽 방실판막을 이첨판(승모판), 오른쪽 방실판막을 삼첨판이라고 한다.
심장은 전기신호에 의해 조종되는 혈액펌프라 할 수 있다. 혈액은 심장의 위쪽 방들 (심방)로 들어오며, 심방의 수축과 심실의 이완은 혈액을 아래쪽의 구획 (심실)으로 보내준다. 심실들은 심방보다 약 0.5초 정도 후에 수축하면서, 우심실은 폐로, 좌심실은 나머지 몸 전체로 혈액을 밀어낸다.

심장의 각 부위 명칭

심장의 4개 방

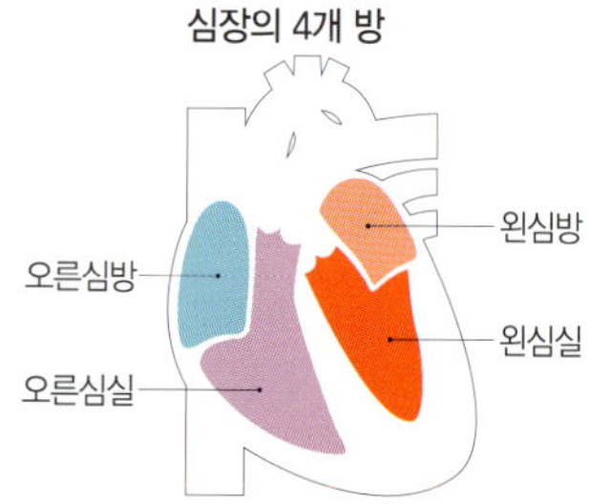

그림에는 표시되지 않았지만, 몸 안에서 심장의 바깥을 둘러싼 결합조직층 (심낭, pericardium)이 있다. 심낭과 심장 사이에 얇은 액체층 (심낭액)이 있으며, 심낭과 심낭액 덕분에 심장의 기계적 운동 중에 주변 장기나 조직과 마찰을 막아주고 있다(윤활제 기능). 만약 심낭에 염증이 생겼다가 섬유화가 진행되면서 두 층의 심낭막이 붙어버리거나 하면 (유착상태) 수축–이완 과정이 힘들게 된다.

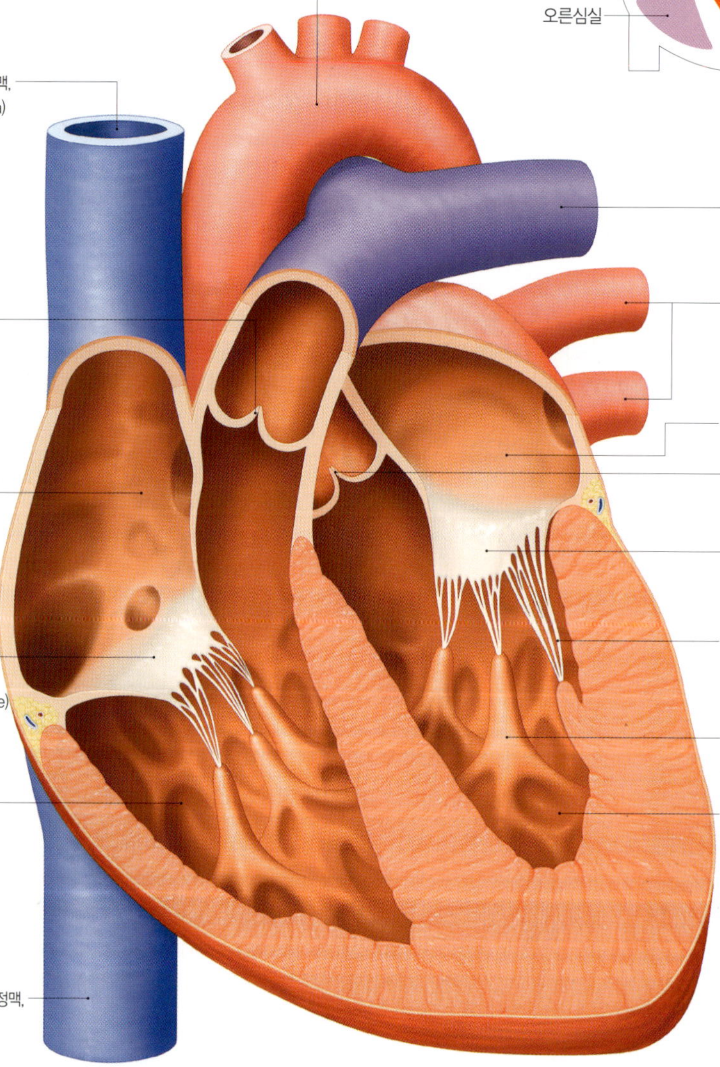

심장의 구조

심장은 가슴 중앙에서 다소 왼쪽으로 치우쳐 있는 장기로, 혈액을 온몸에 내보내는 펌프기능을 하고 있다. 심장은 좌측[왼심방(좌심방, left atrium)과 왼심실(좌심실, left ventricle)]과 우측[오른심방(우심방, right atrium)과 오른심실(우심실, right ventricle)]의 2가지 펌프가 합체한 구조를 하고 있다. 좌측 심장은 온몸에 혈액을 공급하는 온몸순환(체순환, systemic circulation)을 담당하고 있으며, 우측 심장은 허파에 혈액을 공급하는 허파순환(폐순환, pulmonary circulation)을 담당하고 있다. 좌측 심장이 더 넓은 영역을 담당해야 하고 더 높은 동맥압을 극복하여 혈액을 보내야 하기 때문에 우측 심장보다 크다. 또한, 심방보다 심실의 벽이 두껍다. 즉 압력이 높은 곳일수록 심벽은 두껍게 되어 있다.

심장에는 4개의 방(왼심방, 왼심실, 오른심방, 오른심실)이 있는데, 좌측과 우측은 **사이막**(중격, septum)으로 나뉘어 있으며 심방에서 심실 간과 좌우 각 출구[대동맥구멍(aortic hiatus)과 허파동맥구멍(orifice of pulmonary trunk)]에는 **판막**(valve)이 붙어 있어서 혈액이 역류하는 것을 방지하고 있다.

심장의 동정맥

심장으로 동맥혈을 공급하는 혈관(관상동맥)은 대동맥 판막 바로 지나서 시작된다. 즉, 심장은 자신에 필요한 혈액을 가장 먼저 공급하는 셈이다.

심장에서 나오는 정맥혈은 모여서 심장정맥굴을 거쳐 우심방으로 돌아간다.

심장에 혈액을 공급하는 동맥과 정맥은 기본적으로 심방과 심실 사이의 방실사이고랑을 주행하고, 그 가지가 앞뒤의 심실사이고랑(심실간구, interventricular groove)을 주행한다. 색이 연한 부분은 뒷면의 혈관을 나타낸다.

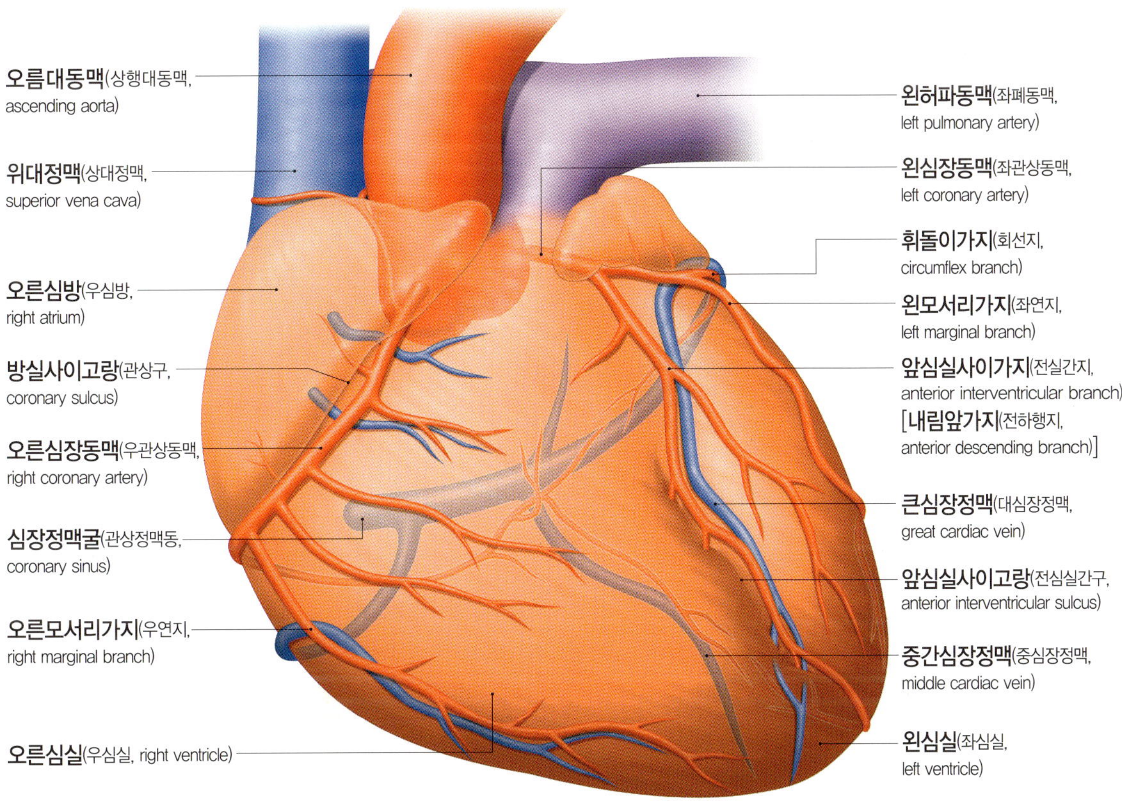

심장의 판막

역류를 막아서 일방향 흐름을 가능케 하는 판막들이 심방과 심실 사이에 있기 때문에, 혈액은 심방에서 심실 쪽으로만 이동하는 것이 정상이다. 판막은 심실과 큰 혈관들 (대동맥, 폐동맥) 경계에도 있어서, 심장에서 일단 뿜어져 나간 혈액의 역류를 방지한다. 왼심방과 왼심실 간에는 **이첨판**[bicuspid valve; **승모판**(mitral valve)]이, 오른심방과 오른심실 간에는 **삼첨판**(tricuspid valve)이 있고, 각각은 힘줄끈(건삭, chordae tendineae)에 의해 꼭지근(유두근, papillary muscle)으로 연결되어 끝나 있다. 대동맥구멍의 판막은 **대동맥판막**(aortic valve), 허파동맥구멍의 판막은 **허파동맥판막**(폐동맥판, pulmonary valve)이라고 하며 3장의 판막으로 이루어진다. 판막에 이상이 있어 판막이 잘 닫히지 않으면(**폐쇄부전**) 혈액 일부가 역류를 일으키고, 판막 입구가 좁아지면(**협착**) 혈액이 흐르기 어려워진다. 이러한 판막 장애를 **심장판막증**(valvular disease of heart)이라고 한다.

심장판막의 움직임

【심실확장(이완)기】

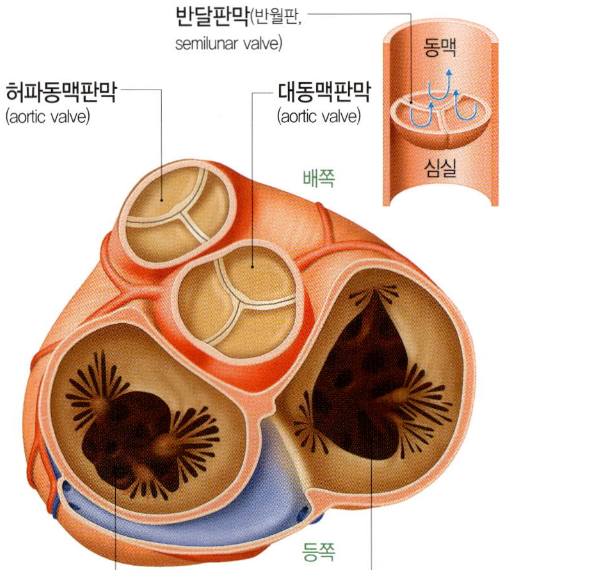

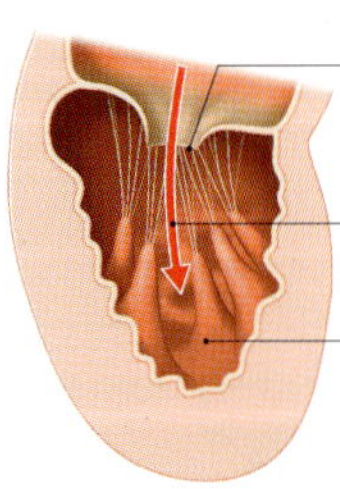

심방에서 심실로 혈액이 흘러들어올 때에는 방실판막이 열리고 동맥에서 역류하지 않도록 동맥판막은 닫힌다.

【심실수축기】

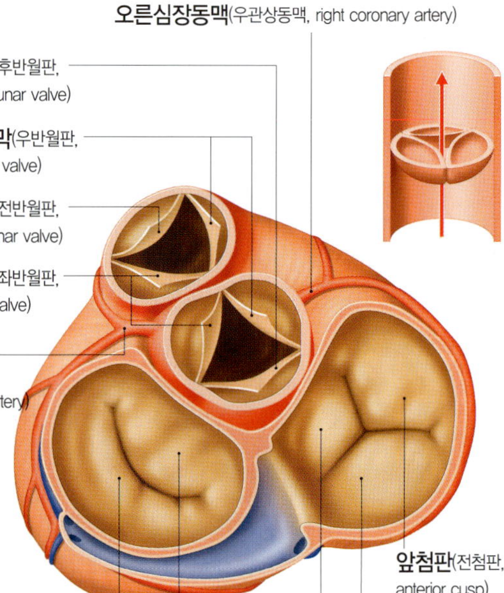

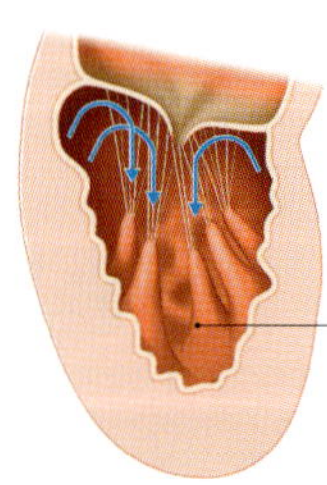

심실이 수축하면 방실판막이 폐쇄하여 방실로 역류하는 것을 막고, 동맥판막이 열려서 혈액이 흘려보내 진다.

심장의 특성

심장근육은 뼈대근육과 마찬가지로 가로무늬근육(횡문근, striated muscle)이지만, 뼈대근육과는 다른 특성을 가지고 있다. 뼈대근육에서는 개개의 근육섬유는 각각 실무율(all or none law)에 따르지만, 근육다발(근속, muscle fascicle)은 이 법칙에 따르지 않는다. 근육섬유들은 운동신경의 명령에 따라 각각 동원되기 때문이다. 그러나 심장근육에서는 근육다발도 이 법칙에 따른다. 심장세포들은 세포간 전기적 연결이 잘 되어 있어서 한꺼번에 흥분하게 된다는 뜻이다.

뼈대근육의 절대불응기(absolute refractory period)는 1msec 정도인데, 심장근육은 약 150msec로 길다. 이러한 차이는 활동전압의 길이가 다르기 때문이다. 따라서 계속해서 강한 자극이 가해져도 바로 수축하지 않으므로(강축이 일어나지 않음, p.65 참조) 혈액을 규칙적으로 박출할 수 있는 시간을 확보한다. 이처럼 심장근육에서는 강축이 일어나지 않는 것이 합리적이다.

심장근육은 뼈대근육과 달리 근육세포 간의 연락이 상당히 좋기 때문에[틈새이음(간극연결, gap junction)을 이루고 있기 때문] 심방은 심방에서, 심실은 심실에서 각각 전체적으로 수축할 수 있다. 그러나 심방의 근육세포와 심실의 근육세포 간은 직접 연락하는 일은 없다. 판막과 그 주변 결합조직이 심방과 심실 사이의 전기적 연결을 차단하고 있으며, 단지 그 틈새로 지나가는 특수한 형태의 심장근세포(방실결절)에 의하여 전기신호가 전달된다. 전달된 신호는 푸르키네섬유를 따라서 심실 전체로 빠르게 전파된다.

특수 심장근육, 즉 푸르키네섬유(purkinje fiber)는 다른 대부분의 심장근육(고유 심장근육)과 달리 수축하는 작용은 거의 없고 심장에 수축을 일으키는 흥분(전기적 자극)을 자동적으로 발생시켜 심장 전체에 그 흥분을 전달하는 기능을 한다. 특수 심장근육은 심장 내의 정해진 부위에 일정하게 배열해 있으며 이 전체를 **심장전도계통**(cardiac conducting system)이라고 한다.

실무율이란?

신경이나 근육에 문턱값(역치, limen) 이상의 전기적 자극을 가할 때 자극이 크면 활동전위도 크고 또 근육수축도 크다. 그러나 신경이나 근육의 **단일섬유**에서는 활동전위나 수축의 크기는 문턱값 이상의 강도라면 자극 강도에 관계없이 일정하다. 이처럼 반응의 강도에 따르지 않고 일정해지는 성질을 **실무율**(all or none law)이라고 한다.

심장판막질환의 종류

승모판 장애	승모판협착(mitral stenosis, MS)
	승모판역류(mitral regurgitation, MR)
대동맥판 장애	대동맥판협착(aortostenosis, AS)
	대동맥판역류(aortic regurgitation, AR)
삼첨판 장애	삼첨판협착(tricuspid stenosis, TS)
	삼첨판역류(tricuspid regurgitation, TR)
허파동맥판 장애	허파동맥판협착(pulmonary stenosis, PS)
	허파동맥판역류(pulmonic regurgitation, PR)

3. 심장전도계통과 심박동의 자동성

심장은 규칙적으로 박동할 수 있는데, 심장전도계통의 작용에 따른다.
심장전도계통은 심방에서 심실로 한번에 흥분을 전달하는 특수 심장근육이며,
굴심방결절, 결절사이경로, 방실결절, 히스다발, 왼다발갈래, 오른다발갈래, 푸르키네섬유의 순으로 흥분이 전달된다.
심장전도계통의 세포는 어느 부위에서나 자발적으로 흥분을 발생시키는 성질을 가지고 있다.

심장전도계통과 심박동의 자동성

심장전도계통(cardiac conducting system)은 부위에 따라 굴심방결절, 방실결절, 결절사이경로, 히스다발, 갈래, 푸르키네섬유로 나뉜다.

굴심방결절(동심방결절, sinoatrial node, SA node)은 위대정맥과 접하는 오른심방 쪽에 있다. 심장의 정상적인 자동박동리듬은 이곳에서 시작되기 때문에 심장의 박동조율을 행한다. 그래서 굴심방결절을 **박동조율 세포**(pacemaker cell)라고도 한다.

방실결절(atrioventricular node, AV node)은 심방사이막(심방중격, atrial septum)의 오른심방 쪽에 있다.

굴심방결절과 방실결절 간에는 3개의 가는 특수 심장근육의 연락로가 있는데, 이를 **결절사이경로**(internodal pathway)라고 한다.

히스다발(히스속, His bundle)은 방실결절의 아래에 있고 나아가 왼다발갈래(좌각, left bundle branch)와 오른다발갈래(우각, right bundle branch)로 나뉜다.

왼·오른다발갈래는 더 나뉘어 심실근육층에 그물 모양으로 분포한다. 이 그물 모양의 특수섬유를 **푸르키네섬유**(Purkinje fiber)라고 한다.

심장은 신경을 절단해도 혹은 몸 밖으로 꺼내도 적당한 상태에 두면 한동안은 일정한 리듬으로 자발적으로 박동을 계속하는데, 이를 **심박동의 자동성**(자동능, automaticity)이라고 한다. 이는 박동조율세포와 심장전도계통의 작용에 따른다.

굴심방결절의 세포는 자발적으로 반복하여 흥분을 발생시키는 성질을 가지고 있으며, 이곳에서 흥분이 시작된다. 이어서 흥분은 결절사이경로를 지나(심방 전체에 흥분이 퍼지면 심방은 수축) 방실결절에 도달한다. 이어서 히스다발 → 왼·오른다발갈래 → 푸르키네섬유로 한번에 선날되어 심실 전체는 거의 동시에 수축한다. 심장전도계통은 신경은 아니지만 마치 신경처럼 흥분을 신속하게 심장근육 구석구석으로 전달하는 특화된 심장근육이다.

심장전도계통의 세포는 어느 부위에서나 자동적으로 흥분을 발생하는 성질을 가지고 있다. 심장전도계통에서는 굴심방결절의 흥분발생빈도가 가장 높기 때문에(약 70~80회/분) 정상 시에는 굴심방결절이 흥분을 전달하고 있는데[**굴리듬**(동리듬, sinus rhythm)]. 굴심방결절이 어떠한 장애로 기능을 하지 않게 되면 방실결절이 전기적 자극을 발생시킨다. 다만, 굴심방결절보다 리듬은 늦어진다(약 60회/분). 나아가 방실결절도 기능을 하지 않게 되면 푸르키네섬유가 리듬을 만들게 되는데 이 경우 리듬은 더욱 늦어진다(30회/분).

이러한 자발적 리듬을 만들어내는 것을 **심장박동조율기**(cardiac pacemaker)라고 한다.

심장전도계통의 장애로 심박수가 감소하거나 심박정지가 일어났을 때 심장을 매분 60~70회 비율로 전기적으로 자극하여 심장의 작용을 확보하는 방법이 취해진다. 이 자극장치를 인공심장박동조율기라고 한다.

심장전도계통과 각 부위의 활동전위

흥분의 발생은 굴심방결절에서 시작하여 결절사이경로(internodal pathway) ⇨ 방실결절 ⇨ 히스다발 ⇨ 왼·오른다발갈래 ⇨ 푸르키네섬유로 한번에 전달된다.

굴심방결절에서는 정지상태에서 자동적인 탈분극이 일어나고[길잡이전위(박동조율기전위, pacemaker potential) 혹은 전전위(prepotential)라고 함] 길잡이전위가 문턱값에 도달했을 때 활동전위가 발생한다. 방실결절에도 길잡이전위가 있으나 그 기울기는 굴심방결절보다 완만하다. 굴심방결절의 길잡이전위 기울기가 가장 급격하기 때문에 이것이 길잡이(박동조율기)가 된다. 두 부위의 느린 탈분극상은 Ca^{2+} 전류에 따른다. 그 이외 부위의 빠른 탈분극상은 Na^{+} 전류에 따른다.

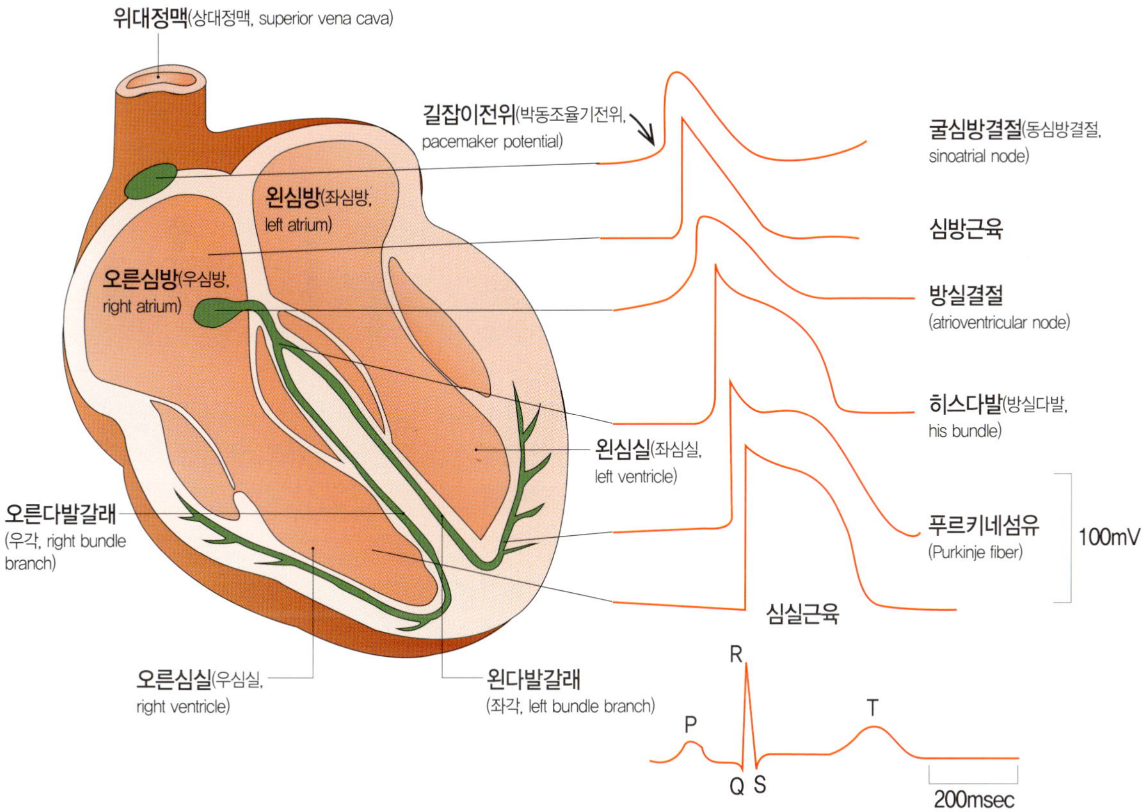

심전도: 심방의 흥분, 심실의 흥분을 체표면에서 확인할 수 있는 기록을 심전도라 한다(각 파형의 명칭과 의미는 뒤에 다시 설명한다).

심장의 제어

심장은 독자적으로 활동할 수 있지만, 정상적인 상황에서는 뇌의 지배하에 있어 신체 상황에 맞추어 뇌에서 지령을 받는다. 긴장하면 맥박이 증가하는 것은 뇌가 긴장감을 심장에 전달하고 있기 때문이며, 운동을 하면 맥박이 증가하는 것은 조직이나 기관으로부터 혈액의 증량을 요청 받은 뇌가 심장에 혈액을 더 보내라고 명령을 내리기 때문이다.

이 밖에 심장에 대한 명령은 자율신경과 호르몬이 전달한다. 호르몬은 주로 부신속질에서 방출되는 아드레날린(adrenaline)이다. 교감신경이 흥분하거나 아드레날린이 분비되면 심박수가 증가하여 혈압이 상승한다. 부교감신경이 흥분하면 심박수는 감소하고 혈압은 하강한다.

4. 심전도

굴심방결절과 방실결절에는 길잡이전위(전전위)가 관찰된다. 굴심방결절의 길잡이전위 기울기가 가장 급격하다.
심장의 전기적인 활동을 체표면에서 기록한 것을 심전도라고 하며,
심전도의 P파는 심방의 흥분전파, QRS파는 심실의 흥분전파, T파는 심실의 재분극을 나타낸다.
심장의 박동수나 리듬이 정상이 아닌 경우를 부정맥이라고 한다.

심장의 활동전위

심장에서는 부위에 따라 안정전위(resting potential)값과 활동전위(action potential)의 지속 시간에 뚜렷한 차이가 관찰된다.

안정전위의 전형적인 값은 굴심방결절 -60mV, 방실결절 -70mV, 심방근육 -80mV, 푸르키네섬유 -90mV, 심실근육 -90mV이다. 또, 활동전위의 지속시간은 굴심방결절과 방실결절이 약 200msec, 심방근육 100msec, 푸르키네섬유 400msec, 심실근육 300msec로 다양하다. 하지만, 뼈대근육이나 신경세포와 비교하여 100배 이상 길다는 점은 공통적 특성이다. 심장은 흥분에 이은 한 번의 수축이 충분히 지속되어야 필요한 혈액 박출이 일어날 수 있기 때문에, 이와 같은 긴 활동전압이 중요하다. 반면 뼈대근육은 매우 짧은 수축(연축)이 여러개 중첩되면서 지속적 수축(강축)으로 나타나는 면에서 심장과 다른 기전을 갖고 있다.

굴심방결절과 방실결절에는 **길잡이전위**[박동조율기전위, pacemaker potential; **전전위**(prepotential)라고도 함]가 있다. 즉, 안정막전압이 가만히 유지되지 않고, 저절로 느린 탈분극을 보인다. 그러다가 특정 수준(역치)에 이르면 급격히 빠른 탈분극(활동전압)으로 이어진다. 이러한 굴심방결절 세포의 '활동전압'이 심방세포를 자극하여 연이은 활동전압을 일으킨다(심방수축). 뒤이어 방실결절, 푸르키네섬유, 심실근의 활동전압으로 전파되는 것이 흥분의 전도이다. 굴심방세포의 활동전위는 주로 **Ca^{2+}의 유입**으로 일어난다. 한편, 심방근이나 심실근세포 부위에서는 주로 **Na^{+}의 유입**으로 더 빠른 활동전압이 일어나고 뒤이어 일어나는 Ca^{2+}의 유입으로 지속적 탈분극이 지속된다. 심전도는 심장의 전기적 활동을 체표면에서 비침습적으로 조사하는 방법이다.

심장근육세포는 흥분해 있거나 흥분해 있지 않은 어느 한 상태에 있다. 굴심방결절에서 나오는 전기적 자극(흥분)은 심방, 방실결절, 히스다발, 심장근육으로 전달되어 간다. 심장근육이 자극을 받으면 심장근육세포는 흥분하고 그 옆

I 심장의 활동전위형태

【굴심방결절】

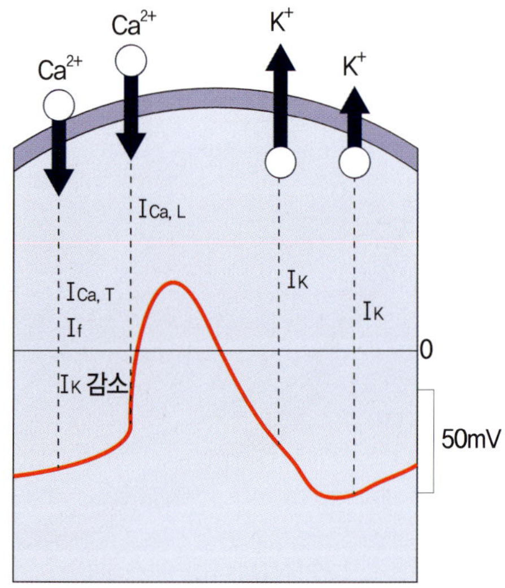

【심실근육】

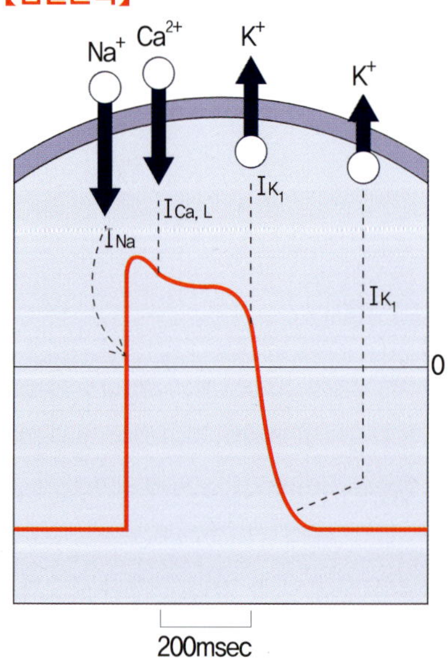

$I_{Ca,L}$: Ca^{2+} 전류(지속성) I_K : K^+ 전류
$I_{Ca,T}$: Ca^{2+} 전류(일과성) I_{Na} : Na^+ 전류

에 있는 세포에 흥분이 잇달아 전달되어 간다. 모든 심장근육세포가 흥분상태가 되면 이윽고 흥분은 진정되어 간다(진정되는(재분극되는) 과정은 심실 아래쪽부터 먼저 일어나는 경향이 있다). 이 흥분과 비흥분 상황은 체액을 따라서 체표면까지 전달되기 때문에 직접 심장에 전극을 찌르지 않아도 측정할 수 있다. 신체에 전극을 붙이고 심장근육의 흥분과 비흥분에 따른 전위차를 모니터링한 것이 **심전도**(electrocardiogram, **ECG**, **EKG**)이다.

임상에서는 심장의 상황을 입체적으로 파악하기 위해 12유도심전도를 사용한다. 심장을 지구로 예를 들면 경도선처럼 위아래 쪽으로 오르내리는 방향의 흥분전도를 탐지하기 위해서 손목이나 발목에 전극을 부착하는 I, II, III, aV_R, aV_L, aV_F를 **팔다리전극**(사지전극, limb lead)라고 하고, 수평방향으로 뻗어나오는 흥분을 탐지하기 위해서 지구의 적도선에 해당하도록 가슴 앞쪽에 배치한 V_1~V_6을 **심장전전극**(precordial lead)라고 한다. 이처럼 세로방향 6곳과 가로방향 6곳의 관찰점에서 동시에 심장을 관찰하여 흥분·비흥분 상태의 전파 양상을 입체적으로 관찰한다. 이렇게 하면 심장벽이 두꺼워진 상태라던가 심장의 기울기 등을 파악할 수 있다.

심전도의 파형

심전도의 기본파형에는 각각 이름이 붙어 있다. 맨 처음의 작은 파를 **P파**라고 한다. 이어서 오는 큰 파에서 처음 아래를 향하는 것을 **Q파**, 가장 위를 향하는 것을 **R파**, 그 다음 아래를 향하는 것을 **S파**라고 한다. 그리고 마지막에 나타나는 둥근 파를 **T파**라고 한다(T파 후에 파형이 더 나타나는 경우도 있는데 이것은 U파라고

심장전도계통과 심전도

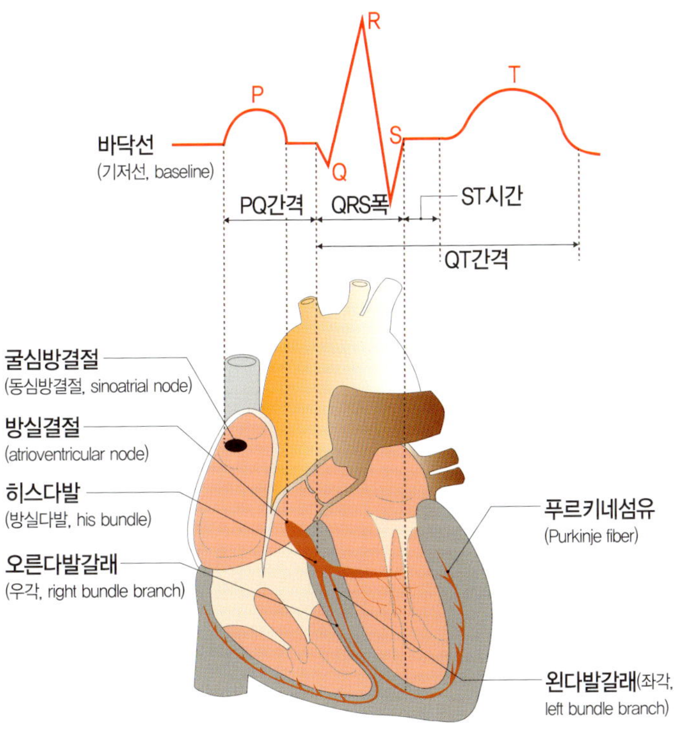

한다).

QRS파는 심실을 흥분이 전파하는 것을 나타내며, **T파**는 심실의 흥분 종식(재분극)을 나타낸다. S파 끝에서 T파 시작까지를 ST성분이라고 하며 이 길이를 **ST시간**이라고 한다. ST시간은 심실의 모든 근육세포가 흥분해 있는 시간을 나타낸다. T파는 보통 위를 향하지만, 흥분의 종식 방법에 따라서는 아래를 향하거나 1상성이 되거나 2상성이 되기도 한다.

P파는 심방을 흥분이 전파하는 것을 나타내는데, 심실보다 심방은 근육 양이 적어서 P파는 작게 나타난다. 심실의 T파에 상당하는 즉, 흥분의 종식을 반영하는 심방의 파형도 나오는데, 매우 작고 또 QRS파와 시간적으로 겹치기 때문에 지워져서 보이지 않는다. 심실은 근육 양이 많고, 심장전도계통이 밀접하게 분포해 있어서 그 흥분을 나타내는 파형(QRS)이 급하고 크다.

P파 처음부터 QRS파 시작까지의 시간을 **PQ간격**이라고 한다. PQ간격은 심방의 흥분이 심실로 전달될 때까지의 시간을 나타낸다. 심방의 흥분이 신속하게 전달되지 않으면 PQ간격은 길어져 심장전도계통의 이상을의심할 수 있다. 심실흥분의 시작(QRS)과 종식(T) 사이 기간을 QT간격(QT interval)이라 부른다. QT간격 동안 심실은 탈분극상태이지만, 체표면에서는 전위가 동적으로 변할때만 감지되기 때문에, 일정 수준의 탈분극이 지속되는 경우에는 심전도 상에는 수평선으로 유지되는 것처럼 보이는 것이다.

심전도는 심박리듬의 이상(부정맥), 심장의 위치 이상, 심장전도계통의 이상, 심장근육의 장애(협심증, 심장근육경색 등), 심장비대, 심방의 이상 등의 심장질환 진단에 이용된다.

팔다리전극(사지전극, limb lead) 기록법

오른손, 왼손, 왼발에 표면 전극을 붙인다. 세 지점 중 두개(한쌍)씩 모두 세쌍을 기록하는데, 두 지점 사이의 전위차를 기록하는 것이다. 심장의 전기흥분이 전파되는 전체적 방향이 아래 그림의 화살표 방향과 맞는 정도만큼 위쪽으로 올라가게 기록한다.

제Ⅰ유도(제Ⅰ사지전극, 왼손과 오른손의 전위차를 기록), 제Ⅱ유도(제Ⅱ사지전극, 왼발과 오른손의 전위차를 기록), 제Ⅲ유도(제Ⅲ사지전극, 왼발과 왼손의 전위차를 기록)로 각각의 유도법에 따른 심전도 파형을 표시한다.

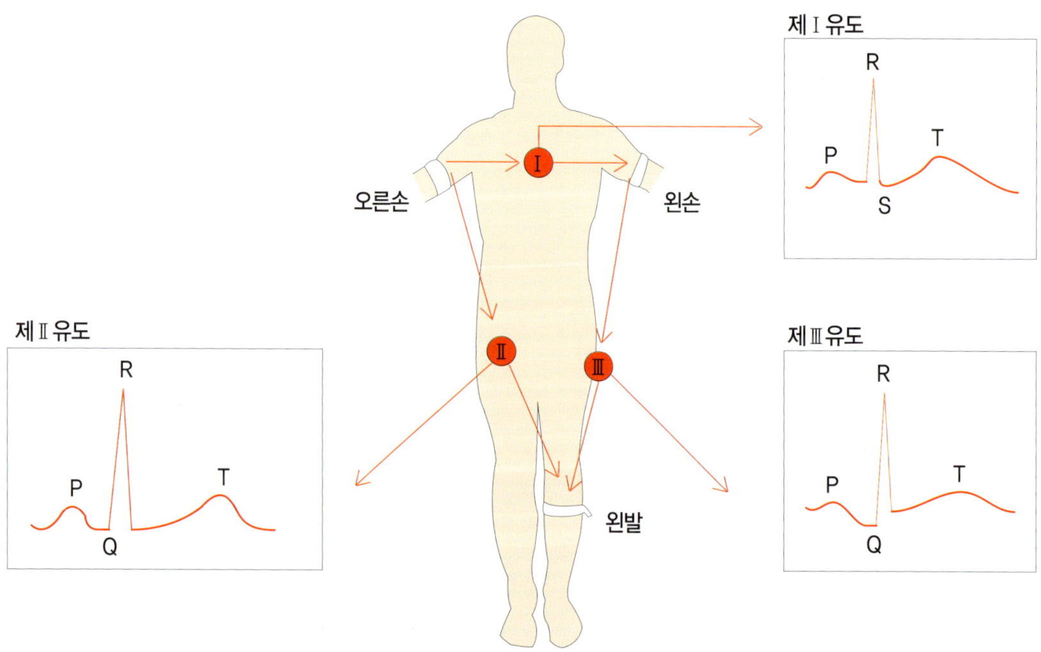

심장전전극(precordial lead)의 전극 위치

심장전전극(precordial lead)은 심장 앞쪽 흉벽에 여섯 군데의 전극을 부착하고, 그 방향으로 뻗어오는 심장전기흥분파(전기벡터)의 크기를 기록한 것이다. 앞에서 설명한 세개의 팔다리전극(사지전극, limb lead)을 모두 모아서 기준전극으로 삼게 되면, 그 벡터의 합은 심장의 뒷부분에 해당하는 가상의 전극위치에 해당한다. 이런 조건에서 별도의 탐색전극을 아래 그림처럼 흉벽의 앞부분에 위치시키면, 마치 심장의 횡단면을 보았을 때, 몸의 앞쪽으로 뻗어가는 심장전기벡터를 기록하는 결과를 얻게 된다.

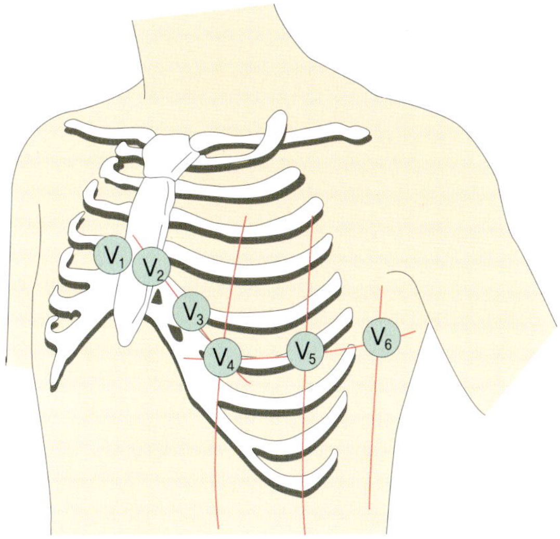

부정맥

박동 빈도와 리듬이 정상이 아닌 맥은 모두 부정맥(arrhythmia)이다. 박동조율기(길잡이)가 굴심방결절이 아닌 경우도 부정맥이다.

리듬의 이상에는 2종류가 있다. 하나는 규칙적인 리듬 속에 불규칙한 것이 섞인 경우로, **주기외수축**(기외수축, extrasystole)이 그 대표이다. 다른 하나는 모든 심박이 제각각인 경우로, **심방잔떨림**(심방세동, atrial fibrillation)이 그 대표이다.

주기외수축은 굴심방결절 이외의 부분이 리듬을 제어하려고 하여 일어난다. 심실근육이 굴심방결절과는 별도로 독자적으로 리듬을 제어하려고 하는 것을 **심실주기외수축**(심실기외수축, ventricular extrasystole), 심방근육이 독자적으로 제어하려는 것을 **심실위주기외수축**(상실성기외수축, supraventricular extrasystole)이라고 한다.

방실차단(atrioventricular block)은 방실결절의 자극 전도성이 저하되거나 차단됨으로써 일어난다. 그러면 심방과 심실은 전혀 무관계로 흥분, 수축하게 된다.

심방근육에 1분간 200~300회의 이상흥분이 일어나는 경우를 **심방된떨림**(심방조동, atrial flutter)이라고 하고, 더 나아가 발생하는 흥분파가 1분간 400~600회나 되는 경우를 **심방잔떨림**(심방세동, atrial fibrillation)이라고 한다. 이처럼 흥분빈도가 높아지면 방실결절은 심방에서의 흥분을 전도하지 못하게 된다.

심실에서 잔떨림이 생기면 혈액을 전혀 박출할 수 없게 된다. **심실잔떨림**(심실세동, ventricular fibrillation)이 시작되면 즉시 제세동(임상에서는 강한 전기쇼크를 가해서 강제적으로 심장 전체의 리듬을 정돈하는 전기적 제세동이 자주 이용됨)이나 심장마사지를 시행해야 한다.

심장근육세포의 흥분도는 혈장 칼륨 농도에 민감하게 반응한다. 혈중 칼륨 농도가 정상보다 낮으면 흥분하지 않게 되고, 높으면 너무 흥분하게 된다. 혈중 칼륨 농도가 너무 높아지면 세포막의 흥분성이 높아져 심실잔떨림을 일으키기 쉬운 매우 위험한 상태가 된다. 또, Ca^{2+}의 혈중농도도 심전도에 영향을 미친다. 따라서 심전도는 심장의 상태뿐만 아니라 칼륨이나 칼슘 등의 전해질 상태도 어느 정도 반영한다.

부정맥과 심전도

부정맥 종류	심전도	
심실잔떨림(심실세동, ventricular fibrillation, VF)	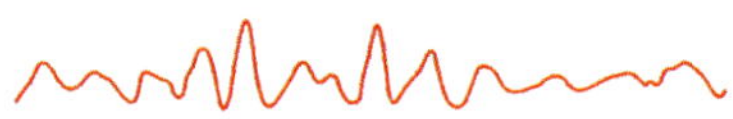	무질서하고 불규칙한 기선의 동요
Ⅲ도 방실차단 (auriculoventricular block)	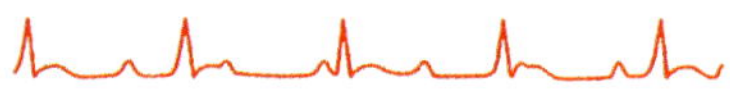	P파와 QRS파는 규칙적으로 나타나지만 각각이 독립해서 발생
심실빠른맥(심실빈맥, ventricular tachycardia, VT)	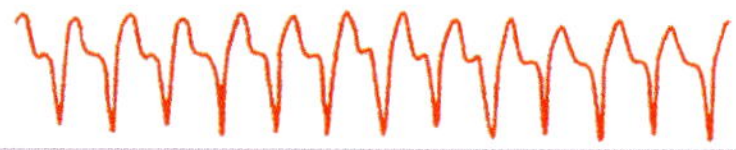	P파가 선행하지 않는 폭이 넓고 큰 QRS파가 3연속 이상 계속
심방잔떨림 (심방세동, atrial fibrillation, Af)	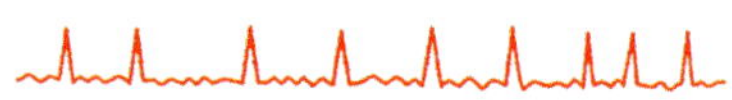	P파가 없고 기선이 작게 흔들리며, QRS파가 불규칙하게 출현
심방된떨림(심방조동, atrial flutter, AF)	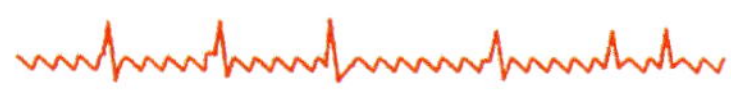	상당히 이른 연속 P파에 의해 톱니 모양(F파)을 나타내는 기선. RR간격의 배가 됨
심실주기외수축 (ventricular extrasystole)	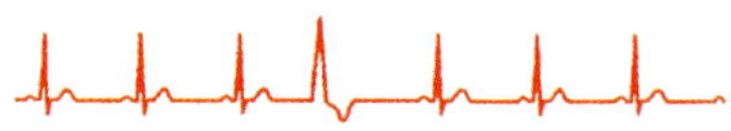	P파가 선행하지 않은 폭이 넓고 큰 QRS파와 QRS파에 반대방향의 T파

심실잔떨림(심실세동)

심실세동은 부정맥의 가장 심각한 상태라고 할 수 있다. 심실세동이 일어난 심장은 마치 벌레가 가득찬 주머니처럼 꿈지럭거리는 모습을 보이고, 심전도는 불규칙하고 불안정한 흔들림만 관찰된다. 심장은 여러 곳에서 분주하게 전기적 흥분과 꿈틀거림은 반복하지만, 효과적인 혈액 펌프기능은 못 일으키는 것이다. 이런 상태를 심장마비라 한다. '심장 마비'는 직관적으로 생각하는 것처럼 심장이 수축을 그만두고 완전히 가만히 있는 상태를 말하는 것이 아니다. 어떠한 이유에서건 심장의 펌프기능을 할 수 없게 되었을 때를 말한다. 각각의 심장 세포들은 계속 수축하더라도 그들이 제대로 동기화되어있지 않으면 펌프로서의 작용을 할 수 없다. 심폐소생술이 필요하다.

심폐소생술

환자가 응급실에서 환자를 살리려고 필사적인 의사들에게 둘러싸인 장면은 드라마에서 흔히 보았을 것이다. 갑자기, 심장 모니터의 규칙적인 소리가 멈추고, 정상의 심전도가 평평한 선으로 바뀌며, 누군가가 심장마비가 일어났다고 소리친다. 누군가가 몇 초 안에 어떤 도구를 양손에 하나씩 잡고서 환자의 맨가슴에 올려놓고, 잠시 충전되기를 기다렸다가 전기 충격을 가한다. 이 때 주변에 경고의 의미로 의사가 '클리어!' 라고 외친다. 실제 상황에서 전기 충격은 환자의 심장을 다시 뛰게 하기 위해 쓰이는 것이 아니다.

우리가 심장마비에 걸렸다고 표현할 때 그 환자의 심장은 완전히 멈춘 것이 아니다. 그보다는, 심실세동처럼 여기저기 꿈틀거리는 심장이 피를 밀어내지 못하고 그저 경련하는 살덩어리가 되어 버렸을 때를 말한다.

심장소생을 위한 전기충격으로 가한 전류는 심장박동을 재시작하기 보다는 심실세동과 같은 비정상적 흥분상태들을 일시적으로 멈추게 만든다. 일단 전체적으로 멈춘 상태에서 동방 결절에 있는 원래의 페이스메이커 (맥박 제어) 세포들이 제 역할을 해서 정상적인 리듬으로 돌아오는 것에 희망을 걸고 시도하는 것이다.

5. 심장근육의 수축과 심장주기

심장은 1회의 박동마다 수축과 이완을 반복하는데, 이를 심장주기라고 한다.
수축기에 혈액을 동맥으로 밀어내고 이완기에 혈액은 심장으로 되돌아온다.
심장의 판막이 열리고 닫힐 때 심음이 발생하는데, Ⅰ음은 심실수축 시 방실판막이 닫히는 소리이고, Ⅱ음은 심실의 확장기에 반달판막(대동맥판막, 허파동맥판막)이 닫힐 때 생기는 소리이다.

심장근육의 수축

심장은 수축과 이완을 반복한다. 심장이 수축할 때(**수축기**, systolic) 혈액을 동맥 안으로 밀어내고 이완할 때(**이완기** 또는 **확장기**, diastolic) 정맥에서 혈액을 받아들인다. **심장주기**(cardiac cycle)는 수축기와 이완기로 이루어진다.

1회 박출량과 심장박출량

심실의 수축에 의해 혈액이 동맥으로 박출되므로 심실의 수축을 **심박동**(heartbeat)이라고 한다. 1회의 심박동으로 왼심실에서 박출되는 혈액량(박출량)은 안정 시에 성인 남성이 약 70mL이다. 1회 박출량(stroke volume)에 심박수(heart rate)를 곱하면 1분간의 박출량을 구할 수 있다. 예를 들어 심박수가 1분간 71회라고 하면 1분간 박출량[**매분박출량**(분당박출량, minute output)]은 약 5L(70mL × 71회)가 된다.

격렬한 운동 시에는 심박수가 증가하여 1회 박출량도 증가하므로 매분박출량은 현저하게 증가한다. 그러나 일반적으로 심박수가 증가하면 심장의 수축기는 그다지 변하지 않고 확장기만 짧아진다. 따라서 심박수가 현저하게 증가할 때에는 심장으로 되돌아가는 혈액량이 감소하므로 1회 박출량은 감소한다. 즉 심박수 증가가 일정 범위를 넘는 경우 **심장박출량**(cardiac output)은 오히려 감소한다.

심장의 확장기 용적과 1회 박출량의 관계(스탈링의 심장법칙)

확장기 용적이 증대하면 수축력이 증대하여 1회 박출량이 증가한다(올라가는 쪽). 그러나 확장기 용적이 너무 증대하면 1회 박출량은 저하한다(내려가는 쪽).

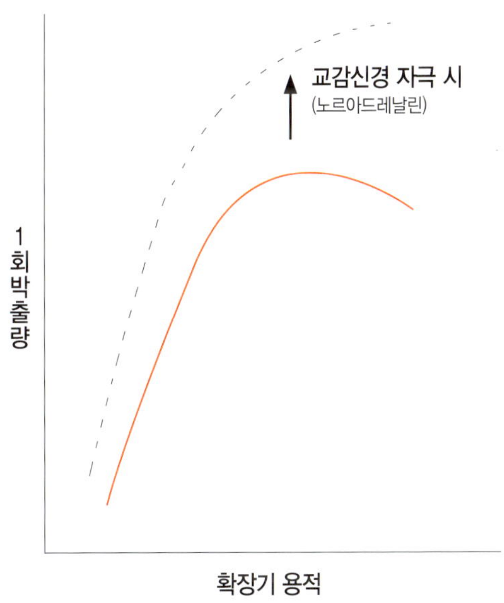

확장기에 심실로 유입하는 혈액량이 증가하여 심실이 혈액으로 충만하여 심실벽이 늘어나면 그 충만도에 따라 심실근육의 수축력도 증대하여 박출량을 늘린다(심실에 혈액이 누적 또는 정체되지 않도록 대응하는 기전이다). 이처럼 심장의 확장기 용적이 증대하면 수축력이 증대하는 법칙을 **스탈링의 심장법칙**(Starling law of the heart)이라고 한다. 그러나 확장말기 용적이 너무 확장하거나(확장성 심비대) 심장근육의 수축력이 저하(심부전 등)하면 심장박출량은 저하한다. 이러한 경향은 마치 뼈대근육이 적당히 늘어날 때 가장 큰 힘을 발휘할 수 있는 경향과 유사하다. 뼈대근육도 너무 늘어나면 힘을 쓰기 어려워지는 점도 비슷하다. 턱걸이나 바벨 운동을 할 때 팔이나 어깨 관절의 적정 각도에서 가장 힘을 쓰기 쉬운 점을 생각해보면 알 수 있다.

심장의 움직임

심장전도계통에서 자극의 전달방법

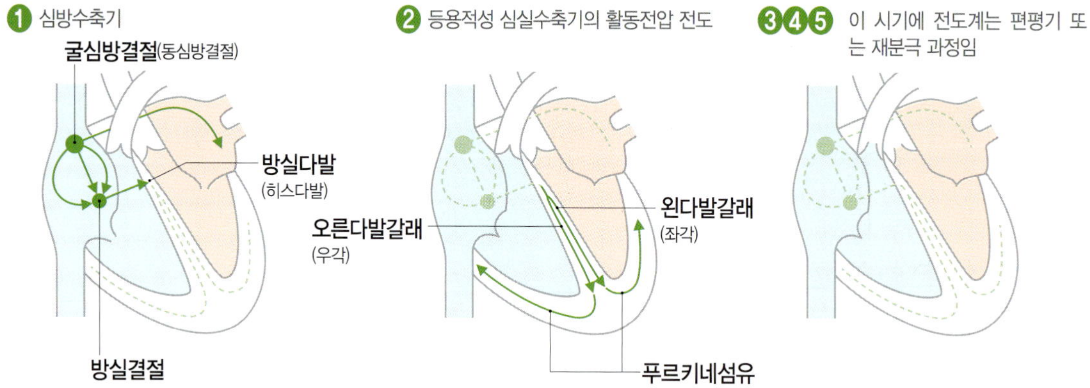

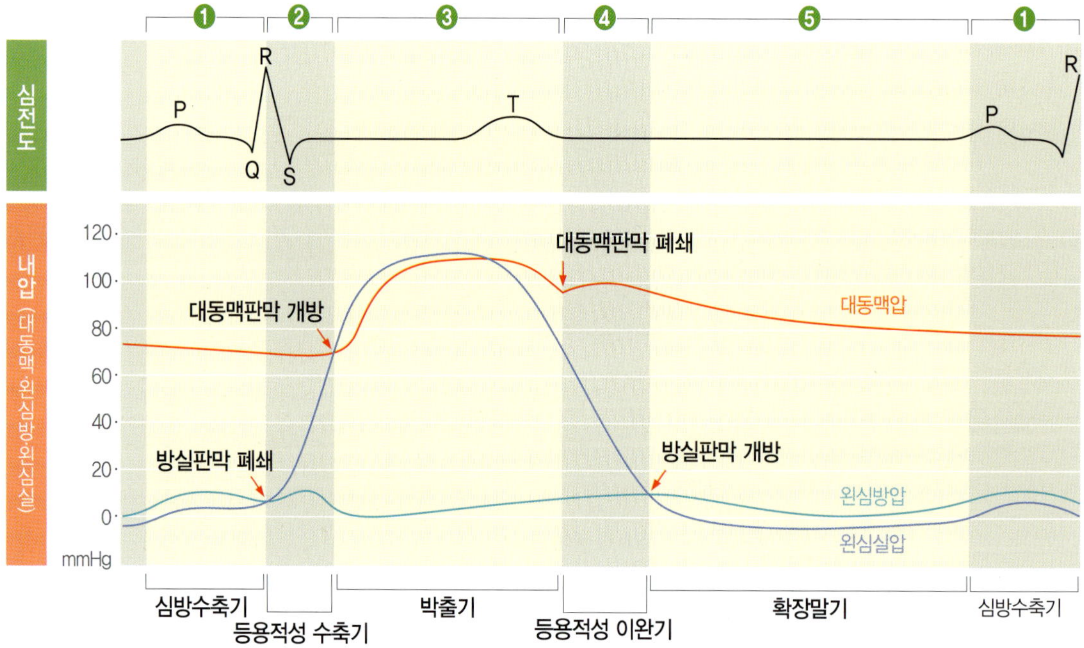

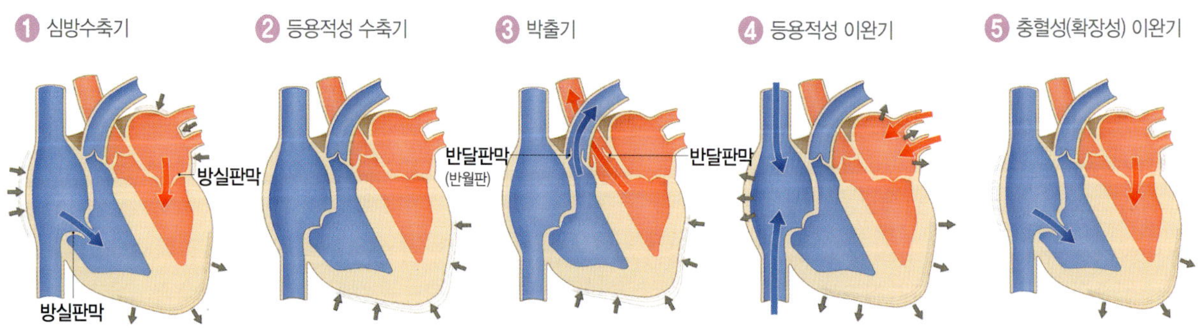

심방이 수축한다. 오른·왼쪽의 방실판막이 열리고 심방에 모여 있던 혈액이 심실로 흘러 들어 간다. 반달판막은 닫혀 있다.

심실의 수축이 시작된다. 심실 내압이 심방 내압보다 높아지면 방실판막이 닫힌다. 반달판막도 닫혀 있다.

심실 내압이 대동맥압보다 높아지면 반달판막이 열려 혈액이 심실에서 동맥으로 보내진다. 방실판막은 닫혀 있다.

심실 이완이 시작되었지만 아직 승모판막이 열리기 전까지 용적증가(충혈) 없는 시기. 심방으로는 혈액이 들어온다.

심실이완이 더 일어나면서 심방보다 압력이 낮아지면 심방–심실사이 판막이 열려서 혈액 충만이 이뤄진다.

심장의 움직임과 혈류

심박수와 심음

심장의 박동수(심박수)와 맥박수는 반드시 일치하지는 않는다. 심장에서 보내지는 혈액량이 소량일 경우 심장의 박동은 들려도 동맥에서 측정되는 맥박은 나타나지 않는 경우가 있는데, 이 상태를 **결손맥박**(deficient pulse)이라고 한다.

안정 시의 정상적인 심박수는 1분간 60~80회이다. 이는 굴심방결절의 흥분발생빈도가 60~80회/분임을 의미한다. 심박수가 너무 많아도, 너무 적어도 부정맥이다. 다만, 소아의 심박수는 많아서 유아가 약 100회, 영아가 약 120회이다. 심박수가 100회를 넘는 것을 **빠른맥**(빈맥, tachycardia)이라고 하고 60회 이하를 **느린맥**(서맥, bradysphygmia)이라고 한다. 심박수가 적으면 충분한 혈액량을 박출할 수 없게 된다. 반대로 심박수가 너무 많으면 미처 심실의 혈액충만이 이루어지지 않은 채로 수축해버리기 때문에 전체 박출량이 감소하게 된다. 심박수는 운동, 흥분, 발열 시에 증가하고 수면 중에는 감소한다.

심장은 거의 일정한 리듬으로 규칙적으로 박동하고 있다. 이는 굴심방결절이 규칙적으로 활동하고 있기 때문이며, 건강한 사람이라도 심박동의 리듬이 불규칙해지는 경우가 있다. 예를 들어 심호흡 시, 들숨 시에는 심박수가 증가하고, 날숨 시에는 심박수가 감소한다. 이러한 호흡에 의한 부정맥을 호흡성 부정맥(respiratory arrhythmia)이라고 한다.

청진기를 가슴 여러 곳에 대면 '심장의 박동소리'를 들을 수 있다. 마치 둔탁한 북소리 같은 것이 일정하게 들린다. 두번의 소리(I음과 II음)가 좀 가까운 간격으로 들리고 잠시 더 쉬었다가 다시 시작한다. 이것이 심음(heart sound)이다. 방실판막 (승모판, 삼첨판)이 닫히면서 발생하는 소리가 제1심음이다. 즉 두 심실들의 수축이 시작되면서 증가한 압력이 판막을 닫을 때 들리는 것이다. 하지만, 이 소리는 판막이 직접 부딪히는 박수같은 소리라기 보다는 판막이 닫히면서 급격히 증가하는 압력으로 심실내 혈액과 심실벽 구조물의 진동이 들리는 것으로 여겨진다. 제 2심음은 대동맥 및 폐동맥판막이 닫히면서 실제로 발생하는 소리로 생각된다. 심실들이 이완하면서 심실 압력이 대동맥이나 폐동맥의 압력보다 낮아질 때 닫히게 된다. 따라서 고혈압일 때 II음이 증가하는 경향이 있다. S2 이후에 III음, IV음이 들릴 수 있다. 이는 심실에 혈액이 들어오면서 중간격벽이나 섬유구조가 진동하면서 일어나는 낮은 주파수의 소리들이다. 정상에서도 어린이나 운동선수 등에서 들릴 수 있다. 하지만, 보통의 성인에서 이런 소리가 들리면 심장근육질환의 관련성을 생각해야 한다. 병적 상태에서는 혈류의 장애나 역류가 일어나 정상 시에는 들리지 않아야 하는 소리가 들리게 되는데, 이를 심장잡음(heart murmur)이라고 한다. 예를 들어, 판막이 잘 열리지 않고 간격이 좁아져서 혈액이 세차게 지나가는 소리, 또는 판막이 일부 뒤집어 지면서 혈액이 역류하는 소리가 들리는 것이다.

맥박

맥박(pulse)은 왼심실의 수축에 의해 밀려나온(박출이라고 함) 혈액이 동맥벽을 눌러 넓혀진 상태이다. 실제 혈액의 흐름보다 더 빠르게 압력 파동이 동맥을 따라 전파되는 것이다. 즉 지금 촉진되는 맥박을 일으킨 심장 수축 시 뿜어져 나왔던 혈액 자체가 촉진 위치까지 도달한 것은 아니다.

맥박은 동맥이라면 어느 곳에서나 관찰 가능하지만, 체외에서 촉진할 때는 동맥이 피부 밑의 얕은 곳을 주행하고 있는 부위에서 행한다. 임상에서는 손목부위[주로 **노동맥**(요골동맥, radial artery), 경우에 따라서는 자동맥(척골동맥, ulnar artery)], 목부위[온목동맥(총경동맥, common carotid artery)], 샅굴부위[넙다리동맥(대퇴동맥, femoral artery)], 발등부위[발등동맥(족배동맥, dorsalis pedis artery)]에서 관찰되는 경우가 많다. 그 밖에도 관자부위, 위팔, 겨드랑이, 발목 등에서 관찰되기도 한다.

맥박에 좌우차나 상하차는 없다. 어느 정도 굵은 동맥이라면 온몸에서 비슷하게 관찰할 수 있다. 만약 좌우차나 상하차가 있는 경우에는 혈관계의 이상을 의심할 수 있다. 따라서 신체의 여러 부위에서 맥박을 관찰하는 것은 중요하다. 심전도와 말초 맥박을 동시에 측정하면, 심장 수축에 의한 압력의 파동(맥파)이 동맥벽을 따라 전파되는 속도를 알 수 있다.

노화 또는 혈관 질환에 의하여 동맥벽이 굳어지면 맥파의 속도가 빨라진다. 유연한 고무관으로 물총을 쏜다면 딱딱한 고무관보다 느리게 분출되는 반응을 생각해보면 알 수 있다.

심장의 혈액 박출과 연동하여 동맥벽의 압력은 오르내린다. 이 압력의 오르내림을 맥박으로서 촉지하는 것인데, 압력이 높은 상태를 대맥이라고 하고, 압력이 낮은 상태를 소맥이라고 한다. 대맥은 심장박출량이 많은 상태, 소맥은 심장박출량이 적은 상태이다. 맥박 관찰에서는 수, 리듬, 속도, 압력의 고저를 관찰할 수 있다.

맥박이 만져지는 부위

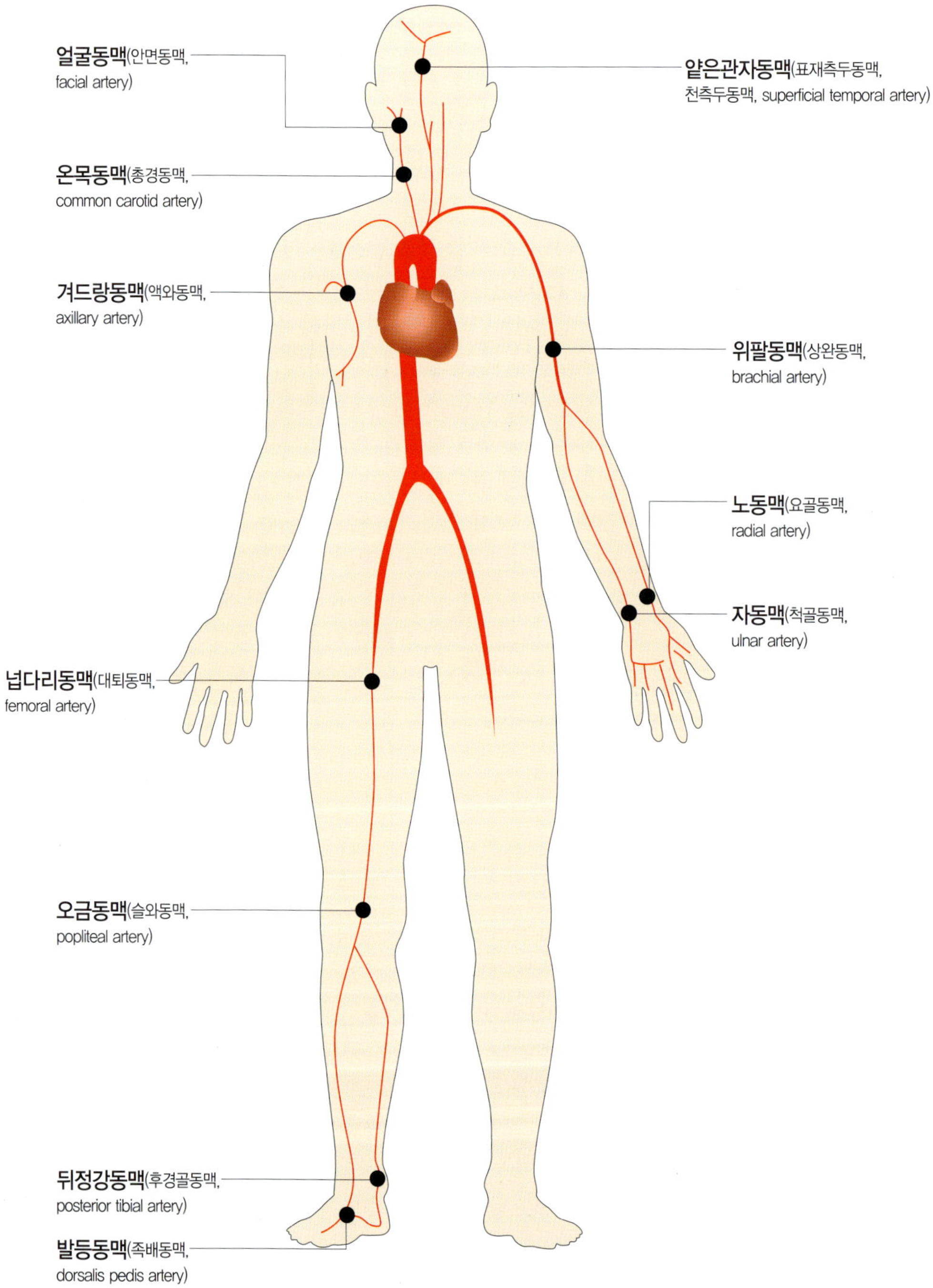

6. 심장의 신경지배와 심장반사

심장은 자동으로 박동하는 능력을 가지는데, 심장신경(교감신경과 부교감신경)에 의해 조절되며 심장신경의 중추(심장중추)는 숨뇌에 있다. 심장중추는 신체 각 부위에서 보내는 정보를 감지하면 그 정보에 맞게 즉시 심장을 조절하는데, 이를 심장반사라고 한다.

심장의 신경지배

심장은 자동능력을 가지므로 자발적으로 기본적인 리듬을 갖고 박동할 수 있지만, 그 박동 빈도와 강도는 자율신경(autonomic nerve)에 의해 조절된다. 심장에 분포하고 있는 신경을 **심장신경**(cardiac nerve)이라고 하며 심장교감신경(이하 교감신경)과 심장부교감신경(이하 부교감신경)이 있다. 심장신경의 중추는 숨뇌(연수, medulla oblongata)에 있다.

교감신경의 활동항진은 심박수 증가, 심장근육 수축력 증강, 심장전도계통의 전도속도 촉진작용을 일으키며, 부교감신경의 활동항진은 심박수 감소, 심장근육 수축력 저하, 심장전도계통의 전도속도 지연 등의 억제작용을 일으킨다. 운동이나 흥분했을 때 심박수가 증가하는 것은 교감신경의 활동항진에 따른다.

심장반사

심장중추(cardiac center)는 신체 각 부분에서 보내는 정보를 받아들여 체내의 상황을 감지한다. 그러면 상황에 맞게 즉시(반사적으로) 그에 대응하도록 심장신경을 통해 심장을 조절하는데, 이를 **심장반사**(cardiac reflex)라고 한다. 주된 대응 방향은 뇌쪽으로 혈류가 유지될 수 있으면서 심장에 무리가 가지 않는 적정 혈압 조절이다. 그리고 심장으로 들어오는 정맥혈류가 정체되지 않도록 심박수를 조절하는 것도 중요하다. 그리고, 호흡량과 심박출량을 조화시키려는 반사도 필요하다.

주요 심장반사에는 다음과 같은 것이 있다.

심방으로 들어오는 혈액량이 증가하여 심방벽이 늘어나면 그것을 감지해서 반사적으로 심박수를 증가시켜 심방-심실을 거친 혈액을 동맥으로 보내려 하는 반사기구가 있는데 이를 **베인브릿지반사**(Bainbridge reflex)라고 한다. 오른심방의 벽에 감지신경이 있다.

대동맥활(대동맥궁, aortic arch)이나 목동맥팽대(경동맥동, carotid sinus)에는 혈압을 감지하는 **압력수용체**(baroreceptor)가 있다. 혈압이 상승하면 압력수용체는 그것을 감지하여 심장중추에 전달한다. 그러면 부교감신경을 통해 반사적으로 심박수를 감소시키고 혈압을 낮추려고 작용하는데 이를 **대동맥반사**(aortic reflex), **목동맥팽대반사**(경동맥동반사, carotid sinus reflex; **압력수용체반사**)라고 한다. 턱 바로 아래 안쪽을 세게 누르거나 문지르면, 겸동맥팽대 부위에 혈액이 정체되면서 압력수용체 반사를 일으켜서 심장 박동이 느려진다. 양쪽 부위를 동시에 자극하면 일시적으로 심박동이 거의 멈출 수도 있으니 주의해야 한다.

목동맥팽대 바로 가까이에 있는 **목동맥토리**(경동맥소체, carotid body)와 대동맥활벽에 있는 **대동맥토리**(대동맥소체, aortic body)에는 혈액의 화학조성을 감지하는 **화학수용체**(chemoreceptor)가 있다. 화학수용체는 혈중 O_2 농도가 감소하거나 CO_2 농도가 증가하면 그것을 감지하여 호흡중추를 자극하여 호흡량을 늘린다. 또한, 심장중추에 그 정보를 보내고 반사적으로 심박수를 증가시키는데 이를 **목동맥토리반사**(경동맥소체반사, carotid body reflex; 화학수용체반사)라고 한다.

눈이나 안면에 자극이 들어오면 (예를 들어 갑자기 찬물에 얼굴을 담그면) 위험에 빠진 상태에서 오히려 심박수를 낮춤으로서 에너지 소모를 줄이려는 반사가 일어날 수 있다. 예를 들어 눈알을 강하게 압박하면 심박수가 감소하는데 이를 **눈심장반사**(안구심장반사, oculocardiac reflex)라고 한다. 이는 삼차신경 제1가지(눈신경)에서 삼차신경, 미주신경중추를 통해 심장을 억제하는 것에 따른다고 판단된다.

호흡 주기에 따라서도 심박수는 변하는데, 들숨 시에는 심박수가 증가하고, 날숨 시에는 심박수가 감소한다. 이러한 호흡에 의한 변화는 정상적 반응이지만 어쨌든 박동수가 일정하지는 않은 상황이기 때문에, 다소 헷갈리지만, **호흡성 부정맥**(respiratory arrhythmia)이라고 불린다. 이는 호흡중추에서의 정보를 심장중추가 받아서 심장신경을 통해 반사적으로 심박수를 변화시키는 기전도 있고, 호흡에 따라 허파에서 심장으로 가는 혈액량이 달라져서 압력수용체반사가 변하기 때문이다.

심장의 신경지배와 심장반사

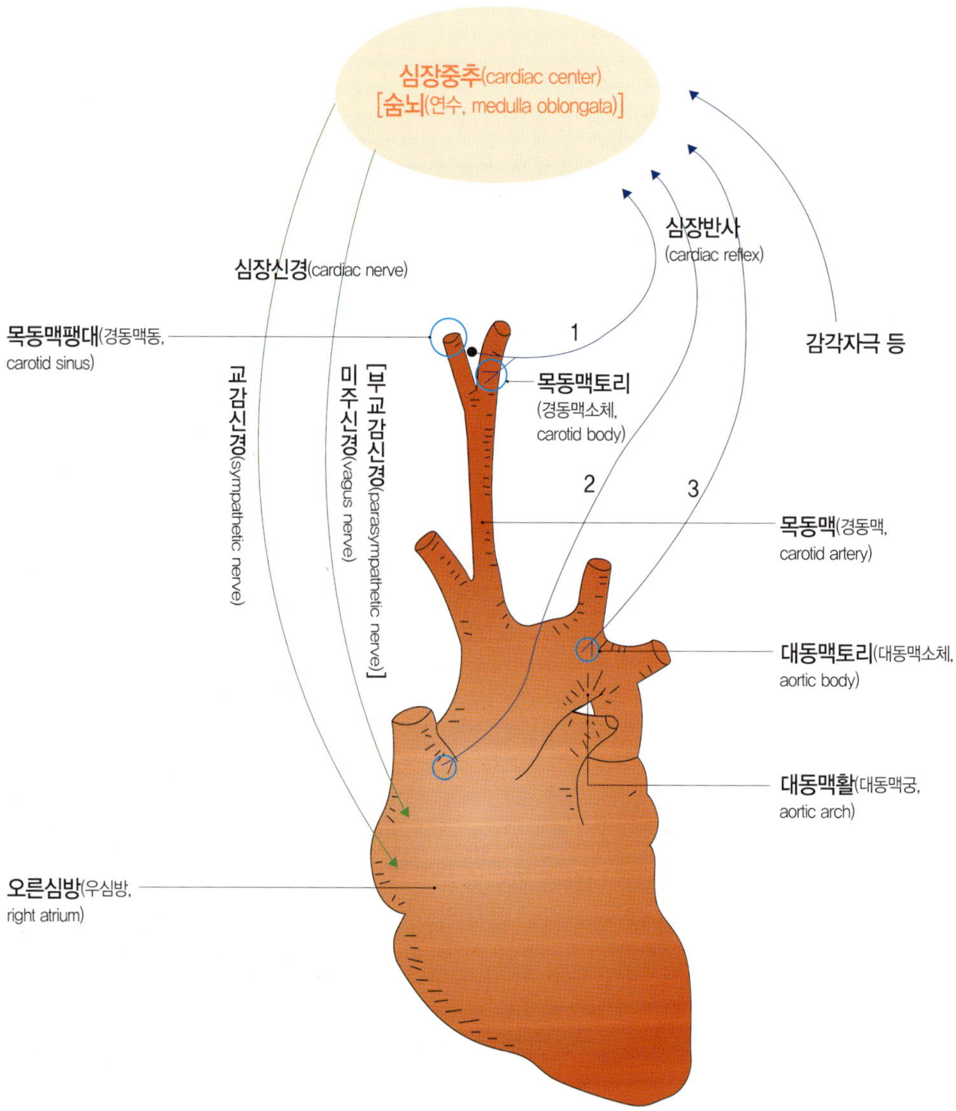

1. **목동맥팽대반사**(경동맥동반사, carotid sinus reflex), **목동맥토리반사**(경동맥소체반사, carotid body reflex)
2. **베인브릿지반사**(Bainbridge reflex)
3. **대동맥반사**(aortic reflex)

7. 혈관의 구조와 기능

혈관의 벽은 내막, 중간막, 외막의 3층으로 구성되는데, 내막은 단층의 내피세포와 소량의 결합조직으로 이루어져 있고 중간막은 고리모양으로 달리는 민무늬근육과 탄력섬유로 이루어져 있다.
정맥에는 중간막이 얇고 탄력섬유가 동맥보다 적다.
모세혈관은 거의 단층의 내피세포로 이루어지며, 물질의 투과성이 높기 때문에 이곳에서 물질교환이 이루어진다.

순환계의 궁극적 목표인 물질교환은, 세포 수준에서는 주로 '확산'에 의한다. 하지만 혈관계 내에서 물질이동은 '압력'의 차이에 따르는 유체의 움직임, 즉 대류(convection) 현상이다. 확산으로 물질 이동이 신속하게 일어날 수 있는 거리는 매우 짧기 때문에 혈류가 중요한 것이다. 혈류가 미세순환계, 특히 실핏줄(capillaries)에 이르러야 비로소 '확산'에 의하여 주변세포로 물질이동이 수월해진다.

혈관

혈관은 심장에서 박출되는 혈액을 말초로 내보내는 **동맥**(artery), 말초에서 심장으로 되돌리는 **정맥**(vein), 동맥과 정맥 사이에 있어 동맥혈 중의 산소와 영양소를 각 조직에 공급하는 **모세혈관**(capillary)의 3종류로 크게 나눌 수 있다. 혈관의 면적비율은 동맥 : 모세혈관 : 정맥에서 약 1:700:2, 온몸의 혈액량 분포는 동맥 20%, 모세혈관 5%, 정맥 75%이다. 온몸순환과 허파순환의 혈액량 비율은 약 3:1이다.

혈관의 종류

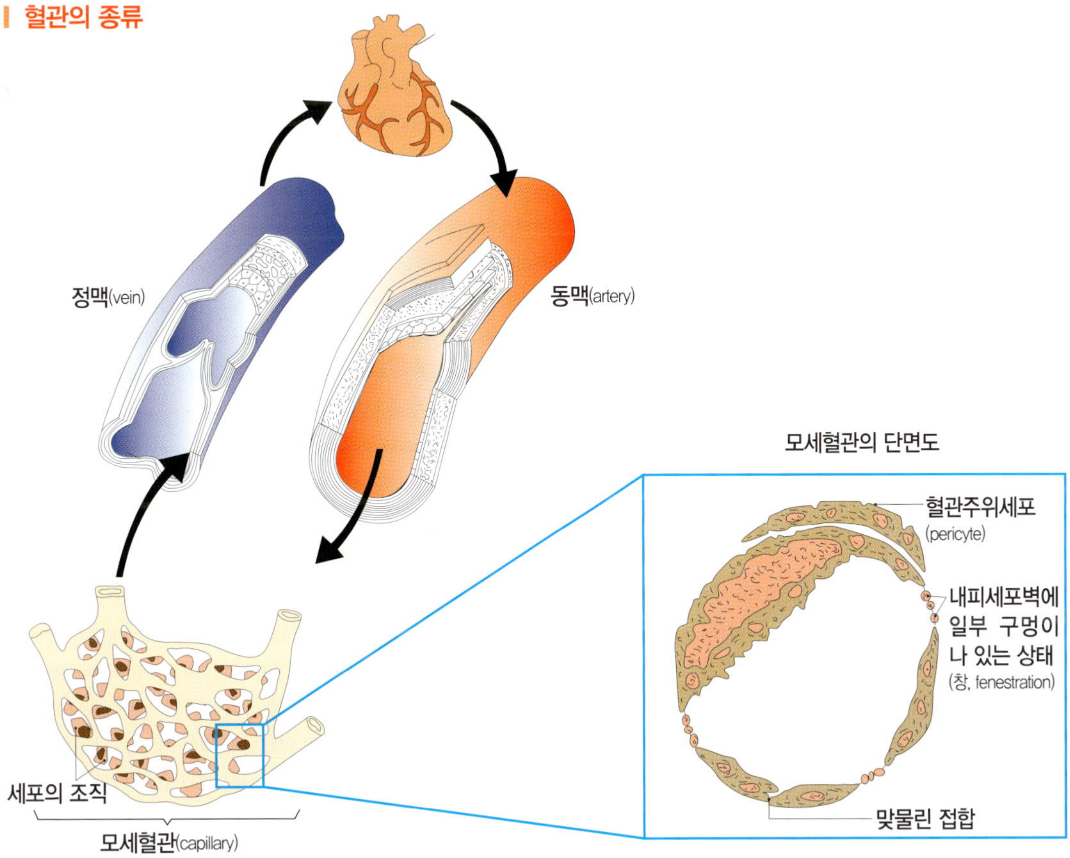

혈관의 구조

【동맥】

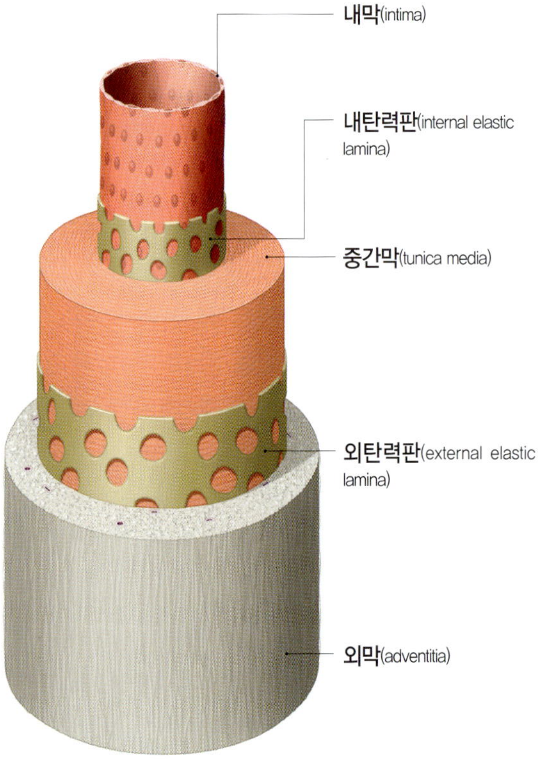

【정맥】

내막, 중간막, 외막으로 되어 있지만, 탄력섬유나 민무늬근육은 적고 혈관벽도 얇다.

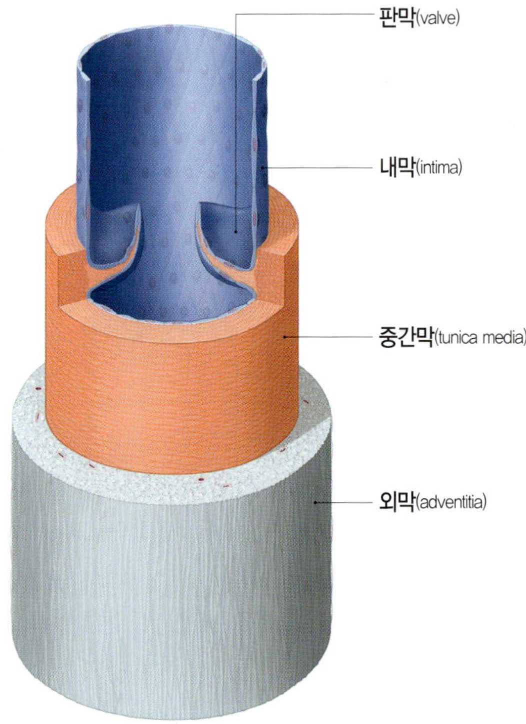

혈관벽은 조직학적으로는 내피세포(endothelial cell), 민무늬근육(smooth muscle), 섬유[탄력섬유(elastic fiber)와 아교질섬유(collagen fiber)]로 구성된다. 혈액과 직접 접촉하는 혈관내강은 모두 단층의 내피세포로 덮여 있다(p.184 참조).

동맥계(대동맥, 동맥, 세동맥)

내막(tunica intima; 단층의 내피세포와 그 아래에 있는 소량의 결합조직으로 이루어짐), **중간막**(tunica media; 고리 모양의 민무늬근육과 탄력섬유로 이루어짐)과 **외막**(tunica adventitia; 결합조직으로 이루어짐)의 3층으로 구성된다. 정맥보다 벽이 두껍고 튼튼하여 신축성과 탄력이 풍부하다. 동맥계는 어디에서든 탄력섬유(elastic fiber)가 잘 발달해 있으나 대동맥에서 가장 잘 발달해 있고 신축성이 뛰어나 심장근육 수축에 의한 높은 압력에 대응한다. 탄력섬유가 풍부한 대동맥은 심장 박출 시 일시적으로 팽창하면서 강력한 운동에너지를 일시적으로 받아들였다가, 심실 이완기에 다시 복원하는 과정에서 혈류가 계속 전진할 수 있도록 해준다. 대동맥판막이 닫히기 때문에 말초쪽으로만 혈류 진행이 가능하다. 이처럼 대동맥은 일종의 완충풍선 (공기실, Windkessel) 같은 역할을 한다.

동맥이 분지되면서 구경이 작아짐에 따라 탄력섬유가 줄어들고 민무늬근육이 많아진다. 가장 작은 동맥인 세동맥은 교감신경 자극에 의한 수축 시 저항증가 효과가 가장 민감하게 일어나기 때문에 혈압에 가장 많은 영향을 미치는 부위로, 저항혈관(resistance vessel)이라고도 불린다.

정맥계(대정맥, 정맥, 세정맥)

동맥과 마찬가지로 3층으로 구성되지만, 높은 압력을 받는 일이 없어서 중간막이 얇고 근육이나 탄력섬유가 적다. 정맥의 압력은 낮기 때문에 자세 변동이나 하부 압박만으로도 역류가 일어날 수 있어서 혈액의 역류를 막기 위한 판막(valve)을 가지고 있다. 판막은 다리의 정맥에 많다. 근육수축은 정맥을 짜주는 역할을 하는데, 이러한 근육의 펌프기능이 정맥혈류를 심장 방향으로 유지시키려면 판막이 중요하다. 하지의 판막이 기능을 못하면 하지정맥에 혈액 정체가 생기고 정맥이 구불구불해지는 정맥류(varicose vein)가 생긴다. 어느 일정 시점에 심혈관계 혈액 분포를 보면, 정맥에 전체 혈액의 75%가 있다. 비상시에는(예 : 출혈) 정맥이 수축하면서 동맥혈압과 혈류를 유지시키는 저장고 역할을 한다. 따라서 정맥계를 용량혈관(capacitance vessel)이라고도 부른다.

문맥(portal vein)은 소화관(위, 장) 및 지라(비장, spleen)에서의 혈액을 모아 간으로 운반하는 정맥이다. 여러 정맥들이 모여서 만들어진 큰 정맥이지만, 간에서 다시 한번 미세한 혈관들로 나뉘게 된다. 이처럼 미세순환계 사이에 위치한, 모여드는 정맥을 일반적으로 문맥(portal vein)이라 부른다. 간문맥 외에도 시상하부와 뇌하수체를 연결하는 부위 같은 곳에도 문맥이 관찰된다.

모세혈관

분지된 세동맥과 세정맥을 연결하여 세포 곳곳에 산소와 영양소를 공급하고 대사산물을 회수할 수 있도록 조직 깊은 곳까지 그물 모양으로 분포해 있다. 다른 혈관벽과 달리 단층의 내피세포와 혈관주위세포(pericyte)로 구성되어 있다. 따라서 물질 투과성이 높아 물질교환에 매우 유리하다.

■ 협심증과 심근경색증의 원인

콜레스테롤 등이 내피층 아래 쌓이고 염증세포가 침윤하면서 덩어리가 생기면 혈관이 좁아진다. 이런 변화가 심장혈관(관상동맥)에 생기면 심장근육에 공급되는 산소가 부족한 상태가 일어나면서 심장 부위의 통증(흉통)이 나타나며, 이를 협심증(angina)이라 한다. 더 진행되면 혈관내피층이 파열하여 혈전이 생겨서 혈관이 막히는데 이것이 심근경색증이다.

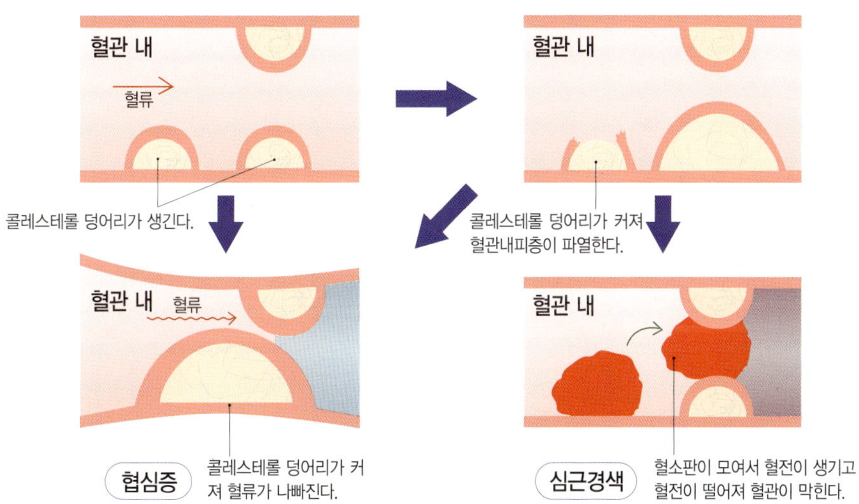

동맥은 모세혈관으로 나뉠 때까지 종종 인접하는 동맥과 서로 결합하여 교통할 수 있다. 이를 **연결**(문합, anastomosis)이라고 하며, 가령 혈관 일부가 막혀도 연결부분을 통해 혈류를 확보할 수 있으므로 혈행장애는 일어나지 않는다. 그러나 뇌, 허파, 콩팥, 망막, 속귀와 같이 동맥 가지가 모세혈관으로 나뉠 때까지 연결을 만들지 않는 것(종말동맥, terminal artery)도 있다. 연결을 만들지 않는 동맥이 막히면 그 아래의 영역에 혈액이 도달하지 않아 조직이 손상될 위험이 더 크다.

심장혈관

심장근육세포는 심장 안을 흐르는 혈액으로부터 산소와 영양을 직접 섭취할 수 없으므로 심장에는 세포에 영양을 공급하는 특수한 혈관이 둘러져 있다. 이것이 **심장혈관**(coronary vessel)이다. **심장동맥**(관상동맥, coronary artery)의 입구는 대동맥판막(aortic valve) 바로 위에 있다. 혈액은 심장동맥 → 모세혈관 → 심장정맥(관상정맥, coronary vein)을 거쳐 **심장정맥굴**(관상정맥동, coronary sinus)에 모여 오른심방으로 되돌아온다.

심장혈관이 동맥경화(arteriosclerosis)나 경축(spasm) 등으로 혈류가 감소하면 그 부분은 산소부족에 빠져 심장부위나 왼쪽 어깨에 격심한 통증이 일어난다. 이것이 **협심증**(angina pectoris)이다. 나아가 혈류가 극단적으로 감소하거나 막히면 그 혈관을 통해 영양을 받는 세포는 괴사해버린다. 이것이 **심근경색증**(myocardial infarction)이다.

심장의 동정맥 (심장을 뒤쪽에서 바라본 모습)

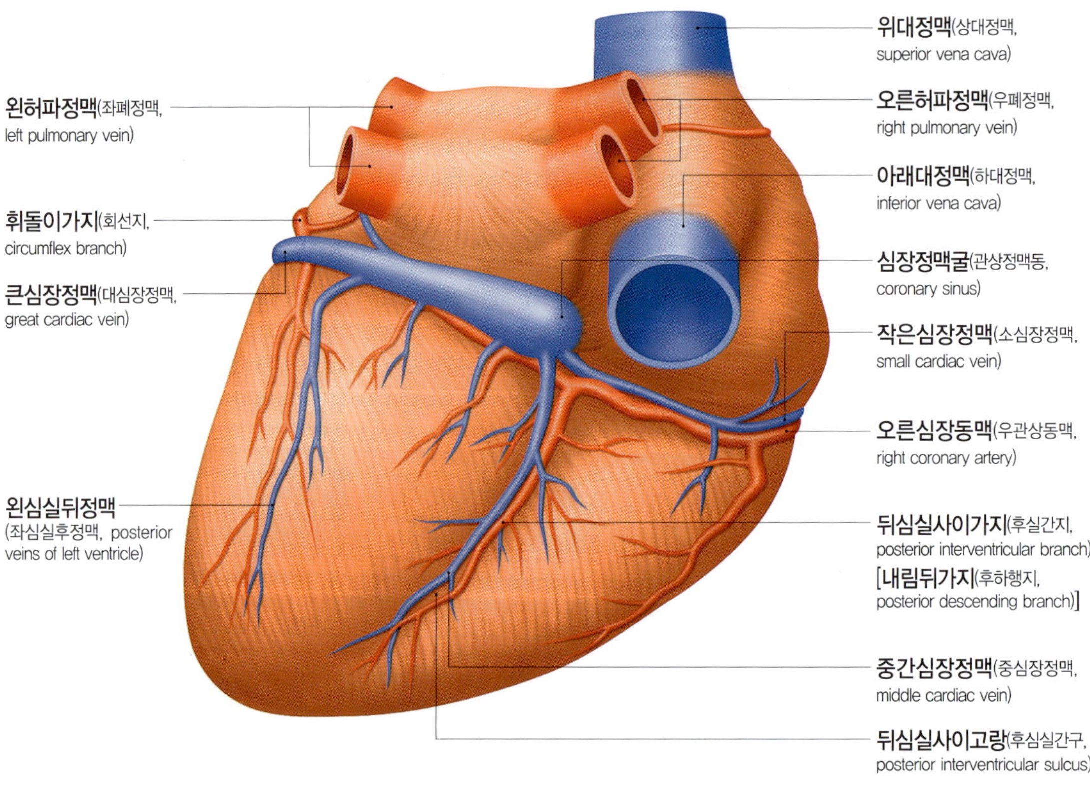

8. 혈액분배와 미세순환

각 기관으로 가는 혈류량 분배는 주로 혈관 민무늬근육(특히 세동맥)의 수축 및 이완에 따른다.
세동맥의 수축은 교감신경에 의해, 모세혈관전조임근의 수축 및 이완은 오타코이드나 O_2, CO_2에 많은 영향을 받는다.
모세혈관과 조직 간의 물질교환은 사이질액을 통해 이루어지는데, 확산 및 용매끌기(bulk flow)에 의하여 일어난다. 용매끌기 이동 방향은 혈관압과 사이질액압에 좌우된다.

혈액분배

혈관은 심장 박동으로 나온 혈액(안정 시 약 5L/분)을 체내의 각 기관으로 분배한다.

순환혈액량의 총량을 결정하는 것은 심장의 펌프력이며, 각 기관으로 혈류량 분배를 변화시키는 것은 혈관 민무늬근육의 수축 및 이완에 따른다. 안정 시에는 뇌에 약 15%, 심장동맥에 약 5%, 간과 소화관에 25~30%, 콩팥에 20~25%, 뼈대근육에 15~20%, 피부 등에 3~6%, 기타 지방이나 뼈에 약 5~10%가 분배된다.

혈액분배는 운동이나 식사로 변화한다. 예를 들어 운동 시에는 뼈대근육의 산소소비량이 증가하므로 이에 따라 뼈대근육으로 분배되는 혈액량이 증가하고 그만큼 소화관으로 분배되는 양이 감소한다. 한편, 식사 시에는 소화관으로 분배되는 혈액량이 증가한다. 뇌 전체로 가는 혈액량의 변화는 크지 않지만, 어떤 뇌기능이 활성화되는가에 따라 뇌의 국소 부위로 가는 혈액량의 차이는 신속하게 변할 수 있다. 콩팥으로 가는 혈액량은 주요 장기 혈액량 중에서 가장 일정한 편이다.

안정 및 운동 시 전신 각 기관으로의 혈액분배 비율

기 관	안정 시의 혈액분배	운동 시의 혈액분배
뇌	13~15%	변화 무
심장혈관	4~5%	증가
간·소화관	25~30%	감소
콩팥	20~25%	감소
뼈대근육	15~20%	증가
피부	3~6%	
뼈·지방, 기타	5~10%	감소
온몸	100%	–

미세순환

세동맥, 모세혈관, 세정맥의 순환을 **미세순환**(microcirculation)이라고 한다. **세동맥**(arteriole)은 몇 개의 **후세동맥**(metarteriole)으로 나뉘며 더 분지하여 **모세혈관**(capillary)에 도달한다. 그러나 모세혈관 중에는 굵고 직접 세정맥에 이르는 우선로(A-V anastomosis)도 있다. 세동맥에는 교감신경이 많이 분포해 있다.

후세동맥에는 민무늬근육이 적지만, 활발하게 수축한다. 후세동맥에서 모세혈관으로 나뉘는 부분에는 **모세혈관전조임근**(precapillary sphincter)이 혈관을 둘러싸고 있다.

세동맥의 수축은 교감신경에 많은 영향을 받는다. 한편, 모세혈관전조임근 부분의 민무늬근육은 O_2·CO_2 분압이나 오타코이드(국소호르몬, autacoid) 등의 국소적 인자에 많은 영향을 받는다.

세동맥과 후세동맥 부위는 직경이 작기 때문에 약간만 수축해도 혈류 저항 증가가 매우 크다. 따라서 이들의 수축 및 이완이 혈류량 분배에 민감한 영향을 미치고 있다.

미세순환(세동맥, 모세혈관, 세정맥)

모세혈관에서 물질교환이 이루어진다. 모세혈관전조임근의 수축 및 이완이 모세혈관으로 가는 혈류를 조절한다. 세동맥 특히, 내장동맥의 세동맥에는 교감신경이 빽빽하게 분포하여 혈류의 분배조절에 중요한 역할을 한다.

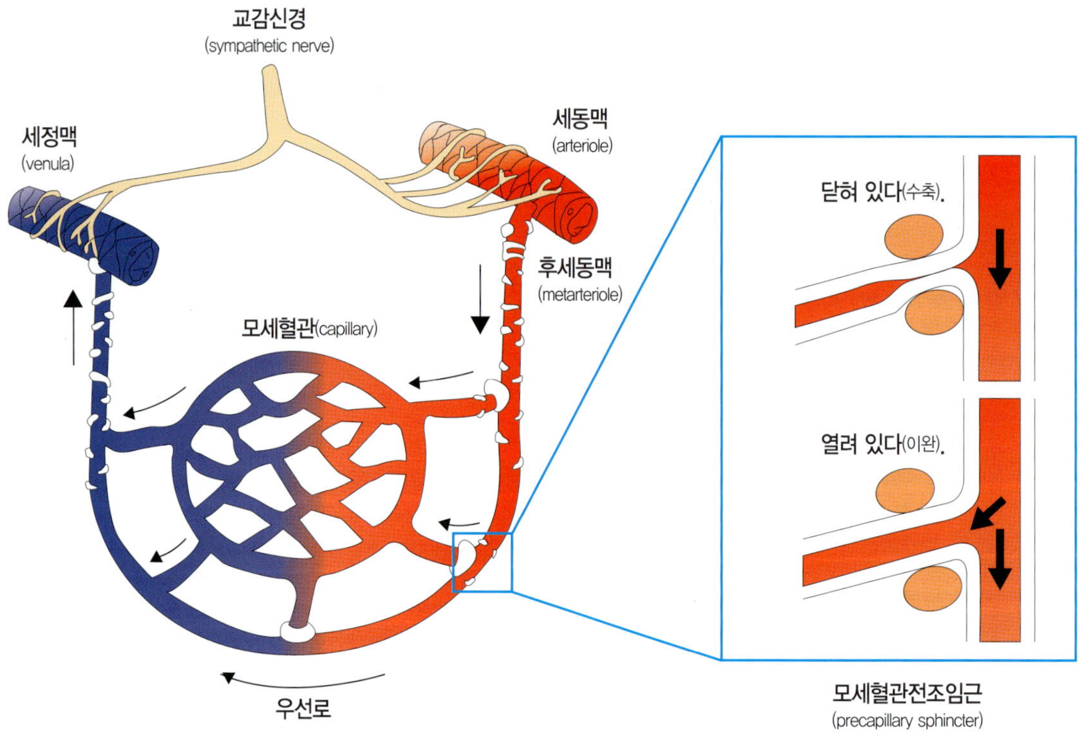

모세혈관벽을 통한 체액의 이동

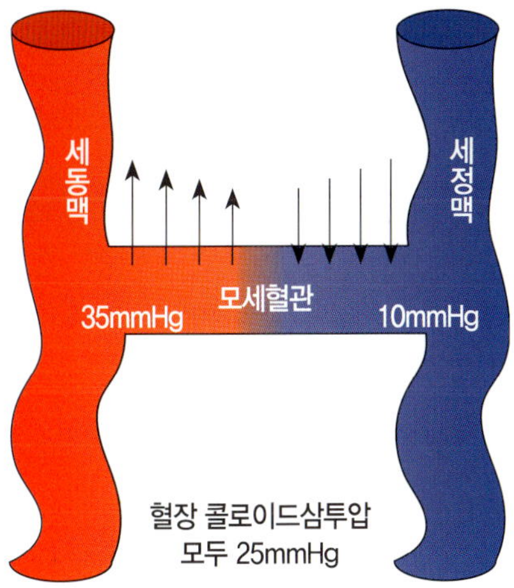

모세혈관 내의 혈액량은 전체 혈액량의 불과 5% 정도이나, 이곳에서의 물질이동이 생명유지에 매우 중요하다. 모세혈관의 혈액과 조직 사이 물질교환은 사이질액(간질액, interstitial fluid)을 통해 이루어진다. 모세혈관벽은 다른 혈관벽과 달리 작은 구멍(내피세포 간의 작은 구멍)이 있다. 수분이나 전해질, 포도당, 요오드 등은 이 작은 구멍을 자유롭게 통과하지만, 단백질이나 다른 콜로이드는 거의 통과할 수 없으므로 사이질액의 조성은 혈장 단백질을 뺀 것과 거의 같다. 모세혈관벽을 통한 물질의 통과기전은 주로 **확산**(diffusion; 농도 차이에 따른 이동)과 **여과**(filtration; 압력 차이에 따른 이동)이다.

양적으로 보면, 미세순환에서 물질교환이 일어나는 과정에서 가장 큰 부분은 확산에 의한 것이고, 압력 차에 의한 유체이동에 수반되는 여과는 상대적으로 적은 부분이다. 하지만, 임상적으로 눈에 보이는 변화 (부종, 탈수증세)에 관련된 것은 여과와 관련된 물과 용질이동 현상이 더 중요하다. 확산은 단지 농도경사에 따라 일어나는 것지만, 여과와 흡수는 심장과 혈관계의 기능적 정상/이상 상태에 따라 다양하게 영향받기 때문이다. 상대적으로 적은 양이라 하더라도, 꾸준한 불균형적 여과/흡수 이동이 누적되면 부종이나 탈수 현상이 곳곳에 나타날 수 있다.

혈액과 사이질액의 압력 차이는 정수압차이(**혈압**과 **사이질액압**)와 **콜로이드삼투압**(교질삼투압, colloid osmotic pressure)의 총합에 의해 좌우된다.

혈압(모세혈관압)은 혈장 안의 수분을 혈관 밖(사이질)으로 보내는 압력이고, 사이질액압은 사이질액 안의 수분을 혈관 안으로 넣는 압력이다. 단백질은 모세혈관벽을 통과하지 못하므로 체액은 단백질이 있는 쪽(혈관측)으로 이동한다. 즉, 콜로이드삼투압은 체액을 밀어 넣는 힘이 된다.

혈압은 모세혈관의 부위마다 다르다. 세동맥에서는 약 35mmHg, 세정맥에서는 약 10mmHg이다. 혈장 콜로이드삼투압은 동·정맥이 동일하게 약 25mmHg이다. 동맥에 가까운 모세혈관에서는 10mmHg(35-25)의 압력으로 체액을 밀어내고(여과), 정맥에 가까운 모세혈관에서는 밀어내는 힘이 10mmHg, 받아들이는 힘이 25mmHg이므로, 이 차이에 따라 사이질액 안의 수분은 혈관 안으로 재흡수(reabsorption)된다.

영양실조(malnutrition)는 혈장단백질의 함량 저하를 일으키고, 콩팥질환 등에 의한 단백질의 배출(소변으로) 증가도 혈장단백질의 함량 저하를 일으킨다. 따라서 콜로이드 삼투압 부족 때문에 모세혈관에서 재흡수가 못일어나며, 이에 따른 간질액 증가는 부종(edema)을 일으킨다. 정맥폐쇄나 심부전에서는 정맥쪽 혈압이 상승하므로 혈관 안으로 재흡수되는 사이질액 안의 수분량이 저하한다. 이 또한 부종, 특히 폐부종(심부전 시)을 가져온다. 염증 등으로 모세혈관의 투과성이 증가하면 사이질액 안의 단백질 함량은 증가한다.

9. 혈압

동맥혈압은 왼심실이 수축 및 확장할 때마다 변동하는데, 수축할 때 혈압이 가장 높고 확장할 때 가장 낮다. 수축기혈압과 확장기혈압의 차이를 맥압이라고 한다. 평균혈압은 확장기혈압 + (맥압 / 3)으로 구할 수 있으며 평균혈압이 혈액을 내보내는 실제 혈압이다. 혈압은 심장박출량과 혈관 종말초저항의 곱에 비례한다.

혈관 각 부위의 압력

혈압, 맥압은 동맥계에서는 굵을수록 높다. 혈압 저하가 가장 큰 부위는 세동맥인데, 이는 세동맥이 혈류에 대해 가장 저항이 큼을 나타낸다. 정맥압은 매우 낮으며 부위별 차이도 거의 없다.

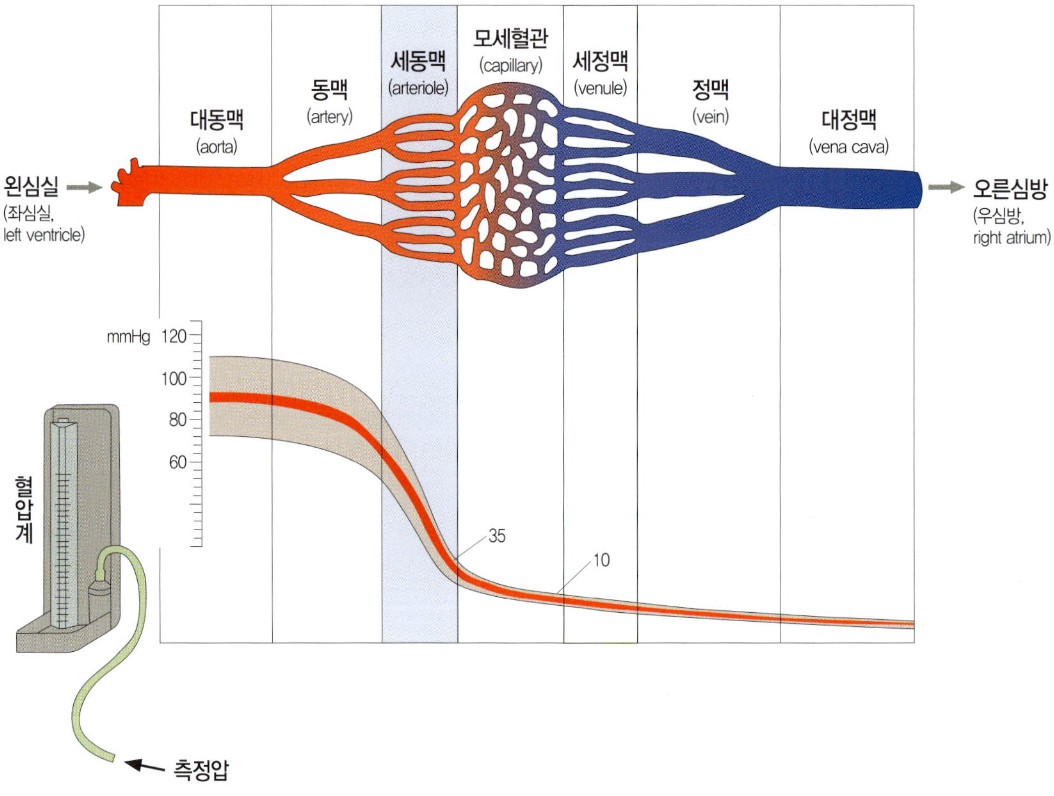

혈압

혈압(blood pressure)이란 혈액이 혈관벽을 바깥쪽으로 누르고 있는 압력을 말한다. 압력 단위는 mmHg로 나타내는데, 압력이 낮은 정맥에서는 cmH_2O가 이용되기도 한다($1mmHg = 1.36cmH_2O$). 혈압에는 동맥압(arterial pressure), 정맥압(venous pressure), 모세혈관압(capillary pressure) 등이 있으나, 일반적으로 혈압이라고 하면 동맥압을 의미한다.

동맥압의 원천은 심장 박출에 따른 힘이기 때문에, 동맥압은 결국 혈액을 흘려 보내는 원동력이 된다. 동맥계는 심장에서 박출된 혈액을 모세혈관까지 최대한 효율적으로 흐르게 하는 기능을 가지고 있다. 여러 단계로 나뉘어지는 동맥계의 주요 기능을 단계에 따라 말한다면, ①혈압유지(대동맥과 동맥에서), ②혈압변동의 평탄화(소동맥과 세동맥에서), ③혈류량의 분배조절(세동맥에서)이다.

혈류변동의 평탄화와 혈류량의 분배조절

심실이 확장(이완)되면 심실내압은 0에 가까이 저하하는데, 이 동안에도 혈압(확장기혈압)은 높게 유지되고 있다. 이는 동맥에 탄력이 풍부하기 때문이다. 심실수축기(ventricular systole)에 박출되는 혈액은 대동맥 혈관벽을 늘려서 장력을 발생시킨다. 심실확장기(ventricular diastole)에는 혈관벽에 생긴 원래로 되돌아가려는 이 장력(탄성 복원력)이 혈액을 계속해서 압박하므로 혈압은 높게 유지되는 것이다. 또한, 세동맥의 혈류저항도 확장기혈압을 높게 유지하는 데 관여하고 있다. 동맥경화(arteriosclerosis)가 일어나 혈관벽이 두꺼워지거나 경화가 발생해서 탄성력이 감소하면 심실의 수축기혈압이 높아지고 확장기혈압은 낮아진다. 따라서 맥압은 높아지고 평균혈압은 낮아진다.

혈류량의 분배조절은 주로 세동맥의 혈류저항을 바꿈으로써 각 장기로 가는 혈류량을 조절한다(p.176 참조).

수축기혈압과 확장기혈압

동맥압(혈압)은 왼심실이 수축 및 이완할 때마다 변동한다. 수축할 때 가장 혈압이 높아서 **수축기혈압**(systolic blood pressure; 최고혈압이라고도 함), 확장할 때 가장 낮아서 **확장기혈압**(**이완기혈압**, diastolic blood pressure; 최저혈압이라고도 함)이라고 한다. 또한, 수축기혈압과 확장기혈압의 차이를 **맥압**(pulse pressure)이라고 한다.

혈압은 혈액을 흘려 보내는 원동력인데, 변동하는 경우에는 그 평균치가 혈액을 흘려 보내는 실제 혈압이 된다. 이를 **평균혈압**(mean blood pressure)이라고 한다. 확장기(이완기)혈압에 머무르는 시간이 더 길기 때문에 그 시기에 가중치를 좀 더 주어서 아래와 같이 계산한다.

$$\text{평균혈압} = \text{확장기혈압} + (\text{맥압} / 3)$$

푸아죄유의 법칙[Poiseuille's law; 가는 원통관을 통하여 단위시간에 흐르는 유체의 양 Q는 관의 반지름 r의 4제곱과 관 양끝의 압력차($p_1 - p_2$)에 비례하고 길이 l과 유체점성도 n에 반비례한다], 전기공학의 옴법칙(Ohm's law; 전압차 = 전류량 × 전기저항)은 혈관계에도 적용할 수 있으며, 혈압(혈압차)은 혈류량(심장박출량)과 혈류저항(총말초저항)의 곱으로 구할 수 있다.

$$\text{혈압(혈압차)} = \text{심장박출량} \times \text{혈관 총말초저항}$$

혈액이 흐르는 것은 동맥과 세동맥 혹은 정맥과 혈압차가 있기 때문이다. 정맥의 혈압이 거의 0에 가까우므로 동맥의 혈압을 그대로 혈압차로 보아도 된다.

혈류량은 왼심실이 박출하는 매분박출량(1회 박출량 × 심박수)이다. 매분박출량은 1회 심장박출량 혹은 심박수로 결정된다. 1회 심장박출량은 심장근육 수축력이나 정맥에서의 혈액환류량(복귀정맥혈량)에 영향을 받는다. 결국, 혈류량(심장박출량)을 결정하는 주요 인자는 심장근육 수축력, 심박수, 복귀정맥혈량이 된다. 혈관저항은 혈액의 흐름 정도를 나타내고 있으며, 혈관계에서도 가장 저항이 높은 부위는 말초혈관(특히 세동맥)이다. 다시 말해 혈관저항(총말초저항)을 결정하는 인자는 세동맥의 수축 및 이완 정도이다. 또, 신경계 활동·화학물질이나 혈액의 점성도 혈압에 영향을 미친다. 정신적으로 긴장하거나 운동을 하면 교감신경활동이 높아지고 또 부신속질에서 아드레날린이 분비되어 혈압은 상승하며 심박수도 증가한다.

혈압측정법

혈압은 부위에 따라 달라진다. 혈압이 가장 높은 곳은 왼심실의 출구로, 그곳에서 멀어짐에 따라 점점 낮아진다. 일반적으로 혈압은 심장과 비슷한 위치에 있는 위팔동맥(상완동맥, brachial artery) 부위에서 측정한다. 가장 정확한 혈압을 측정하려면 동맥 내로 압력측정 탐침을 삽입해야 한다(아래 그림의 붉은색 기록에 해당). 하지만 임상적으로는 비침습적 방식이 활용된다.

혈압측정법(청진법)

수은압력계에 연결되어 있는 혈압측정띠를 위팔에 감고 펌프로 공기를 보내어(실제 혈압보다 높은 압력까지 보냄) 혈관을 압박한다. 그 후 서서히 공기를 빼서 압력을 낮춘다. 혈압측정띠의 압력이 혈압보다 낮아진 순간에 혈액이 흐르는 박동음(코로트코프음: Kortokoff sound)이 들린다. 코로트코프음이 들리는 순간의 압력을 수축기혈압이라고 한다. 공기를 계속해서 빼면 코로트코프음이 들리지 않게 되는데, 이 순간을 확장기혈압이라고 한다.

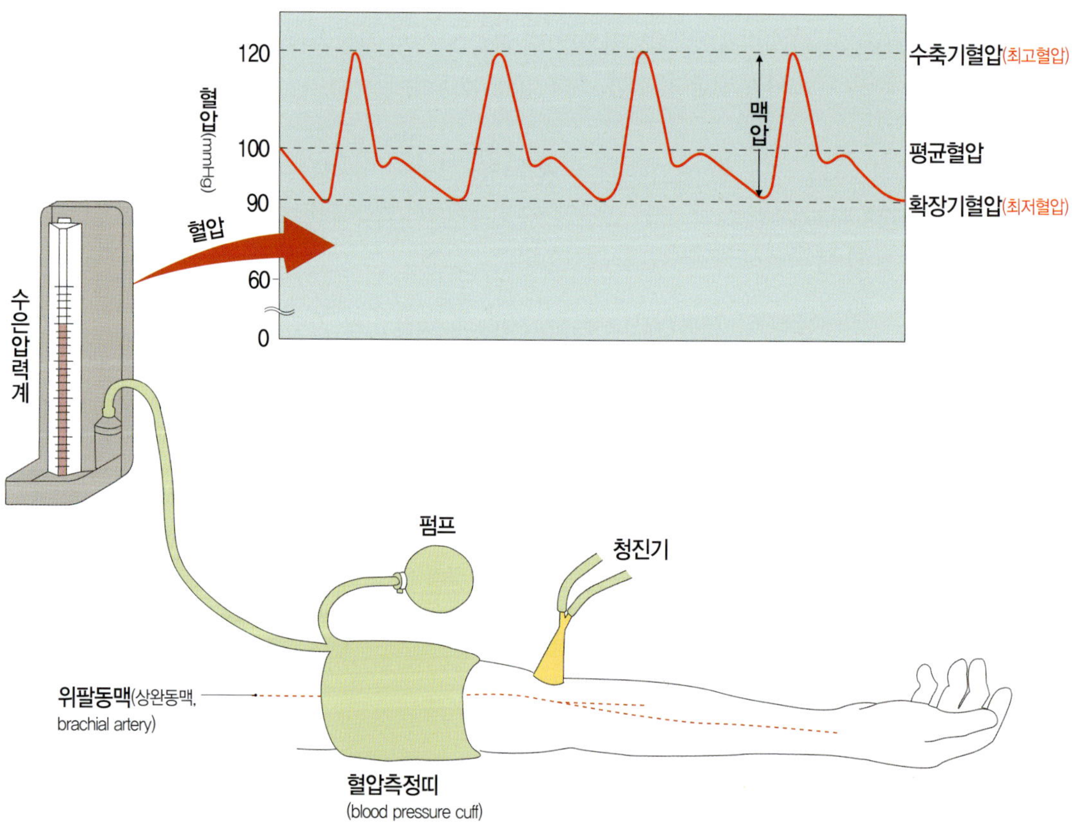

고전적으로 가장 널리 활용되는 비침습적 혈압 측정은, 수은압력계와 연결되어 있는 **혈압측정띠**(blood pressure cuff)를 위팔에 감고 펌프로 혈압측정띠에 공기를 보낸다. 실제 혈압보다 높아지도록 공기를 흘려보낸 후 위팔동맥 위에 댄 청진기를 통해 혈액이 흐르는 소리를 주의 깊게 들으면서 압력을 서서히 낮춘다. 그러면 혈압측정띠의 압력이 혈압보다 낮아진 순간에 혈액은 흐르기 시작하여 그 박동음(**코로트코프음**, Korotkoff sound)이 들린다. 이 순간의 압력이 **수축기혈압**이다. 계속해서 공기를 빼면 박동음이 갑자기 들리지 않게 된다. 이 순간의 압력이 **확장기혈압**이다. 측정띠 압력이 이완기압보다 낮으면 혈액이 연속적으로 흐르기 때문에 박동음이 안들리는 것이다. 혈압측정띠는 심장 높이로 할 필요가 있다. 심장과 상대적 위치 차이가 있으면 정수압 차이가 개입되기 때문이다.

혈압은 운동, 식사, 목욕, 추위 노출 등 다양한 요인에 따라 변동한다.

혈압은 나이가 들수록 높아지는데, 이는 혈관도 나이가 들수록 노화하여 탄력을 잃기 때문이다. 운동한 경우에는 교감신경성 심장 자극으로 수축기혈압은 상승하지만, 뼈대근육으로 가는 혈관들이 크게 확장하기 때문에 오히려 전체 저항은 낮아져서 확장기 혈압은 상승하지 않는다.

정맥압

정맥압은 동맥압보다 상당히 낮고 파동성이 없다. 따라서 정맥혈은 역류하기 쉬워서 정맥에는 역류를 방지하기 위한 판막(valve)이 있다. 같은 이유에서 림프관에도 판막이 있다.

정맥압은 자세에 따라 변동한다. 선 자세에서는 키만큼의 중력에 거슬러야 하지만, 누운 자세에서는 그만큼은 아니다. 이 압력조절은 자율신경에 의해 이루어진다. 운동을 하면 뼈대근육에 의해 정맥이 조여지고 정맥 내 혈액이 빠져나가게 되므로 혈액은 심장으로 되돌아 간다.

온몸의 모세혈관, 세정맥을 거친 혈액은 2개의 대정맥(아래대정맥과 위대정맥)에 모여 오른심방으로 되돌아오는데 이를 **복귀정맥혈**(venous return)이라고 한다.

■ 고혈압의 분류(성인의 경우)

	수축기혈압(mmHg)		확장기혈압(mmHg)
최적혈압	< 120	와	< 80
정상혈압	< 130	와	< 85
정상고혈압	130~139	또는	85~89
Ⅰ도 고혈압	140~159	또는	90~99
Ⅱ도 고혈압	160~179	또는	100~109
Ⅲ도 고혈압	≧ 180	또는	≧ 110

중심정맥

아래대정맥(하대정맥, inferior vena cava)과 위대정맥(상대정맥, superior vena cava)이 오른심방으로 들어가는 부위에 카테터(catheter)를 넣고 측정한 압력을 **중심정맥압**(central venous pressure, CVP)이라고 한다. 해부학적으로 중심정맥이라는 부위를 특정하는 명칭은 없지만, 임상에서는 이 부근의 정맥을 중심정맥이라고 부르고 있다.

심부전(heart failure)에서는 펌프기능이 저하하므로 내보내지 못했던 만큼의 혈액이 그 상류의 정맥에 정체하여 정맥압도 상승한다. 좌심부전에서는 허파정맥압이 상승하며, 우심부전에서는 중심정맥압이 상승하여 목정맥(jugular vein)이 굵게 떠올라 보인다(engorgement).

10. 내피세포의 기능

혈관 내강을 덮는 단층으로 이루어진 내피세포는 혈관의 긴장성 조절, 혈관 내 혈전형성 방지, 동맥경화 예방 등의 기능을 가지고 있으며, 다양한 조건에서 강력한 혈관확장작용을 나타내는 인자(NO, 프로스타사이클린, 과분극인자)를 생산 분비하여 혈관수축제들의 작용에 균형을 맞춘다.

내피세포의 기능

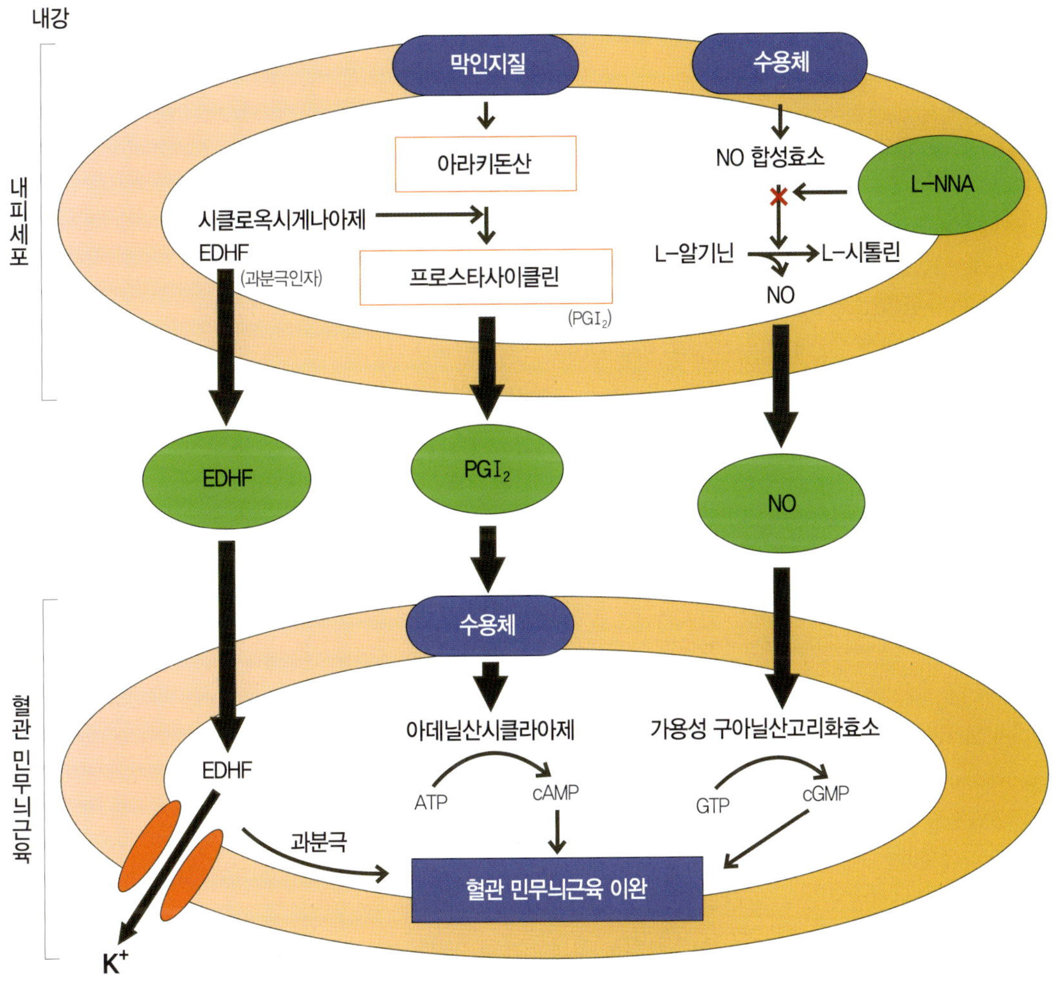

내피세포의 기능

혈관 민무늬근육의 내강은 단층의 세포에 덮여 있는데, 이 세포를 **내피세포**(endothelial cell)라고 한다. 혈관 내피세포는 일찍이 혈액이나 혈구에 포함된 물질이 민무늬근육에 직접 접촉하여 조직변화를 일으키는 것을 막거나 특정 화학물질이 투과하는 것을 차단하는 단순한 장벽으로 보았다. 그런데 혈압이나 혈류 등의 변화와 함께 다양한 자극물질에 노출되었을 때 그들에 반응하여 강력한 혈관확장물질 혹은 혈관수축물질을 생산·분비함으로써 혈관의 긴장성 조절, 혈관 내 혈전형성 방지, 동맥경화 예방에 도움되는 등 놀랄만한 다양한 기능을 가졌음이 최근 연구에서 밝혀졌다.

내피세포에서 생산 및 분비되는 물질

내피세포에서 유래되는 혈관확장인자에는 일산화질소(nitric oxide, NO), 프로스타사이클린(prostacyclin), 과분극인자(hyperpolarization factor)가 있다.

● 일산화질소

퍼치곳(R.F. Furchgott) 등은 1980년대에 아세틸콜린(acetylcholine)과 같은 민무늬근육 자체에는 수축작용을 가진 물질을 혈관 내강에 투여하니 오히려 강력한 혈관확장작용을 나타내는 것을 발견하였다. 이에 대한 연구를 통하여 내피세포가 확장물질을 방출하는 사실을 밝혀내고 이 알려지지 않은 물질을 **내피세포 유래 혈관확장인자**(endothelium-derived relaxing factor, EDRF)라고 명명했다. EDRF의 실체는 그 후 연구를 통해 **일산화질소**(nitrous oxide, NO)임이 밝혀졌다. **니트로글리세린**(nitroglycerin)이 생체 내에서 NO를 방출함으로써 협심증 개선 효과(심장동맥확장)를 발휘하는 기전도 밝혀졌는데 이는 NO의 발견에 따른 공적이다.

NO는 **L-알기닌**에 **NO 합성효소**(NO synthase, NOS)가 작용하면 생산된다. NO 합성효소에는 일정 수준이 발현되어 있는 **구성형**(constitutive) **NOS(eNOS**와 **nNOS)**와 염증이나 싸이토카인 등에 의해 발현이 유도되는 **유도형**(inducible) **NOS(iNOS)**가 있다. eNOS가 활성화하려면 내피세포 내 Ca^{2+}이 상승할 필요가 있다. iNOS의 활성화에 Ca^{2+}은 필요 없다. 내피세포 내 Ca^{2+} 농도가 상승하면 Ca^{2+}은 eNOS를 활성화시켜 L-아르기닌에서 NO를 방출한다.

내피세포 내에서 생산된 NO는 민무늬근육 세포막을 자유롭게 통과하여 **가용성 구아닐산고리화효소**(guanylate cyclase)를 활성화한다. 가용성 구아닐산고리화효소는 GTP에 작용해서 **cGMP**의 생산을 촉진한다. cGMP(cyclic guanosine monophosphate)는 G-인산화효소를 활성화하여 기능단백질을 인산화한다. G-인산화효소에 의한 인산화는 Ca^{2+}의 근세포질그물 흡수를 촉진하고, Ca^{2+}의 세포 밖 배출을 촉진하며, 마이오신 L사슬 인산화효소를 불활성화시킨다. 그 결과 민무늬근육을 확장(이완)시킨다.

한편, 아세틸콜린 외에 생체 내에 있는 강력한 혈관수축물질에는 **안지오텐신 II**(angiotensin II), **바소프레신**(vasopressin), **엔도텔린**(endothelin), **히스타민**(histamine), **트롬빈**(thrombin) 등이 있다. 이들 물질은 모두 내피세포 위에 있는 각각의 수용체와 결합하여 PI 대사회전(turnover)을 촉진해서 세포 내 Ca^{2+} 농도를 상승시키고 NO의 생산 분비를 촉진한다.

아세틸콜린과 히스타민은 본래 강력한 민무늬근육 수축물질이지만, 정맥 내에 투여하면 혈압이 저하하는 이유는 내피세포에 주로 작용하여 NO 생산을 촉진하는 작용이 있기 때문이다. 아세틸콜린의 경우 내피세포 위에 있는 무스카린수용체와 결합한다. 그러면 PI 대사회전을 촉진하여(p.39 참조) 즉 G_q단백질, IP_3을 통해 세포 내 Ca^{2+}이 상승한다. Ca^{2+}은 eNOS를 활성화해서 L-알기닌에서는 NO가 생산된다.

● 프로스타사이클린

내피세포에는 프로스타사이클린 합성효소가 존재한다. 내피세포 내 Ca^{2+} 농도가 상승하면 막에서 아라키돈산(arachidonic acid)이 방출되고 이는 시클로옥시게나아제(cyclo-oxygenase)의 작용을 받아서 PGH_2, G_2가 생성된다. PGH_2, G_2에 프로스타사이클린 합성효소가 작용하여 PGI_2가 생성된다. PGI_2는 아데닐산시클라아제(adenylate cyclase)를 활성화하여 cAMP 생성을 촉진해서 민무늬근육을 이완시킨다.

● 과분극인자

내피세포 유래 과분극인자(endothelium-derived hyperpolarization factor, EDHF)의 실체는 아직 밝혀지지 않았으나 이 물질이 K^+ 통로를 열어 과분극을 일으킴으로써 혈관 민무늬근육을 이완시킨다.

● 엔도텔린

내피세포에서 유래되는 혈관수축인자(endothelium-derived contracting factor, EDCF)도 있다. EDCF 중에서 가장 주목 받고 있는 것도 엔도텔린(endothelin)이 있다.

매우 강력한 혈관수축작용을 가진 펩티드(21개의 아미노산으로 구성)로서 발견되었는데 아직 명확한 기능은 논란이 있다. 병적인 상황에서 엔도텔린은 심부전을 유발하는 호르몬으로 보고 있다.

혈관 내피세포 장애로 발생하는 질환

위에 열거한 EDRF 분비인자들과 함께, 생리적으로 중요한 자극은 혈류속도 증가에 따른 기계적 마찰자극(shear stress)이다. Shear stress 증가는 내피세포의 양이온 통로를 열어서 세포 내 Ca^{2+} 증가를 일으킨다. 이는 다시 eNOS를 자극한다.

이처럼 혈관 내피세포는 혈압이나 혈류 등의 변화와 함께 강력한 혈관수축물질에 노출되었을 때 그들에 반응하여 강력한 혈관확장물질을 생산, 분비하여 혈관 민무늬근육을 보호한다. 또한, 혈관 내 혈전형성을 방지하고 혈액응고계를 억제하며 섬유소용해계 활성화에도 중요한 역할을 하고 있다. 따라서 혈관 내피세포가 장애를 입으면 이들 작용을 잃게 되므로 동맥경화, 말초혈행장애, 고혈압, 심장혈관이나 뇌혈관의 경축, 혈전이나 혈액응고촉진 등 순환기 질환이 증가한다.

| 내피세포의 장애로 발생하는 순환질환

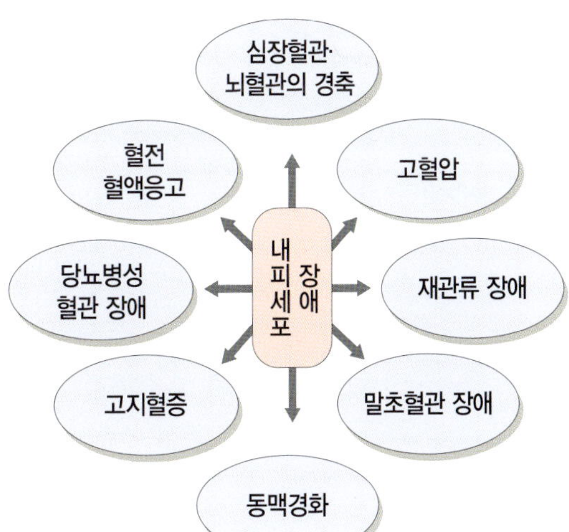

일찍이 인간은 혈관과 함께 늙어간다고 했으나 지금은 인간은 내피세포와 함께 늙어간다고 바꾸어 말할 수 있게 되었다. 나이가 들어감에 따른 노화뿐만 아니라 식생활의 서구화(동물성 지방섭취량 증가 등)로 인해 내피세포 및 혈관의 노화 정도가 빨라지고 있다. 이것이 이른바 생활습관병의 급증으로 이어지고 있다.

11. 림프액의 기능

조직 사이질액은 모세혈관으로 회수되지만, 그 일부는 림프관에 흡수된다.
림프관은 정맥과 유사한 구조를 가지며 역류를 방지하는 판막이 곳곳에 있다.
림프절은 그물내피세포로 이루어지며 림프액에 들어온 세균이나 이물질을 여과, 탐식, 제거하는 필터 역할을 한다.

온몸에 분포하는 림프관

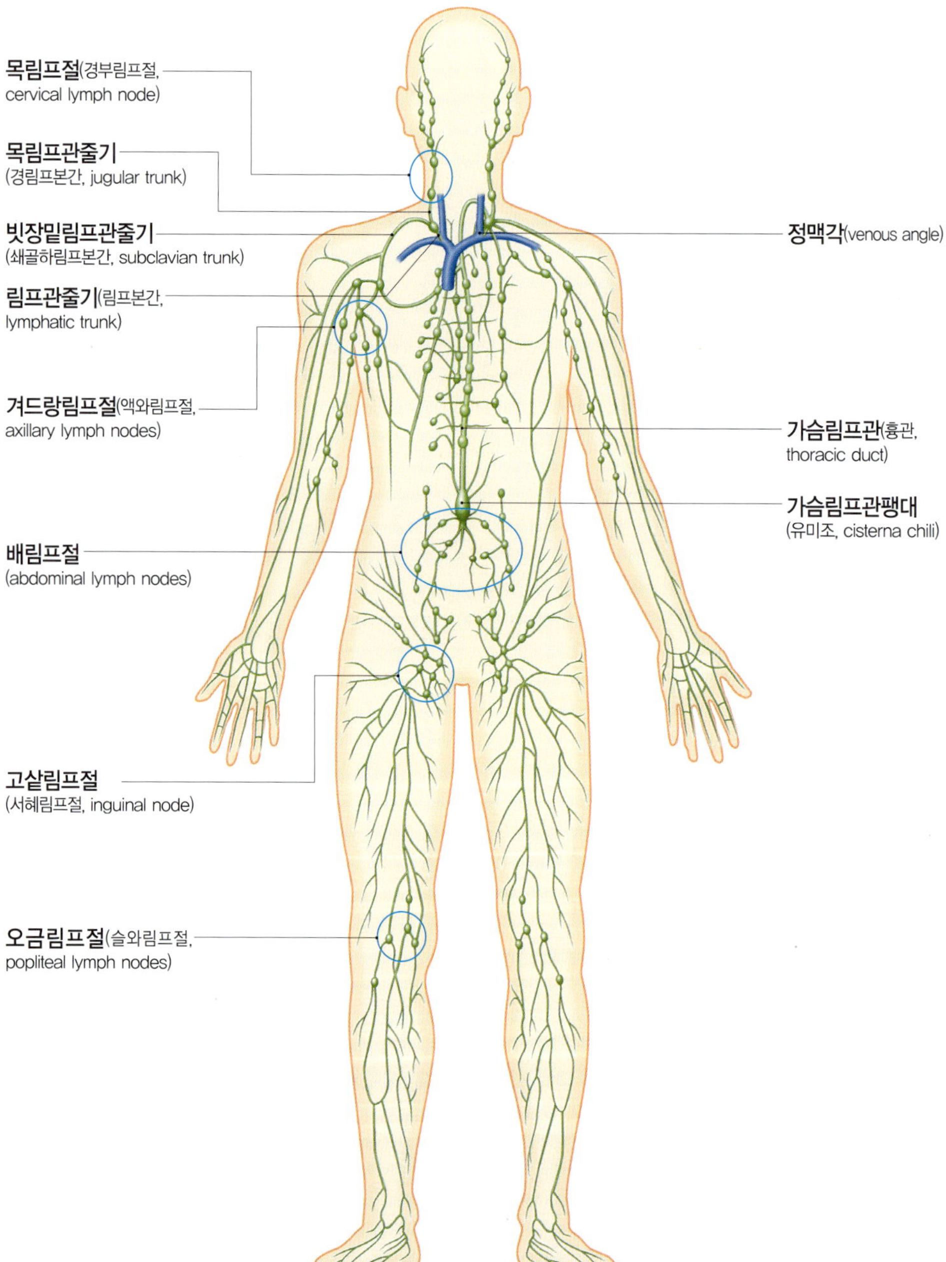

림프관

동맥계, 정맥계, 림프계를 모두 합쳐서 **맥관계**(vasculature)라고 한다.

림프관(lymphatic vessel)은 정맥과 매우 비슷한 구조를 가지며 곳곳에 판막(valve)이 있다. 모세혈관과 마찬가지로 1층의 내피세포로 되어 있으며 주위 결합조직과 섬유로 고정되어 있다. 림프계(lymphatic system)는 온몸의 조직 틈새에 있어서 사이질액(간질액, interstitial fluid) 일부를 끊임없이 혈액순환계로 운반하는 역할을 한다. 미세순환(microcirculation)에서는 모세혈관의 동맥 끝에서 조직 틈새로 나온 수분 대부분이 정맥 끝에서 혈장으로 되돌아가지만, 일부는 모세림프관(lymphatic capillary)으로 들어간다.

모세림프관의 구멍은 커서 단백질이 자유롭게 통과하므로 틈새에 노출된 소량의 알부민 등 혈장 단백질은 모세림프관을 경유하여 혈장으로 되돌아간다. 정맥을 향하지 않는 반대편 끝 림프관은 막혀 있기 때문에 림프계 자체가 순환구조를 이루지는 않는다.

림프의 판막

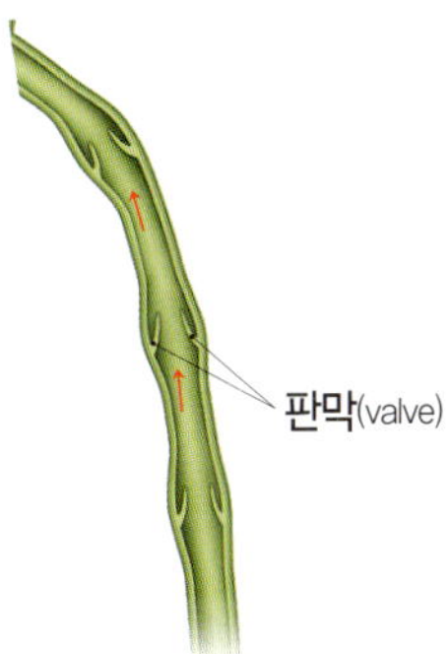

림프절의 구조

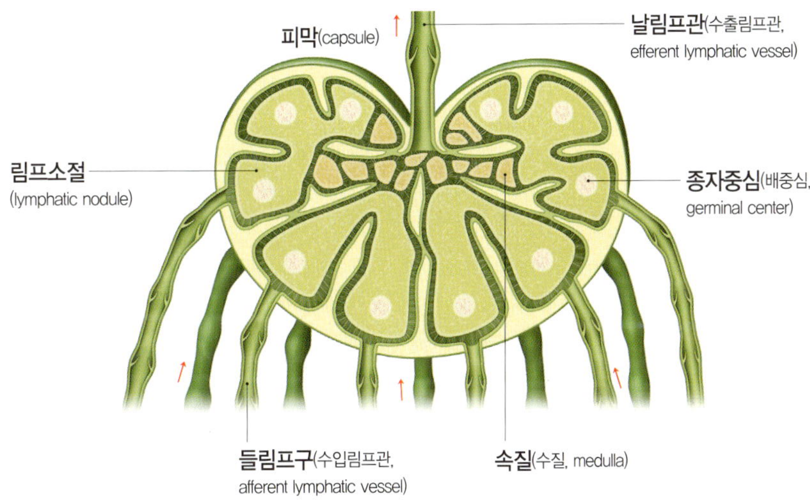

림프액과 림프구

림프액의 조성은 세포바깥액(세포외액, extracellular fluid)의 조성과 같다. 림프액은 담황색을 띠고 있으며 많은 림프구를 함유하고 있다. 소량의 섬유소원(피브리노겐, fibrinogen)이 있어서 몸 밖으로 나오면 응고한다.

림프구(lymphocyte)는 혈관 안과 림프관 밖을 자유롭게 이동하여 면역담당세포로서 세포면역(cellular immunity)과 체액면역(humoral immunity)을 담당하는 백혈구의 일종이다.

림프의 흐름은 모세림프관에서 시작하여 집합림프관과 주림프관을 거쳐 좌우 빗장밑정맥(쇄골하정맥, subclavian vein) 접합부에서 정맥으로 유입한다.

림프유량은 근육운동 때 급격하게 증가하는데, 안정 시 유량은 온몸에서 1시간에 약 120mL 정도이며, 심장박출량의 1/3000 정도이다. 그러나 림프관이 막히면 사이질액의 단백질이 순환계(혈관) 안으로 돌아가지 못하게 되고, 사이질액의 콜로이드삼투압이 높아져 수분이 간질액 공간에 많아지는 상태인 **부종**(edema)이 생긴다.

| 림프액의 흐름

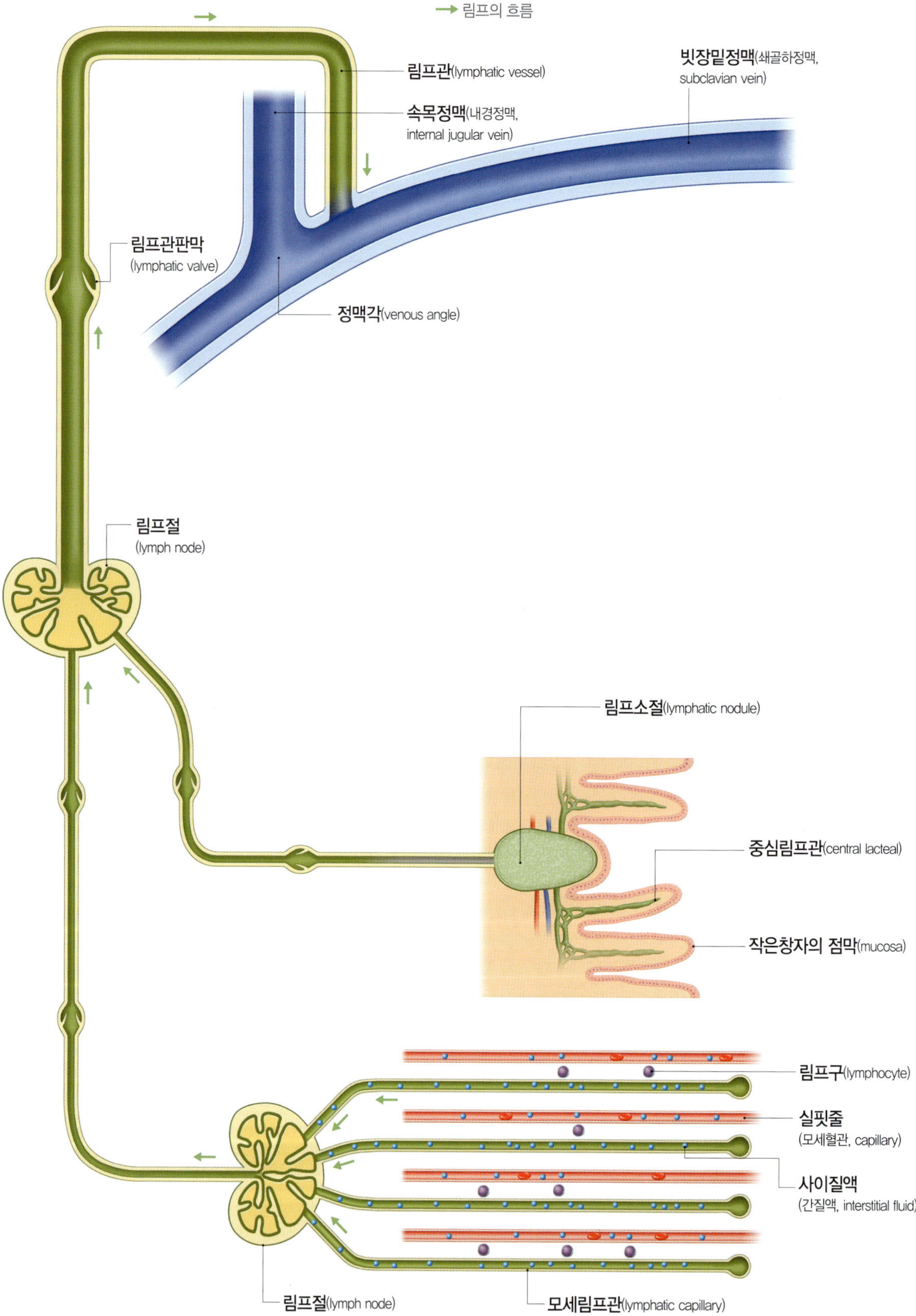

림프의 흐름
림프관(lymphatic vessel)
빗장밑정맥(쇄골하정맥, subclavian vein)
속목정맥(내경정맥, internal jugular vein)
림프관판막 (lymphatic valve)
정맥각(venous angle)
림프절 (lymph node)
림프소절(lymphatic nodule)
중심림프관(central lacteal)
작은창자의 점막(mucosa)
림프구(lymphocyte)
실핏줄 (모세혈관, capillary)
사이질액 (간질액, interstitial fluid)
림프절(lymph node)
모세림프관(lymphatic capillary)

혈장 중 수분이 혈관에서 나와서 사이질액이 과잉이 된 상태를 부종이라고 한다. 부종의 원인으로는 ①혈장 단백질의 함유량 저하, ②모세혈관내압 상승, ③사이질액의 단백질 증가, ④림프관 폐색 등이 있다.

림프절의 역할

집합림프관과 주림프관 곳곳에 그물내피세포(망상내피세포, reticuloendothelial cell)로 이루어진 **림프절**(lymph node)이 존재한다. 주요 기능은 ①림프액으로 들어온 세균이나 이물질을 여과, 탐식, 제거하는 등의 필터 역할과 ②림프조직이 있어 면역에 관여하는 γ-글로불린을 만들어 온몸으로 보내는 역할을 한다. 다치거나 질병에 걸리면 림프절이 빨갛게 부어오른다(**림프절염**, lymphadenitis). 이는 그 림프절에서 세균이나 이물질과 싸움이 벌어진 증거이며, 그 잔해가 고인 결과이다.

부종의 정도

레벨1+	레벨2+	레벨3+	레벨4+
● 압박하면 약간의 누른 자국이 생기지만 바로 사라진다. ● 발의 외관은 보통이다.	● 압박하면 다소 깊이 있는 누른 자국이 생기고, 레벨1+보다 누른 자국이 잘 사라지지 않는다. ● 넙다리의 외관은 변화가 없어 보인다.	● 압박하면 깊이가 있고 분명한 누른 자국이 생기며, 몇 초간 누른 자국이 사라지지 않는다. ● 발이 부어 보인다.	● 압박하면 레벨3+보다 더 깊은 누른 자국이 생기고 잘 사라지지 않는다. ● 발이 확실하게 부어 보인다.

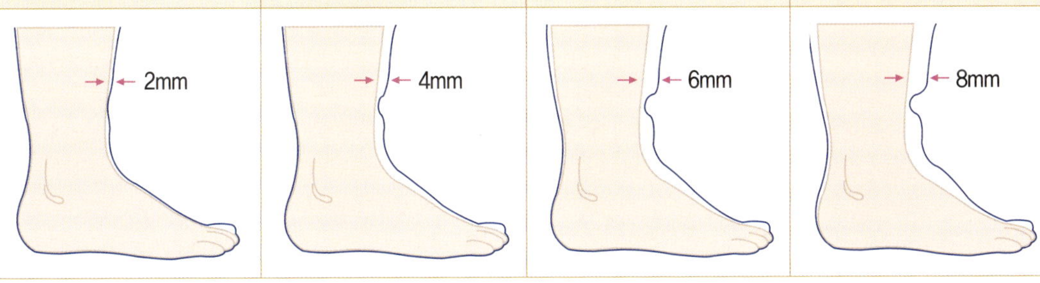

7

혈액과 면역

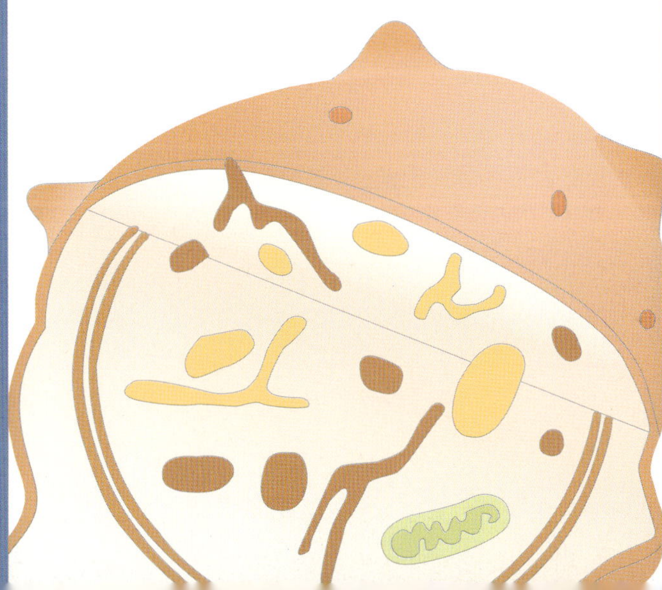

1. 혈액의 성분과 기능

혈액은 생체의 중요한 세포바깥액으로, 체중의 1/13(약 8%로 5L)을 차지한다.
혈액의 조성은 액체성분인 혈장과 유형성분인 혈구로 나뉜다.
혈액의 주요 기능에는 물질(O_2, CO_2, 영양소)의 운반, 체액량 조절, 체온유지, 생체방어, 지혈작용 등이 있다.

혈액의 성분

혈액은 생체의 중요한 세포바깥액(세포외액, extracellular fluid)으로, 체중의 약 1/13(약 8%로 약 5L)을 차지한다. 혈액은 혈관 내를 순환하여 체내 전 기관에 분배되며 물질(O_2나 CO_2, 영양소, 대사산물)이나 열 운반, 체액량 조절, 체온유지 등 생체의 생리적 조절과 생체방어 및 지혈에 작용한다.

혈액의 조성은 액체성분인 **혈장**(plasma)과 유형성분인 **혈구**(hemocyte)로 나뉜다.

혈장은 전체 혈액의 55~60%를, 혈구는 40~45%를 차지하고 있다. 혈구세포들 사이의 상호작용이나 혈장단백질 때문에 혈액은 물에 비하여 약 3배나 점도(viscosity)가 높다. 혈장의 91%는 수분으로, 그 외에 약 1%의 전해질과 약 8%의 유기물을 함유한다. 혈장에 함유되는 혈장단백질(plasma protein)은 영양 등 산소 이외의 물질을 운반하거나 출혈 시에 혈액응고의 주체가 된다. 혈장에서 응고성분을 제거한 것을 **혈청**(serum)이라고 한다.

혈액 현미경으로 관찰하면 담황색 액체 안에 세포가 많이 부유해 있는 것이 보인다. 이 세포가 혈구이다. 혈구는 크게 **적혈구**(erythroid cell), **백혈구**(white blood cell), **혈소판**(platelet)의 3종류로 나뉘며, 이 중에서 가장 무겁고 가장 많은 것이 적혈구이다. 혈액의 비중을 측정하면 대략적인 적혈구의 양을 측정할 수 있다. 적혈구의 양은 남녀차가 있는데, 남성에게 많다. 또 신생아가 다소 많고 노인이 되면 줄어든다. 성인의 비중 기준치는 남성이 1.055~1.063, 여성이 1.052~1.060으로 남성이 무겁다. 또한, 헌혈은 비중이 1.052 이상인 경우에 시행된다. 혈액의 pH는 보통 7.35~7.45 사이로 유지된다.

혈액성분의 조성

		성 분	주요 기능
혈액	혈장 (55%)	물(91%) →	다른 물질의 용매, 열흡수
		전해질(0.9%) : Na^+, K^+, Ca^{2+}, Mg^{2+}, Cl^-, HCO_3^- →	pH 완충작용과 삼투압 조절, 세포막 삼투성 조절
		유기물 — 단백질(7%) : 알부민 →	콜로이드삼투압 유지, 운반기능
		글로불린(α, β, γ) →	생체방어와 지질의 수송
		섬유소원 →	혈액응고
		탄수화물(0.1%)	
		지질(1%)	
		노폐물(요소, 요산, 크레아티닌)	
	혈구 (45%)	적혈구 : 기준치 500만(450만~600만)/μL(♂), 450만(400만~520만)/μL(♀) →	산소(O_2) 운반, 이산화탄소(CO_2) 일부 운반
		백혈구 : 5,000~10,000/μL →	면역과 생체방어
		혈소판 : 20만~40만/μL →	지혈(혈소판응집반응)

혈청과 혈장

혈액을 시험관에 채취해 잠시 방치해 두면 젤리처럼 굳는데, 이를 **핏덩이**(피떡, blood clot)라고 한다. 핏덩이는 혈액응고반응의 결과물이다. 시간이 더 지나면 혈액응고성분 단백질과 세포들이 더 응축하여 엉기면서 핏덩이에서 투명한 액체(황색)가 분리되어 나온다. 이 액체를 **혈청**(serum)이라고 한다.

한편, 혈액응고억제제를 사용하여 응고가 일어나지 않도록 처리한 혈액을 원심분리하면 혈액은 액체성분과 유형(세포)성분으로 나뉘는데, 액체성분을 **혈장**(plasma)이라고 한다. 혈장에는 혈액응고인자인 섬유소원(피브리노겐, fibrinogen)이 함유되어 있다.

혈장과 혈청의 차이

혈장은 혈액응고인자인 섬유소원을 함유하므로 응고할 수 있지만, 혈청은 섬유소원을 함유하지 않으므로 응고하지 않는다.

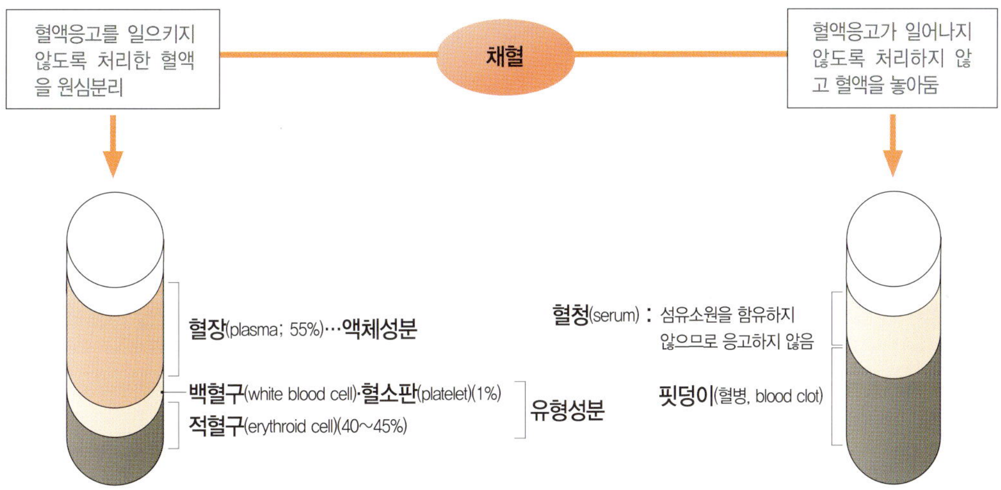

혈구의 역할

적혈구의 가장 중요한 역할은 산소 운반(p.197 참조)이다. 혈장도 미량의 산소를 운반하지만, 적혈구는 혈장 약 70배의 산소를 운반할 수 있다. 혈구(대부분은 적혈구)가 혈액 중에 차지하는 용적 비율(%)을 헤마토크리트(적혈구용적률, hematocrit, Hct; p.199 참조)치라고 한다. 정상의 Hct치는 남성이 40~50%, 여성이 35~45%이다. 100%에서 Hct치를 뺀 것을 혈장량으로 볼 수 있다.

백혈구의 역할은 면역 반응으로, 체외에서 침입한 세균류나 암세포 등으로부터 생체를 방어한다.

혈소판의 역할은 지혈이다. 혈액의 응고력을 높이기 위해 혈소판이 있다. 혈소판은 골수에서 거대핵세포(거핵구, megakaryocyte; 줄기세포에서 분화한 세포)의 일부가 많은 조각으로 떨어져 나가서 생긴다.

2. 혈구형성

혈구는 골수에 있는 미분화 조혈줄기세포에서 만들어진다.
태아의 조혈줄기세포는 탯줄혈액에 골수와 비슷하게 풍부하게 존재한다. 말초혈에도 소량이지만 함유되어 있다.
에리트로포이에틴(적혈구형성호르몬)은 동맥혈의 산소분압이 저하하면 콩팥에서 생산, 분비되어 적혈구의 생산을 촉진한다.

혈구의 계통과 발달

적혈구, 백혈구, 혈소판은 모두 골수에 있는 미분화 줄기세포(조혈줄기세포)에서 유약형으로 분열·분화하여 성숙형 혈구가 되어 혈액 안으로 나간다.

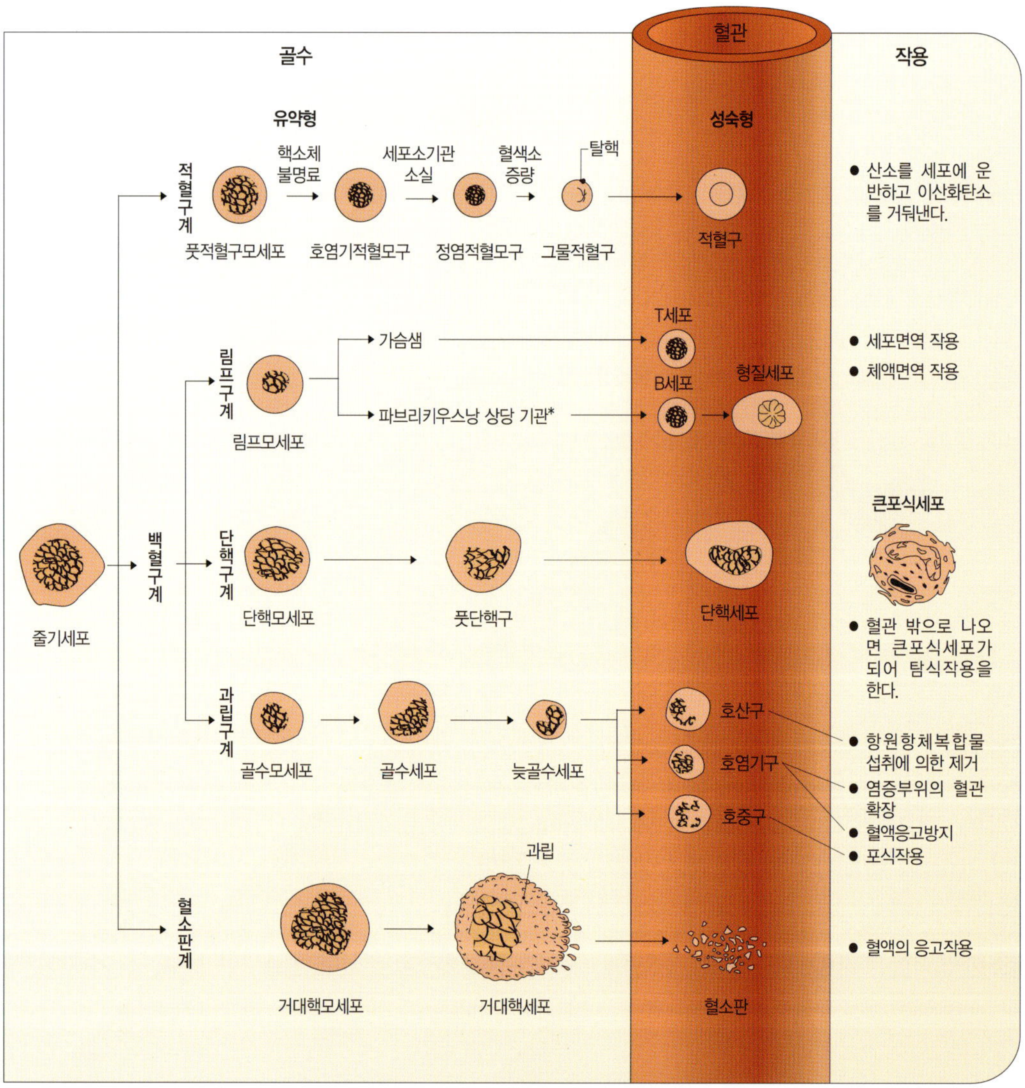

* 피브리키우스낭(bursa of Fabricius)은 조류에 관찰되며 포유류에서는 골수가 여기에 상당한다.

혈구형성

혈구는 골수에 있는 미분화 **줄기세포**(stem cell)에서 만들어진다.

동일한 줄기세포에서 적혈구계, 백혈구계, 혈소판계 각 혈구의 유약형이 분열·분화하여 성숙형 혈구가 되어 혈액 안으로 나간다.

3종류의 혈구는 같은 줄기세포에서 만들어지나, 각각의 혈구가 만들어질 때 관여하는 호르몬은 다르다. 적혈구에는 콩팥에서 생산되는 **에리트로포이에틴**(적혈구형성호르몬, erythropoietin)이 관여하지만, 백혈구가 생산될 때는 다른 호르몬이 관여한다.

혈구형성(조혈, hemopoiesis)은 다양한 골수에서 이루어지는데, 긴뼈(장골, long bone)보다 납작뼈(편평골, flat bone; 복장뼈나 골반의 엉덩뼈 등)가 활발하다. 혈구형성이 활발한 골수는 적색(**적색골수**, red marrow)으로 보이지만, 혈구형성이 이루어지지 않는 골수는 황색(**황색골수**, yellow marrow)으로 보인다. 이는 골수가 지방으로 치환되기 때문이며, 노화와 함께 적색골수의 비율은 감소한다. 혈구형성은 성인의 경우 보통 골수에서만 이루어지나, 태아의 경우 이자나 간에서도 이루어진다.

조혈줄기세포는 **골수**(bone marrow)에 함유되어 있으나 최근 **탯줄혈액**(제대혈, cord blood)에 골수와 비슷하게 풍부하게 존재하는 사실이 밝혀져 골수이식의 줄기세포원으로서 주목을 받고 있다. 조혈줄기세포는 말초혈에도 매우 미량이지만 함유되어 있다.

성인의 적색골수

빨간 부분은 조혈기능이 남아 있는 골수이다.

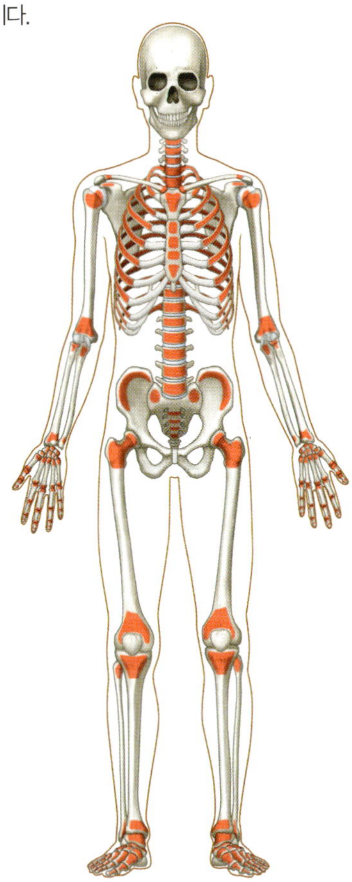

3. 적혈구의 기능

핵을 갖지 않는 적혈구는 혈액 중 수명이 약 120일이다.
적혈구의 성분은 대부분 헤모글로빈과 수분으로 되어 있으며, 헤모글로빈은 헴과 글로빈으로 구성된다.
헤모글로빈은 산소농도가 높은 허파에서 산소를 결합하여 이를 온몸의 조직으로 보내고,
산소농도가 낮은 조직에서 산소를 방출한다.

적혈구란?

적혈구(erythrocyte)는 지름 7~8μm의 중앙이 움푹 파인 원반 모양의 세포로, 핵이 없다. 중앙의 움푹 파인 부분에 의해 표면적이 커져서 산소 교환에 좋을 뿐만 아니라 변형성이 높아 적혈구보다 지름이 작은 모세혈관도 통과할 수 있다.

말초혈액의 적혈구수는 **성인 남성**의 경우 **약 500만/μL**, **성인 여성**의 경우 **약 450만/μL**이다.

조직의 산소분압(산소장력, oxygen tension)이 저하하면 콩팥에서 **에리트로포이에틴**(**적혈구형성호르몬**, erythropoietin)이 생산, 방출되어 골수의 줄기세포에서 혈구모세포(적아구, hematoblast)의 분비를 촉진한다. 혈구모세포가 성숙하면 핵이 제거되고 적혈구가 되어 말초혈로 나간다.

적혈구의 형태

핵이 없는 편평한 원판 모양을 한 세포로 중앙이 꺼져 있다. 지름은 약 7~8μm, 주변 두께는 약 2μm, 중앙에 꺼진 부분의 두께는 약 1μm이다.

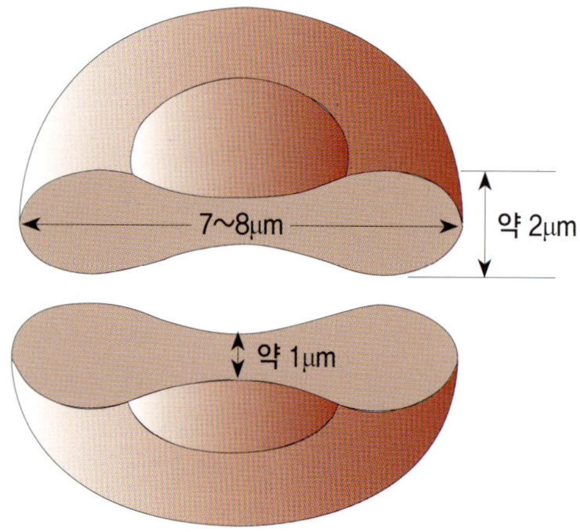

적혈구는 사립체를 갖지 않아 활동에너지는 해당계(glycolysis system)에서 얻고 있다. 적혈구는 핵을 갖지 않기 때문에 분열할 수 없어 수명이 다되면 지라(비장, spleen)나 간에서 파괴된다(하루에 2,000억 개의 적혈구가 생산되고 같은 수의 적혈구가 파괴된다). 적혈구의 수명은 **약 120일**이다. 따라서 항상 새로운 적혈구를 보충해야 하며 골수에서는 쉬지 않고 조혈줄기세포의 분열이 반복된다.

탈핵 직후의 적혈구를 **그물적혈구**(망상적혈구, reticulocyte)라고 하며, 그물적혈구는 보통 2일 후에 일반적인 적혈구가 된다. 따라서 그물적혈구의 비율이 많으면 혈구형성이 활발하고, 적으면 적혈구가 만들어지지 않고 있다는 말이다. 그물적혈구가 적혈구에서 차지하는 비율은 % 혹은 ‰(퍼밀, 1000분율)로 나타낸다. 일반적으로 남성에서 5~20‰, 여성에서 5~10‰이다.

적혈구의 운명

건강한 적혈구는 혈관 안으로 산소를 운반하지만, 노화한 적혈구는 분해되어 최종적으로 쓸개즙 성분으로서 샘창자(십이지장)로 분비된다.

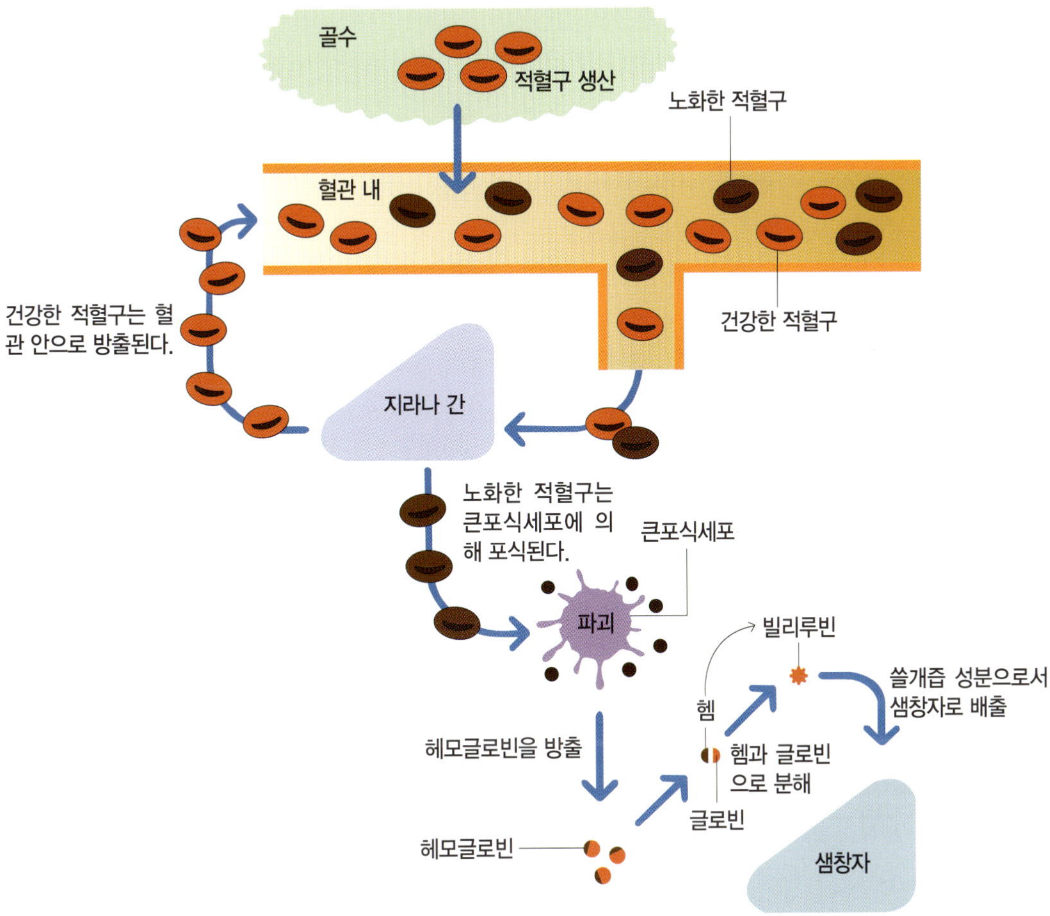

헤모글로빈과 그 기능

적혈구의 성분은 대부분 수분과 **헤모글로빈**(hemoglobin, Hb)이다. 산소운반은 거의 헤모글로빈의 기능에 따른다. 헤모글로빈은 철을 함유하는 **헴**(heme; 붉은 색소)과 **글로빈**(globin)이라는 단백질로 구성된다. 헤모글로빈 1분자에 헴이 4개 들어 있다.

적혈구가 파괴되어 혈구 밖으로 나온 헤모글로빈은 헴과 글로빈으로 분해되고 헴은 나아가 **빌리루빈**(bilirubin)과 철(iron)로 나뉜다. 철은 다음의 헤모글로빈 합성에 재이용되고 글로빈도 아미노산으로 분해되어 재이용되지만, 빌리루빈은 간에서 쓸개관을 지나 소장으로 나온다. 그 일부는 소장에서 흡수되어 혈액으로 들어가 간으로 되돌아 오고[빌리루빈의 창자간순환(장간순환, enterohepatic circulation)] 또 콩팥에 들어가 **우로빌리노겐**(urobilinogen)이 되어 소변으로 배설된다. 소장에서 흡수되지 않았던 대부분의 빌리루빈은 산화되어 스테르코빌린(stercobilin)이 되어 분변과 함께 배설된다. 분변의 색은 스테르코빌린의 색이다. 혈장 중 빌리루빈 농도가 높아지면 피부가 황색으로 보이기도 하는데, 이를 **황달**(jaundice, icterus)이라고 한다.

헤모글로빈은 산소(O_2)와 결합하는 성질을 가지고 있다. 1g의 헤모글로빈은 약 1.34mL의 O_2와 결합할 수 있는데, O_2와 결합하면 선홍색이 되고 O_2와 결합하지 않으면 암적색이 된다. O_2와 결합한 헤모글로빈을 **산소헤모글로빈**(산소혈색소, oxyhemoglobin), O_2와 결합하지 않은 헤모글로빈을 **데옥시헤모글로빈**(탈산소혈색소, deoxyhemoglobin) 또는 환원헤모글로빈(환원혈색소, reduced hemoglobin)이라고 한다(deoxyhemoglobin + O_2 $\rightleftharpoons$ oxyhemoglobin).

헤모글로빈이 O_2와 결합하여 산소헤모글로빈이 되는 비율은 **산소분압**(산소장력, oxygen tension)이 높을수록 많고 낮을수록 적다. 허파꽈리(폐포, alveoli) 안은 산소분압이 높으므로 혈액이 허파를 흐르면 적혈구 내의 헤모글로빈이 O_2를 받아 들여 동맥혈(arterial blood)이 된다. 동맥혈은 95%가 산소헤모글로빈이다. 각 조직의 산소분압은 낮으므로 O_2를 내보내어 정맥혈(venous blood)이 된다(조직에 O_2를 공급한 후의 혈액). 정맥혈의 25%는 데옥시헤모글로빈이므로 산소헤모글로빈은 75%가 된다. 허파를 통과한 동맥혈이 선홍색을, 정맥혈이 암적을 띠는 까닭이다.

조직대사의 결과 발생한 이산화탄소(CO_2) 일부는 헤모글로빈의 단백질 성분(**글로빈**)에 결합하여 허파까지 운반되어 대기로 방출된다. 그러나 CO_2 대부분은 혈액 중에 수분과 반응하여 **중산탄이온**(HCO_3^-)이 되어 혈장에서 용해된다. 이산화탄소분압(carbon dioxide tension)도 산소분압과 마찬가지로 허파에서의 가스교환과 폐포환기(alveolar ventilation)에 영향을 받는다. 폐포환기가 저하하면 이산화탄소분압은 증가한다. 이산화탄소분압의 **기준치는 약 40mmHg**이다(산소분압의 기준치는 약 95mmHg).

헴의 화학구조와 산소결합부위

헴을 1개만 나타냈지만, 헤모글로빈은 이 단위 4개로 구성된다.

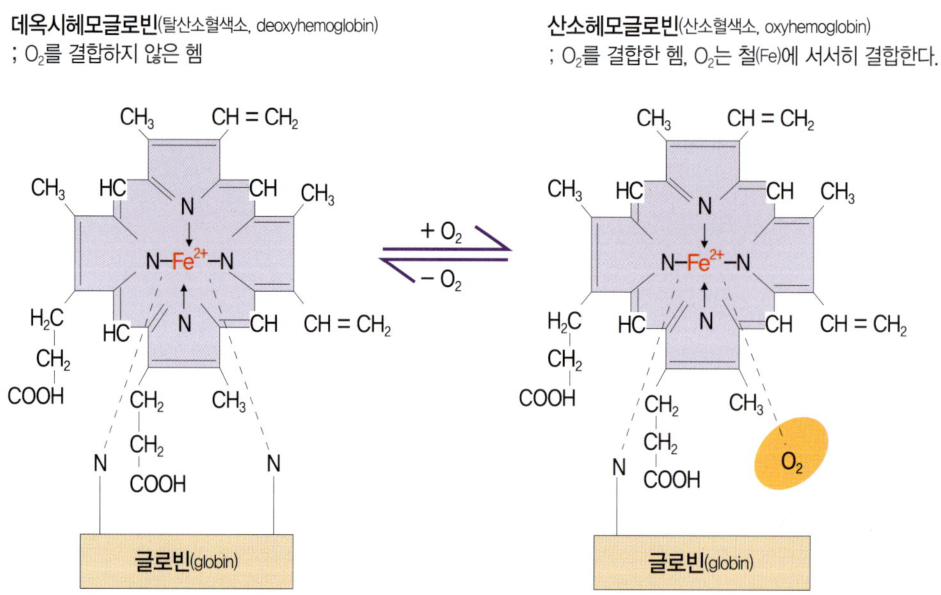

헤모글로빈양과 산소포화도

혈액 100mL(1dL)에 함유된 헤모글로빈의 양을 헤모글로빈양(헤모글로빈농도, 혈색소양, Hb량)이라고 하며 g으로 표시한다. 그 기준치는 성인 남성에서 약 16g/100mL, 성인 여성에서 14g/100mL이다. 1g의 헤모글로빈은 약 1.34mL의 산소와 결합할 수 있으므로 성인 남성의 경우 혈액 100mL당 최대 21.44mL의 산소를 함유할 수 있다.

헤모글로빈 가운데 몇 %가 산소헤모글로빈인가를 %값으로 나타낸 것이 **헤모글로빈의 산소포화도**(oxygen saturation)이다. 동맥혈에서는 어느 부위에서나 산소포화도에는 차이가 없고 그 기준치는 **95%** 이상이다. 정맥혈의 산소포화도는 평균 **75%**이다. 그러나 정맥혈은 부위에 따라 차이가 있으며, 산소소비량이 큰 조직에서 나오는 정맥혈일수록 산소포화도는 낮다.

헤마토크리트

헤마토크리트(적혈구용적률, hematocrit, Hct)치는 혈액 중에 차지하는 혈구용적의 비율을 나타내는 값이다. 혈액이 응고하지 않도록 주의해서 가는 유리관에 채취하여 한쪽 끝을 막고 원심분리한다. 그러면 무거운 혈구는 하층으로, 액체성분(혈장)은 상층으로 나뉜다. 기준치는 약 45%인데, 이는 혈액 중 45%가 혈구, 55%가 혈장임을 의미한다. 혈구 중에는 적혈구가 대부분을 차지하므로 헤마토크리트치의 이상은 적혈구 수의 이상으로 볼 수 있다.

적혈구수, 헤모글로빈 양, 헤마토크리트 값은 혈액 질환을 진단하는 데에 중요한 지표이다.

헤마토크리트 값

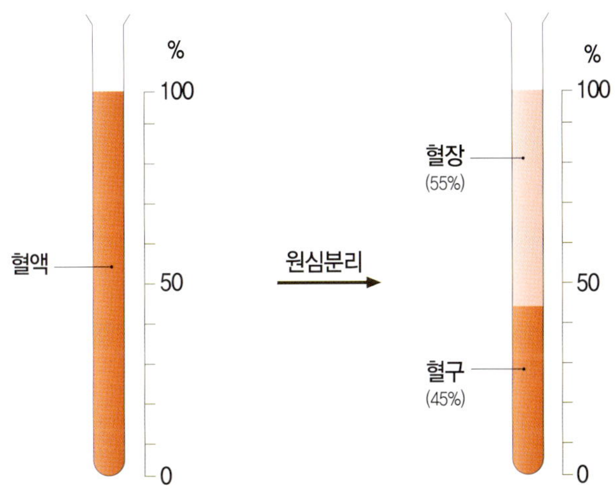

혈액이 응고하지 않도록 응고억제제를 첨가한 혈액

원심분리하면 혈장(상층)과 혈구(하층)로 나뉜다.

빈혈

● 빈혈의 종류

혈액의 산소운반능력이 떨어진 상태를 빈혈(anemia)이라고 한다. 임상적으로는 헤모글로빈 양, 적혈구수, 헤마토크리트 값 등의 저하를 빈혈의 지표로 삼고 있다. 빈혈의 원인은 적혈구 성분의 부족에 따른 것, 조혈기능의 저하에 따른 것, 적혈구의 파괴항진에 따른 것, 대량출혈에 따른 것으로 크게 나뉜다.

빈혈 중에서도 가장 많은 것이 철결핍빈혈(iron deficiency anemia)이다. 철이 부족하면 적혈구는 작아져 헤모글로빈 함유량도 저하한다(저색소성 소적혈구성 빈혈, hypochromic microcytic anemia). 따라서 산소의 운반능력이 저하한다.

헤모글로빈 합성에는 철을 빼놓을 수 없다. 섭취된 철은 위장에서 흡수 가능한 형태가 되어 소장에서 흡수되고 간에서 저장된다. 빈혈 시에 동물의 간 섭취를 권하는 이유는 간이 철을 많이 함유하고 있기 때문이다. 또한, 수술로 위를 절제한 사람은 철의 흡수율이 저하하므로 철결핍빈혈이 되기 쉽다. 혈액 중 철의 양이 저하했을 때는 간에 저장되어 있는 철도 고갈한다. 따라서 철결핍빈혈을 치료할 때에는 저장분의 철까지 보충할 필요가 있다.

적혈구의 합성에는 철 이외에도 비타민 B_6, 비타민 B_{12}와 엽산 등의 조혈비타민이 필요하다. 혈구모세포는 분열속도가 빠르고 DNA를 대량으로 만들기 때문에 DNA 합성에 필요한 비타민 B_{12}나 엽산이 부족하면 적혈구 합성에 영향을 미친다. 따라서 비타민 B_{12}나 엽산이 부족해도 빈혈이 된다. 이 경우는 적혈구 형태가 커지기 때문에 거대적혈모구빈혈(megaloblastic anemia)이라고 한다. 비타민 B_{12}가 헤모글로빈의 단백질합성에 필요하며 비타민 B_{12}의 부족은 헤모글로빈의 생성을 저해하여 빈혈을 일으킨다. 예전에는 비타민 B_{12} 부족에 의한 빈혈은 원인과 치료법이 명확하지 않았기 때문에 악성빈혈이라고 불렀다. 위를 절제한 사람은 위의 벽세포에서 만들어지는 내인자가 부족하기 때문에 비타민 B_{12}가 내인자(intrinsic factor)와 결합하지 못해 거대적혈모구빈혈을 일으키는 경우가 있다.

또한, 골수기능의 저하에 따른 재생불량빈혈(aplastic anemia)은 적혈구, 백혈구, 혈소판 모두가 감소하는 난치성 조혈장애이다.

콩팥이 장애를 입으면 에리트로포이에틴의 생산이 저하하고 이것이 원인이 되어 빈혈이 되는 경우도 있는데 이를 신성빈혈(renal anemia)이라고 한다. 콩팥에서 합성되는 에리트로포이에틴은 적혈구 생산에 중요한 역할을 하는 조혈인자인데, 조직의 산소분압이 저하하면 콩팥에서 에리트로포이에틴이 생산, 방출된다. 이것이 골수의 줄기세포로부터 풋적혈구모세포(전적혈모구, proerythroblast)의 분화를 촉진하여 적혈구 생산을 촉진한다.

적혈구 파괴가 심해져서 조혈이 이에 따라가지 못하는 경우도 빈혈이 되는데, 이러한 빈혈을 용혈빈혈(hemolytic anemia)이라고 한다.

빈혈의 종류와 주요 원인 및 치료제

종 류	원 인	치료제
철결핍빈혈	헤모글로빈 구성성분인 철이 어떠한 원인으로 부족	경구철분제, 비경구철분제
거대적혈모구빈혈 (악성빈혈)	적혈구 합성에 필요한 조혈비타민(비타민 B_6, 비타민 B_{12}, 엽산) 등의 부족	비타민 B_{12}, 엽산
재생불량빈혈	골수기능의 저하	조혈기능 항진을 목적으로 합성대사스테로이드, 글루코코르티코이드 사용, 수혈
신성빈혈 (콩팥질환 관련)	에리트로포이에틴 생산 저하	에리트로포이에틴
용혈빈혈	적혈구 파괴가 항진하여 조혈이 따라가지 못함	글루코코르티코이드, 면역억제제

적혈구의 성숙과정과 필요성분

골수에서 적혈구의 증식은 빠르다. 조혈비타민(특히 비타민 B_{12})은 세포의 분열과 증식에 필요한 DNA 합성에 필수이며, 철은 헤모글로빈의 중요한 구성성분이다.

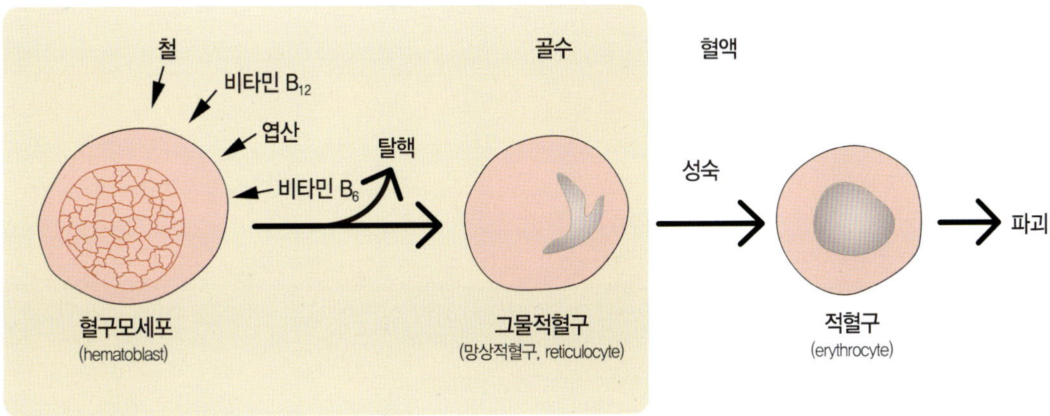

● 빈혈에 이용되는 지표

빈혈에는 다양한 종류가 있어 각각 헤모글로빈양이나 적혈구수가 특징적으로 변화한다. 따라서 빈혈 진단에는 MCV(평균적혈구용적, mean corpuscular volume), MCH(평균적혈구헤모글로빈양, mean corpuscular hemoglobin), MCHC(평균적혈구헤모글로빈농도, mean corpuscular hemoglobin concentration)가 많이 이용된다.

과도한 적혈구 생산의 문제

만성 저산소 상태(예 : 고산지대, 폐질환)에 노출 시 에리트로포이에틴의 작용으로 정상 보다 헤마토크리트 값이 올라간다. 이 경우 혈액의 점성이 커지면서 혈류에 필요한 심장의 수축 요구량(후부하)이 커진다. 이는 심해지면 심근 비대 등 심장 기능 장애로 이어질 수 있다.

4. 백혈구의 기능

백혈구는 핵을 가진 세포로, 과립구(호중구, 호산구, 호염기구)와 무과립구(단핵구, 림프구)가 있다.
백혈구의 주요 기능은 병원균이나 이물질로부터 신체를 지키는 방어작용이다.
호중구와 큰포식세포는 체내에 침입한 병원균이나 이물질을 탐식하고 분해한다.

백혈구의 종류

분 류		비율(평균치)	기 능
과립구	호중구	55%	포식작용(세균 등을 탐식하여 분해)
	호산구	3%	알레르기반응(알레르기질환 시에 증가하여 알레르기를 억제하도록 작용)
	호염기구	0.5%	알레르기반응(호염기구 과립에 포함된 히스타민이 염증부위의 혈관을 확장하고, 헤파린이 혈액응고를 억제하여 호중구의 작용을 지원)
무과립구	림프구	36.5%	면역반응[T세포(T림프구)와 B세포(B림프구)]
	단핵구	5%	대식작용(호중구보다 많은 세균을 탐식, 죽은 호중구 처리)

* 백혈구를 특수한 색소[김자(Giemsa) 염색액]로 염색했을 경우 산성 염료에 잘 염색되는 과립을 호산구, 염기성 염료에 잘 염색되는 과립을 호염기구, 모두에 염색되는 과립을 호중구라고 한다.

백혈구의 종류

백혈구(leukocyte, white blood cell, WBC)에는 **호중구**(neutrophil), **호산구**(eosinophil), **호염기구**(basophil), **단핵구**(monocyte), **림프구**(lymphocyte)의 5종류가 있다(이러한 백혈구의 분류를 **백혈구분획**이라고 한다). 이 가운데 호중구, 호산구, 호염기구를 **과립구**(granulocyte)라고 하고, 림프구, 단핵구를 **무과립구**(agranulocyte)라고 한다. 가장 많은 것은 호중구이고, 다음으로 많은 것은 림프구이다. 따라서 과립구나 다핵구(polymorphonuclear)라고 하면 호중구를, 단핵구라고 하면 림프구를 가리키는 경우도 많다.

질환에 따라 백혈구의 수나 분획은 변한다. 따라서 백혈구수나 분획을 조사하면 진단의 실마리가 된다. 일반적으로 세균에 감염되면 호중구가, 바이러스에 감염되면 림프구가, 알레르기질환이나 기생충질환에 걸리면 호산구가 증가한다. 체내에는 백혈구의 저장장소가 있어 필요에 따라 혈액 중으로 동원된다. 백혈구는 목적지를 향해 자발적으로 이동할 수 있는데, 이를 **유주**(emigration)라고 한다.

신체 상황에 따라 백혈구수는 변동하는데, 성인은 3,000/μL 이하 혹은 10,000/μL 이상이 비정상이다. 소아는 백혈구수가 많아 신생아가 17,000/μL 정도, 유아가 13,000/μL 정도이다.

백혈구도 골수의 줄기세포에서 만들어진다. 과립구, 단핵구, 림프구의 미숙한 세포를 각각 **골수세포**(골수구, myelocyte), **단핵모세포**(단핵모구, monoblast), **림프모세포**(림프모구, lymphoblast)라고 하며 골수세포의 더 미숙한 단계를 **골수모세포**(골수모구, myeloblast)라고 한다.

백혈구의 기능

호중구는 큰포식세포(대식세포, macrophage)와 함께 체내에 침입한 세균을 공격하여 탐식한다. 이를 **포식작용**(phagocytosis)이라고 한다. 호중구는 변형하면서 혈관벽 틈새(내피세포 사이)를 통과할 수 있다[**혈구누출**(혈구이주, diapedesis)]. 호중구나 큰포식세포는 특정 화학물질에 대해 **화학물질쏠림성**(화학주성, chemotaxis)을 나타내며 다가오거나 도망가거나 한다.

호산구와 **호염기구**는 알레르기반응(allergic reaction)에 관여한다. 호염기구는 알레르기를 일으키고 호산구는 알레르기를 억제한다.

단핵구는 백혈구의 약 5%를 차지하며 호중구에 이어서 활발한 탐식작용을 한다. 단핵구가 혈관 밖으로 나오면 **조직 큰포식세포**가 되어 세균이나 불필요해진 세포를 탐식한다.

림프구는 면역반응에서 중심적 역할을 담당하고 있다. 림프구에는 B세포와 T세포가 있다(p.205~206 참조). **B세포**는 적색골수(red marrow)에서 생산되며, **T세포**의 미숙한 세포는 적색골수에서 생산되나 미숙한 채로 혈액 중에 방출되어 가슴샘이나 림프조직으로 가서 그곳에서 성숙하여 다시 혈액으로 방출된다.

과립구의 수명은 3~15일로 적혈구보다 짧다.

싸이토카인

생체의 세포 간에는 다양한 정보교환이 이루어지고 있는데, 특히 면역계와 조혈계 세포 간에 정보전달을 담당하는 액성인자를 **싸이토카인**(cytokine)이라고 하며, 가용성 단백질이다. 싸이토카인은 주로 림프구나 큰포식세포에서 방출되는데, 특히 림프구 등의 면역을 담당하는 세포에서 방출되는 것을 **인터루킨**(interleukin)이라고 한다. 그 밖의 싸이토카인에는 집락자극인자(colony-stimulating factor)나 인터페론(interferon) 등이 있다.

■ 백혈병

적혈구, 백혈구, 단핵구, 림프구 등의 조혈세포가 자율적으로 무제한 증식하는 병태를 백혈병이라고 한다. 크게 급성과 만성으로 나뉘는데, 그 구별은 경과 속도가 아니라 증식세포가 성숙 장애를 동반하는가의 여부에 따른다. 연간 발병자수가 약 500명에 이르며 성인뿐만 아니라 아동에게도 많은 것이 특징이다.

급성백혈병	만성백혈병
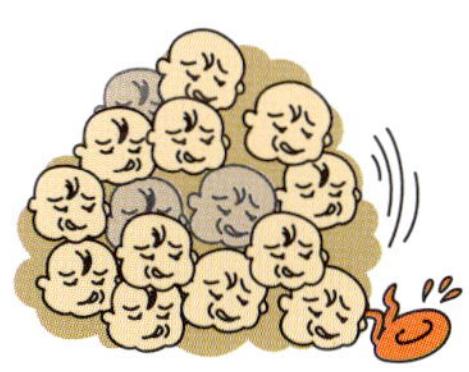 성숙 장애를 동반하기 때문에 미성숙한 모세포가 단일 증식	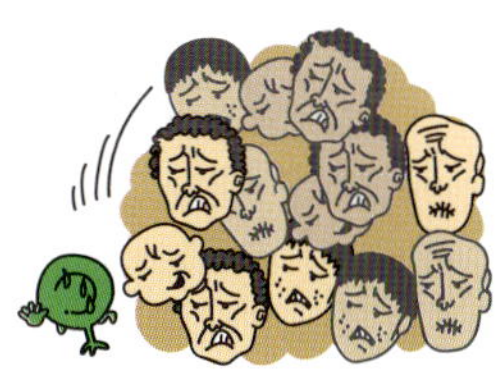 성숙 장애를 동반하지 않기 때문에 각 성숙단계의 세포가 증식

5. 면역기전

생체에 가해지는 위해를 방어하는 능력을 면역이라고 한다.
생체방어기구는 비특이적 방어기구와 특이적 방어기구로 크게 나눌 수 있는데,
비특이적 방어기구에 중요한 역할을 하는 것은 호중구, 단핵구(큰포식세포)이고,
특이적 방어기구의 중심적 역할을 하는 것은 림프구이다.

생체방어기구

인체는 자신의 세포나 조직 외의 것은 제거하여 생체에 가해지는 위해를 방어하는 능력을 가지고 있는데, 이 능력을 **면역**(immunity)이라고 한다. 이러한 면역을 담당하는 세포에는 호중구, 단핵구(큰포식세포), 림프구 등이 있다. 방어기구는 비특이적 방어기구와 특이적 방어기구로 크게 나눌 수 있다. **비특이적 방어기구**(nonspecific defence mechanism)는 세균이나 이물질 등을 무차별하게 제거하는 기구로, 이물질 침입 초기에 작용한다. **특이적 방어기구**(specific defence mechanism)는 한번 감염되면 같은 병원체에는 다시 감염되지 않도록 작용하는 기구로, 침입한 병원체를 인식해서 선택적으로 처리한다.

비특이적 방어기구는 세균이나 위험물질의 공통적 특성을 인식하고 반응하다. 비특이적 방어기구에 중요한 역할을 하는 것은 **호중구**, **단핵구**(큰포식세포)이다. 호중구는 세균이나 바이러스에 대한 탐식작용을 한다. 혈액 중에 대량으로 존재하며 혈관 밖으로 나와 세균이 있는 장소로 진행해 간다(**유주**, emigration). 일단 혈관 밖으로 나간 호중구는 혈관 안으로 되돌아오지 않는다. 고름은 세균을 탐식한 백혈구의 잔해이다. 단핵구는 호중구보다 늦게 감염 부위로 달려온다. 단핵구가 혈관 밖으로 나와 각 조직에서 큰포식세포가 된다. 큰포식세포는 호중구보다 더 강력한 포식능력을 가지고 있으며, 세균뿐만 아니라 불필요하거나 병에 걸린 세포를 탐식한다. 이처럼 많이 탐식하는 세포이기 때문에 큰포식세포라고 불리며, 각 조직에 존재한다.

특이적 방어기구에는 림프구가 중심적 역할을 한다. 면역기구에는 이물질 공격, 제거에 임하는 **세포면역**(cellular immunity; **T세포**가 담당)과 항체를 생산하여 항원을 공격하는 **체액면역**(humoral immunity; **B세포**가 담당)으로 크게 나뉘는데 이 2가지의 공동작용을 통해 생체를 방어하고 있다.

생체방어기구의 분류

비특이적 방어기구 (nonspecific defence mechanism)
- 몸 안에 들어온 이물질이나 병원균 등에 대해, 처음에는 상대를 고르지 않고 공격한다.
  - 피부나 점막(소화기, 호흡기, 비뇨기 등)에서의 방어이다.
  - 큰포식세포 등 백혈구의 탐식작용에 의한 방어로, 암세포 등 자신에게서 유래한 이물질에 대한 공격도 포함된다.

특이적 방어기구 (specific defence mechanism)
- 어떤 특정한 병원체를 기억하여 공격한다.
  - **체액면역**(B세포가 중심) B세포가 생산한 항체에 의해 항원의 세포막을 파괴하거나 항원이 큰포식세포에 탐식되기 쉽게 한다.
  - **세포면역**(T세포가 중심) 보조T세포가 큰포식세포나 살해T세포를 활성화하여 병원체를 공격하게 한다.

호중구의 혈구누출과 포식작용

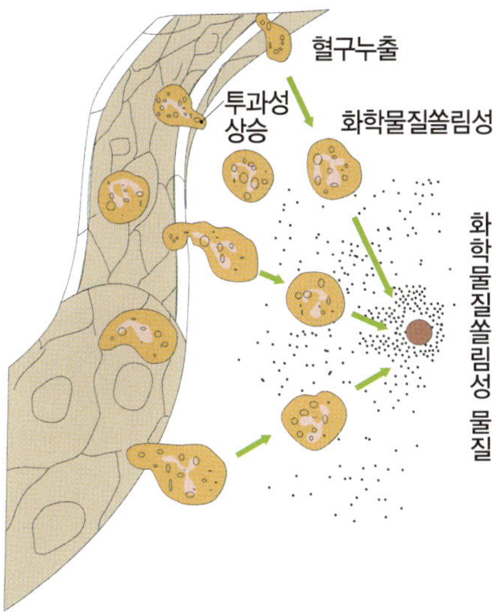

호중구는 변형하면서 혈관벽을 자유롭게 통과(혈구누출, diapedesis)하여 화학물질쏠림성(화학주성, chemotaxis) 물질에 접근하는 모습이다.

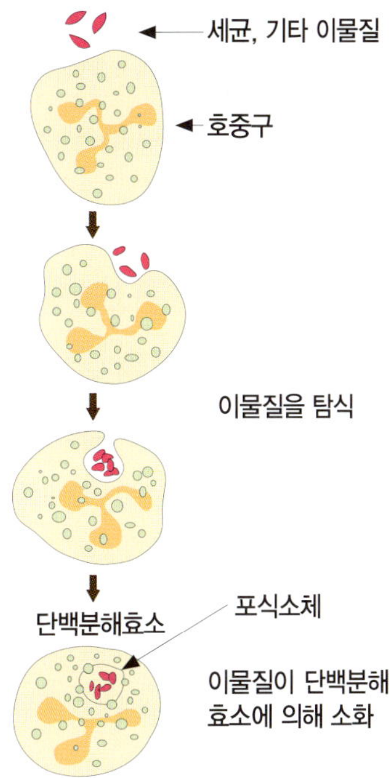

호중구가 세균 등의 이물질을 탐식하는 모습이다. 호중구가 이물질을 탐식하여 포식소체(phagosome)를 형성한다. 포식소체에 용해소체(lysosome)이 작용하여 단백분해효소(protease)를 방출하고 이물질은 소화된다.

T세포(T림프구)의 기능

T세포(T cell)는 면역계 전체의 사령탑과 같은 중요한 역할을 한다. T세포는 큰포식세포가 탐식한 이물질(항원, antigen)의 특징을 인식하면 민감화림프구(sensitized lymphocyte)가 되어 **림포카인**(lymphokine; 싸이토카인의 일종)을 생산한다. 또 보조T세포, 억제T세포, 세포독성살해T세포, 자연살해세포 등 각각의 역할을 가진 몇 개의 세포로 나뉜다.

보조T세포(helper T cell)는 B세포가 형질세포(plasmacyte)로 분화하도록 촉진하고 그외 면역에 관여하는 세포들을 활성화시킨다. **억제T세포**(suppressor T cell)는 주로 보조T세포를 억제하여 항체를 너무 만들지 않도록 억제하는 음성되먹임(negative feedback) 기능을 한다. **세포독성살해T세포**(cytotoxic T cell)는 공격성 세포라고도 불리며 세균이나 암세포, 이식된 세포 등에 타격을 가한다. **자연살해세포**(NK**세포**, natural killer cell)는 사람 혈액 중 림프구의 2~10%를 차지하며, 바이러스에 감염된 세포나 종양세포를 파괴한다. 자연살해세포의 활성은 스트레스나 노화에 따라 저하하기 때문에 이런 경우 암 발생률이 높아질 위험이 있다.

B세포(B림프구)의 기능

B세포(B cell)의 주요 기능은 T세포의 지령에 따라 특정 항체를 생산하는 것이다. 항체(antibody)는 **면역글로불린**(immunoglobulin, Ig)이라고 불리는 단백질로, 5종류(IgG, IgA, IgM, IgE, IgD)가 있다. 항체가 항원(세균이나 바이러스 등)과 결합하여 항원을 공격한다. 면역글로불린은 구조가 유사한 일종의 단백질이다.

세포면역의 기전

T세포가 스스로 작용하여 바이러스 등의 항원을 파괴하는 것이 세포면역

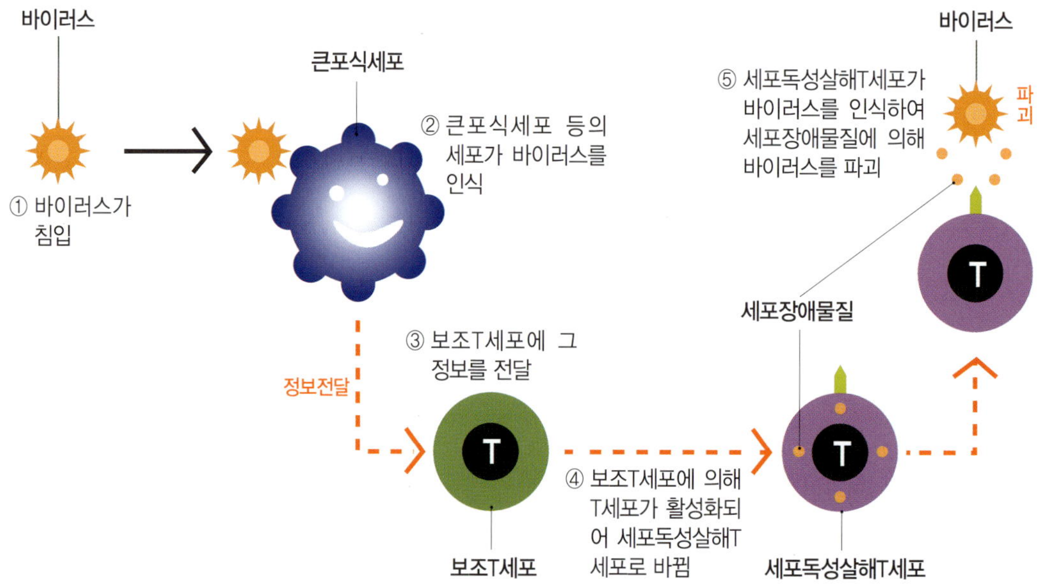

체액면역의 기전

B세포가 세균 등의 항원에 대한 항체를 만들어 파괴하는 것이 체액면역이다.

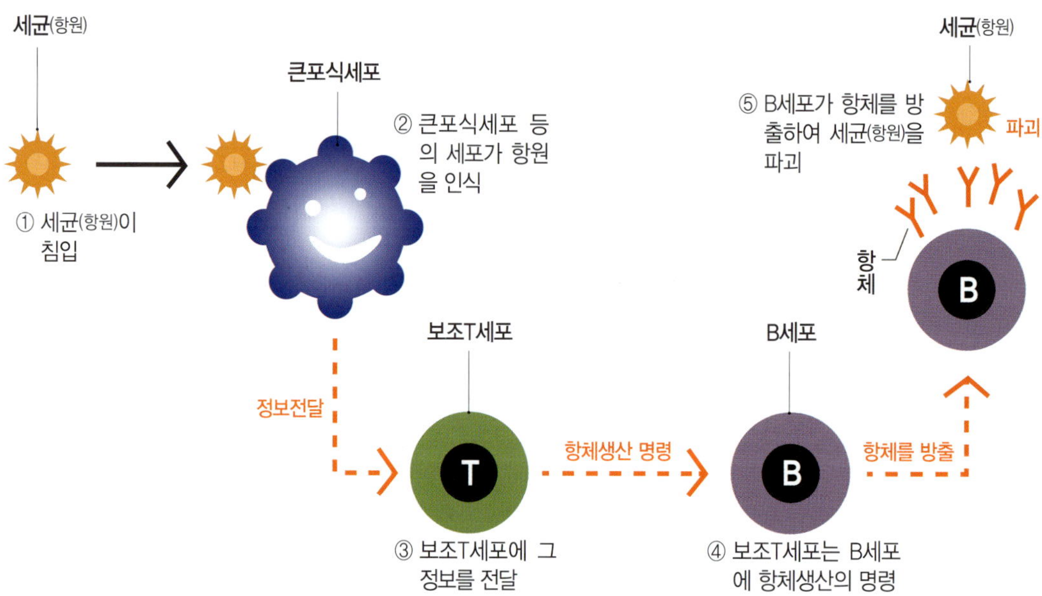

항체

항체(antibody)는 **면역글로불린**(immunoglobulin, Ig)이라고 불리는 단백질로, 5종류(IgG, IgA, IgM, IgE, IgD)가 있다. 이 가운데 혈중농도가 가장 높은 것은 **IgG**이다(전체의 약 75%).

항체의 역할은 이물질(항원, antigen)과 결합함으로써 항원의 독성을 약화, 무독화하여 생체방어에 임한다(항원항체반응). 또, 큰포식세포가 제대로 탐식할 수 없는 세균이나 이물질의 표면에 부착하여 탐식하기 쉬운 형태로 한다. 이를 **포식작용**(phagocytosis) 또는 **옵소닌화**(opsonization)라고 한다.

항원이 체내에 들어오는 것을 **감작**(sensitization)이라고 한다. 첫 감작에서는 항체가 천천히 만들어지지만(1차 응답), 2번째 이후의 감작에서는 1차 감작에 반응했던 B림프구 등이 기억하고 있다가 빠르게 증식하면서 대량의 항체가 즉시 만들어지게 된다(2차 응답).

백신 예방주사는 사전에 소량의 항원을 주사함으로써 그 항원체의 항체를 만들어 두고 다음에 그 병원체가 침입했을 때 신속하게 대응할 수 있도록 하는 예방법이다. 파상풍이나 뱀독에 대한 변성독소(toxoid) 등이 그 예이다.

보체(complement)는 항체가 적을 공격할 때 돕는 역할을 하는데, 이것도 혈장 중의 단백질이다.

면역글로불린의 종류

항체를 면역글로불린(immunoglobulin, Ig)이라고도 하며 크기와 형태에 따라 5종류로 분류된다.

종 류	기 능
면역글로불린 G (IgG)	혈액 중에 많이 분포한다. 분자량이 작아서 모체에서 태반을 통해 태아에게 면역을 전달할 수 있다.
면역글로불린 A (IgA)	침, 눈물, 기도나 소화관에서 분비되는 점액, 모유 등에 많이 분포한다.
면역글로불린 M (IgM)	분자량이 가장 크고 혈액 중에 존재하며 항원이 침입했을 때에는 초기에 생산된다.
면역글로불린 E (IgE)	호염기구(basophil)나 비만세포(mastocyte)와 결합하여 알레르기반응을 일으킨다.
면역글로불린 D (IgD)	글로불린 중에서도 가장 수가 적고 주로 림프구 표면에 존재한다. 정확한 기능에 대해서는 잘 알려지지 않았다.

항체가

항체의 양을 **항체가**(antibody titer)라고 한다. 어떤 항원에 대한 항체가를 측정하면 그 항원에 감염되어 있는지를 알 수 있어 진단에 이용할 수 있다. 항체가 측정에는 적혈구나 보체의 작용을 이용한다.

어떤 병원체에 감염되면 생체에는 그 병원체와 특이적으로 결합할 수 있는 물질(**항체**, antibody)을 생산하여 병원체를 무독화함으로써 생체를 방어하는 작용이 있다. 이 항체 생산을 유발하는 것을 **항원**(antigen)이라고 하며 항원이 생산된 항체와 반응하는 것을 **항원항체반응**(antigen-antibody reaction)이라고 한다.

생체가 가진 항체 생산력을 이용하여 병원균에 의한 발병을 방지하는 원리를 이용한 것이 **예방접종**(vaccination)이다.

알레르기

알레르기(allergy)는 면역의 과잉반응이라고 할 수 있다. 꽃가루병(pollinosis)에서는 꽃가루 자체는 생체에 큰 해를 끼치지 않지만, 꽃가루(항원)에 과도하게 반응하여 콧물이나 재채기 등을 일으킨다. 그러나 단백질이나 약물에 대한 반응은 상당히 심한 경우가 있어 쇼크를 일으키거나 사망하기도 있다. 이것은 과잉의 항원항체반응이며, **아나필락시스쇼크**(anaphylactic shock)라고 한다.

자가면역질환

면역 반응에서 가장 중요한 것은 자기 자신과 외부 침입 물질을 구분하는 것이다. 그런데 이런 구분에 혼란이 생겨서 자기 자신의 일부(특정 장기나 신체 조직) 또는 전신적으로 면역 세포 작용이 일어나는 경우가 있다.

아직까지 이러한 질환들의 원인은 잘 알려져 있지 않으며, 매우 다양한 원인들의 복합적 작용으로 여겨진다. 여성에서 더 많다. 자가면역질환들 중 자주 관찰되는 예들로는, 류마티스관절염, 루프스, 갑상선 질환(기능저하 또는 과잉 모두 일어남), 아토피, 궤양성 대장염 등이 있다.

알레르기성 질환

분 류	Ⅰ형 아나필락시스형 (즉시형)	Ⅱ형 세포상해형 (독소형)	Ⅲ형 면역복합체형 (혈청병형)	Ⅳ형 T세포 의존형 (지연형)
면역형	체액면역			세포면역
주 체	IgE	혈청보체, IgG, IgM	IgG, IgA, IgM, 면역복합체	감작 T림프구
작용기전	비만세포, 호염기구에서 히스타민 방출	탐식세포, 보체에 의한 세포융해	면역복합체에 의한 조직이나 혈관의 장애	림포카인 생산
피내반응	15분 발적과 팽진	–	2~8시간 발적과 부종	24~48시간 발적과 경결
대표적 질환	●아나필락시스 ●기관지천식 ●알레르기비염 ●음식알르레기 ●아토피피부염 ●두드러기	●혈액형 부적합 수혈에 의한 용혈 ●혈소판감소증(ITP)	●혈청병 ●전신홍반루푸스(SLE) ●급성사구체신염	●알레르기성 접촉피부염 ●투베르쿨린반응 ●이식 후 만성거부반응

6. 혈소판의 기능

혈소판의 주요 기능은 혈소판응집에 의한 지혈작용이다.
혈관이 상처를 입어 출혈이 일어나면 ①손상혈관 수축, ②손상부위로 혈소판응집에 의한 혈전형성(1차 혈전형성), ③혈액응고(2차 혈전형성)의 3가지 기구가 작용하여 지혈된다.

혈소판의 형태

혈소판은 지름 약 3μm의 가장 작은 혈구로, 핵을 갖지 않는다. 혈액 1μL 중에는 약 20~40만 개가 있으며 5만/μL 이하가 되면 지혈장애(혈액응고장애, hemostatic disorder)가 일어난다. 수명은 약 10일이다.

혈소판은 고밀도과립(dense granule), α과립(α granule), 치밀도관계(dense tubular system), 개방소관계(open canalicular system)를 가진다. 고밀도과립은 혈소판응집 촉진물질(ATP, ADP, Ca^{2+}, 세로토닌)을 포함하고, 치밀도관계는 Ca^{2+} 저장고이며 개방소관계는 혈소판이 자극을 받아 활성화되면 Ca^{2+}의 유입과 과립 내용물의 방출 통로가 된다.

혈소판의 구조

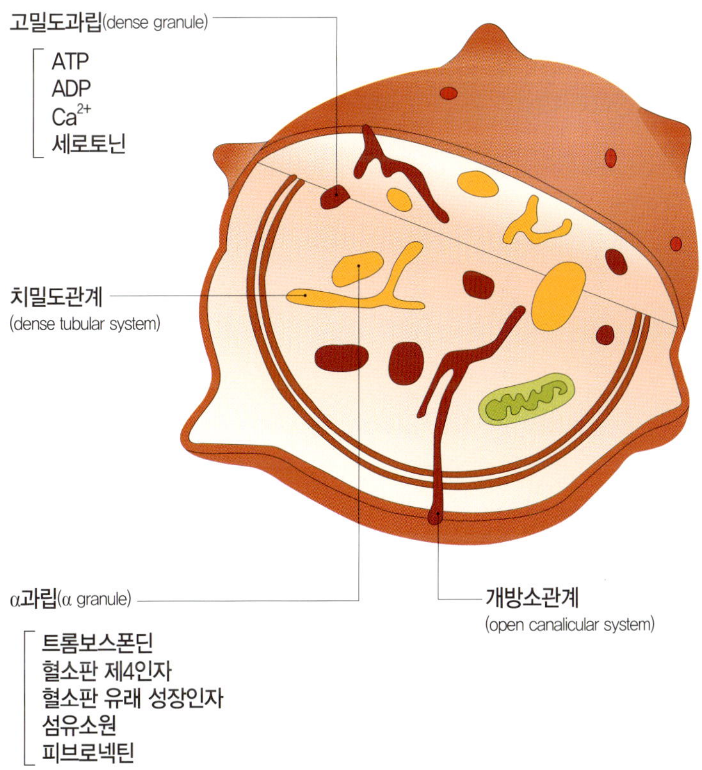

지혈작용

혈관이 상처를 입어 출혈이 일어나면 혈액은 평소 노출되지 않던 혈관 상처에 접촉함으로써 다음의 3가지 기구가 작용하여 혈관 손상부위에 혈전이 형성되어 지혈된다.

① 손상혈관 수축

② 손상부위로 혈소판응집에 의한 혈전형성(1차 혈전형성 또는 혈소판혈전)

③ 혈액응고(2차 혈전형성 또는 영구혈전형성)

이 지혈기구는 생체방어의 중요한 기구이며, 가장 먼저 작용하는 것이 혈소판이다. 혈관이 상처를 입어 혈관 내피세포가 손상되면 **콜라겐**(collagen)이 노출되는데 혈소판은 콜라겐에 접촉하면 활성화되어 혈소판응집기전이 시작된다.

혈소판이 활성화되면 고밀도과립의 내용물(ATP, ADP, Ca^{2+}, 세로토닌)이 방출되고, 방출된 ATP, ADP, Ca^{2+}, 세로토닌은 혈소판응집을 촉진한다. 또 α과립에 함유된 내용물도 혈장으로 방출되어 혈소판응집을 촉진한다.

한편, 세포막을 구성하는 인지질에는 **아라키돈산**(arachidonic acid)이라는 탄소수 20개의 불포화지방산이 에스테르결합하고 있다. 혈소판막도 예외는 아니며 혈소판막이 활성화되어 혈소판 내 Ca^{2+} 농도가 높아지면 **포스포리파아제 A_2**(phospholipase A_2, **PLA_2**)가 활성화된다. 그러면 가수분해효소인 PLA_2는 인지질에 결합하고 있는 아라키돈산을 방출한다(p.214 참조). 아라키돈산에 **시클로옥시게나아제**(cyclo-oxygenase)나 **트롬복산 합성효소**(thromboxane synthase)가 작용하면 **트롬복산 A_2**(thromboxane A_2, TXA_2)가 생산되어 혈소판 밖으로 방출된다. TXA_2는 강력한 혈소판 응집작용을 일으키며 또 강력한 혈관수축작용도 가진다. 즉, TXA_2는 손상 받은 부위의 혈전형성을 촉진함과 동시에 혈관 민무늬근육을 강력하게 수축시킴으로써 출혈을 신속하게 멈추도록 작용한다.

혈소판은 노출된 콜라겐에 점착하고(달라 붙고), 또 혈소판 간에도 점착이 일어나서 혈소판혈전을 형성하여 상처를 입은 혈관 부위를 우선 막는 역할을 한다.

■ 혈소판감소증

혈액 1μl에 혈소판수가 10만 개 이하인 경우 혈소판감소증(thrombocytopenia)이라고 한다. 골수에서 혈소판 형성이 감소하거나 지라 등의 특정 기관에 혈소판이 포획되거나 혈소판의 파괴 속도가 증가하면 발생한다.

일반적으로 경도의 혈소판감소증일 때는 별다른 증상이 없지만, 심해지면 출혈 경향이 증가하여 양치질할 때 잇몸에서 피가 나거나 피부에 멍이 잘 들게 된다. 원인은 매우 다양한데, 사용하는 약물에 따른 일시적인 현상일 수도 있고 감염, 간경화, 항암제로 인한 골수 억제, 급성 백혈병, 재생불량빈혈 등에 의해 발생한다.

혈소판응집에 의한 지혈과정

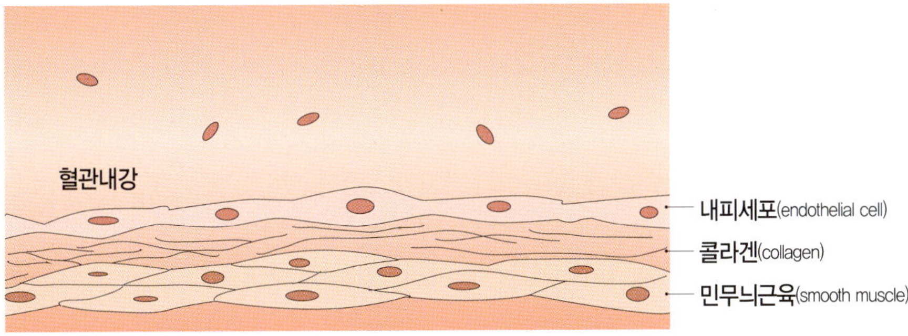

① 건강한 혈관으로, 혈관내강은 1층의 내피세포에 덮여 있다. 내피세포는 혈소판 응집반응이나 과잉의 혈관수축반응을 억제하도록 작용한다.

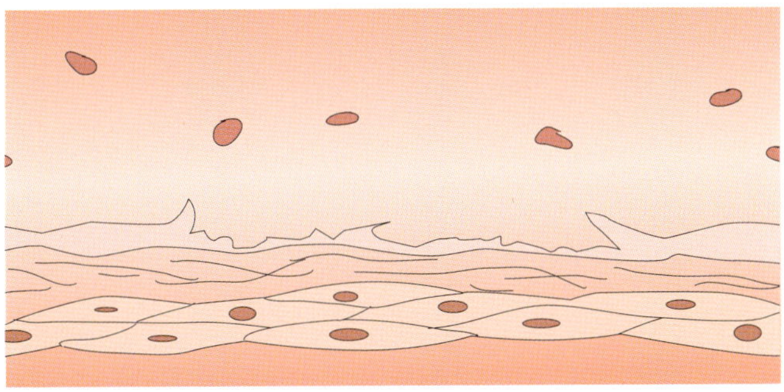

② 혈관손상 등으로 내피세포가 벗겨져 콜라겐이 노출된 상태이다.

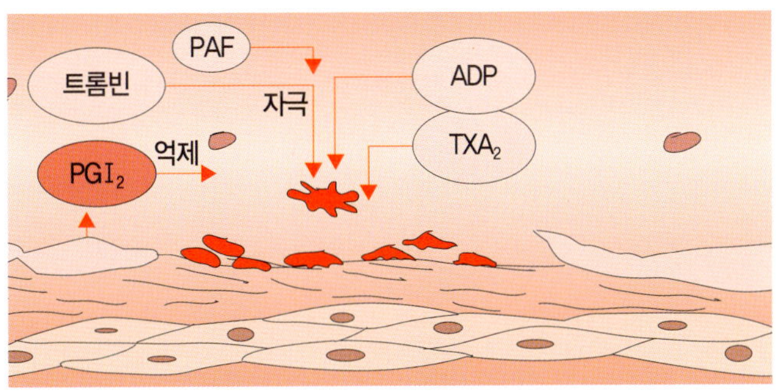

③ 노출한 콜라겐 부위에 혈소판이 접촉하여 활성화가 시작된다. 혈소판 과립의 내용물 방출되며, TXA_2의 생산 분비로 응집반응이 더 촉진된다. 혈소판이 콜라겐 부위로 점착하고, 혈소판 간 응집에 의해 혈전이 형성된다(1차 혈전 또는 혈소판혈전).

PAF: 혈소판활성인자(platelet activating factor), PGI_2: 프로스타사이클린(prostacyclin), TXA_2 : 트롬복산 A_2(thromboxane A_2)

7. 혈액응고

혈액응고반응은 상처를 입은 혈소판이나 조직으로부터 트롬보플라스틴을 방출하고 콜라겐 표면에 혈액응고인자가 결합함으로써 시작된다. 혈액응고인자는 대부분 간에서 생산되는데 비타민 K가 필요하고, 혈액응고반응 과정에는 Ca^{2+}이 필요하다.

혈액응고기전

혈관이 상처를 입어 출혈을 일으킨 경우, 상처가 작으면 혈액은 곧 젤리상으로 굳어(핏덩이) 상처를 막는다. 이 현상을 **혈액응고**(blood coagulation)라고 한다. 혈액응고는 혈소판응집에 의한 벗겨지기 쉬운 혈전을 더 견고하게 하는, 지혈작용 중에서 가장 중요한 과정이다.

혈장 중에 녹아 있는 **피브리노겐**(섬유소원, fibrinogen)이 트롬빈의 작용을 받아 **피브린**(섬유소, fibrin)으로 바뀌면 섬유상의 피브린이 혈구를 둘러싸서 **핏덩이**(피떡, blood clot)를 만들고 견고한 혈전을 만들어 상처를 막는다(응고혈전).

혈액응고반응은 연쇄적으로 진행되는데 이 반응에는 다음의 2가지 계통(내인계와 외인계)이 있다. 하나는 혈관의 콜라겐 표면에 응고인자가 결합함으로써 시작되는 계통(**내인계**)이고, 다른 하나는 혈소판이나 상처를 입은 조직에서 트롬보플라스틴(thromboplastin)이 방출됨으로써 시작되는 계통(**외인계**)이며, 트롬보플라스틴이 혈장 중 응고인자나 Ca^{2+}과 작용하여 혈장 중 프로트롬빈(prothrombin)을 트롬빈(thrombin)으로 바꾼다. 이 트롬빈이 섬유소원을 섬유소로 바꾸어 핏덩이를 만들면 혈액응고는 완성된다. 핏덩이는 수시간 지나면 수축하여 작아진다. 수축하여 핏덩이 틈새에서 새어 나오는 황색의 액체가 혈청(serum)이다. 혈청에는 섬유소원이 함유되어 있지 않으므로 더 이상 응고하지 않는다(p.193 참조).

혈액응고인자

혈액응고에 관계하는 인자에는 수십 종류가 있고 그 대부분은 간에서 생산되는 혈장단백질이다. 응고계는 응고인자의 복잡한 화학반응으로 이루어진다. II, VII, IX, X 응고인자가 간에서 합성될 때에는 **비타민 K**를 필요로 한다. 비타민 K가 부족한 경우에도 응고능력은 저하한다. 또, 응고과정에는 **Ca^{2+}**이 필요하다.

섬유소용해

응고한 혈액을 수일간 방치하면 다시 액체가 된다. 응고한 혈액이 액체화하면 두 번 다시 응고하는 일은 없는데, 이 현상을 **섬유소용해**(fibrinolysis)라고 하며 이것도 생체에 갖추어진 생리기구이다.

혈액응고와 섬유소용해계

혈액응고는 살아가면서 사소한 부상이라도 당하면 누구나 관찰하게 된다. 손상된 혈관 밖으로 나오면, 처음에는 유체이던 혈액이 잠시 후에 끈적임(점성)이 높아지면서, 혈구세포들과 엉긴 상태로 된다. 전통적으로, 혈액응고는 두 가지 경로(intrinsic and extrinsic pathways)로 일어날 수 있으며, 이들은 공통경로(common pathway)를 통하여 최종적인 응고물을 형성하는 것으로 알려져 있다. 처음 혈액응고를 연구하던 사람들이 볼 때, 혈액을 채취하여 유리 슬라이드글라스에 올려놓기만 해도 응고가 일어나는 것을 보면서, 혈액은 그 자체가 내인적(intrinsic)인 응고능력이 있다고 생각하였다. 이 과정을 매개하는 세부 과정을 밝혀내면서 내인응고경로(intrinsic pathway of coagulation)라고 부르게 된 것이다. 혈소판과 다양한 단백분해효소들의 연속작용이 중요하다. 이에 비하여, 혈관손상이 일어나서 혈액이 내피세포 바깥의 다른 조직이나 분비물과 접촉하면서 응고가 시작되는 경우는 외인응고경로(extrinsic pathway of coagulation)라고 부른다. 실제로 이에 관련된 단백분해효소들이나 수용체들이 별도로 존재한다. 하지만, 이 두 경로는 결국 공통 과정(common pathway)로 모이게 된다. 공통경로(common pathway)에서 만들어지는 핵심 인자는 트롬빈 (thrombin, Factor IIa)과 안정화된 상태의 섬유소(fibrin)이다. 응고억제를 넘어서, 형성된 응고물을 다시 용해시키는 과정도 필요하다. 혈관손상에 따른 응고반응이 일어났다 하더라도, 어느 정도 회복이 진행되면 다시 용해되어야 하기 때문이다. 또한, 큰 손상 없이도 저절로 만들어진 응고물들이 다시 풀어지지 않으면, 혈관은 곳곳이 막히게 될 것이기 때문이다. 섬유소용해(fibrinolysis)는 일단 형성된 혈액응고물을 다시 분해하는데 중요하다. 핵심적인 효소는 섬유분해효소(plasmin)이다. 섬유소분해효소전구체(플라스미노젠, plasminogen)가 우로키나아제(urokinase)나 트롬빈(thrombin), 칼리크레인(kallikrein) 등으로 활성화되면 섬유분해효소가 되는데, 섬유분해효소는 섬유소를 용해한다.

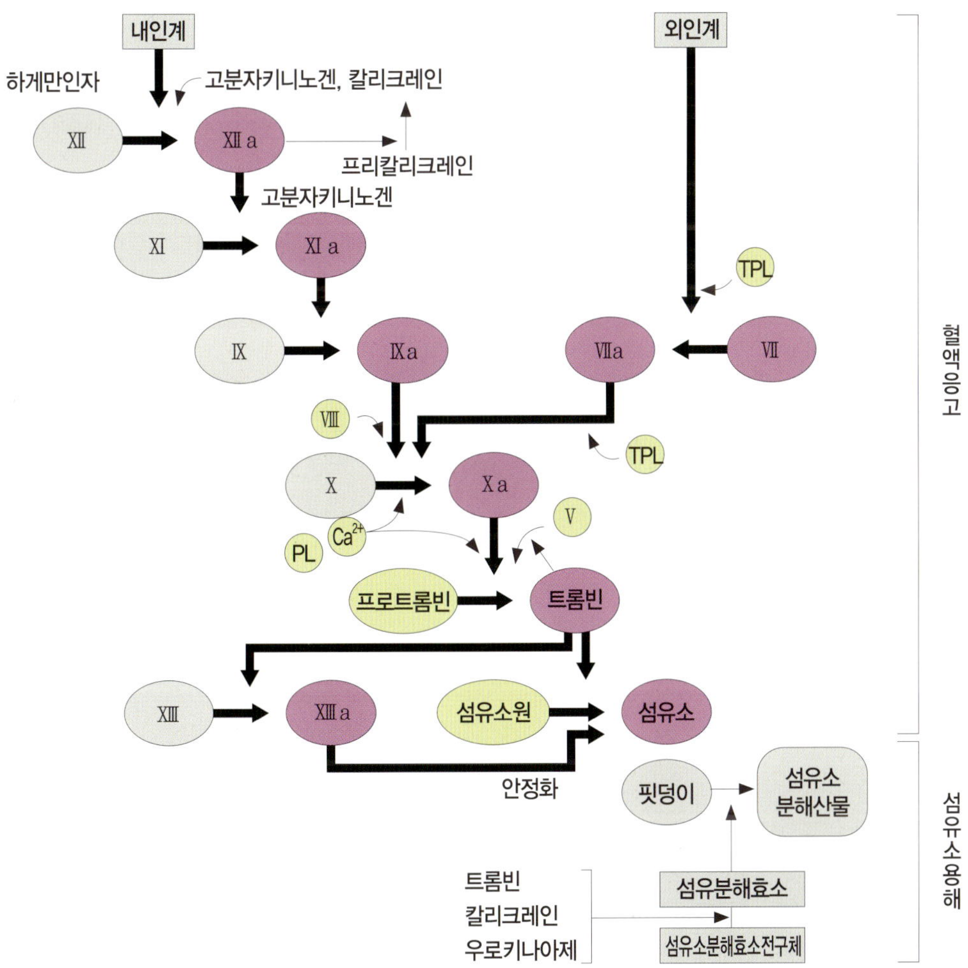

TPL: 트롬보플라스틴(thromboplastin), PL: 인지질(phospholipid), 각 응고인자에 a가 붙어 있는 것은 활성화된 인자를 나타낸다.

아라키돈산의 대사경로

아라키돈산은 막의 구성성분인 인지질에 결합해 있다. 세포 내 Ca^{2+} 농도가 높아지면 PLA_2가 활성화되고 이것이 아라키돈산을 유리시킨다. 유리된 아라키돈산에 시클로옥시게나아제(효소)가 작용하면 PGG_2, PGH_2가 생성되고 여기에 트롬복산 합성효소가 작용하면 TXA_2가, PGI_2(프로스타사이클린) 합성효소가 작용하면 PGI_2가, PGE_2 합성효소가 작용하면 PGE_2가 생성된다.

한편, 아라키돈산에 리폭시게나아제가 작용하면 류코트리엔(LT)이 생성된다. 아라키돈산 대사산물은 다양한 생리기능, 병태생리기능을 발휘한다.

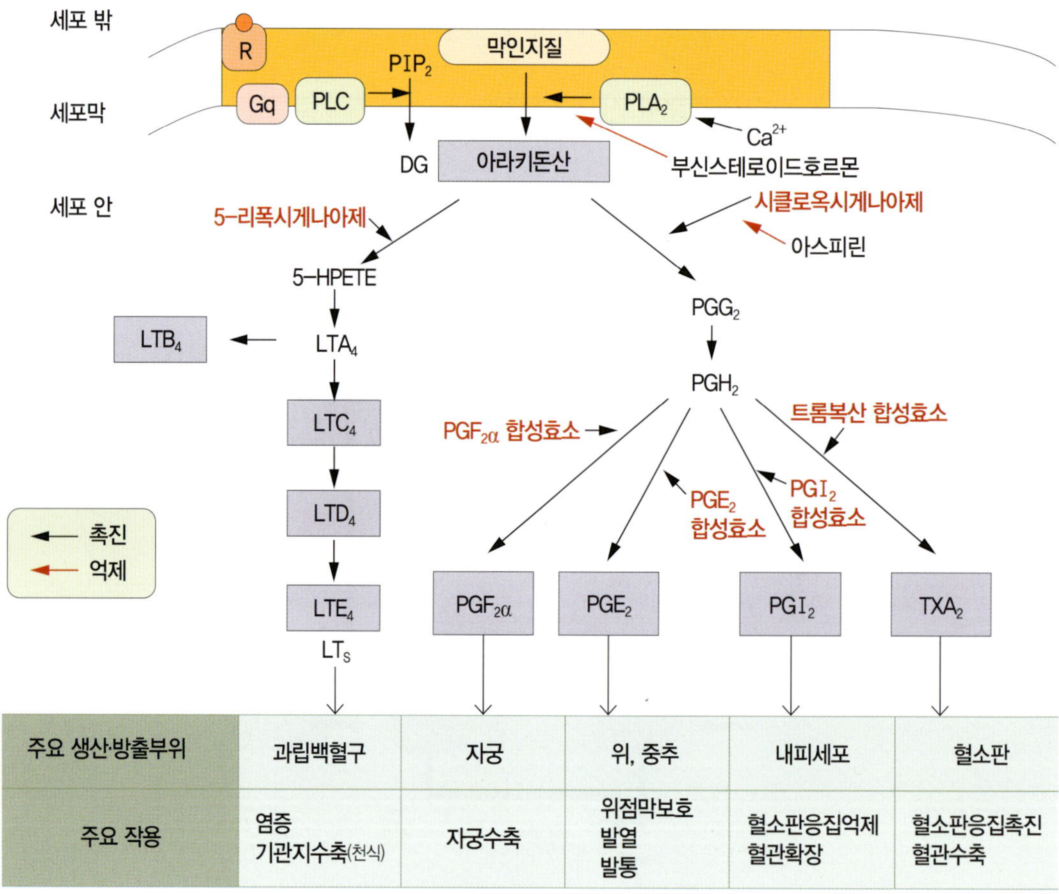

주요 생산·방출부위	과립백혈구	자궁	위, 중추	내피세포	혈소판
주요 작용	염증 기관지수축(천식)	자궁수축	위점막보호 발열 발통	혈소판응집억제 혈관확장	혈소판응집촉진 혈관수축

R: 수용체(receptor), G: G단백질(G protein), PG: 프로스타글란딘(prostaglandin), TXA_2: 트롬복산 A_2(thromboxane A_2),
LT: 류코트리엔(leukotriene), PLA_2: 포스포리파아제 A_2(phospholipase A_2), PLC: 포스포리파아제 C(phospholipase C)

혈전증과 색전증

혈관이 손상을 받지 않아도 어떠한 원인에 의해 생체 내에서 혈전을 생성하여 혈관을 막는 경우가 있는데 이를 혈전증(thrombosis)이라고 한다. 혈전(thrombus)은 혈액의 흐름을 멈추게 하기 때문에 그 하류의 조직이 죽게 되는데 이를 경색증(infarction)이라고 한다. 뇌에서 일어나면 뇌혈전증(cerebral thrombosis), 뇌경색증(cerebral infarction), 심장혈관에서 일어나면 심근경색증(myocardial infarction)이다. 혈전이 떨어져나와 혈액을 타고 흐르다가 다른 곳의 혈관을 막는 경우가 있는데 이를 색전증(embolism)이라고 한다.

혈액응고억제제(항응고제)

혈액응고를 저지하는 작용을 가진 물질을 혈액응고억제제 또는 항응고제라고 한다. 항응고제는 작용기전에 따라 크게 3종류로 나눌 수 있다.

- **시트르산나트륨**(sodium citrate), **옥살산나트륨**(sodium oxalate), **EDTA**(에틸렌디아민사아세트산, ethylenediamine tetraacetic acid) : 이는 혈액응고에 필수인 Ca^{2+}을 제거함으로써 응고를 저지한다. Ca^{2+}을 제거하는 것이므로 정맥 내에 투여해서는 안 된다.
- **헤파린**(heparin) : 생체 내에서는 히스타민(histamine)과 결합해서 비만세포 중에 존재하는 점액다당류(뮤코다당류, mucopolysaccharide)이다. 헤파린은 다양한 단계에서 응고인자의 기능을 억제함으로써 혈액응고를 억제한다. 헤파린은 생체 내에 투여하든 생체 외에 투여(채혈 등)하든 응고저지작용을 발휘하는데, 간에서 파괴되므로 경구투여(복용)는 효과가 없다.
- **쿠마린**(coumarin) **유도체**(디쿠마롤, 와파린) : **II**, **VII**, **IX**, **X** 응고인자가 간에서 합성될 때 **비타민 K**를 필요로 한다. 쿠마린 유도체는 구조 상 비타민 K와 비슷해서 간의 비타민 K 이용 시에 길항제로서 작용한다. 따라서 이 약을 복용하면 이들 응고인자가 합성되지 않아 혈액응고가 억제된다. 헤파린과 달리 경구투여할 수 있는 이점은 있지만, 작용발현이 늦고 시험관 내에서는 응고억제작용을 하지 않는 결점이 있다.

혈액응고시험

- **출혈시간**(bleeding time) : 손끝 또는 귓불을 예리한 메스 등으로 출혈시켜 지혈될 때까지의 시간을 측정한다. 기준치는 3~6분이다.
- **혈액응고시간**(blood coagulation time) : 채혈한 혈액을 유리관에 채취해 30초마다 유리관을 상하 역전시켜 응고될 때까지의 시간을 측정한다. 기준치는 5~8분이다.
- **프로트롬빈시간**(prothrombin time) : 채혈한 혈액에 혈액응고억제제(옥살산나트륨 등)를 첨가하여 프로트롬빈이 트롬빈으로 변환되는 것을 방지한다. 그런 다음 대량의 Ca^{2+}과 조직 트롬보플라스틴을 첨가하여 응고될 때까지의 시간을 측정한다. 기준치는 12초이다.

적혈구침강속도

적혈구침강속도(혈침속도, erythrocyte sedimentation rate)는 기준이 15mm/시간 이하로, 혈침속도 수치가 높아지는 것을 혈침속도 항진이라고 한다. 질환이 있으면 혈침속도는 항진한다. 간단하게 할 수 있는 검사이므로 일찍이 결핵진단 등에서 자주 사용되었지만, 현재는 그다지 시행되지 않는다.

8. 혈액형

혈액형에는 ABO식, Rh식, MN식 혈액형이 있는데, 가장 대표적인 것이 ABO식이다.
적혈구의 막에는 응집원(항원에 상당)이, 혈장 중에는 응집소(항체에 상당)가 있다.
A형은 응집소 항B(β)를, B형은 응집소 항A(α)를 가지고 있고, AB형은 응집소를, O형은 응집원을 가지고 있지 않다.

혈액형

혈액응고가 일어나지 않도록 처리한 2명의 혈액을 혼합하면 적혈구가 응집(**적혈구응집**, hemagglutination)하는 경우와 응집하지 않는 경우가 있다. 응집하는 것은 적혈구의 막에 **응집원**(agglutinogen; 항원에 상당)이, 혈장에 **응집소**(agglutinin; 항체에 상당)가 있기 때문이며, 응집은 항원항체반응의 결과이다.

면역의 경우는 어떤 병원체 등(항원)에 감염되면 비로소 항체생산이 시작되지만(따라서 첫 감염에서는 항원항체반응이 일어나지 않음), 혈액의 경우는 이미 혈장에 항체를 갖고 있으므로 즉시 **항원항체반응**(**응집반응**)이 일어난다. 혈액형은 ABO식, Rh식, MN식으로 분류되는데, ABO식이 가장 기본이다.

ABO식 혈액형

ABO식은 **A**, **B**, **AB**, **O**의 4가지 형으로 구별된다. 적혈구의 막에 응집원 A와 B, 혈장에 응집소 항A항체(혹은 α)와 항B항체(혹은 β)가 있다. A와 항A(α), B와 항B(β)의 조합이 되었을 때 응집반응을 일으킨다.

적혈구 막에 응집원 A, 응집소 항B(β)를 가진 혈액형을 **A형**, 응집원 B, 응집소 항A(α)를 가진 혈액형을 **B형**, 응집원 A와 B를 가지나 응집소는 갖지 않는 혈액형을 **AB형**, 응집원을 가지지 않지만 응집소 항A(α)와 항B(β)를 가진 혈액형을 **O형**이라고 한다.

ABO식의 유전은 멘델의 법칙(Mendel's law)에 따르므로 친자감정에 종종 사용된다.

ABO식 혈액형의 유전자형, 응집원, 응집소

혈액형	유전자형	응집원	응집소
O	OO	–	항A(α), 항B(β)
A	AA, OA	A	항B(β)
B	BB, OB	B	항A(α)
AB	AB	A, B	–

응집반응의 유무(ABO식)

	수혈자				
	혈액형	O	A	B	AB
공혈자	O	−	−	−	−
	A	+	−	+	−
	B	+	+	−	−
	AB	+	+	+	−

+ : 응집을 일으킴, − : 응집을 일으키지 않음

수혈과 교차적합검사

O형은 만능 공혈자, AB형은 만능 수혈자라고 불린다. 그러나 O형 수혈이나 동형 수혈에서도 ABO식 이외의 인자로 응집반응이 일어나는 경우가 있다. 따라서 수혈할 때에는 우선 공혈자의 혈액형이 수혈자의 혈액형과 같은지 확인하고 나아가 같은 혈액형이라도 ABO식 이외의 인자에 의해 응집하는 경우가 있으므로 반드시 **교차적합검사**(cross-matching)를 시행한다. 현재는 웬만해서는 다른 혈액형에 O형을 수혈하지 않는다.

교차적합검사 방법은 다음과 같다. 공혈자와 수혈자의 혈액에 혈액응고제제를 첨가하여 응고하지 않도록 한 다음에 원심분리하여 혈구와 혈장으로 나눈다. 공혈자의 적혈구와 수혈자의 혈장을 같은 양씩 혼합한다(**주시험**). 한편, 공혈자의 혈장과 수혈자의 적혈구를 같은 양씩 혼합하여(**부시험**) 모든 경우에 응집하지 않음을 확인한다.

부적합 혈장 중의 적혈구 응집

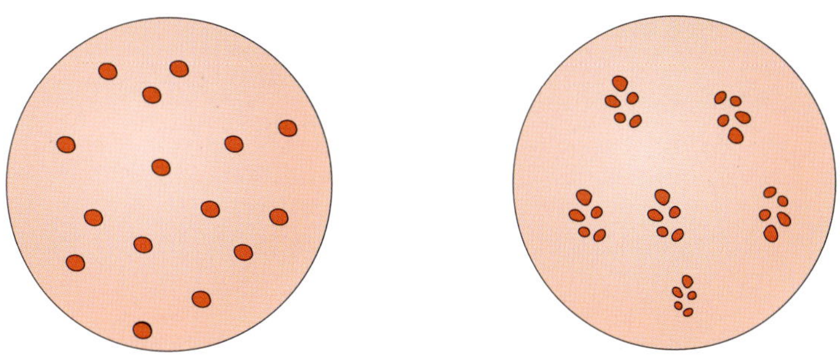

A형 혈장의 A형 적혈구

A형 혈장의 B형 적혈구
(적혈구는 응집해 있다.)

성분수혈

질환이나 증상에 따라서는 혈액의 전성분이 필요하다고는 할 수 없다. 그래서 채혈한 혈액을 성분에 따라 나누어서 어떤 환자에게는 적혈구만, 어떤 환자에게는 혈소판만 수혈하는 경우가 많은데, 이를 **성분수혈**(component transfusion)이라고 한다.

일반적으로 수술이나 외상 등의 출혈에 대해서는 적혈구만 수혈해도 충분하다.

Rh식 혈액형

Rh식 혈액형은 ABO식과 함께 임상에서 중요하다. Rh식은 처음 **붉은털원숭이**(rhesus monkey)의 혈액으로 연구되어 왔기 때문에 **Rh인자**(Rh**항원**)로 불리게 되었다.

Rh식은 기본적으로 C, D와 E 등 6종류의 항원이 있는데, 이 중에서 D항원이 가장 강한 항원성을 가진다. 그래서 적혈구의 막이 D항원을 가진 경우를 **Rh 양성(+)**, 갖지 않은 경우를 **Rh 음성(−)**이라고 한다.

Rh(-)인 사람은 항Rh항체를 갖지 않는다. 따라서 Rh(-)인 사람이 Rh(+)의 혈액을 수혈 받으면 처음에는 항Rh항체만 생산되고, 두 번째로 Rh(+) 혈액을 수혈 받으면 대량의 항체가 생산된다.

항Rh항체는 ABO식 항체와 달리 태반을 통과하여 모체에게서 태아에게 이행된다. 따라서 Rh(-)인 여성은 둘째 임신 시에 대량의 항체가 만들어지고, 태아의 혈액까지 도달한다. 이 결과 유산이나 태아적혈모구증(erythroblastosis fetalis) 혹은 Rh 용혈성 질환을 일으키기 쉽다.

이러한 상태에서 태어난 신생아에게 종래에는 교환수혈이 이루어졌지만, 지금은 면역글로불린요법을 이용하여 Rh 부적합에 의한 유산은 줄어들고 있다.

면역글로불린요법이란 Rh(-)인 모친이 Rh(+)인 태아를 분만한 후 72시간 이내에 Rh(+) 항체인 Rh 사람면역글로불린을 투여받음으로써 항체가 생산되지 않게 하는 방법이다. 즉, 모체에는 항체가 없는 상태이므로 다음에 Rh(+)인 태아를 임신해도 처음 임신 때와 같은 조건이 된다.

적혈구가 파괴되면 적혈구의 내용물이 나와서 마치 녹는 것처럼 보이므로 **용혈**(hemolysis)이라고 한다.

백혈구형

사람의 백혈구항원을 HLA(human leukocyte antigen)이라고 한다. 100종류 이상이 알려졌는데, HLA는 백혈구뿐만 아니라 대부분의 세포에 존재하며 장기이식 시의 거부반응(rejection reaction)에 중요한 역할을 한다.

Rh식 혈액형 부적합에서의 항체 생산

Rh(−)인 여성이 Rh(+)인 남성과 결혼하여 임신하면 Rh(+)는 Rh(−)에 대해 우성이므로 태아는 Rh(+)가 된다. 이 태아의 Rh(+) 항원이 태반을 통해 모체의 혈액으로 이행하면 모체 내에 항Rh항체(응집소)가 생산된다. 그러나 처음에 모체 내에 생산되는 항체는 소량이므로 모체에서 태반을 통해 태아에게 들어가도 태아의 적혈구를 응집시킬 만큼은 아니다. 따라서 태아는 무사히 출산되는 경우가 많다. 그러나 둘째 임신 시에는 모체 안의 항Rh항체가 태아의 혈액 안으로 들어가 태아의 적혈구를 파괴하기 때문에 유산되거나 중증의 황달을 동반하는 경우가 많다.

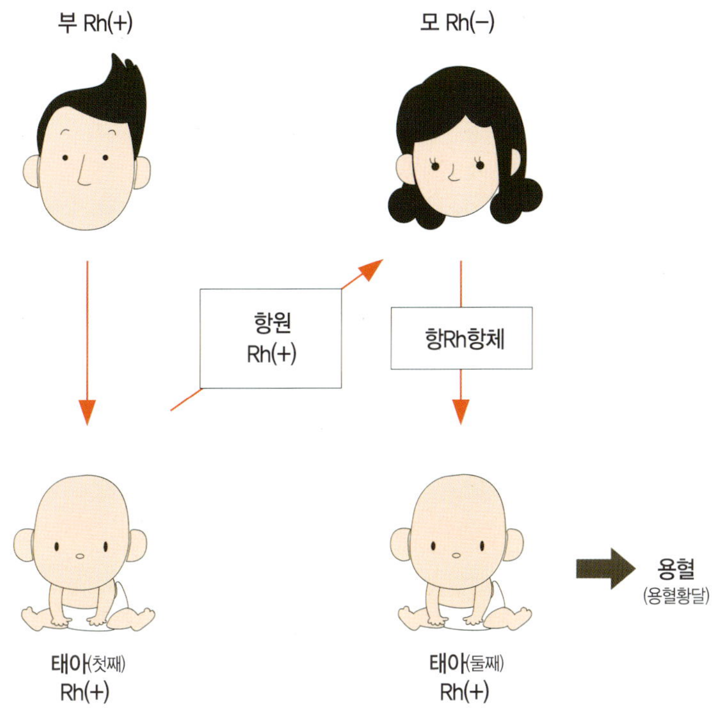

혈액형 부적합 수혈

혈액형 부적합 수혈로 인해 나타나는 증상으로는 발열, 오한전율, 청색증, 두드러기, 혈압저하, 의식장애 등이 있다. 또 혈관을 따라 열감, 가슴쓰림, 요통이 나타나고, 암갈색 내지 흑색의 혈색소뇨(혈관 내 용혈)가 나타난 후 핍뇨나 무뇨가 된다.

합병증으로는 쇼크(shock), 파종혈관내응고(disseminated intravascular coagulation, DIC), 급성신부전(acute renal failure) 등이 중요하며 죽음에 이르기도 한다.

8

호흡

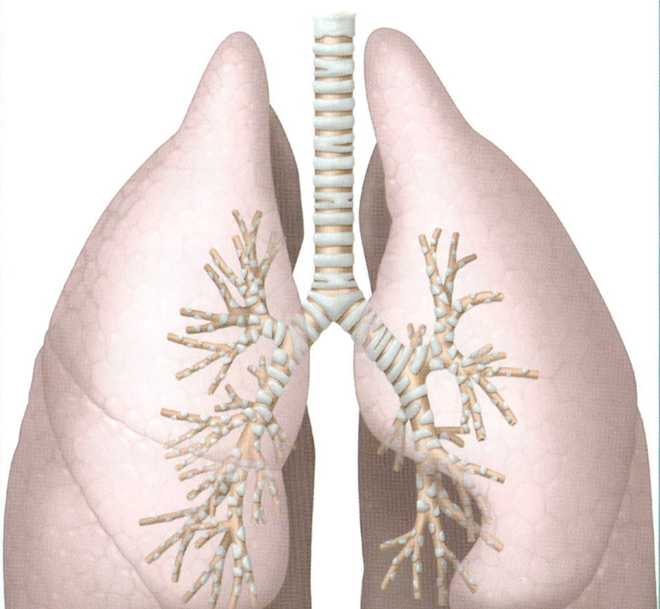

1. 호흡계의 구조

기관지는 23번 분지를 반복하여 약 840만 개라는 방대한 수의 꽈리주머니를 만든다.
꽈리주머니(폐포낭)에는 수십 개의 허파꽈리가 붙어 있고 허파 전체의 허파꽈리수(폐포수)는 약 3억 개가 된다.
허파꽈리를 지름 약 300μm의 공으로 간주하면 허파꽈리 전체의 표면적은 약 85m²가 된다.

호흡계의 구조

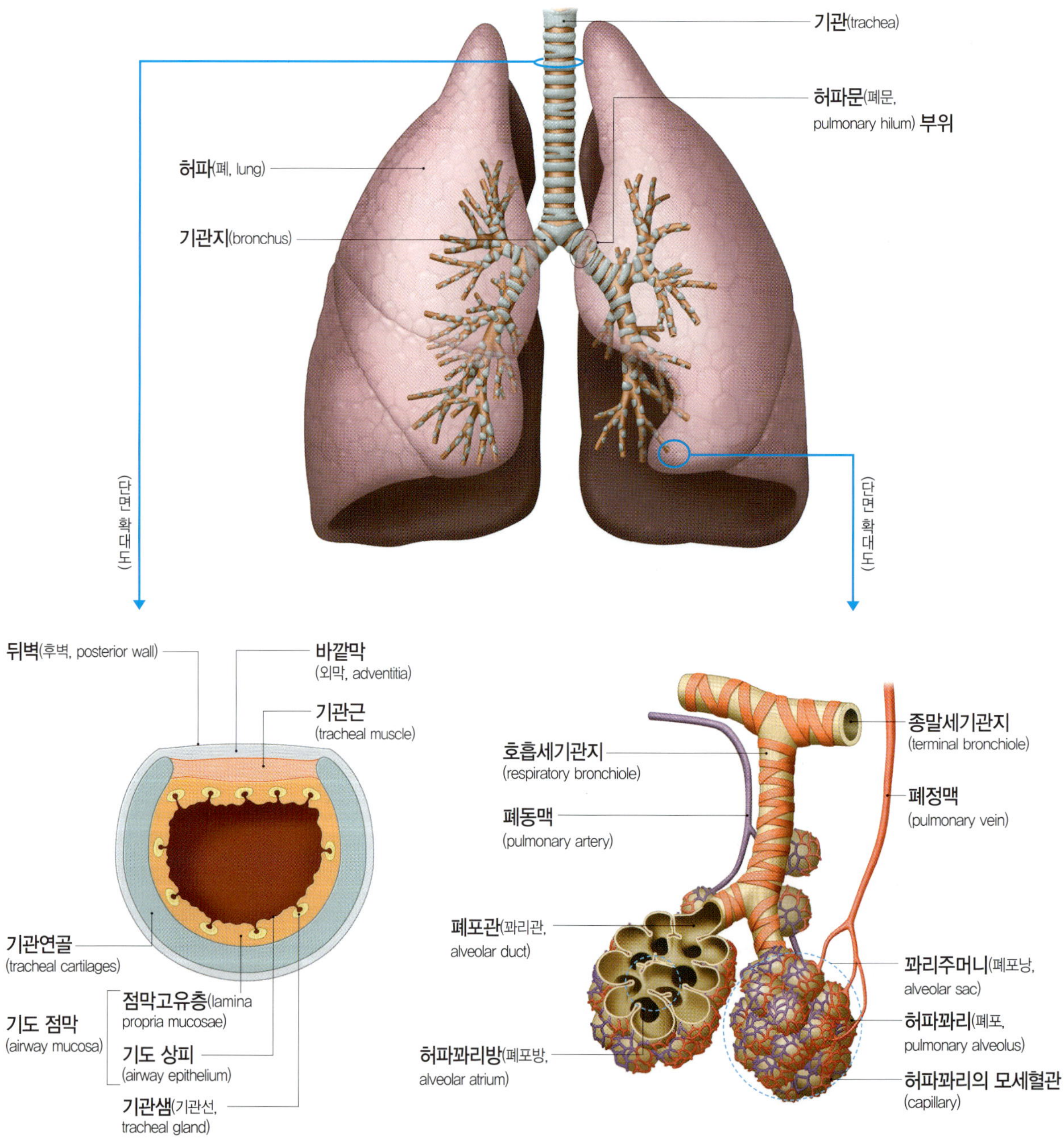

호흡과 호흡계

사람이 활동하는 데에는 에너지가 필요하다. 이 에너지는 섭취한 음식물을 체내에서 산화함으로써 생산되는데, 이를 위해 외부에서 산소(O_2)를 흡입하고 불필요해진 이산화탄소(CO_2)를 배출한다(**가스교환**). 이 가스교환(gas exchange)을 **호흡**(breath, respiration)이라고 하며, 호흡을 행하는 기관계를 **호흡계**(respiratory system)라고 한다.

호흡은 좁은 의미에서는 자율적이고 율동적인 폐의 가스교환을 의미하지만, 보다 넓은 의미에서는 에너지를 얻기 위한 대사물질의 산화를 조절하는 모든 과정, 즉 세포와 사립체 수준의 내호흡을 포함한다.

외부에서 공기를 흡입하여 가스교환이 이루어지는 장소인 허파까지의 경로를 **기도**(숨길, airway)라고 한다.

기도는 입안(구강, oral cavity), 코안(비강, nasal cavity), 코곁굴(부비동, paranasal sinus), 인두(pharynx), **기관**(trachea) 및 **기관지**[bronchus; 주기관지(main bronchus)에서 종말세기관지(terminal bronchiole)까지]로 구성되어 있다.

기관지 가운데 호흡세기관지(respiratory bronchiole) 아래는 허파 실질(parenchyma)에 포함된다.

기관 및 기관지는 다수의 말발굽(U자) 형태 연골로 이루어지며 고리인대(윤상인대, annular ligament)라고 하는 결합조직에 의해 연결되어 있다. 뒤벽(후벽, posterior wall)에는 연골이 없고 민무늬근육(smooth muscle)을 포함하는 막벽(membranous wall)으로 되어 있다.

기관지의 분지

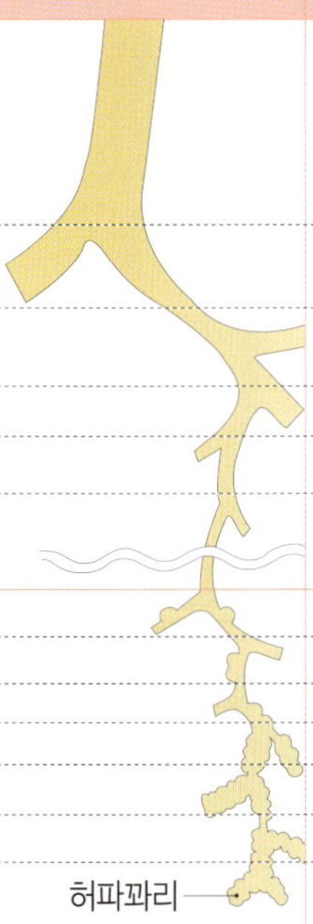

명 칭		분지 횟수	개 수	평균지름(mm)
	기관	0	$2^0 = 1$	22~13
	기관지	1	$2^1 = 2$	10
		2	$2^2 = 4$	7
		3	$2^3 = 8$	6
		4	$2^4 = 16$	5
종말세기관지	세기관지	5	$2^5 = 32$	4
허파실질	호흡세기관지	17	$2^{17} ≒ 131,000$	1~0.5
		18	$2^{18} ≒ 262,000$	
		19	$2^{19} ≒ 525,000$	
	폐포관	20	$2^{20} ≒ 1,050,000$	0.4
		21	$2^{21} ≒ 2,100,000$	
		22	$2^{22} ≒ 4,200,000$	
	꽈리주머니 (폐포낭)	23	$2^{23} ≒ 8,400,000$	

허파실질과 허파간질

호흡세기관지(respiratory bronchiole), 폐포관(alveolar duct), 꽈리주머니(폐포낭, alveolar sac) 및 허파꽈리(폐포, alveolus)의 각 내강을 **기강**(air cavity)이라고 하며, 여기에 허파꽈리 상피세포(alveolar epithelial cell)를 더한 것을 **허파실질**이라고 한다. 허파실질 질환으로는 폐포성 폐렴, 폐기종(pulmonary emphysema) 등이 있다.

허파실질에 대해 허파꽈리, 기관지 및 세동정맥 주위의 결합조직을 **사이질**(간질, interstitium)이라고 한다. 사이질 질환으로는 사이질폐렴(간질폐렴, interstitial pneumonia) 등이 있다.

기관지허파구역과 구역기관지

구역기관지는 각각 허파의 일정구역[기관지폐구역(기관지허파구역, bronchopulmonary segment)]에서 가스교환을 한다. 이들은 꼭대기구역(S_1)에 대해 꼭대기구역기관지(apical segmental bronchus; B_1), 앞구역(S_3)에 대해 앞구역기관지(전상엽지, anterior segmental bronchus; B_3)와 같이 대응된 이름으로 불린다.

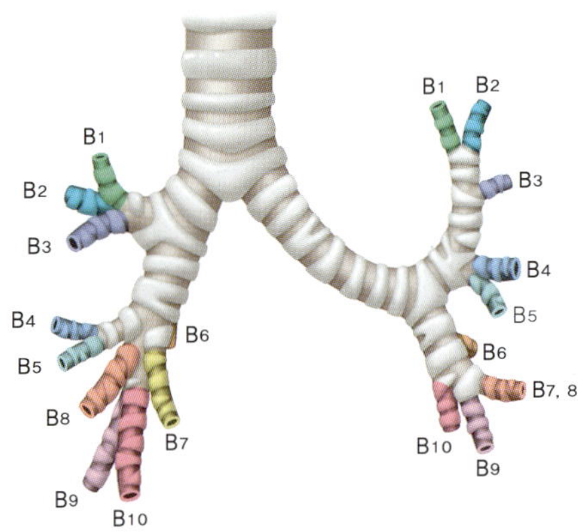

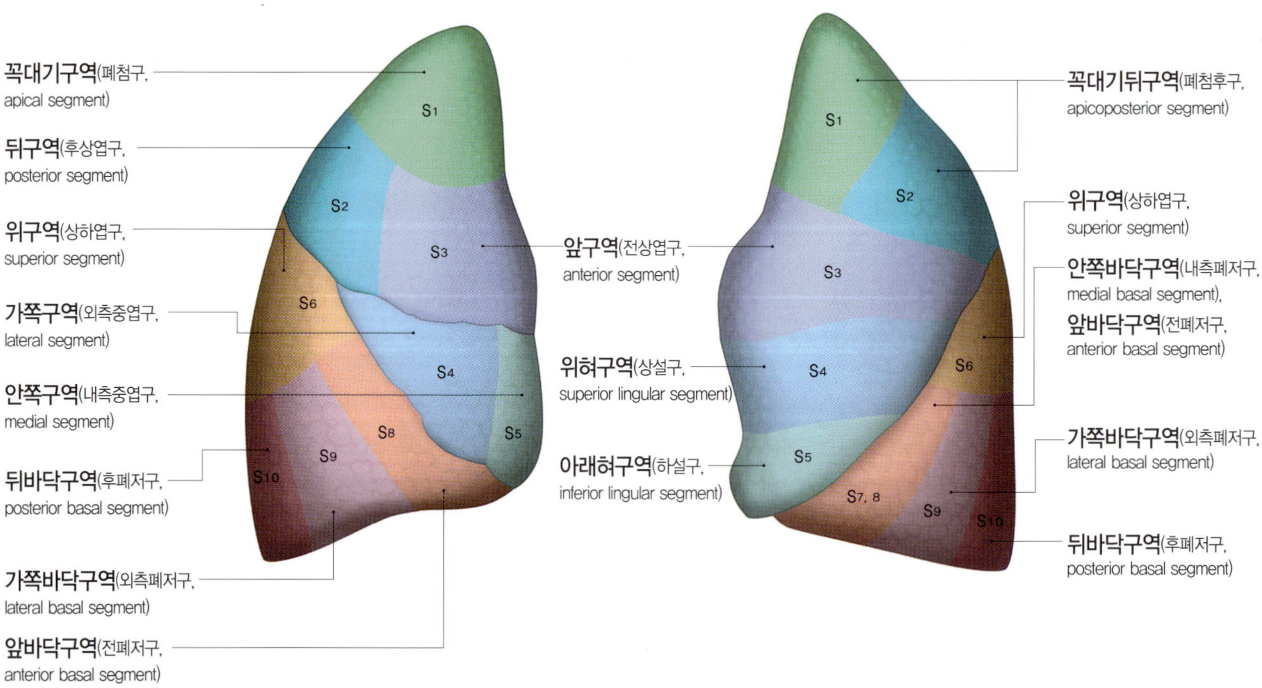

2. 호흡근의 기능

호흡근의 수축으로 가슴이 넓혀지면 가슴안의 내압이 내려가 공기가 허파 안으로 들어가고(들숨), 호흡근이 이완하면 허파는 자연적으로 수축한다(날숨).
안정 시 들숨의 약 70%는 가로막의 수축으로 일어나고(배호흡), 약 30%는 바깥갈비사이근의 수축으로 일어난다(갈비호흡).

주요 호흡근

허파는 가스교환(gas exchange)이 이루어지는 장소이지만(더 구체적으로는 허파꽈리에서 이루어짐), 허파 자체가 움직여서 호흡운동(breathing exercise, respiratory excursion)을 하는 것은 아니다. 허파가 들어 있는 **가슴안**(흉강, thoracic cavity)의 용적이 변하고 그에 따른 압력 변화가 허파를 팽창-수축시킴으로써 들숨(흡기, inspiration)과 날숨(호기, expiration)이 이루어진다. 이 가슴안의 운동에 관계하는 것이 **호흡근**(respiratory muscle)이다.

주요 호흡근에는 **가로막**(횡격막, diaphragm)과 **갈비사이근**(늑간근, intercostal muscle)이 있다.

가로막은 가슴안 아래에 있는 돔(dome) 모양의 뼈대근육(골격근, skeletal muscle)으로, 척추신경(spinal nerve)인 목신경얼기(cervical plexus)에서 나오는 가로막신경(횡격막신경, phrenic nerve)에 지배된다. 가로막이 수축하면서 팽팽해지면 그 면이 아래로 내려가기 때문에 가슴(흉곽, thorax)이 넓혀지고 **가슴안의 내압**(intrapleural pressure)이 내려가므로 흉강 안쪽면에 밀착해 있는 폐가 팽창하면서 들숨이 행해진다.

갈비사이근은 갈비사이(늑간)에 있는 3층의 얇은 근육으로, **속갈비사이근**(내늑간근, internal intercostal muscle), **바깥갈비사이근**(외늑간근, external intercostal muscle) 및 맨속갈비사이근(최내늑간근, innermost intercostal muscle)으로

호흡근의 작용

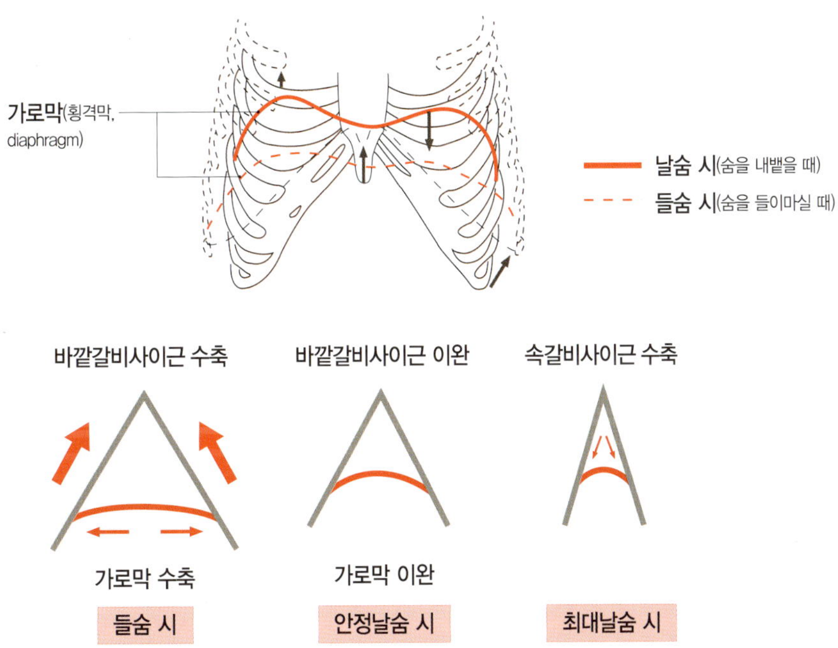

구성된다. 바깥갈비사이근은 들숨 시, 속갈비사이근 및 맨속갈비사이근은 날숨 시에 각각 갈비사이신경(늑간신경, intercostal nerve)의 기능으로 수축한다.

호흡근은 맘대로근

가로막, 갈비사이근 모두 **뼈대근육**으로, **운동신경**(motor nerves)의 지배를 받아 수의적으로 수축되는 **맘대로근**(수의근, voluntary muscle)이다. 따라서 의지에 따라 일시적으로는 호흡을 멈추거나 더 깊게 할 수 있다. 하지만 체내 가스분압이 비정상적으로 되면 자율신경계의 작용이 강해지면서 저절로 숨을 쉬게 된다.

호흡근, 바깥항문조임근(external anal sphincter) 및 바깥요도조임근(outer urethral sphincter)은 **가로무늬근육**(횡문근, striated muscle)이다. 심장근육도 내장근으로서는 예외적으로 가로무늬근육이지만, 자율신경(autonomic nerves)에 지배되므로 **제대로근**(불수의근, involuntary muscle)이다.

갈비사이근

바깥갈비사이근이 수축하여 갈비뼈(늑골, rib)가 당겨 올라가면 가슴(흉곽, thorax)이 넓혀져 가슴안 내압이 내려가므로 들숨이 행해진다. 속갈비사이근이 수축하면 갈비뼈가 당겨 내려가 가슴이 좁아지므로 날숨이 행해진다. 다만, 안정 시의 호흡에서는 속갈비사이근이 수축하지 않고 바깥갈비사이근이나 가로막이 이완하기만 해도 날숨이 행해진다. 들숨 때 팽창되었던 허파가 저절로 다시 용적이 줄어드려는 풍선과 같은 경향 때문이다. 안정호흡 이상으로 호출할 때에 속갈비사이근이 수축한다.

배호흡과 갈비호흡

허파는 가슴(흉곽, thorax)이라는 용기에 든 풍선으로 예를 들 수 있다. 허파는 풍선과 같이 항상 쪼그라들려고 하는 성질이 있어서 부풀리기 위해서는 '일'이 필요하다. 그 일을 하는 것이 가로막과 바깥갈비사이근이라는 호흡근이다.

호흡 시 가로막의 작용

【들숨】 (숨을 들이마실 때)

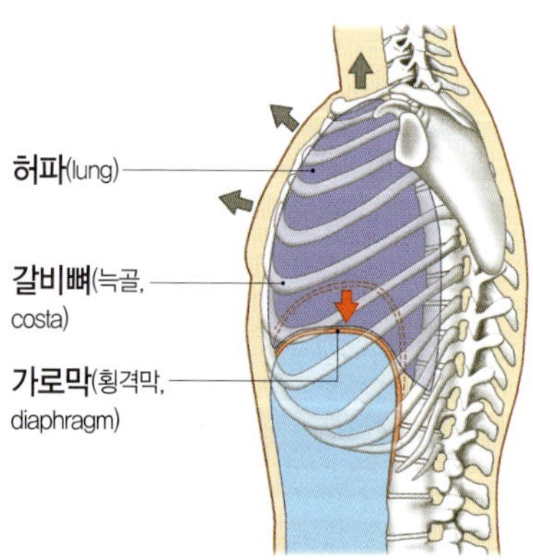

가로막이 내려가고 가슴뼈대가 앞쪽으로 확장하여 허파가 늘어난다.

【날숨】 (숨을 내뱉을 때)

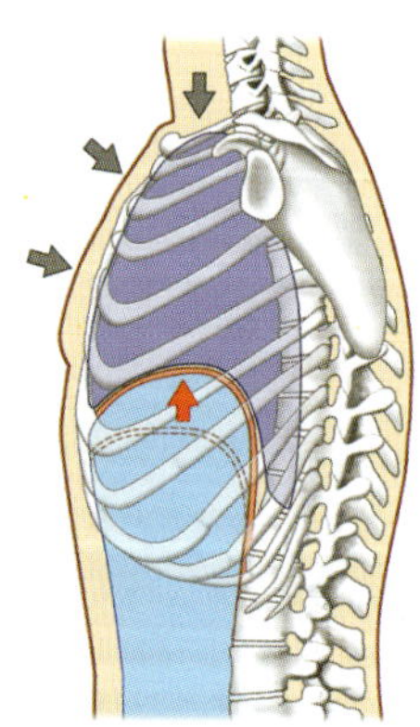

허파의 수축에 맞추어 가로막이 당겨 올라가서 가슴뼈대는 축소한다.

호흡기전

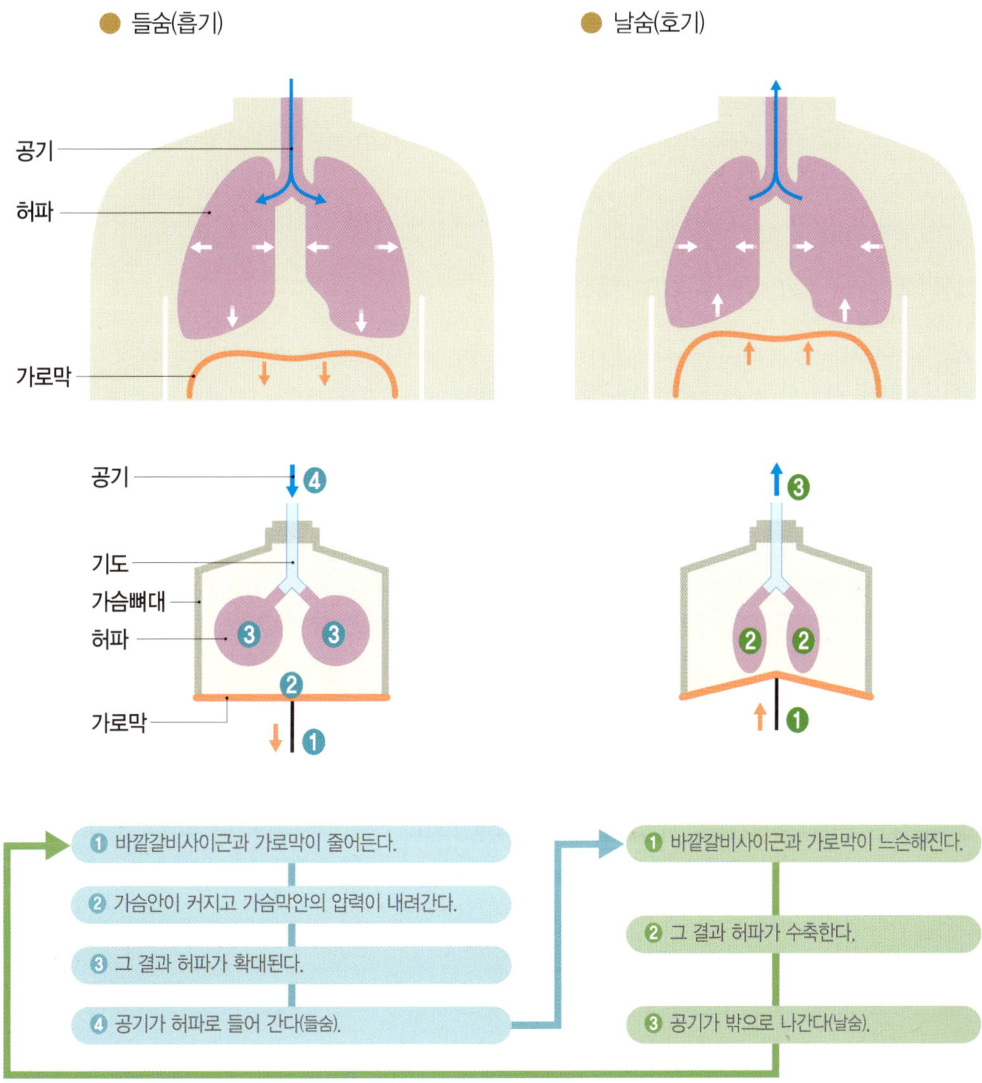

들숨의 약 70%는 가로막 수축으로 일어나며 이를 **배호흡**(복식호흡, abdominal respiration)이라고 하고, 나머지 30%는 바깥갈비사이근의 수축에 따른 것으로 **갈비호흡**(흉식호흡, 늑골호흡, costal respiration)이라고 한다.

흉막액(pleural fluid)

위 그림 중간의 모식도만 보면 흉강과 폐가 많이 떨어져 있는 것처럼 보이지만, 실제 폐는 흉막(pleural membrane)에 쌓여서 흉강 안쪽 흉막과 밀접하게 붙어 있다. 폐측 흉막과 흉강측 흉막 사이에는 소량의 액체가 있어서(흉막액) 두 가지 기능을 한다. ①흉강의 운동이 그대로 폐에 전달 될 수 있도록 하면서, ②둘 사이의 미끄럼운동을 가능케 하는 윤활작용이다.

만약 흉벽에 구멍이 나거나 허파에 손상이 생기면 흉막액이 있는 공간에 공기가 들어가면서 호흡운동에 따른 폐의 팽창이 안 될뿐만 아니라 폐는 바람 빠진 풍선처럼 쪼그라든다. 이를 기흉(pneumothorax)이라 한다.

3. 호흡기능을 나타내는 기호

호흡기능을 나타내는 기호는 1차 기호와 2차 기호로 크게 나뉜다.
1차 기호는 분압 등 기능에 관한 양을 나타내며 대문자의 이탤릭체로 쓴다.
2차 기호는 1차 기호에 부수해서 기체 혹은 액체의 상태를 나타내며 로마체로 1차 기호의 아래첨자로 쓴다.

호흡기능에 관한 물리학적·화학적 해석

호흡기능검사에서는 호흡계의 기능을 조사하는 물리학(역학)적 해석 및 호흡에 관계하는 기체 및 액체의 상태를 조사하는 화학적 해석이 이루어진다. 따라서 호흡기능검사에 관한 수치에서는 체적·용적, 압력, 농도 등의 단위가 자주 이용된다.

농도와 함량의 차이

용질이 액체 또는 고체인 경우 일정량의 용액 중 용질의 물질량을 **농도**(concentration)라고 하고 보통 용액 1L 중의 **몰**(mol, mole)로 나타낸 **몰농도**(molarity)로 표시한다. 몰농도의 단위는 mol/L로, M으로 쓰기도 한다(M/L로 쓰는 것은 틀림).

또한, 용질 1kg 중의 몰농도(질량몰농도, 단위는 mol/kg)로 나타내면 온도 및 압력에 의존하지 않는 편리함이 있어 삼투압 등 용액의 물리화학적 성질을 나타낼 때 사용된다.

한편, 용질이 기체일 때는 농도가 아니라 **함량**(content)이라고 한다. 보통 용액 100mL 중의 기체 양(mL)으로 나타내며 단위는 vol%이다. 예를 들어 혈액 100mL 중에 존재하는 O_2의 양은 약 21mL이며 이 경우 O_2함량(산소용량, oxygen capacity)은 약 21vol%로 나타낸다.

STPD와 BTPS

표준상태(0℃, 1기압)에서의 건조기체의 체적을 **STPD**(standard temperature pressure and dry)라고 한다. 산소섭취량(Vo_2), 이산화탄소배설량(Vco_2)를 STPD로 나타낸다. 폐활량 등의 폐용량은 체온(37℃), 측정 시의 대기압 및 37℃의 **수증기포화상태**(body temperature ambient pressure and saturated with vapor fader, **BTPS**)로 나타낸다.

공기는 여러 기체들과 수증기의 혼합물이다. 전체 대기압은 일정한데 수증기 포화상태에 따라 수증기압이 증감하면 다른 기체성분의 함량과 분압은 반대로 변하게 된다. 따라서 수증기압을 고려하는 것은 중요하다. 흡입된 공기는 기도를 통과하는 동안 수증기로 포화되고 체온에 가깝게 가온된다. 수증기로 포화되기 때문에 (수증기분압이 증가), 각 기체분압은 건조한 대기중의 분압보다 조금씩 낮아지게 된다. 따라서, 폐포내 환경에서 기체의 확산을 결정하는 기체분압을 계산할 때에는, 외부 대기압 상황과 구분하는 것이 필요하다.

호흡기능을 나타내는 1차 기호

기 호	단 위	기호가 나타내는 물리량	영문표기
V	mL 또는 L	용적, 체적	volume
P	Torr(= mmHg) 또는 Pa	압력, 분압	pressure
F	%	가스농도 농도분획	gas concentration fraction
C	mmol/L vol% L/cmH_2O	농도 함량 탄성	concentration content compliance
S	%	산소포화도	oxygen saturation
D	cm^2/s mL/min/Torr	확산계수 확산능	diffusion coefficient diffusing capacity
R	(cmH_2O/L)s	호흡지수 기도저항	respiratory quotient airway resistance
RER		호흡교환비율	respiratory exchange ratio
$\dot{Q}$	L/min	심장박출량	cardiac output

호흡기능을 나타내는 2차 기호

성 분	기 호	기호의 의미	영문표기
기체	A	꽈리기체	alveolar
〃	I	들숨	inspiratory
〃	E	날숨	expiratory
〃	D	사강환기	dead space
〃	T	1회 환기	tidal
〃	B	대기	barometric
〃	L	허파	lung
액체	a	동맥혈	arterial
〃	$\bar{v}$	혼합정맥혈	mixed venous
〃	c	모세혈관	capillary

생리학자들과 호흡기 의사들은 호흡기능을 표현하는 데 여러 가지 기호나 약자를 공통으로 사용하고 있다 (위의 표). 복잡해 보이기는 하지만, 다양한 생리적 지표들을 비교하기 위해 표준화된 조건들을 사용하는 것은 정확한 소통과 정보전달에 매우 중요하다.

호흡기능을 나타내는 1차2차 기호

Q 등에 붙는 점(도트)은 단위시간(호흡기능에 관해서는 1분간)당 양을 나타낸다. 분시환기량($\dot{V}_E$), $\dot{V}o_2$, $\dot{V}co_2$ 등도 마찬가지이다.

또한, 꽈리기체 등 기체에 관한 양을 나타낼 때는 2차 기호를 대문자로 쓰고, 동맥혈 등 액체에 관한 양임을 나타낼 때는 소문자로 쓴다. 예를 들어, P_AO_2는 꽈리기체의 산소분압이며 P_aO_2는 동맥혈의 산소분압이므로 같은 A라도 대문자와 소문자를 구별해야 한다.

생체 내 조직은 대사 수준이 다르므로 정맥혈의 산소나 이산화탄소분압은 다르다. 각 조직에서 나온 정맥혈이 오른심방에 모여 혼합되고 평균화된 것이 혼합정맥혈로, 2차 기호 v에 붙는 막대($\bar{v}$)가 그것을 나타내고 있다. 또한, 혈관 내에서 산소나 이산화탄소분압이 변하는 것은 아니므로 동맥혈은 왼심실에서의 값과 각 조직에서의 값을 구별할 필요는 없다.

호흡 평가를 위한 호흡음 청진

● 호흡음 청진부위

구분		설명
정상호흡음	기관호흡음	기류가 성문에서 소용돌이 모양이 되면서 들리는 소리이다. 씩씩 또는 쌕쌕하는 음으로, 기관과 기관지가 뻗어 있는 부분 가까이에서 날숨(호기, expiration)과 들숨(흡기, inspiration) 시 모두에 들린다.
	기관지호흡음	
	허파꽈리호흡음	허파꽈리에 공기가 유입되어 허파꽈리가 확장할 때 나는 소리로, 들숨 시에만 들리는 부드러운 소리이다.
이상호흡음		호흡음이 약하거나 사라진 경우, 날숨이 길어진 경우, 허파꽈리부분에서 기관지호흡음이 나는 경우, 수포음(crackle)이 들리는 경우(분비물 과다 또는 염증)

● 호흡음의 종류

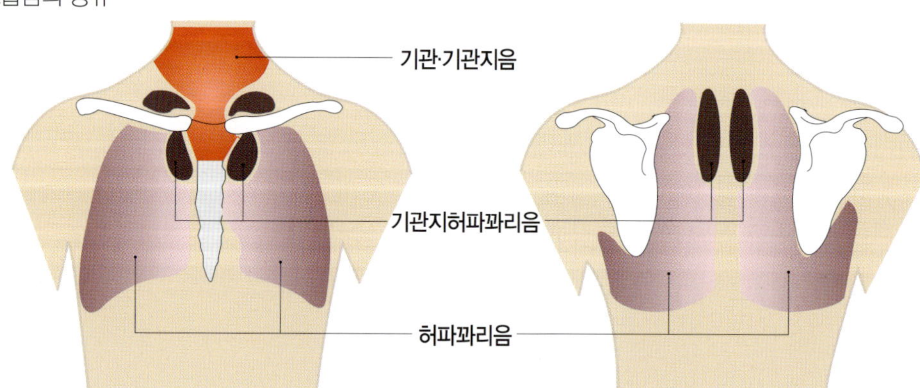

4. 압력에 관한 단위

호흡기능에 관해 가장 많이 나오는 단위는 압력에 관한 단위이다.
압력의 국제단위(SI단위)는 Pa(파스칼)이지만, 임상 현장에서는 mmHg 혹은 Torr가 지금도 일반적으로 사용된다.
단위는 일반적으로 소문자의 로마체로 쓰지만, SI단위와 같이 인명에 유래하는 것은 첫 글자만 대문자로 쓴다.

압력단위

1atm = 760Torr = 760mmHg = 1,013mbar(해면에서의 1기압)
1bar = 10^5Pa(1mbar = 1hPa)
1Torr = 1mmHg = 101300/760Pa ≒ 133 Pa
1cmH_2O = 10/13.6 ≒ 0.741mmHg(13.6은 25℃에서의 수은 비중)

SI단위

SI단위란 **국제단위계**(The International System of Units)에 규정된 단위의 약칭이다. 이 국제단위계는 다양한 계측치 단위나 표현법을 국제적으로 통일하고자 하는 규격이며, 우리나라에서도 국가표준기본법에 따라 규격에 준거한 표기를 이용하고 있다.

인명에 유래하는 주요 SI단위

기 호	읽는 법	의 미	유래가 된 인명	참 고
Pa	파스칼(pascal)	압력	B. Pascal	Pa = N/m^2
N	뉴턴(newton)	힘	Sir I. Wewton	
Hz	헤르츠(hertz)	주파수(진동수)	H. R. Hertz	
J	줄(joule)	일량(열량)	J. P. Joule	
A	암페어(ampere)	전류	A. M. Ampere	
V	볼트(volt)	전압(전위)	A. Volta	V = A·Ω
Ω	옴(ohm)	전기저항	G. S. Ohm	
W	와트(watt)	일률(= 일량/초)	J. Watt	W = J/s W = A·V
C	쿨롱(coulomb)	전기량(전하)	C. A. Coulomb	C = A·s
F	패럿(farad)	전기용량	M. Faraday	F = C/V
K	켈빈(kelvin)	절대온도	Lord Kelvin	K = 273 + ℃

m : 미터, s : 초, ℃ : 섭씨온도

SI 접두어를 이용한 생리학에 관한 몇 가지 양

적혈구 등의 수를 예전에는 혈액 $1mm^3$ 중의 수로 나타냈으나 지금은 $1\mu L(=1mm^3)$ 중의 양으로 나타내는 경우가 많다. **평균적혈구헤모글로빈양**(mean corpuscular hemoglobin, **MCH**)은 **pg**(피코그램)으로 나타내고(기준치는 26~34pg), **평균적혈구용적**(mean corpuscular volume, **MCV**)은 **fL**(펨토리터)로 나타낸다(기준치는 80~100fL). SI단위와 관련하여 수치 표기법도 규정되어 있으며 거듭제곱을 나타내는 SI 접두어가 있다.

SI 접두어

기호	읽는 법	의미
P	페타(peta)	10^{15}
T	테라(tera)	10^{12}
G	기가(giga)	10^{9}
M	메가(mega)	10^{6}
k	킬로(kilo)	10^{3}
h	헥토(hecto)	10^{2}
da	데카(deca, deka)	10^{1}
d	데시(deci)	10^{-1}
c	센티(centi)	10^{-2}
m	밀리(milli)	10^{-3}
μ	마이크로(micro)	10^{-6}
n	나노(nano)	10^{-9}
p	피코(pico)	10^{-12}
f	펨토(femto)	10^{-15}

대기 중의 CO_2 농도

폐포 내에서는 5% 내외인 것에 비하여 대기 중의 CO_2 농도는 약 0.03%로, 산소 섭취량이나 이산화탄소 배출량 계산에서는 보통 이것을 0으로 간주하여 계산한다. 실내에서는 이보다 약간 높아 약 0.04%이며, 대기 중에서도 최근 조금씩 높아지고 있다. 0.03%는 300ppm에 상당한다. ppm은 part per million($1/10^6$)의 약자이고 %는 part per cent($1/10^2$)이므로 각각의 단위로 나타낸 숫자에는 10^4의 차이가 있다.

5. 허파꽈리 표면활성제와 RDS

폐포상피세포는 Ⅰ형 세포(편평폐포세포)와 Ⅱ형 세포(대폐포세포)가 있다.
Ⅰ형 세포는 가스교환에 관여하고, Ⅱ형 세포는 허파꽈리 표면활성제(폐표면활성제)를 생산한다.
저체중 미숙아에게 일어나기 쉬운 신생아호흡곤란증후군(RDS)은 표면활성제의 부족이 원인으로 발생한다.

표면활성물질

액체에는 표면적을 최소화하려는 성질이 있다. 동일 체적이라면 구형일 때 표면적이 최소가 된다. 그래서 액체에는 표면을 따라 구형을 형성하려는 장력이 작용하는데, 이것이 **표면장력**(surface tension)이다. 컵에서 넘치는 물이 둥글게 부풀거나 비누방울이 구형이 되는 것도 표면장력의 작용이다. 그런데 물의 표면장력(즉 표면적을 최소화하려는 경향)은 강하기 때문에 물방울이나 물거품은 어느 이상 커지지 못하고 금방 깨어지거나 더 작은 방울로 나뉘어진다. 하지만 비누를 섞으면 상당히 큰 방울이 만들어진다. 왜 일까?

액체에 용질이 녹으면 이 표면장력이 감소한다. 표면장력이 감소하는 것을 표면활성이라고 하며, 그러한 성질을 가진 용질을 **표면활성물질**(표면활성제, surfactant)이라고 하는데, 그 대표적인 것에 비누가 있다.

더 작은 허파꽈리의 허탈

【라플라스방정식】

반경 r인 공의 표면장력을 T, 공 표면 안팎의 압력차를 P라고 하면

$$P = \frac{2T}{r}$$

라는 관계가 성립한다. 이를 라플라스방정식(Laplace equation)이라고 한다.
이 식에서 알 수 있듯이 표면장력 T가 일정하면 반경 r이 클수록 공 안의 압력 P가 작아진다. 따라서 서로 다른 반경의 공을 아래처럼 연결시키면, 작은 공은 더 작아지고 큰 공은 점점 더 커지게 된다.

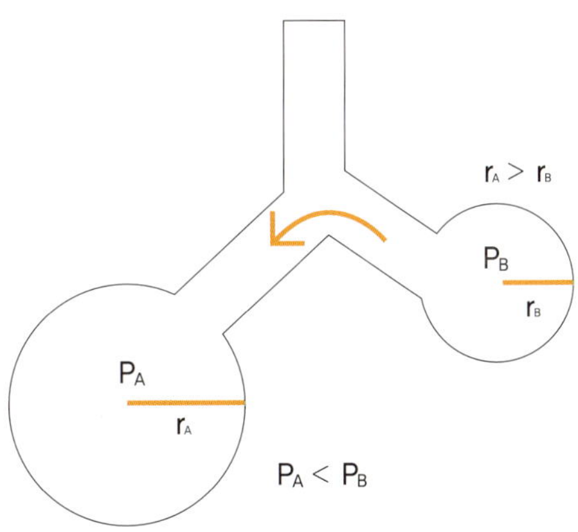

허파표면활성제의 기능

허파꽈리(폐포, pulmonary alveolus)는 양쪽 허파에 약 3억 개가 있다고 한다. 하나의 허파꽈리를 공이라고 가정하면 반경이 제각각 다른 몇 개의 공이 관으로 이어져 있다고 떠올릴 수 있다. 이를 매우 단순화해가면 반경이 다른 2개의 공이 관으로 이어진 모델이 생긴다.

앞의 그림과 같이 서로 연결된 2개의 허파꽈리 A 및 B의 반경을 각각 r_A 및 r_B, 표면장력(surface tension)은 일정하며 T라고 가정하면 라플라스방정식(Laplace equation)에서 $r_A > r_B$이면 $P_A < P_B$로 A로 공기가 몰린다. 이런 현상이 반복되면 결국 공기가 몰리는 폐포는 점점 커져서 터지고, 공기가 빠져나가는 폐포는 짜부라져서 기능을 못하게 된다. 그런데, **허파표면활성제**(폐표면활성제, pulmonary surfactant)가 폐포 내부를 감싸는 얇은 액체층(일종의 물방울)에 녹아 있다면 작은 허파꽈리일수록 표면활성물질의 밀도가 높아지므로, A 및 B의 허파꽈리 표면장력을 각각 T_A 및 T_B라고 하면 $T_A > T_B$가 된다. 따라서 $P_A < P_B$가 되지 않아 작은 허파꽈리도 작아지지 않으면서 폐포간에 균형이 맞춰진다.

신생아호흡곤란증후군(RDS)과 허파표면활성제

허파실질을 구성하는 **폐포상피세포**(alveolar epithelium cell)에는 허파꽈리벽의 약 95%를 차지하는 **I형 폐포상피세포**와 약 5%를 차지하는 **II형 폐포상피세포**가 있다. I형 폐포상피세포는 가스교환에 관여하고, II형 폐포상피세포는 **허파표면활성제**를 생산한다.

앞에서 설명한 것처럼 허파 표면활성제는 수 많은 폐포들의 표면장력(폐포가 쪼그라들려는 경향)을 낮춰주기 때문에 폐를 팽창시키는 노력을 크게 줄여준다. 허파표면활성제는 임신 35주 이후에 만들어지므로 35주 미만의 저체중 출생아는 허파표면활성제가 부족하여 신생아의 호흡운동만으로는 허파가 넓혀지지 않을 위험이 있다.

라플라스방정식(Laplace equation)에서 알 수 있듯이 T가 크면 P도 크므로 그러한 공을 부풀리기 위해서는 큰 힘이 필요하다. 바람이 빠져서 달라붙은 풍선을 부풀리기 어려운 것과 마찬가지로 허파도 쪼그라들면 부풀리기 힘들다.

출생 시에 허파표면활성제가 부족하여 심각한 **호흡부전**(respiratory failure)에 빠지는 것이 **신생아호흡곤란증후군**(respiratory distress syndrome of the newborn, RDS)이며, 앞에서 설명한 것과 같이 아직 II형 폐포상피세포가 발달하지 못한 미숙아에서 발생할 위험이 높다.

ARDS(급성호흡곤란증후군)와 RDS

ARDS는 급성호흡곤란증후군(acute respiratory distress syndrome)의 약어인데, 폐부종(pulmonary edema)의 일종으로 RDS와는 직접적인 관계는 없다. 심각한 호흡부전으로 저산소증(hypoxia)을 일으키는 점은 유사하나 이 둘은 원인이 다른 질환이다.

RDS가 허파표면활성제의 부족에 기인하는 데에 비해 ARDS는 외상 등에 의한 폐혈류의 저하로 응집한 혈소판(platelet)이 히스타민(histamine) 등을 분비하고 그 결과 모세혈관 투과성이 항진하여 폐포내로 혈장액이 스며들어와서 폐부종이 일어나는 것에 기인한다. 다만, 허파꽈리 내의 체액 저류로 인해 II형 폐포상피세포의 허파표면활성제 생산력이 떨어지므로 이차적으로는 RDS와 비슷한 장애가 발생한다.

6. 가스교환 기전

허파에서는 혈액에 산소가 들어오고 이산화탄소가 나가는 바깥호흡이 이루어진다.
각 부위 조직에서는 혈액으로부터 세포에 산소가,
세포로부터 혈액에 이산화탄소가 이동하는 속호흡이 이루어진다.

허파와 세포에서 일어나는 가스교환

혈액의 적혈구에는 헤모글로빈(혈색소, hemoglobin)이라는 단백질이 들어 있다. 헤모글로빈은 산소가 많은 곳에서는 산소와 결합하고, 산소가 적은 곳에서는 결합해 있던 산소를 방출하는 기능을 한다.

허파꽈리의 벽을 덮고 있는 **허파꽈리 상피세포**는 단층편평상피(simple squamous epithelium)이기 때문에 얇아서 산소가 쉽게 통과한다. 매우 약간의 결합조직과 허파꽈리의 벽에 있는 모세혈관의 내피세포를 지나간 산소가 모세혈관의 내부로 들어온다.

그러면 혈액 안에 산소가 풍부해지기 때문에 헤모글로빈이 산소와 결합한다. 이렇게 해서 허파꽈리의 벽을 타고 흘러 간 혈액 속의 헤모글로빈은 100% 가까이 산소와 결합해 있다. 거의 모든 헤모글로빈이 산소와 결합해 있는 혈액을 **동맥혈**(arterial blood)이라고 하며 선명한 붉은 빛이 돈다. 동맥혈은 허파정맥에 모여 심장의 왼심방으로 되돌아가며, 왼심실에서 대동맥을 거쳐 온몸을 순환한다.

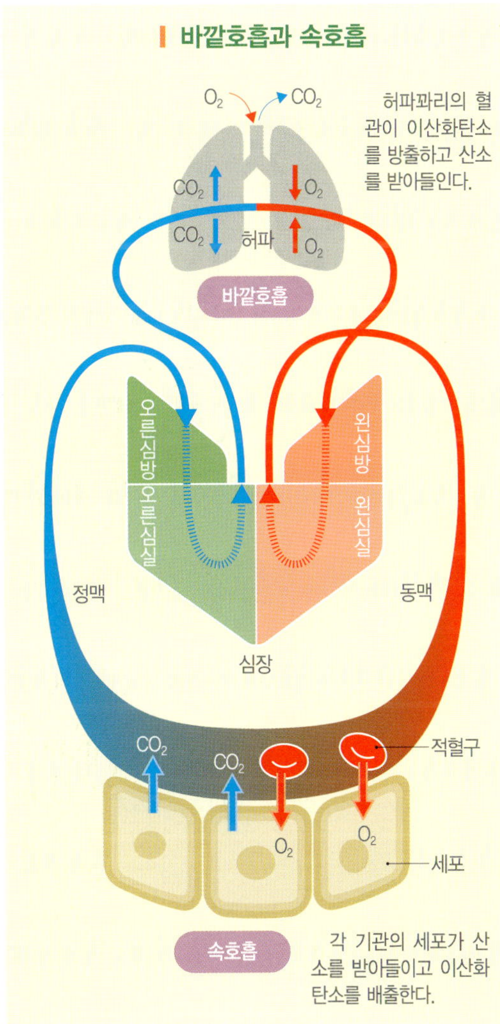

각 부위의 조직은 항상 산소를 소비하면서 에너지를 만들어 내기 때문에 산소농도가 옅은 상태에 있다. 그래서 이번에는 헤모글로빈으로부터 산소가 유리되고 모세혈관의 벽을 지나 주위로 확산하여 온몸의 세포에 도달한다. 또, 세포는 에너지를 생산할 때 이산화탄소를 생산하기 때문에 온몸의 조직은 이산화탄소가 많은 상태에 있다. 그에 비해 동맥혈에는 거의 이산화탄소가 없어서 조직으로부터 이산화탄소가 혈액 속으로 들어온다.

이렇게 해서 동맥혈이 온몸에 있는 조직의 모세혈관을 흐를 때에는 헤모글로빈에 결합하여 운반되어 온 산소를 방출하고 대신 이산화탄소를 받아들인다. 이러한 상태의 혈액을 **정맥혈**(venous blood)이라고 하며 검붉은 빛이 돈다. 정맥혈은 온몸의 정맥, 위대정맥이나 아래대정맥을 거쳐 오른심방으로 운반되며, 오른심실에서 허파동맥을 지나 허파에 이르고 허파꽈리벽의 모세혈관으로 들어간다. 허파꽈리 안의 공기에는 이산화탄소가 거의 없어서 모세혈관의 혈액에서는 이산화탄소가 허파꽈리 안의 공기에 녹는다. 그와 함께 산소가 혈액에 녹아들어 다시 헤모글로빈과 결합해서 동맥혈이 되어 심장으로 되돌아간다. 이렇게 해서 혈액은 허파와 온몸의 조직 간에 산소를 운반하고 이산화탄소를 회수하는 가스교환(gas exchange)을 하면서 순환한다.

허파꽈리벽에서 이산화탄소를 혈액에서 허파꽈리 안으로 방출해서 산소가 혈액 속에 녹아드는 가스교환을 **바깥호흡**(외호흡, external respiration)이라고 하고, 온몸의 조직에서 세포가 혈액으로 산소를 받아들여 불필요한 이산화탄소를 배출하는 가스교환을 **속호흡**(내호흡, internal respiration)이라고 한다. 궁극적으로 세포가 산소를 이용하여 ATP를 만들고 이 과정에서 CO_2를 생성하는 것이 세포 수준의 호흡이며 이는 사립체에서 일어난다.

허파꽈리 모세혈관에서의 가스교환

허파동맥을 흘러나오는 혈액은 이산화탄소를 함유하며 적혈구의 헤모글로빈은 절반만 산소와 결합해 있다. 이 혈액이 허파꽈리벽에 있는 모세혈관을 흐를 때 이산화탄소가 허파꽈리 안으로 나오고 허파꽈리 안의 공기로부터 산소가 혈액으로 들어가 헤모글로빈과 결합한다.

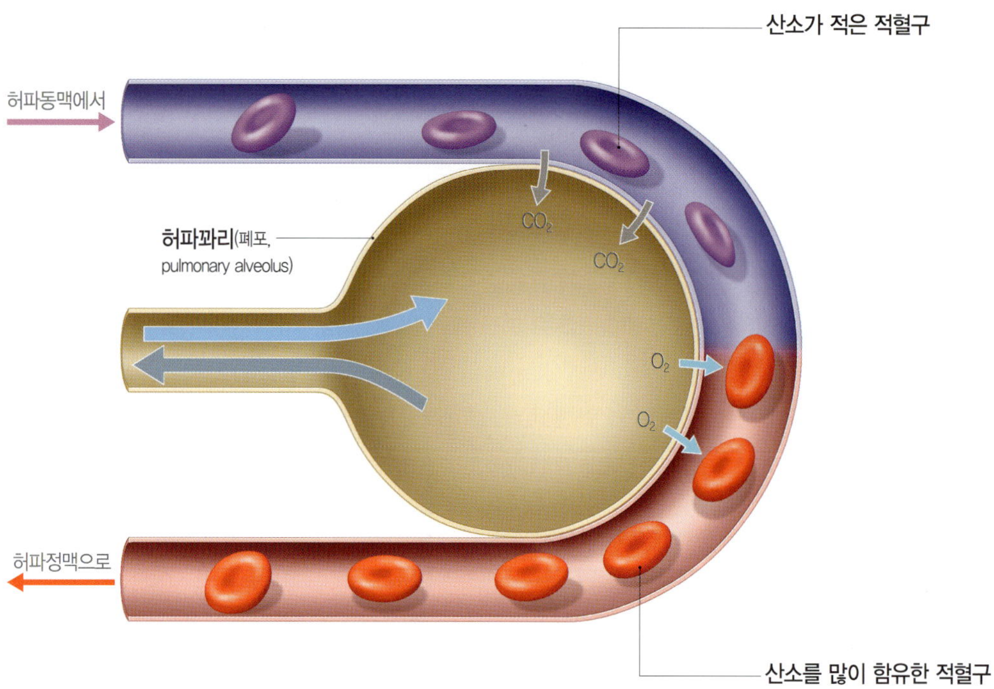

7. 가스교환의 역학적 해석

기도저항(R)은 환기의 어려움 정도를 나타내며, 천식이나 만성기관지염 등에서 커진다.
유순도(C)는 허파의 부드러움 정도를 나타내며, 폐기종과 같이 허파가 부드러워진 경우에 커지고 폐섬유증과 같이 허파가 단단해진 경우에 작아진다.

환기와 전기회로의 유사점

압력차이에 의한 공기의 흐름이 좁은 기관지를 지나가면서 무수히 많은 허파꽈리에 모이는 과정은 전지와 저항 그리고 축전기로 이루어진 전기회로와 유사한 면이 있다.

전기용량(C)의 콘덴서와 전기저항(R)의 저항이 전압(E)의 전지와 직렬로 연결된 아래 그림과 같은 회로에서, 컨덴서에 축적된 전하(q), 저항을 흘려보내는 전류(i = dq/dt)는 다음과 같이 나타낸다.

$$E = q/C + R\,dq/dt$$

위 식을 환기역학의 3요소 관계식(P = V/C + R dV/dt)에 대비시키면 아래의 표과 같은 유사성이 있음을 알 수 있다.

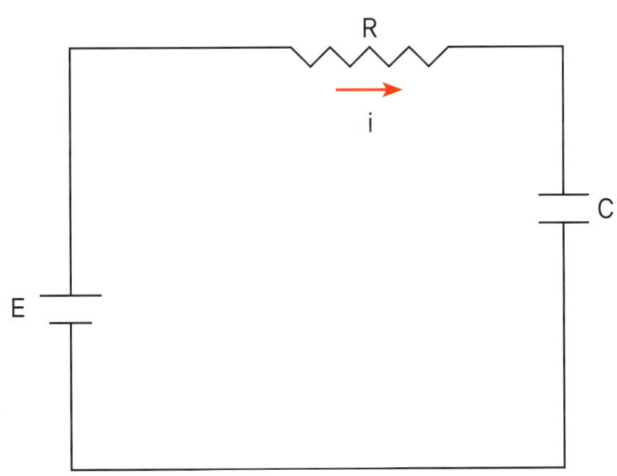

	환 기	전기회로
변화를 일으키는 힘	P (가슴안 내압)	E (전압)
변화하는 양	V (환기량)	q (전하)
변화하는 속도	dV/dt (환기속도)	dq/dt (저항을 흐르는 전류)
변화에 대한 허용	C (compliance, 유순도)	C (capacitance, 축전용량)
변화에 대한 저항	R (기도저항)	R (전기저항)

환기역학

허파에서의 가스교환(환기)은 ①**가슴안 내압**(intrapleural pressure, P), ②**환기량**(ventilation, V), ③**환기속도**(flow = dV/dt)를 이용하여 물리적으로 해석할 수 있다. 이 3가지를 **환기역학의 3요소**라고 한다. 이 3요소 간의 관계는 다음의 식으로 나타낸다.

$$P = V/C + R\ dV/d$$

여기서 C 및 R은 각각 **유순도**(compliance) 및 **기도저항**(airway resistance)을 나타낸다. 유순도란 주어진 압력 변화에 얼마나 쉽게 용적이 변화하는가(ΔV/ΔP)를 뜻하며, 폐의 신전성을 말한다.

시간상수

RC의 곱은 환기, 전기회로의 경우 모두 시간상수(time constant)이며, 단위는 초이다.

일반적으로 지수함수적인 감소 혹은 증가를 나타내는 현상에서 시간상수는 초기값의 $1/e$(e ; 자연로그의 밑 ≒ 2.718)까지 변화하는 시간으로 정의된다.

환기인 경우의 시간상수는 허파용량이 날숨 시작 시의 $1/e$이 될 때까지의 시간에 상당한다. 전기회로에서는 전지, 콘덴서 및 저항의 직렬회로를 접속시켜 콘덴서에 충분히 전하를 비축한 다음 방전을 시작하여 전하가 방전 전 수치의 $1/e$이 될 때까지의 시간이다. 어떠한 경우에도 시간상수가 짧을수록 변화가 빠름을 의미한다.

탄성저항

1/C은 탄성저항(elastic resistance)에 상당하며 '허파가 늘어나기 어려움(단단함)'을 나타낸다. 정상치는 약 $5cmH_2O/L$이다.

점성저항

R은 점성저항(viscous resistance)에 상당하며 '기도에서 공기가 통과하기 어려움'을 나타낸다. 보통 **기도저항**(airway resistance)이라고 하면 점성저항을 가리킨다. 평균적으로 약 $1.5(cmH_2O/L)\cdot s$이다.

관성저항

V의 2회 미분(가속도)에 비례하는 기도저항을 관성저항(inertial resistance)이라고 한다. 기준치는 약 $0.01(cmH_2O/L)\cdot s^2$로, 점성저항의 1/100 이하이다. 상기의 식에서는 이를 무시하고 있다. 관성저항은 전기회로에서는 코일에 상당한다.

탄성

환기량(V)을 세로축, 가슴안 내압(P)을 가로축에 취한 **압력용적곡선**(pressure volume curve)의 ΔP(ΔV) 극소점 및 극대점을 연결한 직선의 기울기가 **유순도**(폐의 부드러움 정도)이다. 즉, C = ΔV/ΔP로 정의된다. 폐처럼 계속 용적이 변하는 심장의 경우, 왼심실의 기능을 나타내는 압력용적곡선에서는 세로축에 왼심실압, 가로축에 왼심실용적을 취하므로 C의 역수(E : elastance)가 기울기가 된다.

허파와 심장에서는 압력용적곡선의 가로축과 세로축이 반대가 되고 있지만, 의미는 마찬가지이므로 비교하면 이해하기 쉽다. 또한, 허파 및 심장에서 압력과 용적의 곱은 각각 환기 및 수축이라는 일에 상당한다.

허파의 압력용적곡선

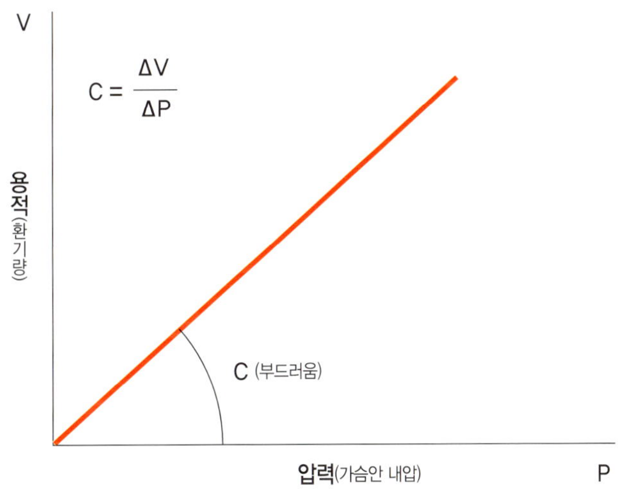

심장의 압력용적곡선

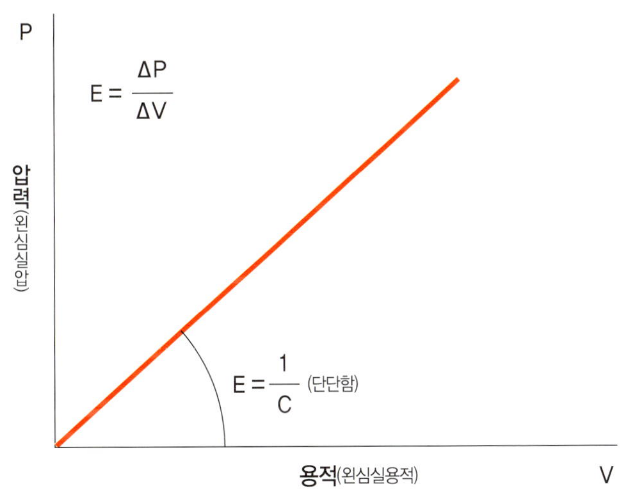

8. 폐용량

폐용량에는 4가지 기본양과 4가지 기본용량이 있다.
기본용량은 기본양의 조합으로 나타낸다.

기본적 폐용량

산소 소요량 등에 따라 호흡의 크기는 상당히 큰 폭으로 변할 수 있다. 안정상태에서 무의식적으로 쉬는 1회 환기량(tidal volume)에 더하여 관찰할 수 있는 환기량들을 뜻하는 다양한 용어들이 있다.

폐용량(lung capacity; 허파 안의 공기양)은 4가지 **기본양**(volume; 1회 호흡량, 들숨예비량, 날숨예비량, 남은공기량)과 그들 기본양의 조합으로 이루어지는 4가지 **기본용량**(capacity; 들숨용적, 기능잔기용량, 폐활량, 온허파용량)으로 나타낸다.

- 1회 호흡량(TV) : 가만히 호흡할 때의 1회 호출량 혹은 흡입량
- 들숨예비량(IRV) : 가만히 호흡하다가 끝까지 흡입하려고 노력할 때 추가로 더 들이킬 수 있는 최대량
- 날숨예비량(ERV) : 가만히 호흡하다가 끝까지 내쉬려고(호식하려고) 노력할 때 추가로 더 내쉴 수 있는 최대량
- 남은공기량(RV) : 최대량을 내뱉어도 허파 안의 모든 공기가 배출되는 것은 아니다. 최대 호식 후에도 허파 안에 남아 있는 공기량을 남은공기량(잔기량, residual volume)이라고 한다.

4가지 기본양

1회 호흡량	tidal volume	TV
들숨예비량(예비흡기량)	inspiratory reserve volume	IRV
날숨예비량(예비호기량)	expiratory reserve volume	ERV
남은공기량(잔기량)	residual volume	RV

4가지 기본용량

들숨용적(흡기용적)	inspiratory capacity	IC = TV+IRV
기능잔기용량	functional residual capacity	FRC = ERV+RV
폐활량	vital capacity	VC = TV+IRV+ERV
온허파용량(총폐용량)	total lung capacity	TLC = TV+IRV+ERV+RV

호흡곡선

아래 그림처럼 폐활량계(spirometer)를 사용하여 위에서 언급한 용적과 용량들을 측정할 수 있다. 이렇게 측정한 기록이 나타낸 그래프를 **호흡곡선**(폐용량곡선, spirogram)이라고 하며 호흡능력 측정에 이용된다. 하지만 잔기용적 (또한 기능적 잔기용량과 총폐용량)은 단지 폐활량계만 사용해서는 기록할 수 없다.

호흡곡선

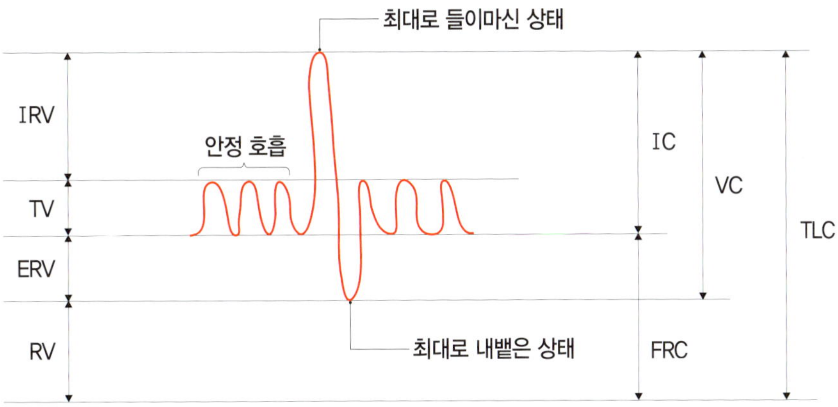

호흡리듬의 이상

호흡의 조정을 담당하는 신경 중추는 뇌줄기(brainstem)에 있다. 따라서 뇌손상의 부위나 정도에 따라 특정적인 이상 호흡을 보일 수 있다. 또한 호흡 중추로 들어가는 신호들(생체 내 상태들)의 이상이 비정상적 호흡 패턴을 만든다.

정상호흡과 이상이 생겼을 때 나타나는 특징적인 호흡의 패턴은 다음과 같다.

호흡패턴	특 징	원인 질환
정상호흡 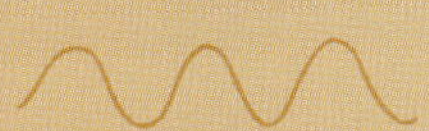	● 규칙적인 리듬 ● 호흡수 : 12~15회/분 (신생아는 40~50회/분)	
기좌호흡 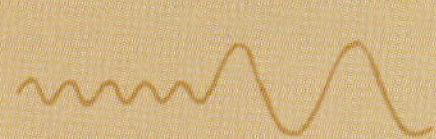	● 누운 자세 → 정맥환류의 증가 → 호흡곤란이 증가 ● 앉은 자세 → 정맥환류의 감소 → 호흡곤란이 완화	① 좌심부전 ② 폐부종 ③ 천식의 대발작
쿠스마울(Kussmaul)호흡 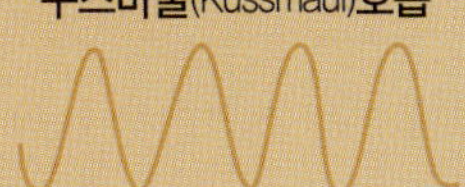	● 대사산증일 때 볼 수 있는 보상성 과다호흡($PaCO_2$↓ 시킴으로써, 산증을 보상하여, pH↓를 회복하려고 한다.)	① 당뇨병성 산증 ② 요독증 ③ 중증 설사(특히, 소아)
체인-스톡스(Cheyne-Stokes)호흡 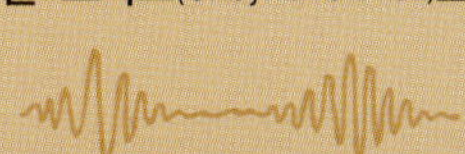	● 수십초 간에 걸친 호흡저하(때로는 무호흡)와 차츰 깊이와 횟수가 증가하다가 마침내 점차 줄어드는 과다호흡이 주기적(규칙적)으로 나타난다.	① 호흡중추장애* ② 중증 심부전 ③ 노인(수면 시) ④ 피크위크(Pick wick) 증후군
비오(Biot)호흡 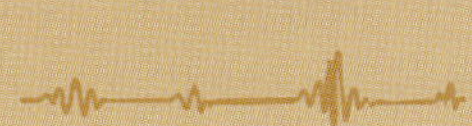	● 무호흡과 빈호흡이 불규칙하게 되풀이되는 실조성 호흡(체인-스톡스 호흡보다도 주기가 짧고 불규칙하다.)	① 호흡중추장애* ② 수막염 말기

* 체인 – 스톡스호흡의 장애중추 → 양측 대뇌피질하, 중간뇌
비오호흡의 장애중추 → 숨뇌

9. 강제날숨곡선

최대들숨 수준에서 최대한 빠르고 크게 호출했을 때의 환기량을
시간에 대해 그래프화한 것이 강제날숨곡선이다.
강제날숨곡선의 측정은 호흡기 임상검사에서 가장 기본으로, 이 측정을 통해 1초율, %폐활량 등을 알 수 있다.

폐활량측정법

최대들숨 수준에서 강제날숨량과 속도를 측정하는 검사를 **폐활량측정법**(spirometry)이라고 한다. 사용하는 기기를 폐활량계(spirometer)라고 하는데, 최근에는 전자폐활량계가 일반적으로 사용되고 있다. 전자폐활량계에서는 **유량용량곡선**(flow volume curve)도 자동적으로 구할 수 있다.

최대들숨 시의 폐용량을 V_0으로 하고, 날숨에 의해 허파 안의 용량이 지수적으로 감소한다고 가정했을 때 시각 t에서의 폐용량 $V_{(t)}$는 $V_{(t)} = V_0[1 - exp(-t/RC)]$와 같이 표시된다. 여기서 exp(-t/RC)는 $e^{(-t/RC)}$이다.

RC는 시간상수이므로 R 또는 C의 증대에 따라 $V_{(t)}$의 변화는 완만해진다(날숨에 시간이 걸린다).

최대한 빠르게 숨을 내쉬려 하며, 흉강 내 기관지가 약간 눌리기 때문에 오히려 최대량을 내뱉기 어렵다. 뿐만 아니라 기관지나 기도에 질환이 있어서 좁아지기 쉬운 환자에서는 더욱 내쉬기 어려워진다. 이런 측면에서 강제날숨곡선은 임상적으로 유용한 지표이다.

강제날숨곡선

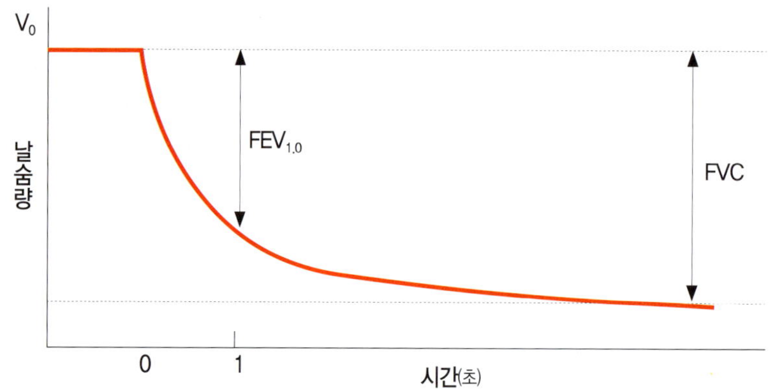

1초율과 폐쇄성폐질환

최대들숨부터 최대한 강하게 내뱉기 시작해서 1초간에 내뱉은 양($FEV_{1.0}$)이 **강제폐활량**(forced vital capacity, FVC)의 몇 %에 해당하는가를 나타낸 값을 **1초율**(% forced expiratory volume in one second)이라고 하며, 1초율 = ($FEV_{1.0}$/FVC) × 100(%)으로 나타낸다. 70% 이상을 정상으로 본다.

날숨곡선은 지수함수와 유사하다고 볼 수 있으므로 1초율은 시간상수 RC를 이용하여 1초율 = [1-exp(-1/RC)] × 100(%)으로 나타낼 수 있다. R 및 C의 기준치[각각 1.5(cmH_2O/L)·s 및 0.2L/cmH_2O]를 사용하여 계산하면 1초율의 값이 약 96%가 된다.

시간상수 RC가 클수록 1초율은 작아진다. **천식**(asthma), **만성기관지염**(chronic bronchitis) 등에서는 R이 커지고 **폐기종**(pulmonary emphysema)에서는 C가 커진다. 이들 질환은 폐쇄성폐질환(obstructive lung disease)이라고 하며, 만성기관지염 및 폐기종은 만성폐쇄성폐질환(chronic obstructive pulmonary disease, COPD)이라고 한다.

폐쇄성폐질환의 예(폐기종)

폐기종은 염증세포 등에 의하여 허파꽈리벽들이 파괴되면서 더 큰 꽈리로 합쳐진 상태이다. 공기 확산 면적이 작아지는 문제뿐만 아니라 소기관지들이 쉽게 찌부러지는 현상이 생긴다. 촘촘한 허파꽈리들은 주변의 소기관지와 세기관지들을 방사상의 힘으로 펴주는 일종의 지지대 구조 역할을 하기 때문이다. 따라서 폐기종 또한 COPD의 하나이다.

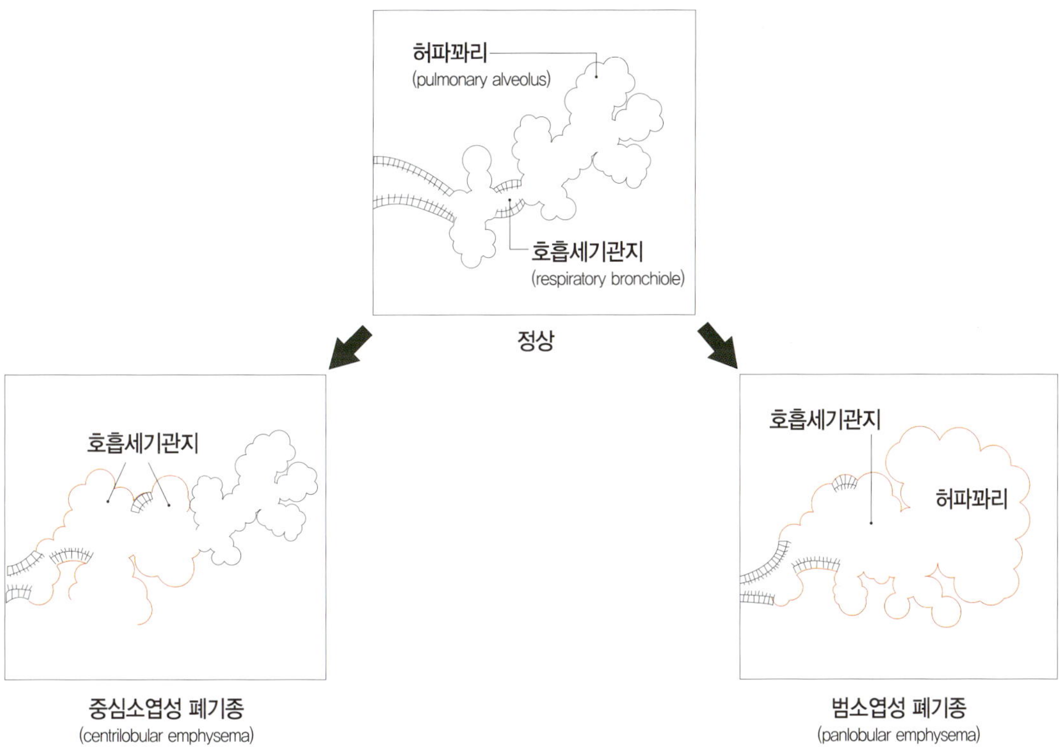

%폐활량과 구속성폐질환

실측한 FVC가 예측폐활량의 몇 %에 해당하는가를 나타낸 값을 **%폐활량**(%vital capacity)이라고 하며 %폐활량 = (FVC/예측폐활량) ×100(%)으로 나타낸다. 80% 이상을 정상으로 본다.

예측폐활량은 키와 나이에 따라 다음과 같이 계산된다.

남성 : VC(mL) = [27.63 − (0.112 × 나이)] × 키(cm)
여성 : VC(mL) = [21.78 − (0.101 × 나이)] × 키(cm)

여기서 나이는 세, 키는 cm, VC는 mL이다. VC가 나이와 함께 감소하는 이유는 크게 호흡하기 위한 속갈비사이근의 수축력이 쇠퇴했기 때문이며 키가 클수록 VC가 큰 이유는 가슴안 용적이 커지기 때문이다.

사이질폐렴(간질폐렴, interstitial pneumonia)에서는 섬유성 결합조직의 증식이 일어나 허파조직의 경화와 위축을 초래하므로 %폐활량이 저하한다. 사이질폐렴과 같은 질환을 구속성폐질환(restrictive lung disease)이라고 하며 폐섬유증(pulmonary fibrosis)가 대표적 예이다.

구속성폐질환의 예(사이질폐렴)

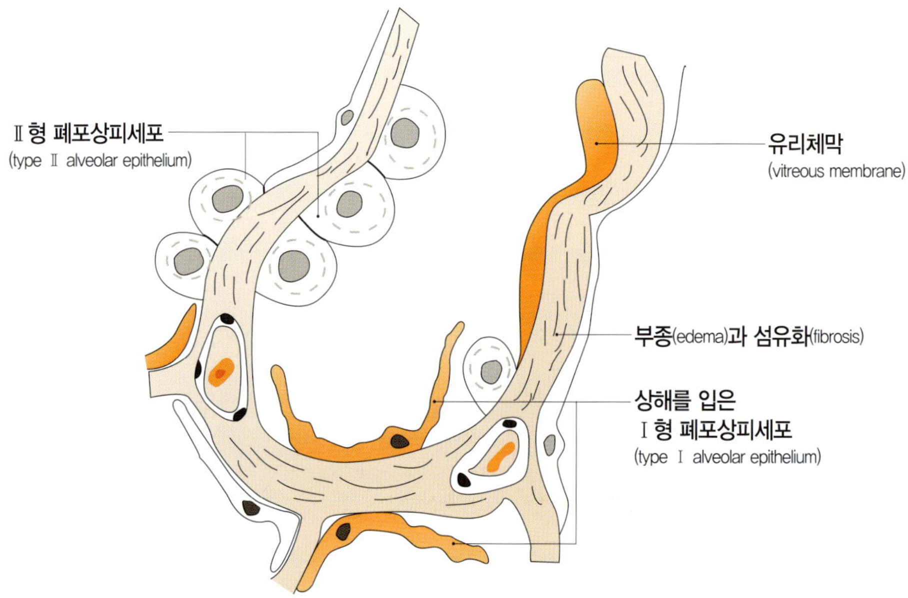

폐쇄성폐질환과 구속성폐질환

1초율이 70% 미만인 경우 **폐쇄성폐질환**(obstructive lung disease), **%폐활량**이 80% 미만인 경우 **구속성폐질환**(restrictive lung disease), 1초율과 %폐활량이 모두 낮은 경우 혼합형이 된다. 1초율 및 %폐활량은 폐활량계로 동시에 측정된다.

%폐활량과 1초율

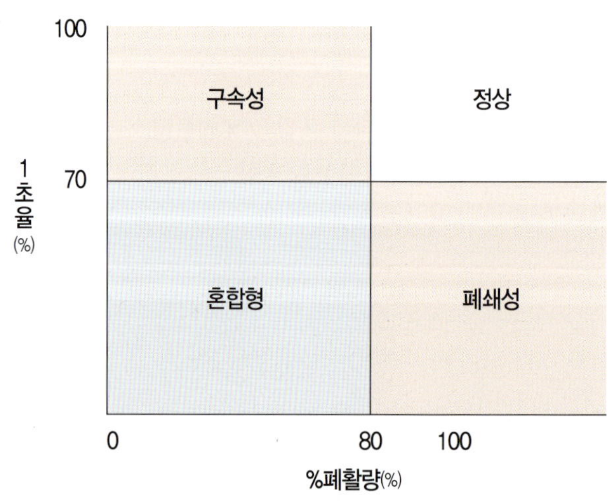

10. 유량용량곡선

유량용량곡선은 세로축(유량)의 플러스 쪽이 날숨, 마이너스 쪽이 들숨이 되도록 표시하는 것이 일반적이다.
최대들숨과 최대날숨 간의 길이가 FVC에 상당한다.
유량용량곡선의 호출기는 R의 증대(시간상수의 증대)에 따라 완만해지며 C의 감소(시간상수의 감소)에 따라 급격해진다.

유량용량곡선

가로축이 시간, 세로축이 호출량인 그래프 **강제날숨곡선**(p.242 참조)의 접선을 구하면(미분하면) 호출속도 즉, 유량이 된다. 이 유량을 세로축에, 환기량(용량)을 가로축에 나타낸 그래프가 **유량용량곡선**(flow volume curve)이다.

강제날숨곡선을 측정하는 전자폐활량계에는 미분해석프로그램이 내장되어 있어서 강제날숨곡선을 통해 자동적으로 유량용량곡선을 얻을 수 있다.

유량용량곡선

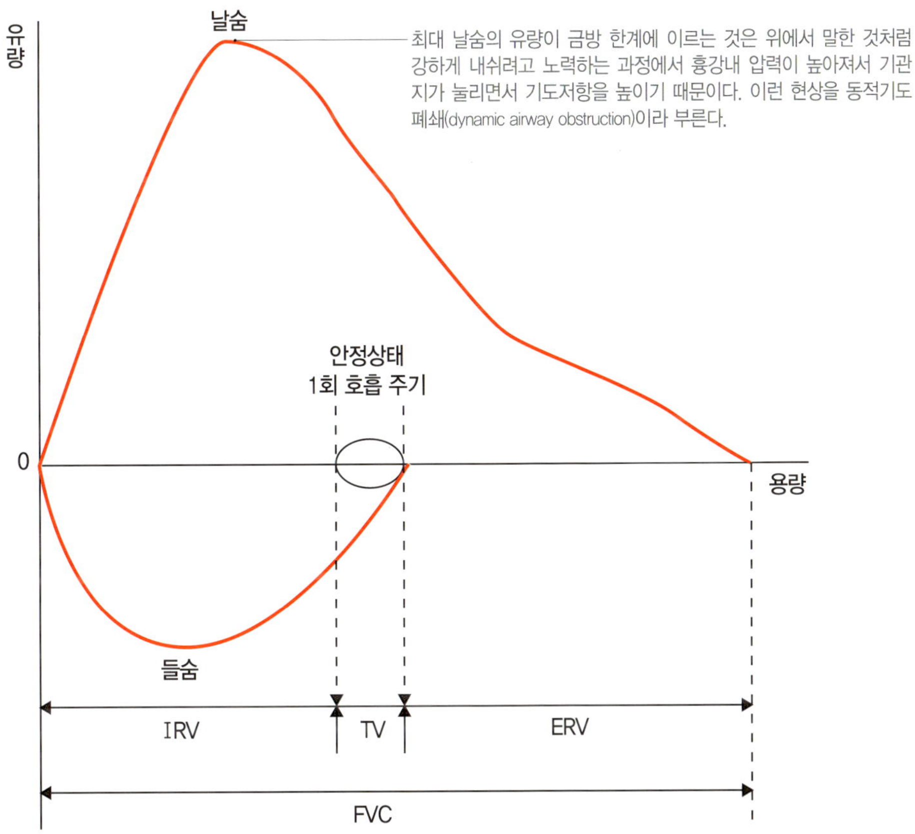

급성·만성으로 발생하는 호흡곤란

	질 환	특 징
급성 호흡곤란	천식	특히 호기 때 강한 천식, 연속성 수포음
	폐부종	좌위호흡(누우면 호흡이 곤란하여 앉아 있으려는 상태), 분홍색 거품이 있는 가래, 단속성 수포음, 불투명 유리와 같은 흉부 X선 음영
	폐경색	갑작스런 흉통, 혈담, 우심부하
	자연 기흉	젊은 남성에서 주로 발생하며 갑작스런 흉통이 있고, 흉부 X선에서 허파허탈이 확인
	기관지 이물	호흡음의 좌우차, 심호흡에서 환부측 허파의 확장 불량
	무기폐	흉부 X선에서 허파구역에 일치한 투과성 저하 음영
	폐렴	기침, 가래, 단속성 수포음, 흉부 X선에서 침윤상 등의 허파 이상 음영 발견
	늑막염	심한 흉통, 흉부 X선에서 흉수 정체 모양
	급성 농흉	흉강 내 분비물에서 고름, 세균이 증명되면 진단
	과민성 폐렴	마른 기침으로 양쪽 허파에 광범위하게 수포음이 들림 환경을 개선함으로써 호전
	알레르기성 기관지 폐아스페르길루스증	발열을 동반한 천식, 가래·혈액 속의 호산구
만성 호흡곤란	폐기종	1초율의 저하, 흉부 X선에서 폐 영역의 과팽창 소견
	만성 기관지염	1년여에 걸친 기침과 가래, 단속성 수포음, 1초율
	간질폐렴	1초율 정상, %폐활량(% VC) (구속성 환기장애) 흉부 X선에서 양쪽 아래 폐영역을 중심으로 과립 모양 또는 선이나 그물 모양의 음영
	폐동맥고혈압	우심부하, 우심부전, 폐동맥압

호흡곤란의 정도를 나타내는 기준

제Ⅰ도	건강한 사람과 같은 정도로 운동하며, 비탈길이나 계단 오르내리기가 가능하다.
제Ⅱ도	건강한 사람과 같은 정도로 보행은 할 수 있지만, 계단 오르내리기가 힘들다.
제Ⅲ도	건강한 사람과 같은 정도로 보행은 할 수 없지만, 자신만의 속도로 걸을 수 있다(1.6km 이상).
제Ⅳ도	도중에서 쉬지 않으면 걸을 수 없다(50m 이상).
제Ⅴ도	일상생활을 하는 데에도 숨이 차다.

11. 꽈리기체 및 동맥혈의 산소·이산화탄소분압

꽈리기체방정식에는 O_2 꽈리기체방정식과 CO_2 꽈리기체방정식이 있으며, 각각에서 꽈리기체의 산소분압과 이산화탄소분압이 구해진다. CO_2에 대해서는 동맥혈의 분압과 꽈리기체의 분압이 같고, O_2에 대해서는 동맥혈의 분압이 꽈리기체의 분압보다 낮다.

꽈리기체의 산소 및 이산화탄소분압을 추정하는 꽈리기체방정식(alveolar gas equation)

혼합기체는 그 성분량에 비례하는 압력을 가지는데, 이를 **분압**(partial pressure)이라고 한다.

실제 혈액과 가스교환이 일어나는 장소인 **꽈리기체**(폐포기체, alveolar gas)의 산소 및 이산화탄소분압(P_AO_2, P_ACO_2)은 가스교환상태를 파악하기 위해 알아야 하는 중요한 양인데, 사람의 허파꽈리까지 탐지기를 넣을 수는 없기 때문에 직접 측정은 어렵다. 그나마 비슷한 값으로는 호출 마지막에 나오는 **분량**(end tidal)의 가스를 채취하여 측정함으로써 P_AO_2 및 P_ACO_2를 추정할 수 있다.

용해도가 높은 CO_2에 대해서는 꽈리기체-동맥혈 간의 분압 차이가 거의 없을 것이라 예상할 수 있으므로 동맥혈의 이산화탄소분압(P_aCO_2)을 측정하여 P_ACO_2로 간주할 수 있다. 즉,

$$P_ACO_2 = P_aCO_2 \quad \cdots\cdots \quad (1)$$

그러나 용해도가 낮은 O_2는 건강한 사람이라도 꽈리기체-동맥혈 간의 분압차(**$AaDo_2$**)가 존재하므로 다음에 나타내는 꽈리기체방정식을 사용하여 P_AO_2를 추정한다. 아주 복잡한 공식처럼 보이는데, 이 공식의 각 항들은 직접 측정이 가능하거나, 측정값들에서 계산해낼 수 있는 2차값들이다.

$$P_AO_2 = P_IO_2 - [F_IO_2+(1-F_IO_2) / RQ]\ P_ACO_2 \quad \cdots\cdots \quad (2)$$

여기서 P_IO_2 및 F_IO_2는 각각 흡입기체의 산소분압 및 농도이다. 이 꽈리기체방정식은 O_2 섭취량($\dot{V}_{O_2}$) 및 CO_2 배출량($\dot{V}co_2$)을 구하는 식을 $RQ = \dot{V}co_2/\dot{V}o_2$에 대입하여 식을 정리하면 얻을 수 있다[RQ(respiratory quotient) : 호흡상 수]. [ ] 안은 $\{(RQ-1)\ F_IO_2+1\}$ / RQ로 변형할 수 있는데 $(RQ-1)F_IO_2 \ll 1$임을 고려하면,

$$P_AO_2 = P_IO_2 - P_ACO_2 / RQ \quad \cdots\cdots \quad (3)$$

로 간주할 수 있다. 나아가 공기호흡 시에 $P_IO_2 \fallingdotseq 150$Torr, $RQ \fallingdotseq 0.8$로 하여 (1)을 사용하면

$$P_AO_2 = 150 - P_aCO_2 / 0.8 \quad \cdots\cdots \quad (4)$$

이 되어 측정 가능한 P_aCO_2에서만 P_AO_2를 추정할 수 있다. P_aCO_2 = 40Torr의 표준치일 때에는 P_AO_2 = 100Torr가 된다.

각종 상태에서의 산소 및 이산화탄소분압과 함량(안정 시 기준치)

상 태	내 용	단 위	O_2	CO_2
대기	비율	%	20.9	0.03
들숨	분압	Torr	150	0.2
날숨	분압	Torr	116	32
꽈리기체	분압	Torr	100	40
동맥혈	분압	Torr	95	40
혼합정맥혈	분압	Torr	40	46
동맥혈	함량	vol%	19.5	47
혼합정맥혈	함량	vol%	15.1	51.5

위의 표에서 가장 주목해야할 점은 대기중의 CO_2에 비하여 허파꽈리의 CO_2는 상대적으로 매우 높다는 점이다. 폐용량 중안정 시 잔기용적이 꽤 큰 비중을 차지하기 때문에 CO_2는 일정수준의 허파 내 분압과 혈중 분압을 유지하게 된다. 뒤에 나오겠지만, 이와 균형을 이루는 혈중 중탄산염(HCO_3^-)에 의하여 우리 몸의 pH 조절에 큰 역할을 한다.

$AaDo_2$의 요인

꽈리기체-동맥혈 산소분압교차(alveolar-arterial oxygen difference, A_aDo_2)의 요인에는 ①**환기혈류비불균등분포**(ventilation-perfusion ratio inequality), ②**션트**(shunt), ③**확산장애**(diffusion disturbance)의 3가지가 있다. 중력을 받으면서 생활하는 데에 기인하는 ① 및 해부학적 혈관주행에 기인하는 ②는 건강한 사람에게도 존재하며 약 5Torr의 A_aDo_2가 있다. 허파질환이 있으면 ③이 더해져 A_aDo_2는 30~40Torr까지 늘어난다.

한편, 오른심실에서 허파동맥으로 유입한 혼합정맥혈은 보통 허파의 모세혈관을 통과할 때에 허파꽈리와 접촉하여 산소화되어 동맥혈이 되고 허파정맥을 통해 왼심실로 유입되는데, 이 경로가 단축되어 혼합정맥혈이 산소화되지 않고 유출되는 경우가 있다. 이 현상을 **션트**(shunt)라고 한다. 이처럼 단지 허파꽈리의 환기만 생각해서는 안되고 이들과 접촉하는 폐순환계의 혈류가 허파꽈리와 잘 매칭되는 것이 실제로 산소화된 동맥혈을 만드는데 중요하다.

션트의 개념도

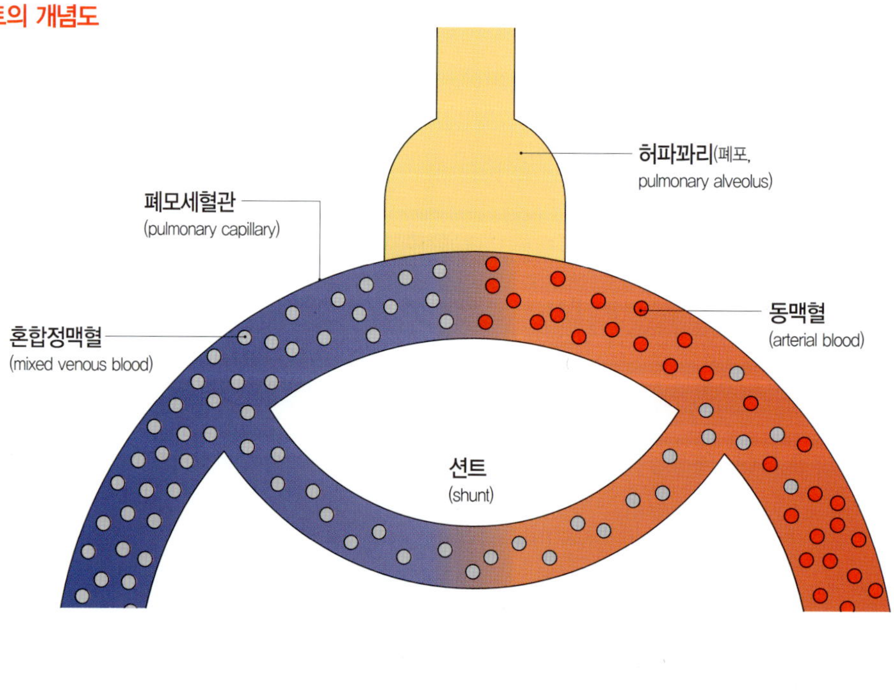

12. 혈액과 산염기평형

동맥혈 혈장의 pH, PCO_2 및 HCO_3^- 농도 간의 관계는 헨더슨-하셀바흐방정식으로 기술된다.
헨더슨-하셀바흐방정식을 그래프화한 것 중 하나가 pH-중탄산염 도표이다.
혈액가스데이터를 pH-중탄산염 도표에서 평가함으로써 혈액의 산염기평형을 검토할 수 있다.

pH-중탄산염 도표

허파꽈리의 CO_2분압은 비교적 높은 편이며 이것이 그대로 용해되어 탄산을 만들면 우리 몸은 산증(acidosis)에 빠질 것이다. 그러나 혈액과 체액에는 탄산의 짝염기인 중탄산염이 존재하면서 pH 7.4에서 산-염기 반응이 균형을 이루고 있다. 폐 환기에 따라 CO_2분압은 크게 변할 수 있고 이에 따라 체액의 pH에도 영향을 받는다.

아래 그래프는 PCO_2가 일정할 때 중탄산염 농도에 따라 pH가 변하는 경향을 보여준다. 또한 체액에 존재하는 다른 pH 완충계(bufter system)의 pH 의존적 변화(붉은선)도 함께 표시하였다. 이 두 선이 만나는 지점이 현재 정상점 pH이다(Ⓝ).

그림에서 완충선(buffer line)에 따라서 pHa가 저하한 경우가 **호흡산증**(respiratory acidosis, RAc), pHa가 상승한 경우가 **호흡알칼리증**(respiratory alkalosis, RAl), 등P_aCO_2선(isoP_ACO_2 line)에 따라 pHa가 저하한 경우가 **대사산증**(metabolic acidosis, MAc), pHa가 상승한 경우가 **대사알칼리증**(metabolic alkalosis, MAl)이다.

또한, 완충선의 기울기는 완충가(buffer value)에 상당하며 혈액에 대해 완충가의 표준적 값은 29mEq/L/pH이다. 완충가 단위(mEq/L/pH)를 슬라이크[미국의 생화학자 D. D. Van Slyke(1883~1971)에 유래]라고 한다.

pH-중탄산염 도표(산염기 도표)

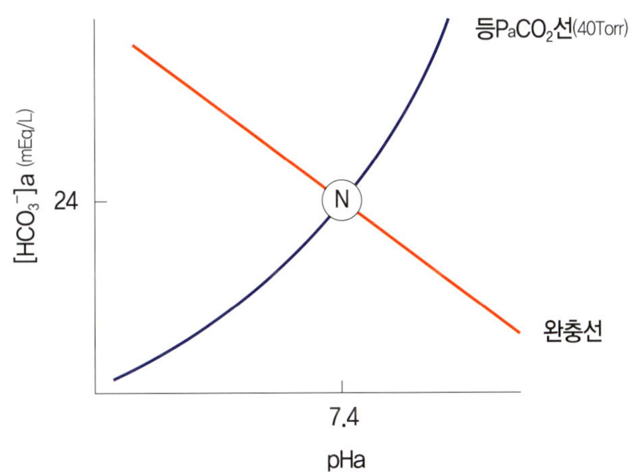

pH의 유지

혈액은 O_2와 CO_2의 운반뿐만 아니라 **산염기평형**(acid-base equilibrium) 유지에도 중요한 역할을 하고 있다. CO_2의 수화반응은 **탄산탈수효소**(carbonate dehydratase, CA)의 존재 하에 진행한다.

$$CO_2 + H_2O \overset{CA}{\longleftrightarrow} H_2CO_3 \overset{\text{비효소반응}}{\longleftrightarrow} H^+ + HCO_3^- \quad \cdots\cdots (1)$$

이 반응의 왼쪽은 CA가 없으면 상당히 느려 전체 반응속도를 좌우한다. CA는 적혈구 내에 있고 혈장을 통해 운반되어 온 HCO_3^-은 적혈구에 들어가 (1)의 반응으로 CO_2가 되어 허파꽈리로 배출된다. CA는 적혈구(CO_2 배출) 외에 위바닥샘의 벽세포(위산분비), 토리쪽요세관(콩팥)의 상피세포(H^+ 배출) 등에 있다. 이들 세포에 공통하는 것은 **산생산세포**라는 점이다. (1)의 평형반응에 평형식의 법칙(mass action law)을 적용하면 평형정수 K는

$$K = \frac{[H^+]\cdot[HCO_3^-]}{[CO_2]\cdot[H_2O]} \qquad \log K = \log [H^+] + \log \frac{[HCO_3^-]}{[CO_2]\cdot[H_2O]} \quad \cdots\cdots (2)$$

으로 나타낼 수 있다. CO_2의 용해계수(solubility coefficient)를 α라고 하면 $[CO_2] = \alpha P_aCO_2$이며, 용질에 비해 물은 대량으로 있어 $[H_2O]$는 일정하다고 보아도 되므로 (2) 식은

$$pHa = pK' + \log \frac{[HCO_3^-]\,a}{\alpha P_aCO_2} \quad \cdots\cdots (3)$$

이 되어 **헨더슨-하셀바흐방정식**(Henderson-Hasselbalch equation)을 얻을 수 있다.

혈액가스검사에서는 채취한 동맥혈 혈장의 pH와 PCO_2를 혈액가스분석기로 측정하여 (3) 식에서 $[HCO_3^-]$를 산출한다. $[HCO_3^-]$는 pH나 PCO_2와 달리 간단히 측정하는 방법이 없다.

생리적인 pHa 및 온도에서는 $pK' = 6.1$ 및 $\alpha = 0.03$mmol/L/Torr이므로 (3) 식은 pHa, $[HCO_3^-]$ a 및 P_aCO_2의 3가지 변수로 이루어지는 식으로 생각할 수 있다. 3가지 변수에서 2개를 골라 x축 및 y축에 취하는 방법은 p.248 표의 3가지와 같다.

산증을 방지하는 허파와 신장

생체는 ATP를 생산할 때 CO_2나 H^+이라는 산성 물질을 만들며, 단백질 대사 과정에도 산이 만들어지기 때문에 생체는 산증(acidosis)으로 기우는 숙명에 있다. 이를 방지하는 것이 허파와 콩팥이다. 허파는 호흡으로 배출될 수 있는 이산화탄소가 만드는 탄산을 낮출 수 있고, 콩팥은 호흡으로 방출될 수 없는 다양한 유기산들을 배출하거나 순수한 H^+을 배출함으로써 완충제인 짝염기들을 보전할 수 있다. 허파기능이 저하하면 **호흡산증**(respiratory acidosis)이 되고 콩팥기능이 저하하면 **대사산증**(metabolic acidosis)이 된다. 호흡산증의 특징은 환기 부족에 의한 P_aCO_2의 상승, 대사산증의 특징은 산 생성 증가로 짝염기가 소모되기 때문에 생기는 $[HCO_3^-]$의 감소이다.

산증과 알칼리증의 판단

pH		$PaCO_2$	HCO_3^-	분 류
pH < 7.35	산증	정상	↓	대사산증 (metabolic acidosis)
		↑	정상	호흡산증 (respiratory acidosis)
		↑	↑	호흡산증 + 보상성 대사알칼리증 (compensated metabolic alkalosis)
		↑	↓	혼합성 산증 (mixed acidosis)
		↓	↓	대사산증 + 보상성 호흡알칼리증 (compensated respiratory alkalosis)
pH > 7.45	알칼리증	정상	↑	대사알칼리증 (metabolic alkalosis)
		↓	정상	호흡알칼리증 (respiratory alkalosis)
		↓	↓	호흡알칼리증 + 보상성 대사알칼리증
		↓	↑	혼합성 알칼리증 (mixed alkalosis)
		↑	↑	대사알칼리증 + 보상성 호흡산증 (compensated respiratory acidosis)

산화와 항산화

산소와 반응해서 산화물을 만드는 것을 산화(oxidation)라고 하는데, 신체의 모든 부분에서 이 반응이 일어난다. 이 과정에서 활성산소가 생기고 자유라디칼(자유기, free radical)이라고 하는 물질이 세포에 장애를 일으킨다.

이들 산화를 방지하기 위한 항산화물질은 세포장애나 다양한 질환의 진행, 노화 등을 방지할 수 있을 것이라며 연구가 이루어지고 있지만, 현재로서는 충분히 해명되지 않았다.

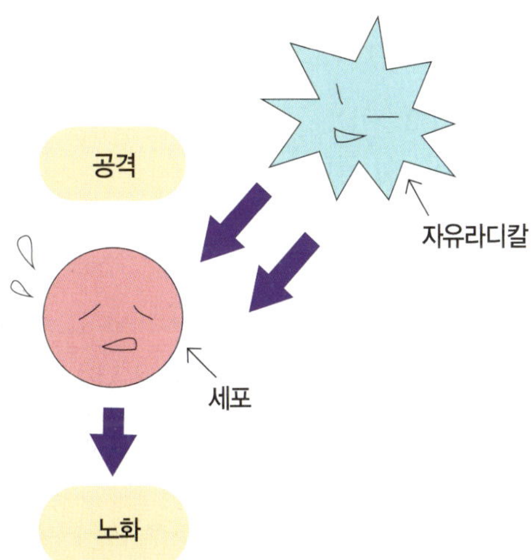

13. 호흡부전

P_aO_2가 60Torr 이하로 저하한 상태를 호흡부전이라고 한다.
P_aO_2가 50Torr 이하가 되면 청색증이 나타난다.
P_aCO_2가 상승하면 이산화탄소혼수에 빠진다.

호흡부전의 분류

분 류	P_aO_2	P_aCO_2	장애부위
Ⅰ형(허파부전형)	< 60Torr	정상	상기도, 하기도, 허파꽈리, 심·혈관계
Ⅱ형(환기부전형)	< 60Torr	> 45Torr	뇌, 척수, 신경·근육계, 가슴계

P_aO_2 및 S_aO_2와 호흡부전

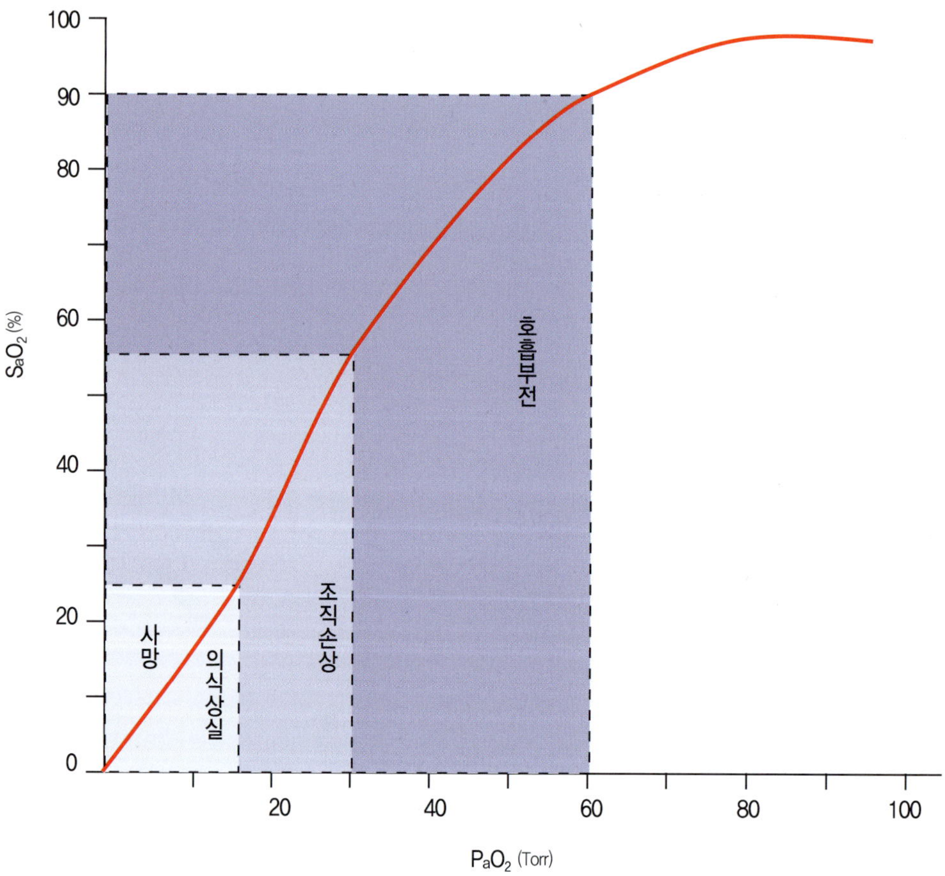

호흡부전과 동맥혈 산소분압

호흡부전(respiratory failure)은 동맥혈 산소분압이 $P_aO_2 < 60$Torr인 상태이다. **청색증**(cyanosis)이 호흡부전의 특징적 외견 증상이다. p.246의 표와 같이 P_aO_2의 기준치는 95Torr이지만, P_aO_2는 노화와 함께 저하한다. 나이를 고려한 P_aO_2의 목표치는 다음 식에서 구해진다.

$$P_aO_2 = 109 - (0.43 \times \text{나이})\ \text{Torr}$$

예를 들어 80세인 경우 위의 식에서 P_aO_2가 75Torr라도 허용범위이다. 또 P_aO_2의 허용범위는 조직에 따라서도 크게 달라진다. 뇌는 가장 저산소에 약해 5분간 무산소 상태에 빠지면 회복이 불가능해지나, 뼈대근육은 저산소에 강해서 정지 시라면 2시간의 저산소에도 견딜 수 있다. 뼈대근육은 $S_aO_2 = 50\%$일 때의 P_aO_2(P_{50} : 약 27Torr) 정도까지 저하해도 견딜 수 있다.

호흡부전은 $P_aO_2 < 60$Torr가 된 상태인데, 여기에 추가하여 동맥혈 이산화탄소분압(P_aCO_2)이 정상(40Torr, p.248 참조)보다 상승한 상태(II형)는 더욱 중증이다.

P_aCO_2가 상승하면 집중력이 없어지거나 중증이 되면 의식장애가 일어나 술에 취한 듯한 상태(**이산화탄소혼수**, carbon dioxide narcosis)가 나타난다. 이산화탄소혼수에서는 P_aO_2가 저하했다고 해서 급격하게 O_2를 투여하면 자발호흡(spontaneous breathing)이 정지하여 위험하다. 인공환기를 통해 우선 P_aCO_2를 낮출 필요가 있다. 이런 일이 생기는 것은, 우리 신경계의 호흡중추들이 CO_2 증가와 O_2 감소 양쪽에 의하여 이중으로 자극받고 있기 때문이다. 만성호흡부전으로 CO_2가 계속 높아진 경우 CO_2에 자극받는 경로가 비활성화되어 버리기 때문에 O_2 감소만이 겨우 남은 자극요소이다. 그런데 갑자기 100% O_2를 투여하면, 호흡중추는 산소가 충분하다는 착오 상태에 빠져서 호흡운동 신호를 방출하지 않으므로 환자의 호흡이 아예 멈출 수 있다. 그러므로 심정지나 기타 위급 시에는 100% 산소를 투여하더라도, 만성폐쇄성 폐질환 환자의 경우엔 필요시 우선 산소 35%농도를 투여하고 상태에 따라 증량해야 한다.

■ 청색증

청색증(cyanosis)은 환원헤모글로빈(환원혈색소, reduced hemoglobin) 농도가 5g/dL 이상이 되면 나타난다.

헤모글로빈 농도의 기준치는 약 15g/dL이므로 이때의 동맥혈 산소포화도(oxygen saturation, S_aO_2)는 $S_aO_2 = \{(15-5) / 15\} \times 100 \fallingdotseq 67\%$가 된다. 안정 시 S_aO_2는 약 97%이므로 이 67%라는 값은 상당히 낮아 정맥혈의 산소포화도 정도이다. P_aO_2에서는 대체로 50Torr 이하로 저하했을 때의 S_aO_2에 상당한다.

다만, 빈혈이 있으면 헤모글로빈이 감소하므로 저산소가 되어도 청색증이 나타나지 않는 경우가 있으므로 주의가 필요하다.

9

소화흡수

1. 소화관의 구조와 기능
2. 씹기와 삼키기
3. 위의 소화작용
4. 소장의 소화흡수
5. 대장의 구조와 기능
6. 지질의 소화흡수
7. 황달

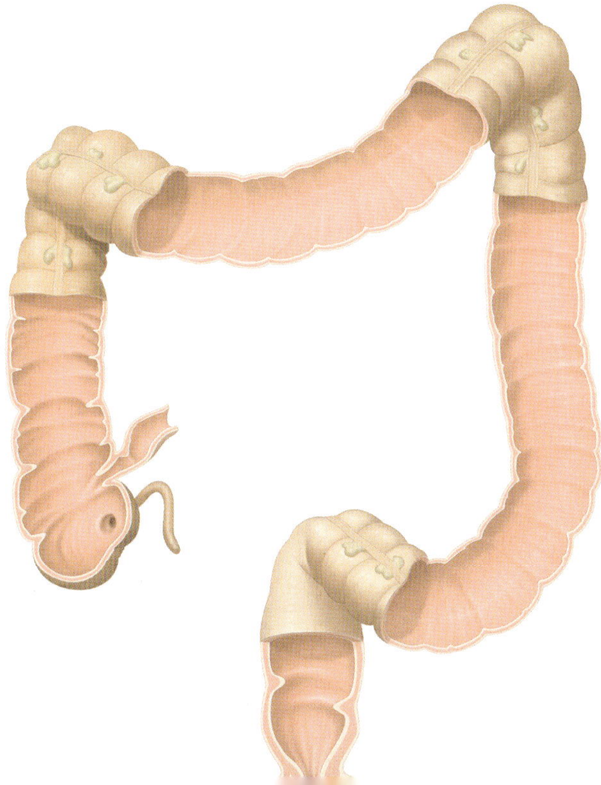

1. 소화관의 구조와 기능

> 소화관은 식도에서부터 곧창자에 이르는 길이 약 9m의 관모양 기관이다.
> 소화관은 일부분을 제외하고 민무늬근육이며, 안쪽의 돌림근육과 가쪽의 세로근육이 서로 수축하여 꿈틀운동을 일으킨다.
> 소화관에는 독특한 내재신경계(아우어바흐신경얼기 및 마이스너신경얼기)가 있다.

소화계통(digestive system) 또는 위장관계(gastrointestinal system)는 섭취한 음식물의 영양소가 분해되어 위장관의 점막면을 통과할 수 있을 정도의 작은 분자로 바뀌는 소화(digestion) 기능과 위장관의 점막면을 통과해서 혈액이나 림프액으로 들어가는 흡수(absorption) 기능을 가지고 있다. 또한 소화와 흡수가 원활하게 일어나기 위해서는 위장관의 운동(motility)과 소화액의 분비(secretion) 과정이 반드시 필요하다.

여기서는 다루지 않지만, 위장관 점막에는 면역세포가 풍부하며, 점막면역계는 우리 몸의 매우 중요한 면역 기능도 담당하고 있다.

소화관의 구조와 기능

소화관(alimentary tract)은 **식도**(esophagus)에서부터 **곧창자**(직장, rectum)에 이르는 길이 약 9m의 관모양 기관이다. 소화관벽의 구조는 내강부터 순서대로 **점막**(mucous membrane), **근육층**(muscle layer), **장막**(serous membrane)의 3층으로 이루어진다. 점막은 점막상피, 점막고유층, 점막밑층으로 이루어지며 고유층과 밑층 사이에는 점막근육판(lamina muscularis mucosae)이 있다. 점막밑층 바깥에 있는 근육층은 근육섬유가 소화관을 싸듯이 고리모양으로 주행하는 **돌림근육층**(윤주근층, circular muscle layer)이 안쪽에, 세로방향으로 주행하는 **세로근육층**(종주근층, longitudinal muscle layer)이 가쪽에 2층을 형성하고 있다. 식도와 위, 위와 소장, 소장과 대장 등 소화관 각 부분의 경계에는 돌림근육이 비후한 **조임근**(괄약근, sphincter muscle)이 있다.

소화관에는 **내재신경계**(intrinsic nervous system)라고 하는 다른 기관에는 없는 특수한 신경지배가 있다. 또, 내장 일반과 마찬가지로 자율신경계의 지배도 받고 있어서, 소화관에서는 내재신경계에 대해 자율신경계를 외래신경계라고도 한다. 내재신경은 세로근육과 돌림근육 간에 존재하는 **아우어바흐신경얼기**[Auerbach's plexus; 근육층신경얼기(myenteric plexus)]와 점막밑조직에 존재하는 **마이스너신경얼기**[Meissner's plexus; 점막밑신경얼기(submucous plexus)]로 이루어진다. 아우어바흐신경얼기는 꿈틀운동을 조절하고, 마이스너신경얼기는 소화관호르몬 분비를 주로 조절한다(p.258 표 참조).

식도(esophagus)는 약 25cm 길이의 근육성 관이다. 식도의 근육은 상부 1/3은 **가로무늬근육**(횡문근, striated muscle), 그 이하는 **민무늬근육**(평활근, smooth muscle)이다. 소화관의 근육은 일반적으로 민무늬근육이지만, 식도 상부와 바깥항문조임근(외항문괄약근, external anal sphincter)은 예외적으로 가로무늬근육이다. 하부 2/3의 민무늬근육에서는 돌림근육과 세로근육이 서로 수축함으로써 **꿈틀운동**(연동, peristalsis)이 일어난다. 이 꿈틀운동은 잘 조절된 방향성이 있기 때문에 음식 덩어리는 역류하지 않고 계속해서 앞으로 진행한다.

위(stomach, gaster)는 용량이 약 1,400mL로, 입구(식도와의 접속부)를 **들문**(분문, cardia), 출구(샘창자와의 접속부)를 **날문**(유문, pylorus)이라고 한다. 위의 근육층은 돌림근육 안쪽에 빗섬유(사섬유, oblique fiber)가 더해진 3층 구조이다.

소장(small intestine)은 날문에서 이어지는 길이 약 6~7m의 소화관으로, 약 25cm(12횡지)의 **샘창자**(십이지장, duodenum) 및 **창자간막소장**(small intestine with mesentery)으로 구분된다. 창자간막소장 시작의 약 2/5를 **빈창자**(공장, jejunum), 끝의 약 3/5을 **돌창자**(회장, ileum)라고 한다.

대장(large intestine)은 돌창자에서 이어지는 길이 약 1.5m의 소화관으로, 막창자(맹장, cecum), 잘록창자(결장, colon) 및 곧창자(직장, rectum)로 나뉜다.

소화에 관여하는 장기와 기관

소화기관(digestive organ)은 머리에서 목, 가슴을 지나 대부분 배에 있으며 배의 아래쪽 끝에서 열려 있다.

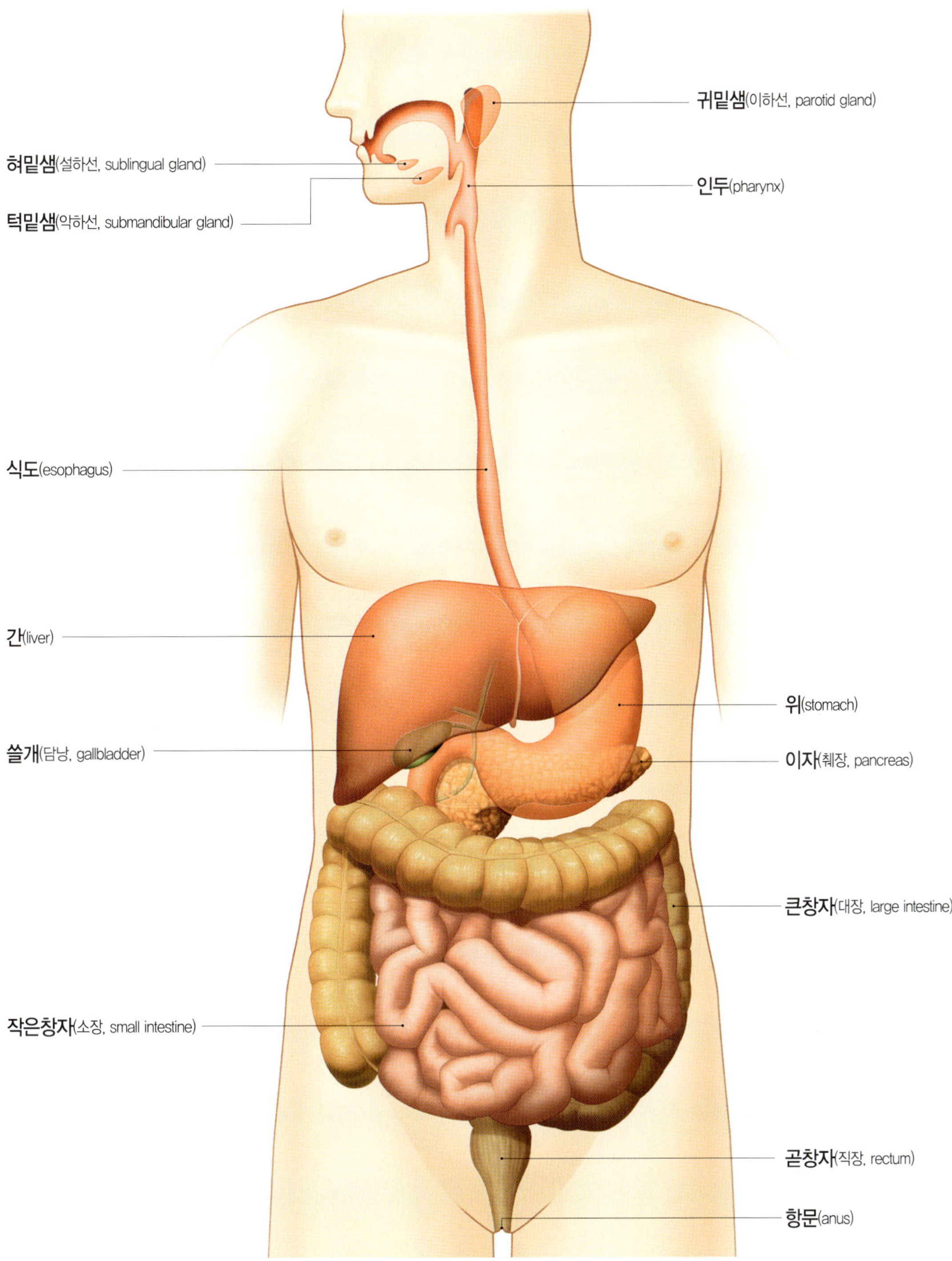

소화관의 근육과 신경계

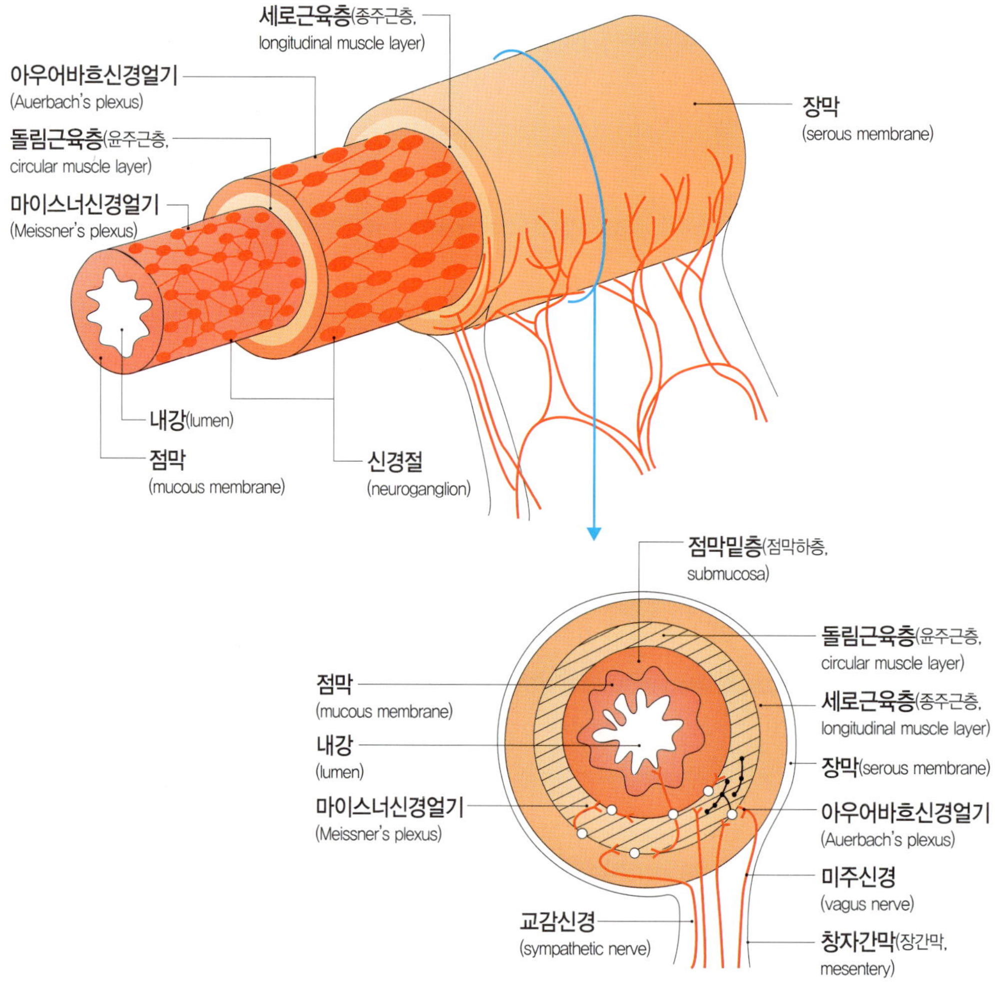

내재신경계와 조임근

일반적으로 내장 기관은 자율신경에 지배를 받지만, 소화관만 여기에 더해 독자적인 내재신경계에 지배를 받는다. 소화관 각 부위의 경계에는 돌림근육이 두텁게 발달한 조임근이 있어 관강 입구를 막아주는 작용을 한다. 들문조임근(분문괄약근, cardiac sphincter; 식도와 위의 경계), 날문조임근(유문괄약근, pyloric sphincter; 위와 샘창자의 경계), 돌막창자조임근(회맹괄약근, ileocecal sphincter; 돌창자와 막창자의 경계), 속항문조임근(내항문괄약근, internal anal sphincter; 항문의 출구) 등이 있다. 이들 조임근은 민무늬근육이지만, 바깥항문조임근은 예외적으로 가로무늬근육이다.

내재신경계 분류

명 칭	해부학적 명칭	기 능
아우어바흐신경얼기	근육층신경얼기(myenteric plexus)	꿈틀운동 조절
마이스너신경얼기	점막밑신경얼기(submucous plexus)	소화관호르몬 분비조절

2. 씹기와 삼키기

씹기근육에는 관자근, 깨물근 등이 있다. 씹기근육은 가로무늬근육이며 수의적으로 수축할 수 있다.
삼키기의 구강기는 수의운동, 인두기는 삼킴반사에 의한 불수의운동이며, 식도기는 꿈틀운동에 의한 불수의운동이다.

씹기근육

【얕은층】

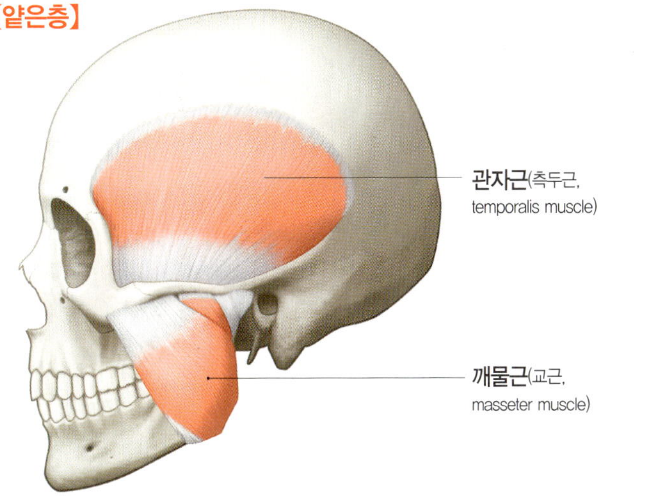

【깊은층】

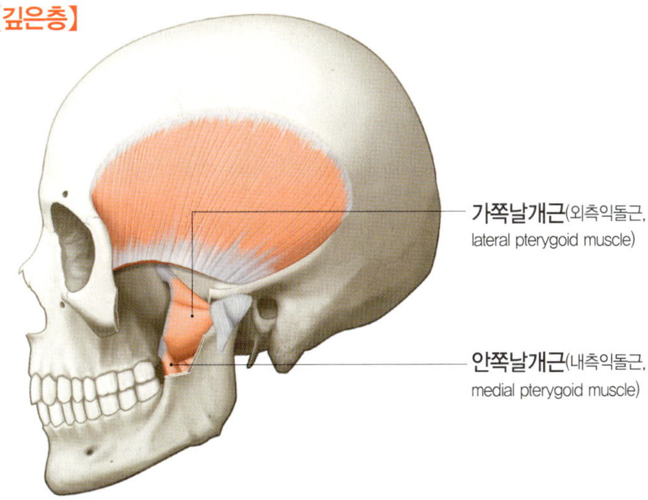

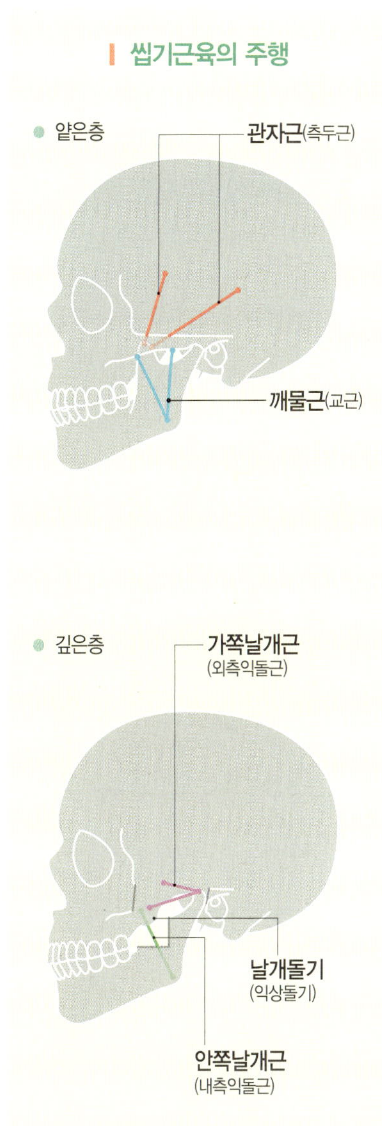

씹기와 삼키기

씹기(저작, mastication, chewing)는 씹어서 자르고 갈아 으깨어 음식 덩어리를 작게 함과 동시에 **침**(타액, saliva)과 섞는 운동이다. **씹기근육**(저작근, masticatory muscle)은 ①관자근(측두근, temporalis muscle), ②깨물근(교근, masseter muscle), ③안쪽날개근(내측익돌근, medial pterygoid muscle), ④가쪽날개근(외측익돌근, lateral pterygoid muscle)으로 구성된다. 이들 근육이 **숨뇌의 그물체**(망상체, reticular formation)에 있는 리듬발생기구의 신호에 동기하여 수축함으로써 씹기운동(저작운동, masticatory movement)이 일어난다. 이들 씹기근육은 가로무늬근육이며 수의적으로 수축이 이루어진다.

삼키기(연하, deglutition, swallowing)는 제1~3기로 나뉜다.

제1기는 구강기(oral phase)라고 하며 혀의 운동으로 음식물 덩어리가 입안에서 인두(pharynx)로 보내지는 과정이며, 삼차신경(trigeminal nerve)에 지배되는 수의운동(voluntary movement)이다.

제2기는 인두기(pharyngeal phase)라고 하며 음식물 덩어리에 의해 혀뿌리(설근, lingual root)나 인두벽이 자극되어 **삼킴중추**(swallowing center)를 통한 삼킴반사(swallowing reflex)가 일어난다. 반사이므로 불수의운동(involuntary movement)이다. 후두(larynx) 전체가 들려 올라가 후두덮개(epiglottis)에 의해 후두구멍이 닫혀 기도로 음식물이 들어가지 않게 되므로 이때 삼킴무호흡(연하무호흡, deglutition apnea)이 일어난다.

제3기는 식도기(esophageal phase)라고 하며 식도 내에서 꿈틀운동이 일어난다. 민무늬근육에 의한 꿈틀운동이므로 불수의운동이다. 불수의운동이다. 소화관의 꿈틀운동은 음식물덩어리가 있는 위치의 아래쪽은 이완되면서 그 위쪽은 수축되는 형태가 연속적으로 일어나는 것을 말한다. 이와같은 수축-이완의 조절은 아우어바흐 신경얼기와 같은 내재성신경계의 조절에 따른 것이며, 우리가 의식할 수는 없다.

삼키기 과정

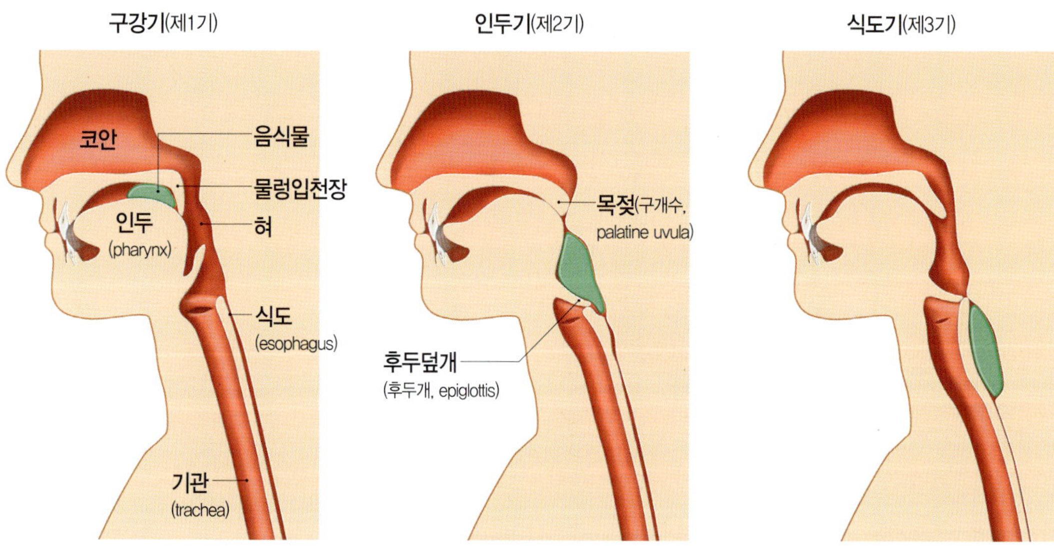

다 씹은 음식물은 혀의 기능에 의해 뒤쪽의 인두로 보내지는데, 이 움직임은 맘대로운동(수의운동, voluntary movement)으로 이루어진다.

인두공간에 음식물이 들어오면 물렁입천장이 올라가 코안과의 통로가 닫힌다. 동시에 후두가 올라가고 후두덮개가 내려가면 후두의 입구가 닫히는데, 이 움직임은 반사운동(reflex movement)이다.

식도에 음식물이 들어가면 식도벽의 꿈틀운동(연동운동, peristaltic movement)에 의해 신속하게 아래로 운반되어 간다.

삼킴곤란

삼킴곤란(연하곤란, dysphagia)은 ①협착성 장애와 ②신경·근육장애로 나뉜다. 구강기 및 인두기에서 ①의 장애는 종양이나 염증 등에 의한 혀나 입안의 통증, 마비 등이 원인으로 일어난다. ②의 장애는 뇌졸중(뇌중풍, cerebral apoplexy), 파킨슨병(Parkinson's disease), 근육위축가쪽경화증(근위축측삭경화증, amyotrophic lateral sclerosis, ALS), 다발경화증(multiple sclerosis, MS), 중증근무력증(myasthenia gravis, MG), 근디스트로피(muscular dystrophy, MD) 등이 원인으로 일어난다. 식도기에서 ①의 장애는 식도의 종양, 염증 등이 원인으로 일어난다. ②의 장애는 식도이완불능증(esophageal achalasia), 광범위식도연축(diffuse esophageal spasm) 등이 원인으로 일어난다.

타액(침) 분비

구강내로 흘러 나오는 타액(침, saliva)은 주로 세 쌍의 타액선(salivary gland)에서 생산된다. 즉 귀밑샘 (parotid gland), 턱밑샘(submandibular gland) 및 혀밑샘(sublingual gland) 들이다. 하루에 분비량은 0.5~2.0ℓ 정도이고 턱밑샘에서 70%가 분비된다. 타액은 아밀라아제(amylase)와 같은 당분해효소도 포함하고 있지만, 더 중요한 기능들은 다음과 같다. ①타액내의 다량의 물은 음식물을 희석하는 용매로서 작용한다. 음식물의 맛을 보려면 우선 타액에 음식물이 녹아 각 분자들이 맛봉우리(taste bud)에 확산되어야 느낄 수 있다. ②점액성분은 음식물을 미끄럽게 하여 쉽게 삼키게끔 해 준다. ③구강 내를 축축하게 유지시켜 말하는데 도움을 주고, 면역성분들은 입속을 청결하게 유지한다. ④α-amylase는 음식물이 입속에 있을 때에 탄수화물을 소화시키는데 그 작용은 위에서도 어느 정도 계속된다.

인두반사

인두기의 인두반사(pharyngeal reflex)가 장애를 입으면 폐흡인(pulmonary aspiration)을 일으킨다. 폐흡인된 이물질은 기관지의 형태 때문에 가쪽 기관지로 들어가기 쉽다.

삼킴중추가 숨뇌에 있으므로 숨뇌마비(연수마비, bulbar palsy)일 때 삼킴장애가 나타난다. 숨뇌마비에 특징적인 증상으로 혀연축(glossospasm)도 있다.

3. 위의 소화작용

위샘의 으뜸세포에서는 단백질의 소화를 돕는 펩시노겐이 분비된다.
벽세포에서는 강산성의 위액 및 내인자(비타민 B_{12} 흡수)가 분비된다.
덧세포에서는 위액에 의한 자가소화를 방지하는 점액이 분비되어 위점막을 보호한다.

| 위벽의 구조

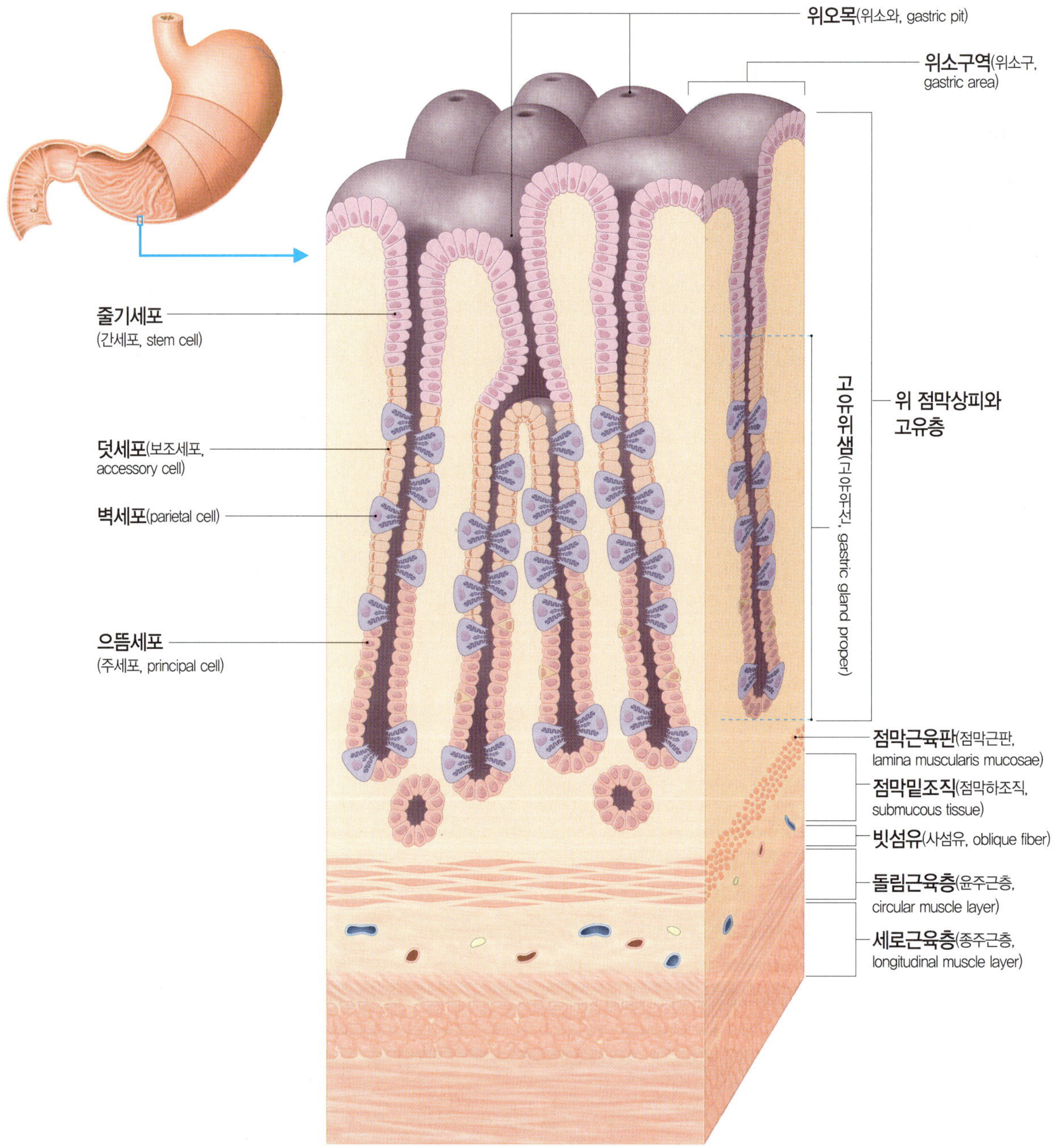

위의 소화작용

위는 꿈틀운동(연동, peristalsis)을 통해 음식물 덩어리를 섞으면서 **위액**(gastric juice)과 혼합시킴으로써 소화한다. 위액은 하루에 약 2L 분비된다. 위액에 함유되는 주성분은 **염산**(hydrogen chloride)과 **펩시노겐**(pepsinogen)으로 단백질을 소화한다. 펩시노겐은 불활성 전구체(효소원, 지모겐, zymogen)의 하나로, 자신에게는 단백질 소화작용이 없다. 염산의 작용으로 펩시노겐이 펩신(pepsin)이 되면 비로소 소화작용을 나타낸다. 위액에 함유된 염산은 단백질을 분해하거나 위 안에서 이상발효가 일어나는 것을 억제하는 작용도 한다.

위산(gastric acid)은 염산이므로 pH 1~2에서 위 자체를 소화해버릴 위험이 있다. 실제로 이런 일이 일어나서 위 점막이 소화된 것이 **위궤양**(gastric ulcer)이다. 위는 점액(mucus)을 분비하여 자가소화(autodigestion)를 방어하고 있는데, 점액의 주성분은 당사슬을 포함하는 뮤신(점액소, mucin)이나 프로테오글리칸(proteoglycan) 등으로 그물모양의 구조를 형성하여 위산의 공격을 막고 있다.

고유위샘의 외분비세포에는 **덧세포**(보조세포, accessory cell), **벽세포**(parietal cell), **으뜸세포**(주세포, principal cell)의 3종류가 있다.

덧세포는 위샘의 목 부근에 많이 관찰되며, **뮤신**(점액소, mucin)이라는 물질을 분비한다. 뮤신은 펩티드의 중앙에 당이 풍부하게 부가된 당단백질로, 물에서 녹아 끈적끈적한 점액을 만드는 성질을 가진다. 위 점막의 표면은 이 점액에 의해 보호된다.

벽세포는 위샘의 상부에 많이 분포하며 염산(hydrochloric acid)을 분비한다. 세포 표면이 특징적으로 깊이 파여 있고 세포 내에 분비세관(secretory tubule)이 생겨 이 세포막에서 염산을 만들어 내기 때문에 위액은 pH 1~2의 강산성이 된다. 이 세포는 또 비타민 B_{12}의 흡수를 돕는 내인인자(내인자, intrinsic factor)를 가진다. 수술로 위를 제거하거나 위축위염(atrophic gastritis)으로 위샘이 소실되면 비타민 B_{12}를 흡수할 수 없게 되어 악성빈혈(pernicious anemia)이 생긴다.

으뜸세포는 위샘의 하부에 많이 분포하며 소화효소의 바탕이 되는 **펩시노겐**(pepsinogen)이라는 단백질을 분비한다. 펩시노겐은 위액의 산성 환경 속에서 소화효소인 **펩신**(pepsin)으로 변화한다. 펩신은 단백질 일부를 절단하고 변성시켜 음식물의 부패를 방지함과 동시에 작은창자에서의 소화와 흡수를 돕는 작용을 한다.

내분비세포는 위샘의 바닥과 목 부근에 분포하며 위액 성분을 감지하여 혈액 중에 호르몬을 분비한다. 대표적인 것으로 날문샘(유문선, pyloric gland)의 내분비세포가 분비하는 **가스트린**(gastrin)이 있으며, 이는 위샘의 세포에 작용하여 위산 분비를 자극하고 세포의 증식을 활발하게 한다.

위샘의 분비물

위샘의 세포	분비물	생리작용
으뜸세포(주세포, chief cell)	펩시노겐	단백질 소화
벽세포(parietal cell)	위산 내인자	펩신 활성화, 단백질 분해 비타민 B_{12} 흡수
덧세포(보조세포, accessory cell)	점액	위산에 의한 자가소화 방어

위산분비의 촉진 및 억제인자

벽세포의 관강 측에 있는 **수소이온펌프**(H^+/K^+-ATPase)에 의해 H^+이 K^+과의 교환에서 관강으로 분비되고, Cl^-이 Cl^- 통로를 통과하여 관강으로 분비되어 위산(HCl)이 만들어진다. 수소이온펌프를 활성화하여 위산분비를 촉진하는 인자에는 **가스트린**(gastrin), **히스타민**(histamine), **아세틸콜린**(acetylcholine)이 있다. 병적인 위산분비 증가는 가스트린 생산 종양(**졸링거–엘리슨증후군**, Zollinger-Ellison syndrome)이 원인인 경우도 있다.

위산분비의 억제인자에는 프로스타글란딘(prostaglandin, PG)이 있다. 위산분비억제제로서 히스타민의 H_2 수용체를 저해하는 **H_2 차단제**(H_2 blocker)나 수소이온펌프를 저해하는 **수소이온펌프억제제**(proton pump inhibitor, PPI) 등이 있다. H_2 차단제에는 시메티딘(cimetidine), PPI에는 오메프라졸(omeprazole) 등이 있어서, 위궤양 치료제로 쓰인다.

위산분비 촉진요인과 분비억제제

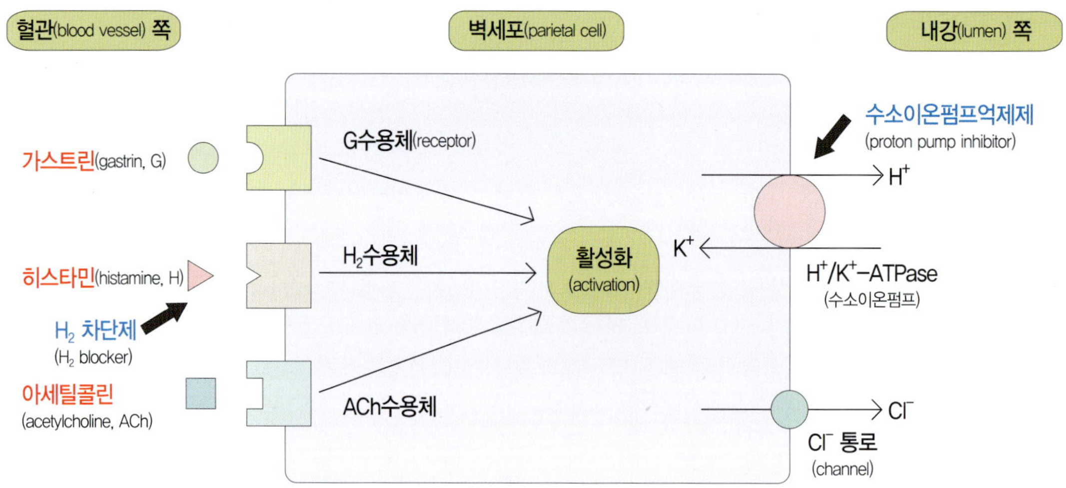

요소날숨검사

헬리코박터 파일로리균 검사 중 피검자에게 고통이 따르지 않고 정밀도도 높은 방법이 요소날숨검사(요소호기검사, urea breath test)이다. 피험자에게 안정동위체인 ^{13}C로 표지한 요소를 마시게 하고 이것이 파일로리균이 가진 요소분해효소(urease)에 분해되면 날숨 중에 $^{13}CO_2$가 나타나므로 파일로리균의 유무를 알 수 있는 검사이다. ^{13}C는 연대측정 등에 이용되는 ^{14}C와 달리 방사선을 방출하지 않으므로 안전하다. 파일로리균이 확인되면 3제 혼합의 항생물질로 제균을 시행한다. 파일로리균은 주로 날문부에 생식한다(pylori는 그리스어로 날문의 의미가 있다).

소화성궤양

소화성궤양(peptic ulcer)에는 위궤양(gastric ulcer)과 십이지장궤양(duodenal ulcer)이 있다. 소화성궤양의 공격인자에는 위산 과다, 펩신 과다, **헬리코박터 파일로리**(*Helicobacter pylori*)의 감염, **비스테로이드항염증제**(nonsteroidal antiinflammatory drug, NSAID)의 투여 등이 있다. NSAID는 아라키돈산(arachidonic acid)의 연속단계반응(cascade reaction)에서 **시클로옥시게나아제**(cyclo-oxygenase, **COX**)를 억제하고 위산분비 억제인자인 PG의 생산을 감소시켜 위산분비를 항진시킨다(p.327 참조). NSAID에 의한 소화성궤양을 **NSAID 궤양**이라고 한다.

헬리코박터 파일로리균에는 요주의

위궤양이나 십이지장궤양의 원인은 오랫동안 스트레스에 기인한다고 생각했다. 그러나 현재에는 강한 위산에서도 살 수 있는 헬리코박터 파일로리균이 원인이며 위암 발생에도 관계한다고 알려지고 있다. 이 균의 유무는 혈액검사, 날숨검사, 내시경에 의한 위의 조직검사로 알 수 있다. 파일로리균은 항생제를 1주일 복용하면 약 80%는 제거할 수 있다.

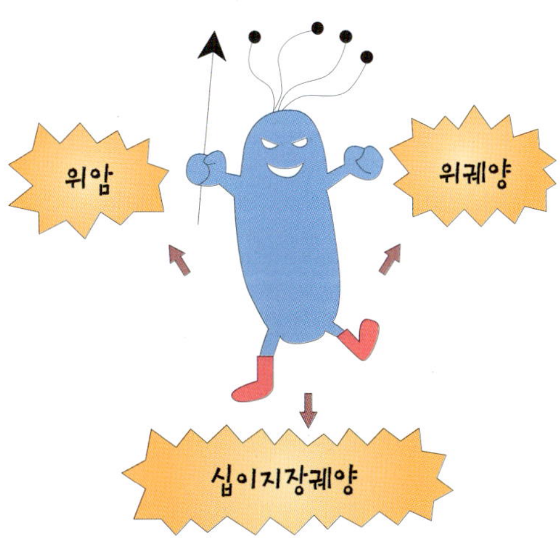

4. 소장의 소화흡수

위에서 보내온 산성의 소화물은 알칼리성의 이자액에 중화된다.
탄수화물 및 단백질은 소화관 안쪽(관내)소화와 미세융모 세포막표면에서 일어나는 막소화의의 2단계 과정을 거쳐서 분해된 다음 흡수된다.
소장의 영양흡수세포에 있는 미세융모의 총면적은 약 200m^{2}나 된다.

췌장액 분비와 소화효소

췌장(pancreas)은 12~15cm 정도의 길이와 100~150g 정도의 무게를 지닌 기관으로서 위 뒤쪽에 위치한다. 췌장은 내분비선(endocrine gland)과 외분비선(exocrine gland)을 공유하고 있는 기관으로서 외분비선은 소화기관으로서 작용하고, 내분비선은 인슐린, 글루카곤 등을 혈액으로 분비한다. 췌장의 대부분은 외분비 부분으로 구성되어 있으며 하루에 1.5~2.0ℓ의 알카리성 췌장액을 생산하여 십이지장으로 분비한다. 이는 산성인 위액을 십이지장에서 중화시켜준다. 췌장에서는 다량의 다양한 소화효소들이 분비되는데, 이들은 알칼리성 췌장액에서는 비활성화된 상태로 있지만, 위액과 만나서 중성 pH가 되면 활성화된 형태로 바뀔 수 있어서, 실제로 소화작용이 필요한 곳에서 활성화되는데 중요한 특성을 갖고 있다.

췌장액에는 단백질, 지질, 핵산, 당류 등에 대한 각각의 특이적이고 강력한 분해효소들이 모두 존재한다. 하지만 정상적인 췌장에는 단백 분해효소가 있어도 이들에 의하여 조직 자체를 소화시키는 자가소화(autodigestion)가 일어나지 않는데 이것은 분비세포내에서는 아직 미활성화된 전구체 형태일 뿐만 아니라, 췌장액에는 억제물질(예 : trypsin inhibitor)가 있어 활성효소를 무력화 시키기 때문이다. 그러나 몇가지 비정상적인 상태(예 : 급성 알콜중독)에서 췌장효소 특히 trypsin, phospholipase A 및 elastase들이 미리 활성화되어 췌장조직을 자가소화시켜 염증이 발생된다. 이것이 심해지면 급성 췌장염(pancreatitis)이 된다.

소장의 소화흡수

위에서 펩신 및 위액과 섞인 액상의 소화물이 샘창자(십이지장)에 도달하면 알칼리성의 **이자액**(췌액, pancreatic juice)이 방출되어 중화된다. 이 이자액의 분비는 소화관호르몬인 **세크레틴**(secretin)에 의해 촉진되는데, 위에서 보내온 산성의 소화물이 샘창자 내강에 닿아 pH 4.5 이하가 되면 세크레틴이 분비된다.

20세기 초반에 베일리스(Bayliss)와 스탈링(Starling)이 신경자극과는 관계없이 이자액의 분비를 항진시키는 물질이 존재함을 증명하고 세크레틴이라는 이름을 붙였다(p.116 참조).

탄수화물과 단백질의 소화

영양소	화학구조	관내소화 산물	막소화 산물
탄수화물(전분)	포도당으로 이루어진 고분자화합물	올리고당	포도당
단백질	아미노산으로 이루어진 고분자화합물	올리고펩티드	아미노산

중화된 소화물은 빈창자(공장)로 진행되는데, 이 단계에서는 아직 중간적 소화만 이루어진다. 이를 **관내소화**(luminal digestion)라고 한다. 최종적인 소화를 **막소화**(membrane digestion)라고 하며 이는 빈창자의 **영양흡수세포**인 미세융모(microvillus) 끝에 있는 솔가장자리(쇄자연, brush border) 사이에서 이루어진다. 탄수화물 및 단백질은 이러한 2단계의 소화가 이루어진다.

탄수화물 및 단백질은 관내소화로 각각 **올리고당**(oligosaccharide) 및 **올리고펩티드**(oligopeptide)까지 분해된다. *oligo*는 그리스어로 적다는 의미이다. 올리고당 및 올리고펩티드는 각각 단당류(포도당) 및 아미노산이 3~10개 정도 연결된 화합물이다. 단백질은 아미노산으로서 흡수되는 외에 디펩티드(dipeptide) 혹은 트리펩티드(tripeptide)의 형태로도 흡수된다. 세포 내에 아미노펩티드분해효소(aminopeptidase)가 있어서 세포 내에서 디펩티드나 트리펩티드를 아미노산까지 분해하는데, 이러한 소화를 **세포내소화**(intracellular digestion)라고 한다.

지질은 2단계의 소화가 아니라 지질분해효소(lipase)의 작용으로 중성지방이 지방산(fatty acid)과 글리세롤(glycerol)로 분해되어 흡수된다.

소장에서의 영양흡수와 소화기전

소장 내벽의 융모에서 영양소는 소화효소에 의해 최소단위로 분해되어 흡수된다. 이는 융모의 깊숙한 곳에서 이루어지므로 세균 등은 들어가지 못하게 되어 있다. 세균이 흡수가능한 영양소를 가로채지 못하는 영역에서 최종 소화와 흡수가 일어나는 것이다.

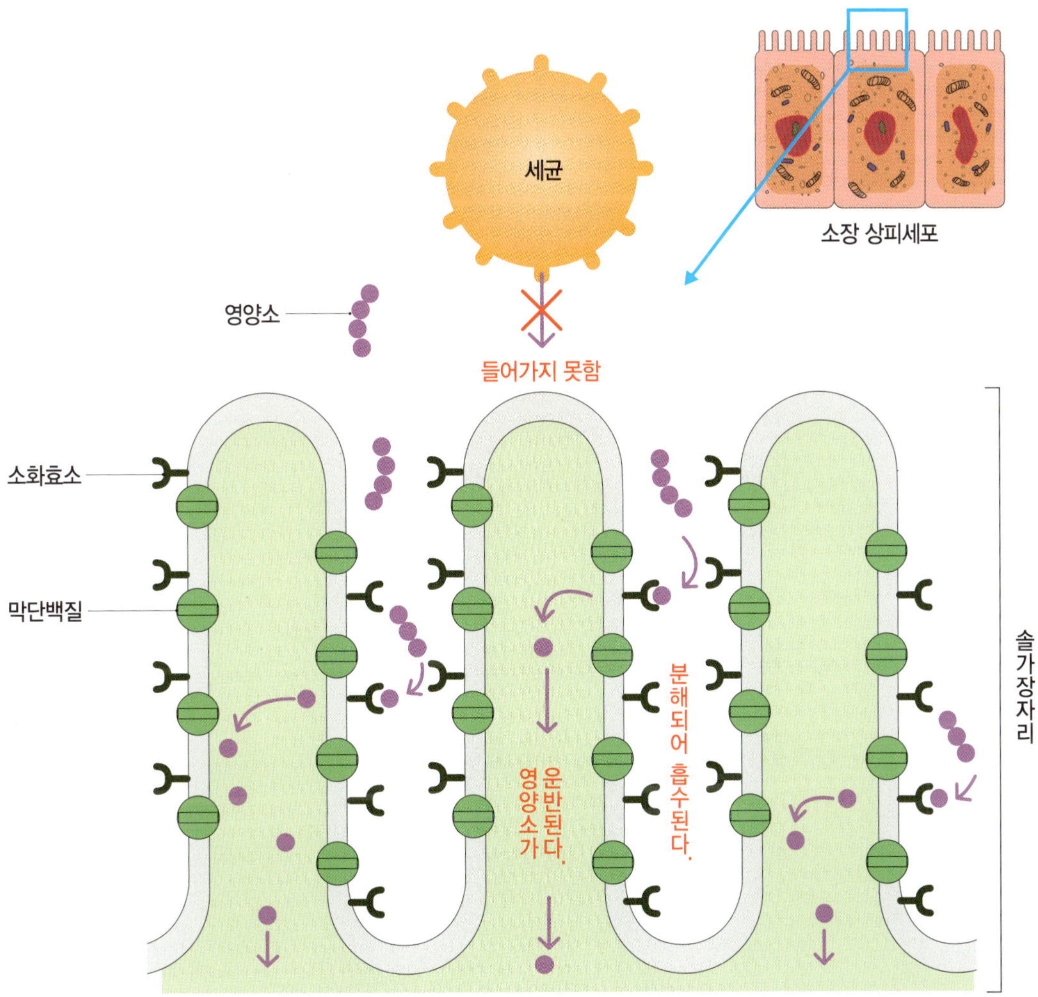

장내세균

pH 1~2인 위 안에도 세균(파일로리균)이 생식할 정도이므로 소장이나 대장에는 막대한 수의 **장내세균**(intestinal bacteria)이 존재한다. 이를 **장내세균무리**(intestinal bacterial flora)라고 한다. 200m^2 이상의 광대한 표면적을 가진 소장 및 대장에는 100종 이상, 100조 개나 되는 세균이 생식한다. 이 가운데 대장 내에 99% 이상의 세균이 존재한다. 대장 내에는 산소가 없는 완전히 혐기적인 상태이므로, 그곳에 생식하는 세균은 절대무산소성균(편성혐기성균, obligate anaerobe)이다. 탄수화물 및 단백질의 소화가 관내소화와 막소화의 2단계로 나뉘어 있는 이유는 장내세균이 생식하는 관강 내에서는 세균에 섭취되지 않는 올리고당 혹은 올리고펩티드까지만 이루어지는 소화에 머무르게 하기 위해서이다.

소장점막의 구조

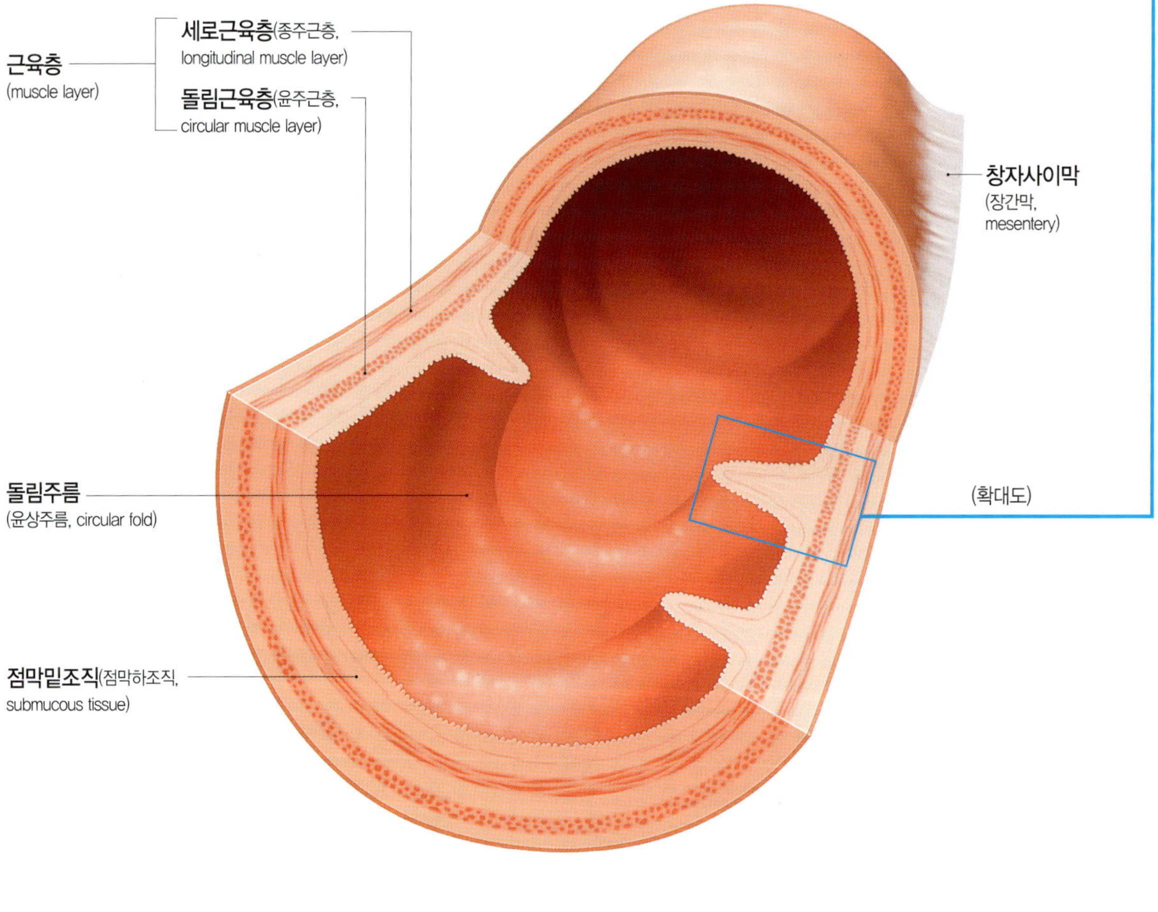

샘창자의 점막

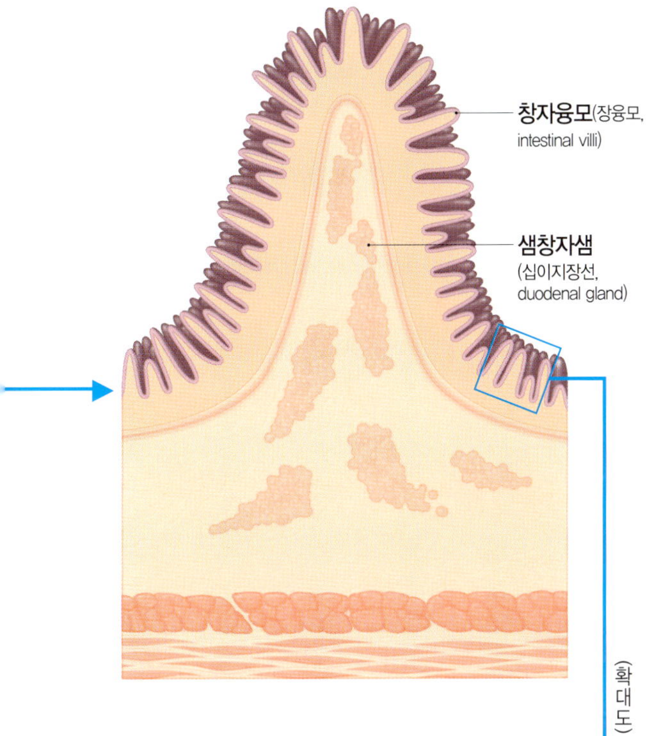

창자융모의 단면

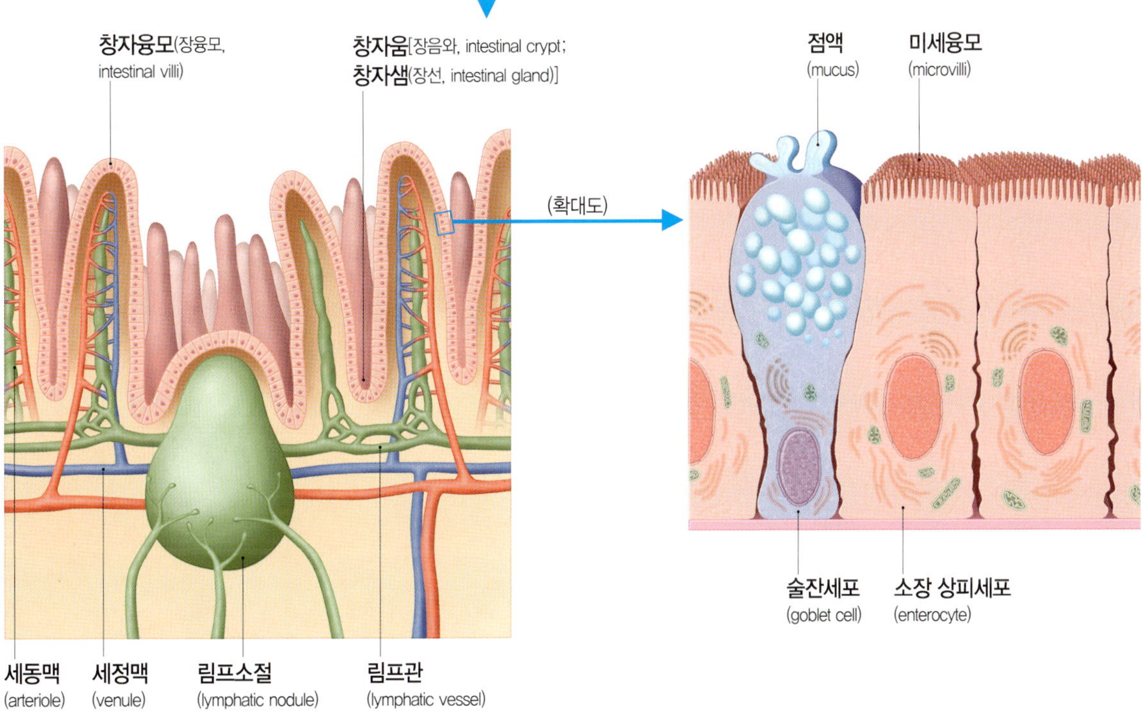

소장점막의 표면적

소장을 길이 6m, 지름 3m의 부드러운 관이라고 생각하면 그 안쪽 표면적은 약 5,700cm^{2}가 된다. 소장의 내면은 실제로는 부드럽지 않고 다수의 돌림주름(윤상주름, circular fold)이 있는데, 켈크링주름(Kerckring's fold)이라고도 불린다. 이 주름은 영양흡수의 주요 장소인 빈창자(공장)에 많고 돌창자(회장)에는 거의 존재하지 않는다. 하나하나의 주름 위에는 무수한 융모(villi)가 있으며, 이 융모의 표면을 자세히 보면 육각기둥 형태를 한 영양흡수세포에 덮여 있다. 이 영양흡수세포의 표면(관강측)에는 미세융모가 있어 솔가장자리(쇄자연, brush border)라는 구조를 형성하고 있다. 미세융모의 표면적은 2,000,000cm^{2}나 되며 이는 단순한 관으로서 계산한 표면적의 실제 300배 이상이다. 허파꽈리의 표면적도 약 100m^{2}로 넓은데, 소장 미세융모의 표면적은 그 2배나 넓어 체내에서 가장 넓은 표면적을 가진다.

소장의 운동

소장에서는 음식을 소화, 흡수하기 위해 다음의 3가지 운동이 섞여서 일어나며, 어느 정도 소화된 것이 다음 위치로 이동하는 것은 꿈틀운동을 통하여 이루어진다.

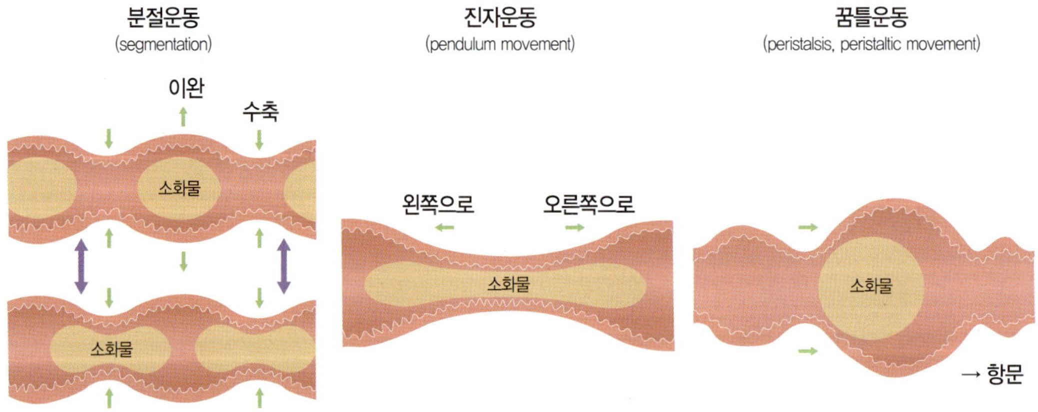

소장의 수축과 이완에 따라 소화물이 혼합된다.

소화물이 있는 위치의 양쪽 옆이 번갈아 늘어남으로써 소화물이 좌우로 이동하여 혼합된다.

소화물이 있는 위치의 위쪽(입쪽)이 수축할 때 그 아래쪽(항문쪽)이 이완함으로써 소화물은 항문쪽으로 점차 이동하게 된다.

5. 대장의 구조와 기능

대장에는 소화효소가 없고 수분 흡수가 주요 생리작용이다.
난소화성 탄수화물은 소장에서 소화되지 않고 대장에서 발효되어 짧은사슬지방산을 생성한다.
난소화성 탄수화물은 ATP 생산에는 기여하지 않지만, 대장 내의 환경을 좋게 하는 기능이 있다.

대장의 구조와 기능

대장은 **막창자**(맹장, cecum), **잘록창자**(결장, colen), **곧창자**(직장, rectum)로 구분되며 길이는 약 1.5m, 굵기는 약 6cm이다. 막창자는 오른쪽 아랫배 부위에 있으며 돌창자가 가쪽면을 밀고 들어가 그 입구는 판막처럼 되어 있기 때문에 역류가 방지된다. 막창자 끝에는 길이 6~8cm의 **막창자꼬리**(충수, vermiform appendix)가 붙어 있다. 막창자꼬리에는 림프조직이 모여 있어서 생체를 방어하는 기능을 한다. 막창자꼬리가 과도하게 방어반응을 하는 막창자꼬리염(충수염, appendicitis)은 심하면 파열되어 복막염을 일으키기도 하는데 항생제 등으로 대처할 수 있으므로 반드시 수술할 필요는 없다.

잘록창자는 **오름잘록창자**(상행결장, ascending colon), **가로잘록창자**(횡행결장, transverse colon), **내림잘록창자**(하행결장, descending colon), **구불잘록창자**(S상결장)가 되어 배부위를 거의 일주한다. 잘록창자의 배에는 **잘록창자띠**(결장띠, taenia coli)라는 세로로 주행하는 3개의 끈이 보이는데, 이것은 잘록창자벽을 세로로 주행하는 민무늬근육이 3곳에서 모인 것으로 외과수술 시에 잘록창자를 구별하는 기준이 된다.

곧창자는 대장의 마지막 부분으로 길이가 20cm 정도이며, 골반 안을 똑바로 주행하여 항문(anus)으로서 외부로 열린다.

대장에는 소화효소가 없고 수분 흡수가 주요 생리작용이다. 대장에는 장내세균이 상당히 많은데 그 중에는 생명유지에 빼놓을 수 없는 중요한 물질을 만들어 주는 세균도 있다. 예를 들어 혈액응고인자인 프로트롬빈(prothrombin)이 간에서 생합성될 때 필요한 비타민 K는 장내세균이 만들어 주고 있다. 또 비피더스균(*Lactobacillus bifidus*)은 대장 내의 환경을 약산성으로 유지하여 웰치균(*Bacillus welchii*)과 같은 나쁜 균의 증식을 억제하고 있다.

식품섬유(dietary fiber)나 **프락토올리고당**(fructooligosaccharide)과 같이 소장에서 소화, 흡수되지 않는 탄수화물을 **난소화성 탄수화물**이라고 한다. 포도당(glucose)과 과당(프룩토오스, fructose)으로 구성되는 이당류(disaccharide)인 설탕(sucrose)은 소화성 탄수화물인데, 포도당에 과당이 2개 이상 붙은 것을 프락토올리고당이라고 하며 난소화성 탄수화물이다. **난소화성 전분**(resistant starch)도 난소화성 탄수화물의 범주에 들어간다.

대장에서 수분과 전해질이 분비(과분비)될 수도 있다. 예를 들어 유해한 균이나 독소가 점막을 자극하면 다량의 전해질(Na^+, Cl^-)과 동반된 물의 분비가 일어난다. 이는 일종의 청소작용에 해당하는 방어작용이지만, 체액의 균형에는 불리한 탈수증을 일으킬 수 있다.

대장의 구조

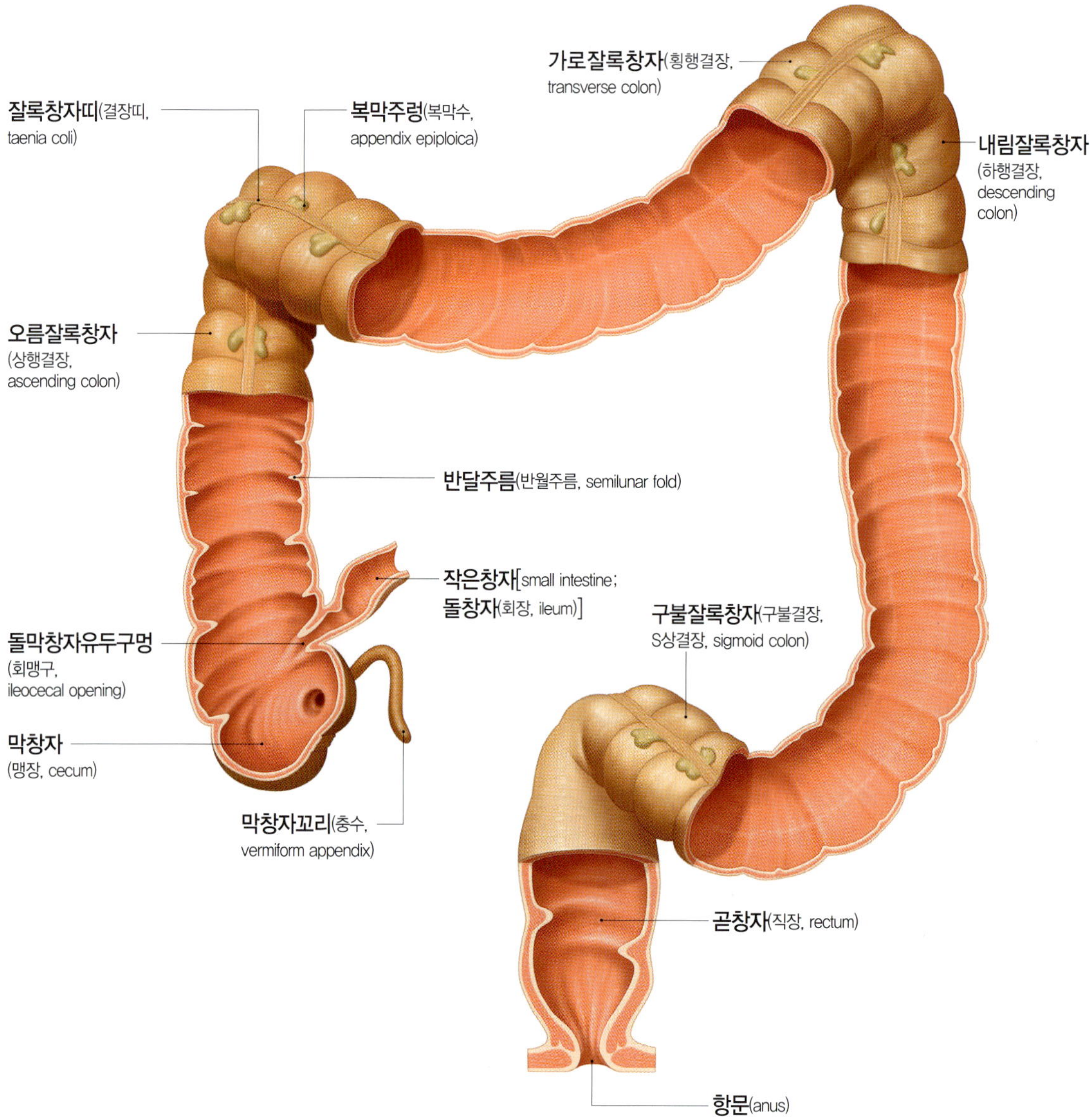

소화성 탄수화물과 난소화성 탄수화물

	소화성 탄수화물	난소화성 탄수화물
탄수화물의 예	전분, 설탕, 포도당 등	식품섬유, 프락토올리고당 등
물질변화의 형태	소화	발효
물질변화를 받는 장소	소장	대장
생성물질	CO_2, H_2O	짧은사슬지방산
생리적 역할	ATP 생산	장내환경 조정

배변반사

대장에서는 소화와 흡수가 끝난 음식물의 나머지 찌꺼기에서 수분을 빼내어 대변의 형태로 만든다. 식사 후에 소장의 꿈틀운동으로 대장에 내용물이 보내어지면 대장 전체가 반사적으로 큰 꿈틀운동을 일으켜 잘록창자의 먼쪽에 있는 내용물을 비어 있는 곧창자로 밀어낸다. 이것이 변의(defecation desire)로서 느껴지는데, 뇌의 지령에 의해 사정이 하락할 때까지 배변은 억제된다.

대장에는 대변을 몸 밖으로 배출하는 반사작용이 있는데 이를 **배변반사**(defecation reflex)라고 하며, 이 배변반사, 변의와 함께 맘대로근(수의근, voluntary muscle)인 **바깥항문조임근**(외항문괄약근, sphincter ani externus muscle)을 이완시켜서 배변을 행한다.

배변반사

수용기(자극)	곧창자(rectum; 곧창자벽의 신전과 기계적 마찰)
들신경	골반신경(pelvic nerve)
중추	천수(sacral cord)
날신경	골반신경(pelvic nerve; 부교감신경) 음부신경(pudendal nerve; 몸신경)
효과기(효과)	곧창자(수축) 속항문조임근(internal anal sphincter; 이완)

변비

건강한 성인에서는 1일에 1~2회 일어나는 배변이 3~4일 이상 없는 상태를 변비(constipation)라고 한다.

변비에는 장관의 유착이나 종양 등에 의한 협착 때문에 생기는 기질적 변비와 특별한 원인 질환 없이 생기는 지능적 변비가 있다. 기능적 변비는 다음의 표와 같이 이완성 변비, 경련성 변비로 분류된다.

변비에는 수분 보충이 중요한데 장내의 수분 흡수를 촉진하여 배변을 유도하기 때문이며, 식전에 물을 마시는 것이 좋다. 또한, 일상생활 속에서 적당한 시간에 배변할 수 있도록 습관화하고 변의가 느껴지면 바로 배변하도록 한다.

기능성 변비의 분류

	이완성 변비	경련성 변비
복 통	약함	강함
변 의	약함	강함
원 인	장관의 운동저하 등	과민성 장증후군 등

6. 지질의 소화흡수

지질(중성지방)은 2단계의 소화가 아니라 지방산과 글리세롤로 분해되어 흡수된다.
HDL은 LCAT의 작용으로 콜레스테롤을 혈관에서 간으로 되돌린다.

지질의 소화흡수

담즙산(bile acid)은 분자 내에 친수성 부분과 소수성 부분을 가진 양친매성(amphipathic) 화합물이다. 비누도 양친매성 화합물로서 기름때를 물에 잘 녹게 하므로 때를 씻을 수 있다. 담즙산도 **미셀**(micelle)이라는 구조를 만들어 지질을 물에 잘 녹게 한다. 우유도 미셀 구조를 하고 있으며 유지방이 물에 잘 녹게 한다. 림프관으로 흡수된 **킬로미크론**(암죽미립, 유미미립, chylomicron)도 최종적으로는 빗장뼈(쇄골, clavicle) 아래에 있는 가슴림프관(흉관, thoracic duct)을 통해서 정맥혈로 들어간다. 그 결과 중성지방이 많은 사람은 혈장이 희게 흐려진다. 킬로미크론은 지질단백질 중에서 중성지방의 비율이 가장 높고 비중이 가장 작다.

HDL(**고밀도지질단백질**, high density lipoprotein)은 콜레스테롤을 혈관에서 간으로 되돌리고(이를 **콜레스테롤의 역수송**이라고 함) 동맥경화를 방지하므로 '좋은 콜레스테롤'이라고 불린다. 반대로 **LDL**(**저밀도지질단백질**, low density lipoprotein)은 콜레스테롤을 간에서 혈관으로 운반하여 동맥경화를 촉진시키므로 '나쁜 콜레스테롤'이라고 불린다.

콜레스테롤은 유리형으로는 간으로 되돌아가기 어렵고, 에스터형이 되어 간으로 되돌아간다. 이 에스테르화는 레시틴(lecithin = 포스파티딜콜린, phosphatidylcholine)의 아실기(acyl group, RCO-)를 유리 콜레스테롤로 전이시킴으로써 일어난다. 이 에스터화 반응을 진행하는 효소가 **레시틴-콜레스테롤 아실기전이효소**(lecithin-cholesterol acyltransferase, **LCAT**)이다. LCAT는 HDL에 높은 친화성을 가지므로 HDL이 콜레스테롤의 역수송을 행하는 '좋은 콜레스테롤'이 된다.

탄수화물·단백질과 지질의 소화흡수 비교

탄수화물·단백질	지 질
관내소화 및 막소화의 2단계 소화	관내소화
담즙산을 필요로 하지 않음	담즙산이 필요(미셀 형성에 의한 수용성화)
단당류, 아미노산으로 분해	지방산과 글리세린으로 분해
영양흡수세포 내에서 재합성되지 않음	영양흡수세포 내에서 킬로미크론으로 재합성
흡수된 후 혈관으로 이동	흡수된 후 림프관으로 이동

지질단백질의 분류

주요 지질단백질	입자의 크기(nm)	비 중	가장 많은 성분
킬로미크론	80~100	< 0.95	중성지방 약 85%
LDL	25~35	1.019~1.063	콜레스테롤 약 55%
HDL	7~12	1.063~1.210	단백질 약 50%

콜레스테롤의 역수송

레시틴 + 유리 콜레스테롤 (lecithin) (free cholesterol) —LCAT(HDL에 결합)→ 리소레시틴 + 콜레스테롤에스테르 (lysolecithin) (cholesterol ester)

→ 간으로 되돌아옴

담즙산의 창자간순환

간에서 샘창자로 분비된 담즙 일부는 대변과 함께 몸 밖으로 배설되지만, 약 95%는 돌창자(회장) 말단 점막에서 흡수되어 문맥을 거쳐 간으로 되돌아간다. 이를 담즙산의 **창자간순환**(장간순환, enterohepatic circulation)이라고 한다. 담즙산은 간에서 콜레스테롤로부터 합성되는데, 대부분은 창자간순환으로 재이용되는 담즙산이며 1일 약 6회 창자간순환이 이루어진다.

가족성 고콜레스테롤혈증

가족성 고콜레스테롤혈증(familial hypercholesterolemia, FH)은 가족성 고지방단백혈증 II형(familial hyperlipoproteinemia type II)라고도 불리며 간의 LDL수용체 활성이 저하하기 때문에 혈중 LDL 농도가 높아지는 질환으로, 유전성이다. 양친에게서 LDL수용체 활성저하 형질을 이어 받은 동형접합체(homozygote)는 100만 명에 1명인 드문 질환이지만, 한쪽 부모에게서 형질을 이어 받은 이형접합체(heterozygote)는 약 500명에 1명의 고빈도로 발병한다. 혈중 총콜레스테롤 기준치는 약 200mg/dL인데, 동형접합체에서는 그 4배, 이형접합체에서는 2배에 달한다. 간에서의 콜레스테롤 생합성 속도제한효소(rate limiting enzyme)인 HMG-CoA 환원효소 억제제(hydroxymethylglutaryl-CoA reductase inhibitor)가 이형접합체의 치료에 사용된다. 이는 간세포에서 콜레스테롤을 합성할 수 없게 되므로 간은 혈중 LDL(콜레스테롤이 많은 지질단백질)을 흡수하여 LDL수용체의 활성 저하를 시정할 수 있기 때문이다.

FH 치료에는 그 밖에 담즙산의 창자간순환을 억해함으로써 담즙산(콜레스테롤)을 대변으로 배설시키는 **콜레스티라민**(cholestyramine)이라는 약이 사용되기도 한다. **HMG-CoA 환원효소 억제제**의 경우와 마찬가지로 간 내의 콜레스테롤이 감소함으로써 혈중 LDL을 간으로 흡수하게 된다(p.144 참조).

■ 3대 영양소의 소화흡수

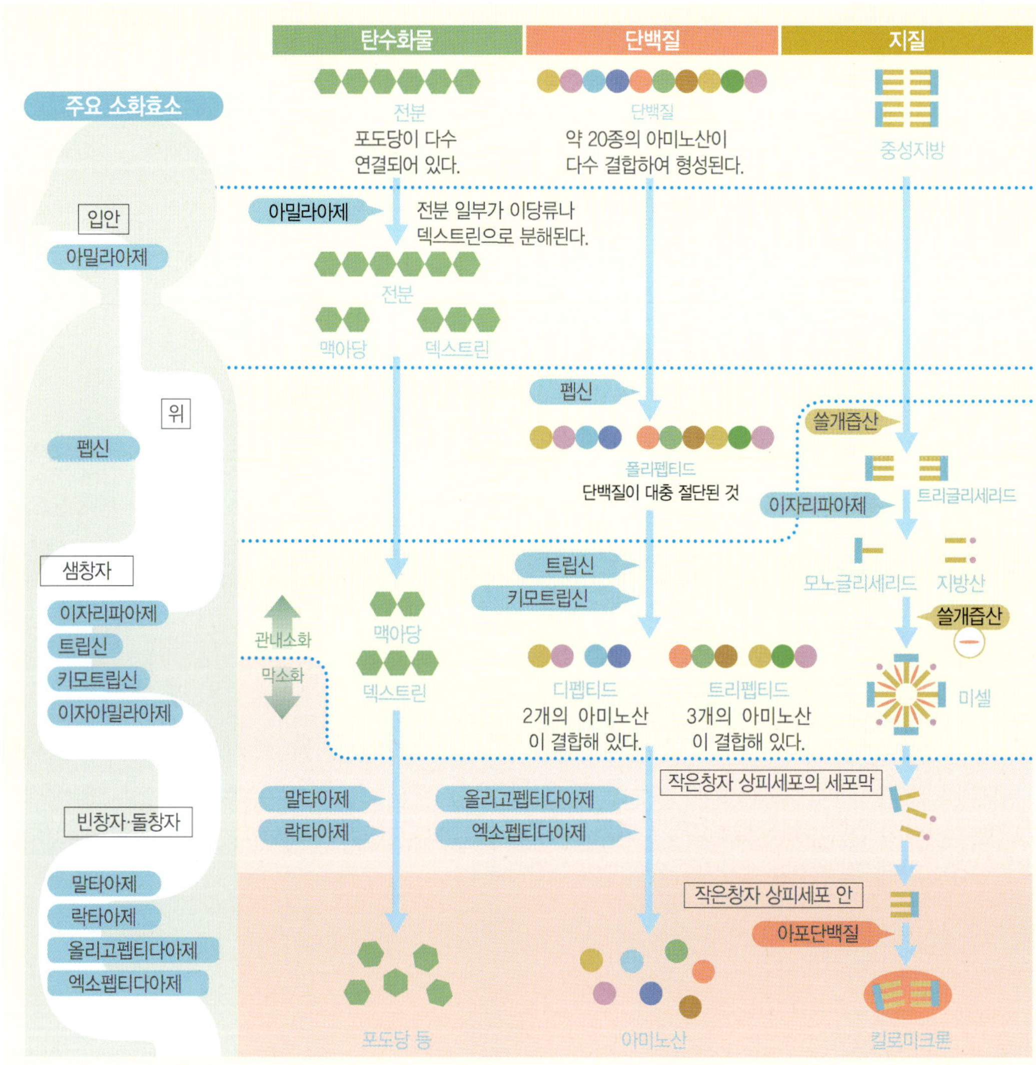

위 그림은 소화의 다양한 단계와 소장까지 부위별 관련성을 도식한 것이다.

여러가지 소화효소들은 소화액 상태로 다량의 수분과 함께 분비된다. 소화액은 섭취한 음식이 충분히 죽처럼 될 수 있도록 도와주는 용매 역할도 한다. 하지만 분비된 양 또는 그 이상 재흡수되지 않으면 체액량과 질의 분균형이 초래될 수도 있다. 소화 과정은 단순히 위장관의 기계적 꿈틀운동이 아니라 막대한 양의 물질과 수분의 양 방향 이동이 함께하는 동적(dynamic) 과정임을 기억하자.

7. 황달

신생아황달은 생리적 황달로, 신생아황달 중에서도 핵황달에는 주의해야 한다.
혈장 중 빌리루빈은 대부분 간접빌리루빈(비결합빌리루빈)이다.

황달

담즙(bile)에는 **간담즙**(liver bile)과 **담낭담즙**(gallbladder bile)이 있다. 간에서 분비된 간담즙이 쓸개(담낭, gallbladder)에서 1/6~1/10로 농축된 것이 담낭담즙이다. 담즙의 주성분은 담즙산(bile acid)과 담즙색소(bile pigment)이며, 담즙산은 지질 소화에 빼놓을 수 없는 성분이고, 담즙색소는 **헴**(heme)이 분해된 **빌리루빈**(bilirubin)이다. 혈장 빌리루빈 농도가 2~3mg/dL 이상이 되면 육안으로 **황달**(jaundice)이 확인된다. 담즙색소는 소화에는 관여하지 않지만, 활성산소(active oxygen)에 대한 방어작용이 있다. 담즙색소는 장내세균에 의해 환원되어서 우로빌리노겐(urobilinogen)으로 변하며 이것이 소변이나 대변의 색이 된다.

상대적으로 저산소환경인 자궁 안에 있던 태아가 출산 후 신생아가 되면서 21%라는 높은 분압의 공기 중 산소를 자신의 허파로 흡입하면 산화장애를 받기 쉽다. 신생아에게서 빌리루빈이 증가하는 것은 이 산화장애에 대한 방어작용이기도 하여 **신생아황달**(neonatal jaundice)은 생리적 황달(physiologic jaundice)이라고도 한다. 신생아황달은 총빌리루빈치가 최대 10~15mg/dL이 되는 경우가 있다. 알부민(albumin)과 결합한 빌리루빈(**간접빌리루빈**, indirect bilirubin)이 분리되어 (비결합 빌리루빈) 혈액과 뇌 사이 장벽을 넘어서 뇌세포로 확산되고, 특히 대뇌 바닥핵(기저핵, basal ganglia) 등에 축적하는 **핵황달**(kernicterus)은 신경학적 증상을 일으킬 수 있으므로 주의해야 한다.

혈장 중 빌리루빈의 약 95%는 간접빌리루빈이며, 알부민과 결합하지 않은 빌리루빈을 **직접빌리루빈**(direct bilirubin)이라고 한다. 직접빌리루빈은 결합빌리루빈(conjugated bilirubin)에, 간접빌리루빈은 비결합빌리루빈(unconjugated bilirubin)에 상당한다.

빌리루빈은 자신이 산화되어 빌리베르딘(biliverdin)으로 되돌아감으로써 세포가 산화되는 것을 막는다. biliverdin의 verd에는 프랑스어로 녹색이라는 의미가 있다. 영아의 녹변(green stool)은 빌리베르딘의 색으로, 빌리베르딘이 생체를 지켜주고 있는 증거이다.

급성이자염

온쓸개관(총담관, common bile duct)과 이자관(췌장관, pancreatic duct)이 Y자형으로 샘창자(십이지장, duodenum)로 열려 있는 출구에 오디조임근(오디괄약근, sphincter of Oddi)이 있다. 보통 오디조임근은 닫혀 있다가 미주신경 및 콜레시스토키닌(cholecystokinin, CCK)의 자극으로 열려서 쓸개즙 및 이자액이 샘창자로 분비된다.

그런데 술에는 오디조임근을 닫는 작용이 있어 이자액(이자효소)이 이자 내에 역류해서 염증을 일으킨다. 따라서 과도한 음주는 급성이자염(급성췌장염, acute pancreatitis)의 주요 원인이 되며, 이자효소억제제를 이자의 동맥에 주입하는 치료법이 시행되고 있다.

| 헤모글로빈의 분해

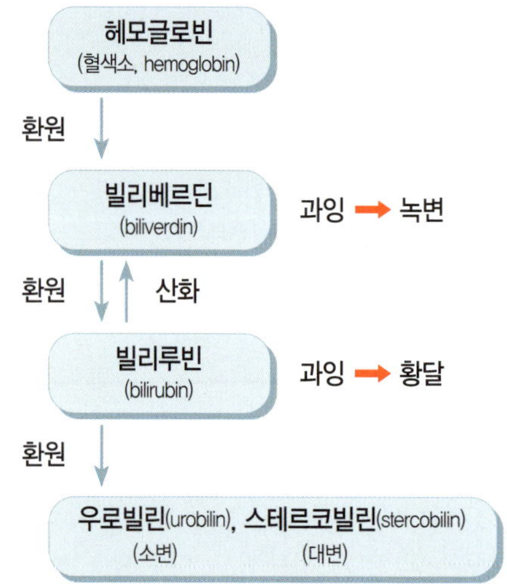

담석

아래의 그림과 같이 담즙산, 콜레스테롤 및 레시틴 비율이 일정 범위 안에 들어가면 **담석**(gallstone)이 형성된다. 담즙산과 레시틴의 농도가 높을수록 콜레스테롤이 미셀로서 존재하며 담석은 생기지 않는다(그림의 A, B, C에 둘러싸인 부분). 그 밖의 부분에서는 콜레스테롤이 결정으로서 석출되는데, 이것이 담석이다. 일반적으로 담즙산과 레시틴의 농도가 낮고 콜레스테롤의 농도가 높을수록 담석이 형성되기 쉽다. 담석증(cholelithiasis) 중에서 가장 빈도가 높은 것은 콜레스테롤 과잉에 기인하는 **콜레스테롤담석**(cholesterol gallstone)이다.

| 담석 형성 조건

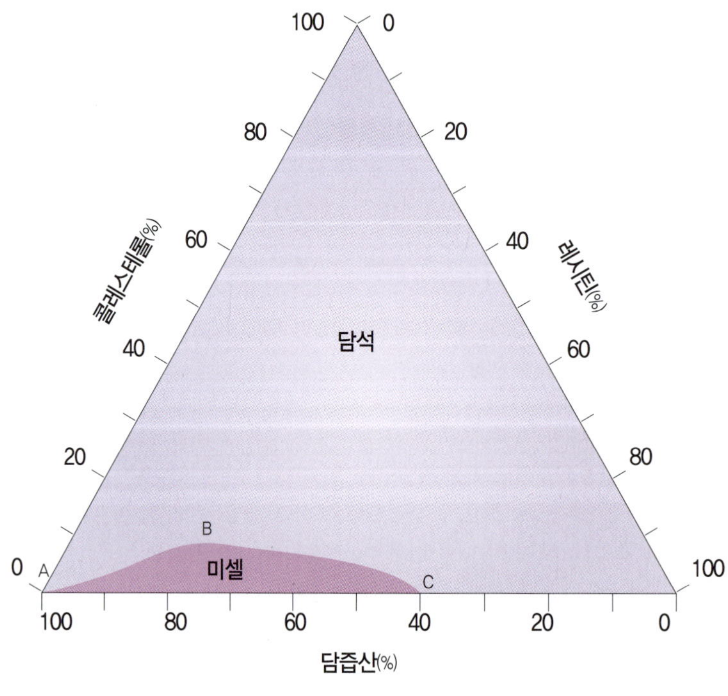

memo

10

영양과 대사

1. 3대 영양소의 기본구조
2. 이화와 동화
3. 해당경로와 당신생
4. TCA회로
5. 전자전달계

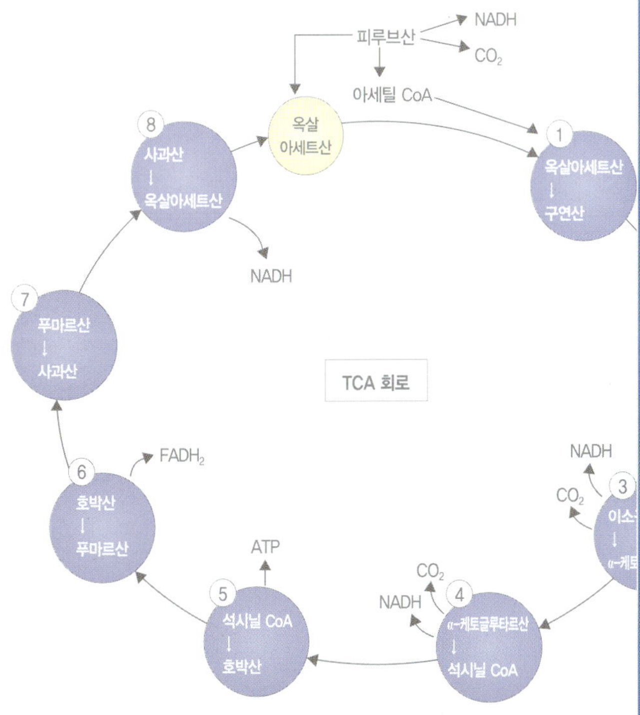

1. 3대 영양소의 기본구조

영양소에는 탄수화물·지질·단백질의 3대 영양소와 비타민·미네랄 등의 미량영양소가 있다.
식사로 섭취되는 주요 탄수화물은 전분이며, 글리코시드결합으로 수천 개의 포도당이 결합된 화합물이다.
지질은 대부분 중성지방이며 에스터결합으로 지방산 3분자와 글리세린 1분자가 결합한 화합물이다.
단백질은 펩티드결합으로 아미노산이 약 40개 이상 결합한 화합물이다.

영양소

영양소(nutrient)란 ①생명유지에 필요한 물질을 만들기 위한 원료가 되는 것, ②그 물질의 대사 및 합성반응을 진행하기 위해 필요하나 생체 내에서는 만들어지지 않는 것을 말한다.

①에는 **탄수화물**(carbohydrate), **지질**(lipid) 및 **단백질**(protein)이 있고 이들을 **3대 영양소**라고 한다. ②에는 비타민(vitamin) 및 미네랄(mineral) 등의 미량영양소가 있다.

탄수화물

탄수화물(carbohydrate)은 $C_n(H_2O)_n$이라는 화학식으로 표기된다. 탄수화물이 생체 내에서 산화(대사)됨으로써 에너지가 생산되고 최종적으로는 CO_2와 H_2O로 분해된다.

식사로 섭취되는 주요 탄수화물은 **전분**(starch)이다. 전분은 식물의 **저장탄수화물**로 포도당(glucose; 단당류)이 수천 개 연결되어 형성된다[사람을 포함하는 동물의 저장탄수화물은 **당원**(글리코겐, glycogen)]. 전분은 α1 → 4 글리코시드결합(glycosidic linkage)으로 포도당이 결합한 직쇄 성분의 아밀로스(amylose; 약 20~25%)와 α1 → 6 글리코시드결합으로 포도당이 결합한 분지 성분의 아밀로펙틴(amylopectin; 약 75~80%)으로 구성된다. 아밀로오스는 물에 잘 녹지 않지만, 아밀로펙틴은 물에 잘 녹는다(찹쌀의 경우는 아밀로펙틴이 대부분을 차지한다).

탄수화물의 기본구조

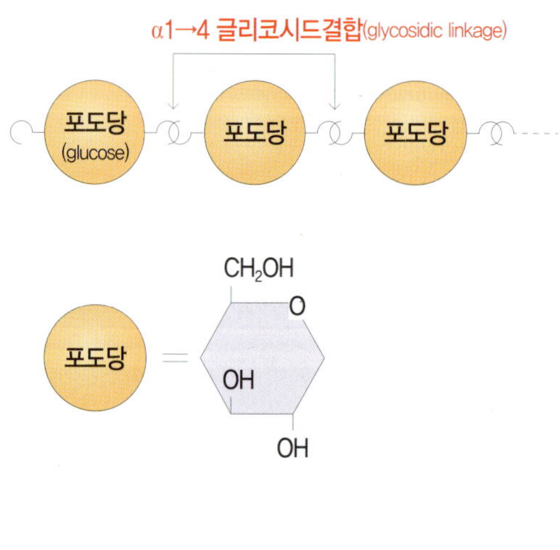

지질

생체 내에 있는 지질은 단순지질(simple lipid), 복합지질(complex lipid), 유도지질(derived lipid)로 분류된다. 단순지질에는 **중성지방**(neutral fat)이나 콜레스테롤에스터[cholesterol ester; 콜레스테롤과 지방산이 에스터결합(ester linkage)한 것으로, 혈중에서 콜레스테롤 대부분이 이 형태로 존재] 등이 있다. 중성지방은 **트라이글리세라이드**(triglyceride)라고도 불리며 에스터결합으로 지방산 3분자와 글리세린 1분자가 결합한 화합물이다. 복합지질에는 세포막(cell membrane)의 주요 구성요소인 인지질(phospholipid)이 있고, 유도지질에는 유리 지방산(free fatty acid), 유리 콜레스테롤(free cholesterol) 등이 있다.

지질의 기본구조

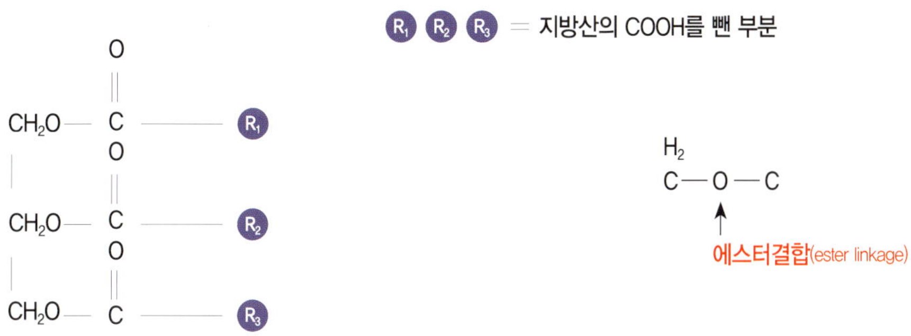

단백질

펩티드결합(peptide linkage)으로 연결된 아미노산(amino acid)의 수가 약 40개 이상인 경우를 단백질, 그 이하인 경우를 폴리펩티드(polypeptide)라고 하는데, 그 경계가 명확한 것은 아니다[부신겉질자극호르몬(adrenocorticotropic hormone, ACTH)은 아미노산 39개로 이루어지며 보통 단백질이 아니라 폴리펩티드라고 불리고 있다]. 아미노산의 수가 10개 이하인 경우는 올리고펩티드(oligopeptide)라고 한다.

단백질의 구조에는 1차 구조에서 4차 구조까지 있다. 1차 구조(primary structure)는 아미노산순서(amino acid sequence)를 나타낸 것으로, RNA 염기배열의 3쌍(**코돈**, codon)에 따라 아미노산의 종류가 결정된다. 2차 구조(secondary structure)는 폴리펩티드 사슬 간 혹은 사슬 내 수소결합(hydrogen bond)에 의한 입체배치를 나타낸 것으로, 대표적인 것에 **α-나선**(α-helix) 구조나 β구조가 있다. 3차 구조(tertiary structure)는 단백질의 입체구조를 나타낸 것으로 자유에너지가 최소가 되는 구조를 취한다. 4차 구조(quarternary structure)는 폴리펩티드 사슬들이 모여서 상호작용을 하는 상태이다. 4차 구조의 대표적인 것에는 헤모글로빈의 **다른자리입체성효과**(allosteric effect; 어떤 분자(헤모글로빈에 대해서는 산소)가 붙었을 때 유발된 그 단백질의 구조 변화가 함께 모여있는 인접 단백질의 구조변화와 함께 기능 특성을 변화시키는 현상) 등이 있다.

단백질의 기본구조

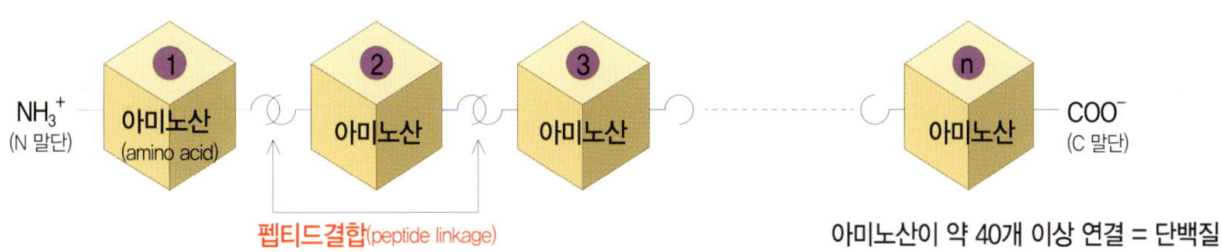

ㅣ 세포 내의 에너지 생성 과정

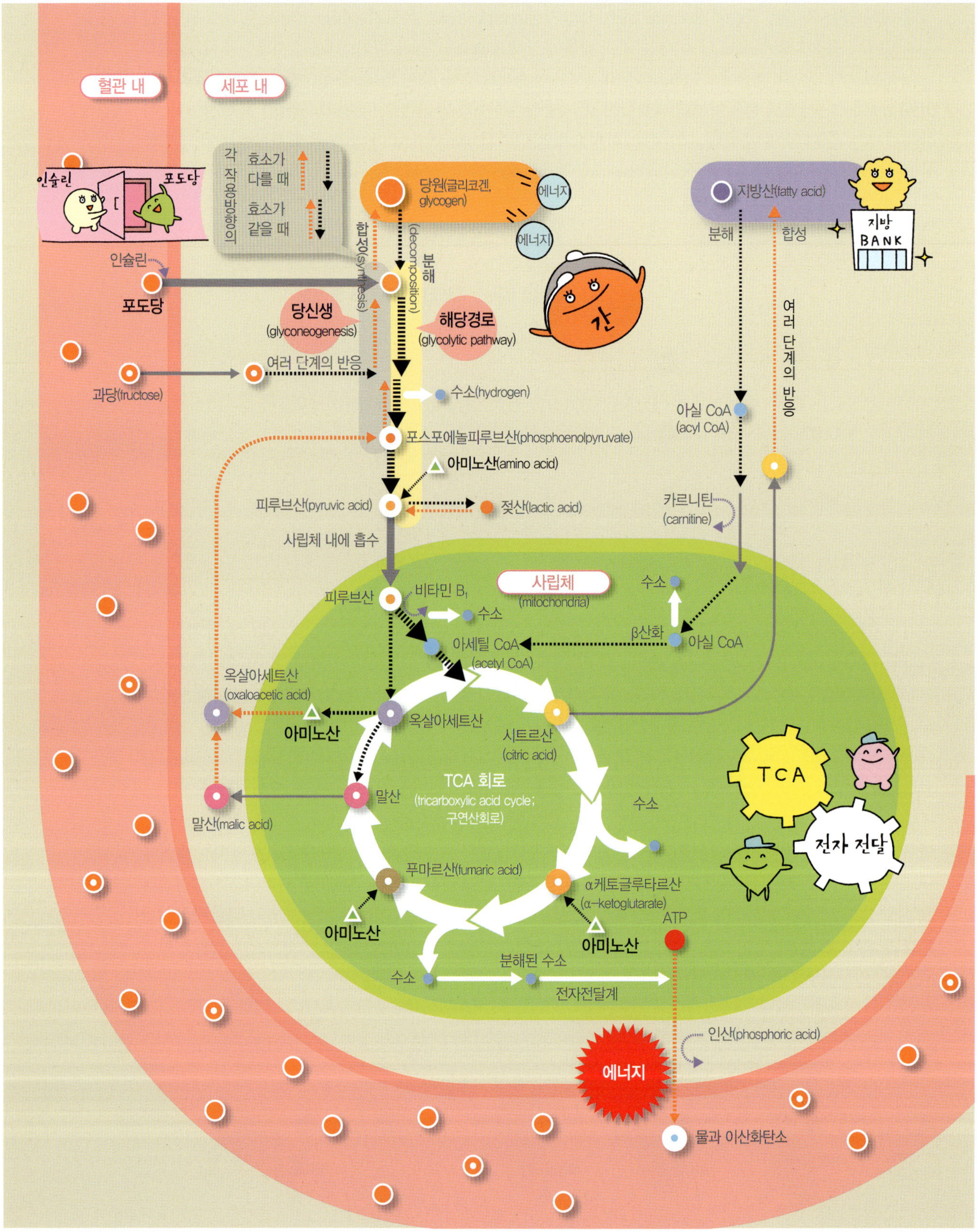

2. 이화와 동화

영양소(고분자화합물)는 분자 내에 다수의 화학결합, 즉 화학에너지를 가진 고에너지 화합물이다.
영양소를 CO_2, H_2O 등의 저분자화합물로 분해하는 반응을 이화작용이라고 하며 이는 산화반응이다.
CO_2나 H_2O에서 영양소를 생합성하는 반응을 동화작용이라고 한다.

이화와 동화

영양소

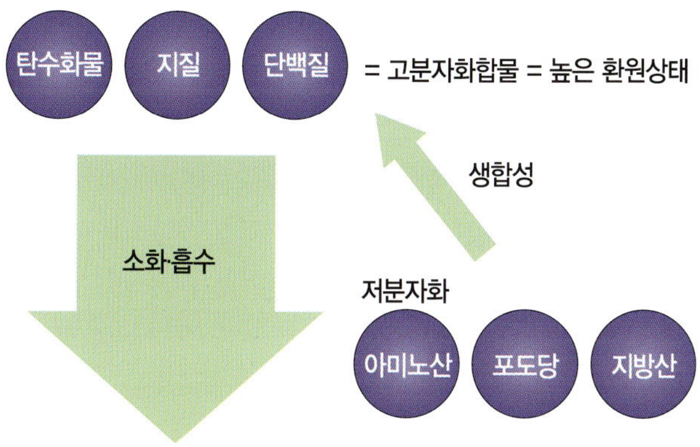

세포

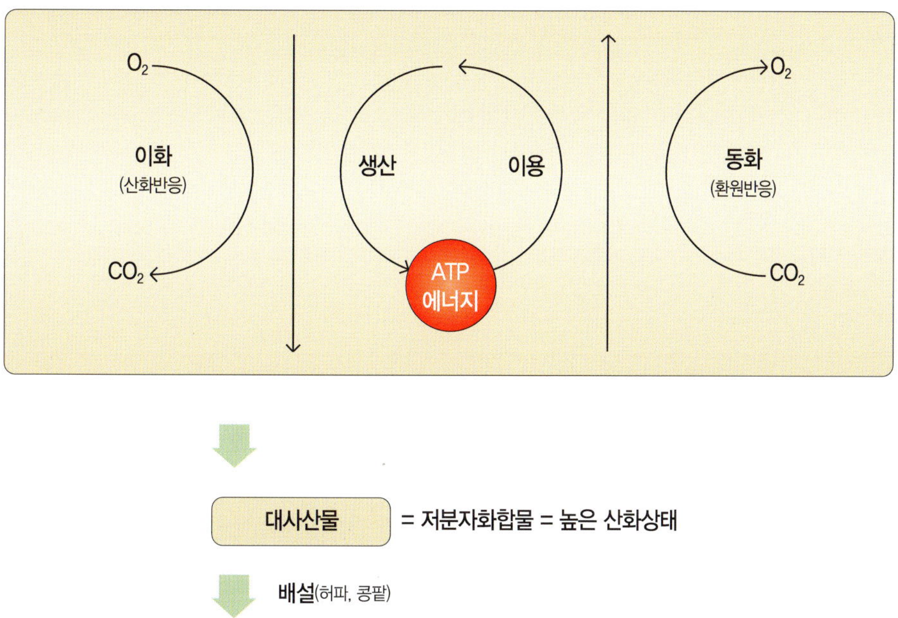

이화작용과 동화작용

영양소(고분자화합물)를 소화, 대사하여 CO_2나 H_2O 등(저분자화합물)으로 분해하는 반응을 **이화작용**(분해대사, catabolism), 저분자화합물에서 고분자화합물을 합성하는 반응을 **동화작용**(합성대사, anabolism)이라고 한다. 영양소는 높은 **환원상태**, CO_2, H_2O 등은 높은 **산화상태**에 있으므로 이화작용은 산화반응, 동화작용은 환원반응으로 볼 수도 있다.

생체가 고분자화합물을 저분자화합물로 분해하는 반응이 이화작용, 즉 **대사**(metabolism)이다.

보통 사람이 섭취하는 영양소는 **전분**, **중성지방**, **단백질** 등 분자 내에 다수의 화학결합을 가진 고분자화합물이다. 이들 화학결합 대부분은 C-H, C-N 결합이며, 영양소는 환원상태가 높은 화합물이라고 할 수 있다.

대사(이화작용)란 환원상태에 있는 영양소를 산화, 분해함으로써 결합에너지를 **ATP**(adenosine triphosphate)로 변환하는(= 생명유지 및 활동에 필요한 에너지를 얻는) 것이다. 즉 ADP에 인산기(Pi)를 결합시켜서 ATP로 만드는 과정에 영양소의 결합에너지가 활용되는 과정이다. ATP가 ADP + Pi로 다시 분해되는 과정에서 발생하는 에너지를 세포의 다양한 생명활동에 사용(예: 근육수축)하기 때문에, ATP를 만들어내는 것이 생명에 필요한 에너지를 얻는 것이라 할 수 있다.

또한, 생체가 저분자화합물에서 고분자화합물을 합성하는 반응이 동화작용, 즉 **생합성**(biosynthesis)이다.

동화작용에는 식물이 태양광 에너지로 CO_2와 H_2O에서 전분을 합성하는 탄산동화작용(carbon dioxide assimilation reaction)이 잘 알려져 있다. 동물은 엽록체(chloroplast)를 갖지 않으므로 CO_2와 H_2O에서 전분을 합성할 수는 없지만, 글루코오스에서 당원(글리코겐, glycogen)을 합성할 수 있다. 아미노산에서 단백질을 생합성하는 반응도 동화작용이다.

대사증후군

대사증후군(metabolic syndrome)이란 동맥경화질환의 위험성을 높이는 복합형 위험 증후군을 말한다.

- 대사증후군의 진단기준

내장지방 축적(내장지방면적 ≧ 100cm^2)의 표지자로서 배둘레가 남성 ≧ 85cm, 여성 ≧ 90cm 이상을 필수항목으로 하여 아래의 3항목 중 2가지 이상에 해당할 되어야 한다.

① 혈청 지질 이상 ····· TG ≧ 150mg/dL 또는 HDL 콜레스테롤 < 40mg/dL
② 높은 혈압 ············ 수축기압 ≧ 130mmHg 또는 이완기압 ≧ 85mmHg
③ 고혈당 ················ 공복 시 혈당치 ≧ 110mg/dL

3. 해당경로와 당신생

포도당이 피루브산 또는 젖산까지 분해되는 반응을 해당경로라고 하며, 포도당 1분자에서 ATP 2분자가 만들어진다.
젖산, 피루브산 및 아미노산에서 포도당을 합성하는 반응을 당신생이라고 하며,
혈중 포도당은 막단백질인 포도당수송체를 통해 세포 안으로 흡수된다.

해당경로와 당신생

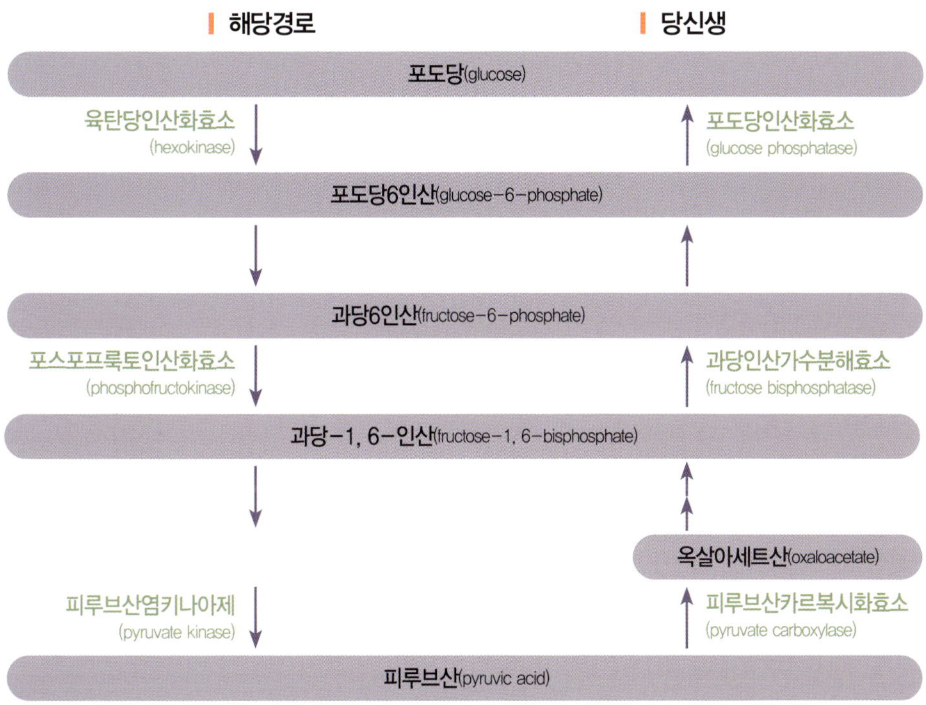

해당경로

활동에 필요한 에너지는 영양소(탄수화물·지질·단백질)를 대사하여 열이나 **ATP**로 변환함으로써 얻을 수 있는데, 일반적으로 에너지 생산에는 산소가 필요하다. 그러나 탄수화물 대사에서는 산소가 없어도 에너지(ATP)를 소량 생산하는 과정이 있다. 이 과정을 **해당경로**(glycolytic pathway)라고 한다. 해당경로에서는 **포도당**(glucose)을 **피루브산**(pyruvic acid) 또는 **젖산**(lactic acid)까지 분해해서 ATP를 생산하는데, 산소를 필요로 하지 않으므로 혐기성 해당(anaerobic glycolysis)이라고도 불린다.

해당경로는 에너지 생산에 깊이 관여하는 **사립체**(mitochondria; p.17 참조)를 갖지 않는 적혈구에도 존재하는 ATP 생산계이다. 해당경로에 관여하는 효소는 일반적으로 세포질에 존재하지만, 헥소키나아제(hexokinase: 육탄당인산화효소)는 뇌 등에서 사립체에 결합하여 존재한다. 해당경로에서는 포도당 1분자에서 ATP 2분자가 만들어진다. 해당경로에서 포도당으로부터 얻어진 피루브산은 **TCA 회로**에 들어가 ATP로 변환된다(p.290 참조).

당신생

해당경로와는 반대로 젖산, 피루브산에서 포도당을 합성하는 반응을 **당신생**(glyconeogenesis)이라고 한다 (p.287 참조). 아미노산이나 글리세롤에서 포도당을 합성하는 반응도 당신생이라고 한다. 해당경로와 당신생은 완전한 가역반응(reversible reaction)은 아니며 조절효소(regulatory enzyme)가 관여하는 반응은 비가역이다. 당신생이 있음으로 해서 탄수화물을 섭취하지 않는 육식동물도 사람과 비슷한 정도의 혈당치를 유지할 수 있다.

헥소키나아제(hexokinase:육탄당인산화효소)와 글루코키나아제(glucokinase:포도당인산화효소)

해당경로의 제1단계에 관여하는 효소인 헥소키나아제(hexokinase:육탄당인산화효소)는 간에서는 **글루코키나아제**(glucokinase, 포도당인산화효소)로서 존재한다. 포도당인산화효소와 육탄당인산화효소는 동종효소(isozyme; 같은 반응을 촉매하나 다른 분자구조를 갖는 효소)로 모두 포도당을 포도당-6-인산(glucose-6-phosphate, G6P)으로 인산화하는 효소인데, 아래의 표와 같은 차이점이 있다.

포도당인산화효소는 포도당만 기질로 하고 게다가 Km가 약 10mM으로 크기 때문에 식후에 혈당치가 높아졌을 때 중요하게 작용한다(공복혈당치의 기준치는 약 90mg/dL = 5mM으로 식후는 2배 정도로 상승한다). 간으로 흡수된 포도당은 G6P로 인산화되고, 포도당인산화효소는 생성된 G6P에 의한 억제를 받지 않으므로 효율적으로 반응이 진행되어 **당원**(글리코겐, glycogen)을 합성하여 저장한다. 간으로의 포도당 흡수는 인슐린에 의존하지 않지만(GLUT2), **당뇨병**(diabetes mellitus) 환자는 포도당인산화효소가 부족하므로 간에서 당원 합성이 진행되지 않아 그 결과 포도당 흡수도 진행되지 않는다. 즉, 식후에 혈당치가 높아져도 간에서 포도당이 흡수되지 않게 된다.

육탄당인산화효소와 포도당인산화효소의 차이

	육탄당인산화효소	포도당인산화효소
기 질	육탄당 일반	포도당만
기질친화성(미카엘리스정수 Km*)	육탄당 고친화성(low Km)	포도당 친화성(high Km)
G6P에 의한 억제	억제됨	억제되지 않음

*미카엘리스정수 : 효소와 기질의 친화성을 나타내는 상수로, Km값이 높을수록 효소와 기질의 친화성이 낮다. 하지만 다른 의미로는 기질의 농도가 높아져도 반응이 포화되지 않고 기질 농도 증가에 비례하여 일어날 수 있다는(즉, 기질을 계속 처리할 수 있다는) 뜻이다.

포도당수송체

포도당수송체 중에서 GLUT4는 세포 내에 존재한다. 혈당을 낮추려면 GLUT4를 세포 내에서 세포막으로 이행시킬 필요가 있으며 그 기구로서 ①인슐린과 ②근육수축(운동)이 있다(p.141 그림 참조). 경구당뇨병약인 술포닐우레아제(sulfonylurea, SU제)는 이자의 랑게르한스섬 B(β)세포에 작용하여 인슐린 분비를 촉진시킨다. 당뇨병에 운동요법이 유효한 것도 ②의 기구에 기초한다.

포도당수송체의 종류

수송체	SGLT1	GLUT1	GLUT2	GLUT3	GLUT4	GLUT5
존재부위	소장, 콩팥	적혈구, 혈액뇌관문	간, 이자(β세포)	뇌 등	뼈대근육, 심장근육, 지방조직	소장, 고환
특 징	Na^+ 의존성	포도당 고친화성 (low Km*)	포도당 저친화성 (high Km)	포도당 고친화성 (low Km)	인슐린 의존성	과당 수송

*미카엘리스정수 : 효소와 기질의 친화성을 나타내는 상수로, Km값이 높을수록 효소와 기질의 친화성이 낮다.

젖산산증

당대사에서는 비타민 B_1이 중요한 보조효소로서 작용하는데(피루브산에서 아세틸 CoA로 모습을 바꾸어 해당경로에서 TCA 회로로 이행할 때), 수용성 비타민인 B_1은 단기간에 잠재적 부족상태에 빠진다고 보고되고 있다.

따라서 비타민 B_1이 결핍된 상태에서 고열량 수액 등 대량의 탄수화물을 공급하면 TCA 회로로 진행되는 대사가 정체되어 젖산합성이 일방적으로 진행해서 대사산증(metabolic acidosi)인 '젖산산증(lactic acidosis)'이 발생하는 것이다.

이 병태는 치명적인 상태로 산염기평형(acid-base equilibrium)만 보정해서는 해결되지 않는다. 비타민 B_1의 급속 보충과 탄수화물의 과잉 공급을 중지하는 것이 치료이다.

4. TCA회로

> 피루브산은 호기적 조건 하에서는 피루브산탈수소효소의 작용으로 아세틸 CoA가 되어 TCA 회로에 들어간다.
> 피루브산은 혐기적 조건 하에서는 젖산탈수소효소의 작용으로 젖산으로 환원된다.
> TCA 회로가 효율적으로 기능하기 위해서는 옥살아세트산을 보충할 필요가 있다.

TCA회로

피루브산(pyruvic acid)은 호기적 조건 하에서는 **피루브산탈수소효소**(pyruvate dehydrogenase, PDH)의 작용으로 아세틸 CoA(acetyl coenzyme A)가 되어 **TCA 회로**(tricarboxylic acid cycle)로 들어간다. TCA 회로의 효소는 **사립체**(mitochondria)의 매트릭스(matrix) 내에 있다. 혐기적 조건 하에서 피루브산은 젖산탈수소효소(lactate dehydrogenase, LDH)의 작용으로 젖산으로 환원된다. TCA 회로는 구연산이 이 반응계에 나타나는 화합물 중 하나라는 점에서 **구연산회로**(시트르산회로, citric acid cycle) 혹은 이 반응계를 보고한 크렙스(Hans Krebs)의 이름에서 크렙스회로(Krebs cycle)라고도 불린다.

TCA회로

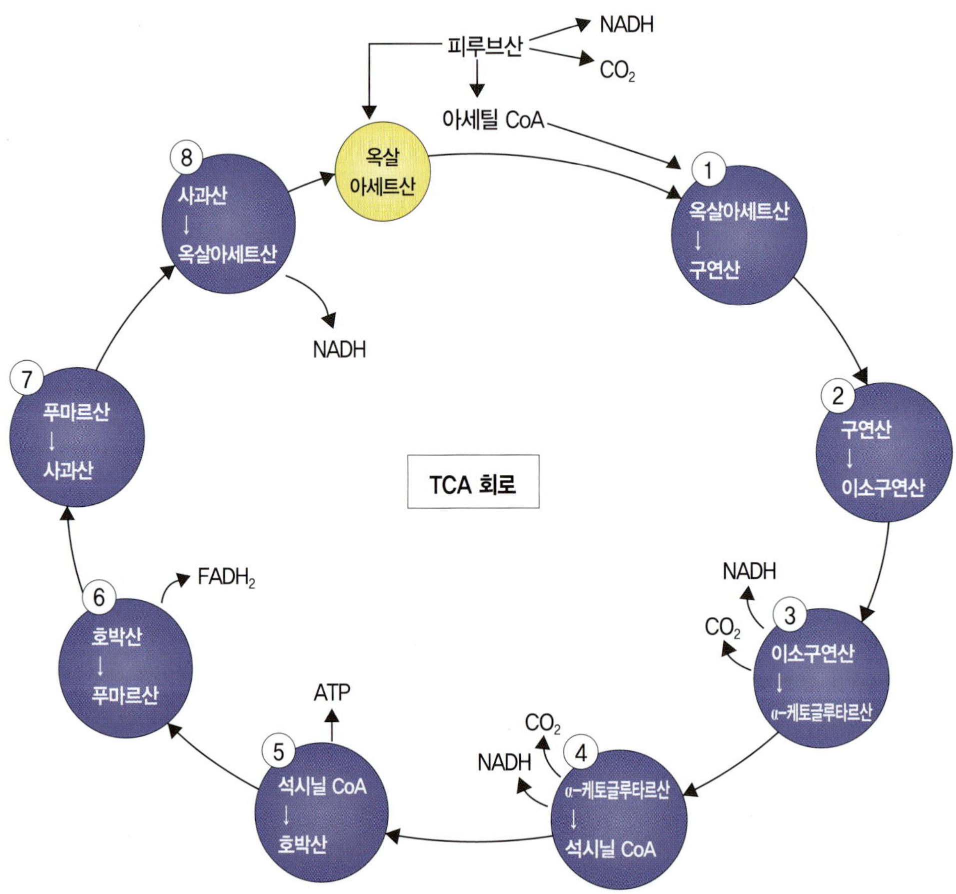

세포내호흡

생명유지 및 활동에 필요한 에너지는 영양소를 산화(대사)함으로써 얻고 있다. 영양소를 산화하기 위해 필요한 O_2를 흡수하고 대사 결과 생산된 CO_2를 배출하는 가스교환을 호흡이라고 한다.

허파에서의 O_2와 CO_2 교환은 외부와 이루어지는 가스교환이므로 바깥호흡(외호흡, external respiration)이라고 하는 데 비해 세포 내에서 이루어지는 O_2와 CO_2의 교환을 **세포내호흡** 또는 속호흡(내호흡, internal respiration)이라고 한다. 허파에서 흡입한 O_2 대부분은 사립체의 내막(inner membrane)에서 이루어지는 전자전달계(p.292 참조)에서 사용된다. TCA 회로에서는 O_2는 사용되지 않지만, CO_2가 생산된다. 이처럼 TCA 회로와 전자전달계는 모두 세포 내의 반응이며, 이 O_2 소비 및 CO_2 생산을 속호흡이라고 한다.

비타민 B1의 관여

수용성 비타민에는 비타민 B군과 비타민 C가 있으며 비타민 B군은 **보조효소**(coenzyme)로서 작용한다[비타민 C는 항산화작용(antioxidant reaction)이 있다]. **비타민 B_1**은 PDH의 보조효소이므로 당대사 필수 비타민이다. 비타민 B_1이 결핍되면 호기적 조건 하에서도 피루브산이 아세틸 CoA로 산화되지 않고 젖산으로 변한다. **완전비경구영양**(total parenteral nutrition, TPN)에는 비타민 B_1이 필수이다. TPN에 비타민 B_1을 첨가하지 않아서 중증의 산증(acidosis)에 빠져 사망한 예가 보고되었다.

옥살아세트산 보충경로

TCA 회로는 순환반응이므로 아세틸 CoA만 공급되면 반응이 진행되지만, 회로 내의 중간산물 중 하나인 옥살아세트산(oxaloacetic acid)이 아미노산 합성 원료로서 사용되기 때문에 옥살아세트산의 보충이 필요하다. 해당경로의 피루브산에서 옥살아세트산을 만들어 TCA 회로에 공급하는 반응을 **옥살아세트산 보충경로**라고 한다. 또한, 당뇨병이나 기아상태에서 옥살아세트산의 원료인 피루브산이 부족하면 TCA 회로의 진행이 저하되어 아세틸 CoA가 충분히 산화되지 않아 **케톤혈증**(ketonemia)을 일으킨다.

■ 지질대사에는 탄수화물이 필수

유산소운동(aerobic exercise)을 하면 지질이 TCA 회로에서 대사되는 사실은 잘 알려져 있다. 지방산에서 아세틸 CoA가 공급되므로 탄수화물을 제한하는 것이 지질을 더 많이 소비할 수 있을 것이라고 오해하기 쉽지만, TCA 회로의 반응을 효율적으로 진행시켜 지질 대사를 촉진하기 위해서는 옥살아세트산을 보충하기 위한 탄수화물의 섭취가 필요하다.

5. 전자전달계

해당경로 및 TCA 회로에서 만들어지는 NADH나 $FADH_2$가 산화되는(전자를 뺏기는) 과정을 전자전달계라고 한다.
NADH 및 $FADH_2$가 가진 환원력(결합에너지)이 산화될 때 그 에너지가 ATP로 변환되는 것은 3곳이다.
산화와 ATP 생산이라는 인산화가 결합하고 있어서 전자전달계를 산화인산화라고 한다.

전자전달계

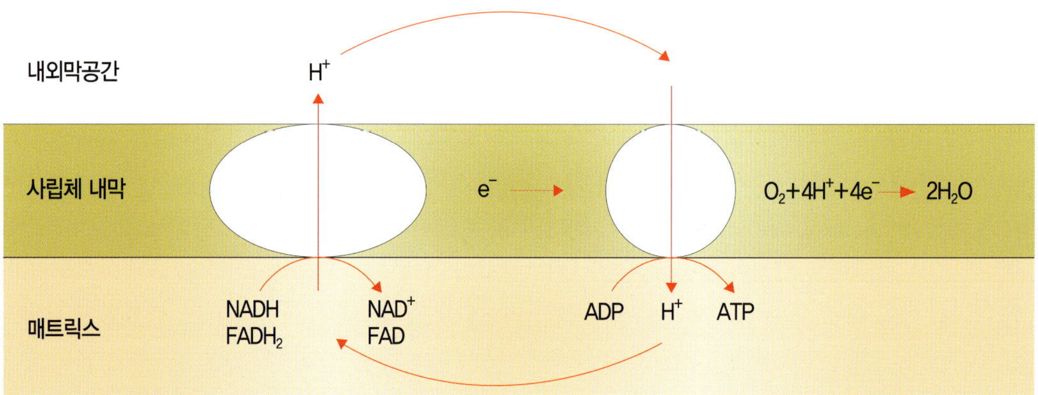

전자전달계

해당경로에서 만들어진 **NADH**(nicotinamide adenine dinucleotide), TCA 회로에서 만들어진 NADH와 **$FADH_2$**(flavin adenine dinucleotide)가 사립체의 내막에서 산화되는(전자를 뺏기는) 과정을 **전자전달계**(electron transport system)라고 한다. NADH 및 $FADH_2$가 가진 **환원력**(결합에너지)이 산화될 때 그 에너지가 ATP로 변환된다. O_2 소비(산화)와 ATP 생산(인산화)이 **결합**(coupling)하고 있어서 전자전달계를 **산화인산화**(oxidative phosphorylation)라고 한다. 혹은 호흡사슬(respiratory chain)이라고 불리기도 한다. 다만, 세포내호흡은 앞에서 설명한 것과 같이 전자전달계(O_2 소비)뿐만 아니라 TCA 회로(CO_2 생산)도 포함되므로 전자전달계와 호흡사슬이 등가는 아니다.

결합저지

전자전달계에서 O_2가 소비되어도 ATP가 생산되지 않는 것을 **결합저지**(짝풀림, uncoupling)라고 한다. O_2 소비와 ATP 생산이 결합하면 탄수화물이나 지질이 가진 결합에너지의 약 70%가 ATP로 변환되고 약 30%가 열이 된다(p.318 참조). 그런데 O_2 소비와 ATP 생산이 결합저지되면 결합에너지가 모두 열로 변환된다. 체온 조절이 미숙한 신생아는 **갈색지방조직**(brown adipose tissue, BAT)이 있어 결합저지에 의한 열생산을 행하고 있다. 동면동물이 동면에서 각성할 때에도 BAT에서의 열생산이 중요한 기능을 한다. 최근, 생리적 **결합저지 단백질**(uncoupling protein, **UCP**)이 BAT 외에도 뼈대근육 등에 존재하며 비만 방지와 관계가 있어서 주목을 받고 있다. UCP에는 몇 가지 동종효소들이 존재한다.

UCP의 동종효소

종 류	UCP1	UCP2	UCP3	UCP4
부 위	BAT	백색지방조직 등	뼈대근육(특히 속근)	뇌 등

O_2의 환원

전자전달계에서 O_2가 4전자 환원되는 것과 결합하여 ATP가 생산된다.

전체의 반응을 정리하면,

$$O_2 + 4H^+ + 4e^- \rightarrow 2H_2O$$

가 된다. H^+ 및 e^-는 NADH 및 $FADH_2$에서 공급된다. H^+은 사립체의 매트리스쪽에서 내막, 외막의 막공간으로 나와 막전위를 형성한다. H^+이 F_1, Fo-ATPase[Fo의 o는 제로가 아니라 올리고마이신(olygomycin)이라는 저해제(inhibitor)의 o]를 통해 매트리스쪽으로 되돌아 왔을 때 막전위의 전기에너지가 ATP의 화학에너지로 변환된다. NADH나 $FADH_2$는 영양소(높은 환원상태)에 유래하므로 결국 영양소를 산화하여 결합에너지를 ATP로 변환하게 된다(p.317 참조).

O_2의 4전자환원

(1) $O_2 + e^- \rightarrow O_2^-$ (과산화음이온, superoxide anion)

(2) $O_2^- + e^- + 2H^+ \rightarrow H_2O_2$ (과산화수소, hydrogen peroxide)

(3) $H_2O_2 + e^- \rightarrow \cdot OH$ (수산기, hydroxy radical)

OH^- (수산기이온, hydroxy ion)

(4) $\cdot OH + e^- + H^+ \rightarrow H_2O$

$OH^- + H^+ \rightarrow H_2O$

활성산소

전자전달과 결합하여 O_2가 4분자 환원되어 물이 되는 과정에서 O_2-, H_2O_2, $-OH$ 등의 활성산소(reactive oxygen species)가 발생한다. 활성산소에는 세포독성(cytotoxicity)이 있으며, 생체에는 이들 활성산소를 소비하는 SOD(초과산화물불균등화효소, superoxide dismutase)가 존재한다. 덩치가 큰 동물일수록 체중당 산소섭취량이 적어 오래 살 수 있는 것을 보면 활성산소의 독성이 수명을 결정하는 인자의 하나로 보여진다. 사람은 덩치로 보면 30년 정도의 수명이지만, 코끼리와 비슷한 수명(약 80년)을 가지는 이유는 SOD의 활성이 다른 동물보다 높은 것이 한 가지 이유일 수 있다.

11 배설

1. 콩팥단위
2. 콩팥의 기본적 기능
3. 콩팥혈류의 특징
4. 청소율
5. 콩팥의 산분비와 배설을 통한 체액의 산염기 조절
6. 배뇨의 신경지배
7. 콩팥기능 평가에 이용되는 수치
8. 이뇨제

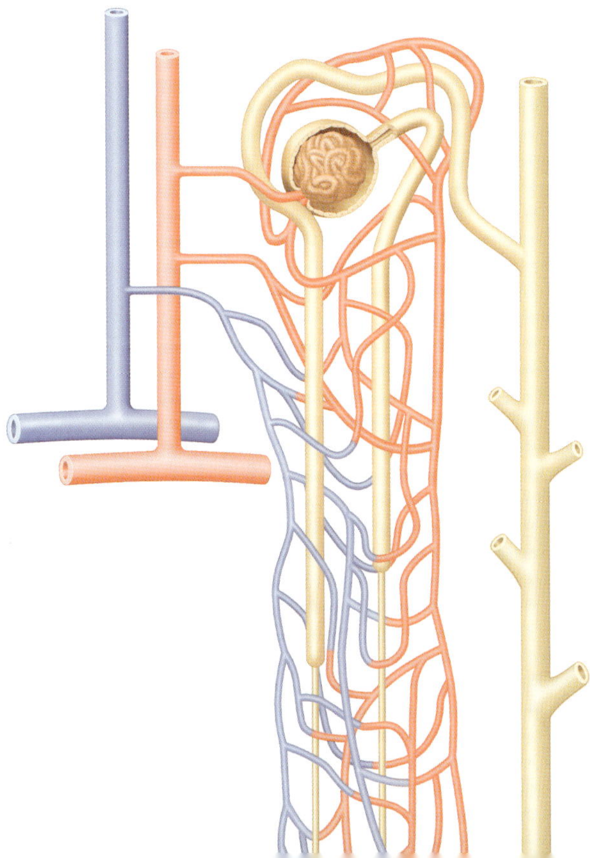

1. 콩팥단위

콩팥의 구조적 기능적 단위를 네프론이라 하며, 한쪽 콩팥에 약 100만 개가 있다.
콩팥단위는 콩팥소체와 요세관으로 구성된다.
콩팥소체는 토리와 토리주머니로, 요세관은 가까운쪽세관, 헨레고리 및 먼쪽세관으로 구성된다.

콩팥단위의 구조

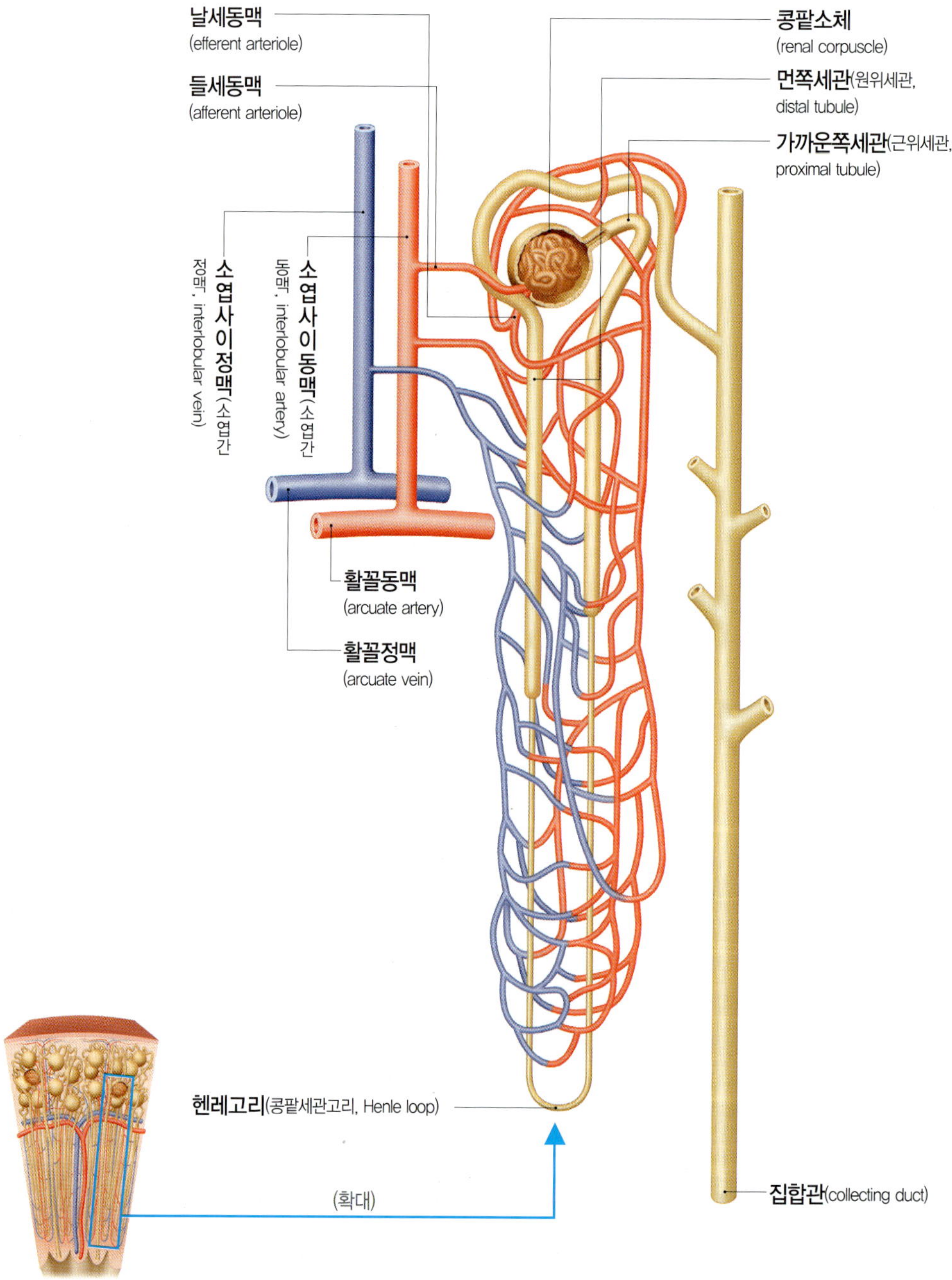

동물의 진화와 콩팥의 발달

원시바다 환경을 중심으로 진화를 시작한 초기 동물들에게 중요한 과제는 체액량과 농도 조절과 함께 물질대사 과정의 노폐물 특히 암모니아와 같은 독성 질소 대사물질을 배출하는 것이었다.

척추동물이 진화하는 과정에서 포식자를 피하거나 더 유리한 환경을 찾아서 민물로 이동하면서 또는 이후 다시 바닷물로 돌아가는 과정에서 체액량과 농도 조절 과제는 더 중요해졌다. 큰 삼투압 차에 따라 발생하는 체내 과잉 수분 또는 과잉 염분을 배출 조절하는 것이다.

이러한 역할을 담당하는 체내 구조물들이 모이고 여기에 혈관들이 함께 엮여들면서 콩팥이 발달되었다.

콩팥단위

소변을 만드는 콩팥의 기능단위를 **콩팥단위**(신장단위, nephron)라고 하며, **콩팥소체**(renal corpuscle)와 **요세관**(uriniferous tubule)을 합친 것이다. 콩팥소체는 **토리**(사구체, glomerulus)와 **토리주머니**(사구체주머니, glomerular capsule)로 구성되고, 요세관은 **가까운쪽세관**(근위세관, proximal tubule), **헨레고리**(콩팥세관고리, Henle loop), **먼쪽세관**(원위세관, distal tubule)으로 크게 나뉜다.

콩팥단위의 *nehr*은 그리스어로 콩팥을 의미한다. 콩팥단위는 한쪽 신장에 약 100만 개가 있으며, 만성신부전(chronic renal failure)에서는 콩팥단위가 서서히 괴사하여 그 수가 감소한다.

콩팥단위(신장단위)

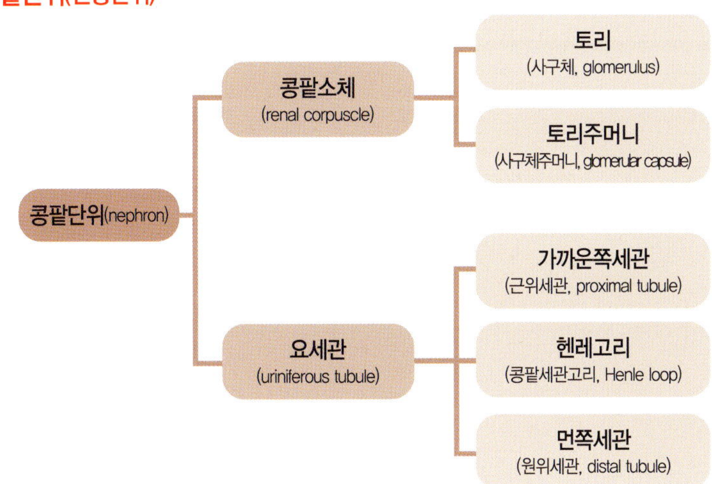

토리의 미세구조

토리(사구체, glomerulus)는 콩팥의 모세혈관으로 지름 200μm 정도의 털뭉치처럼 얽혀 있어서 이 이름이 붙었다. 토리의 미세구조는 혈관 내피세포(endothelial cell)와 그 바닥막(기저막, basement membrane), 상피세포(epithelial cell) 및 사구체혈관사이질(메산지움, mesangium)로 이루어진다. 토리의 내피세포에는 작은 구멍이 있어 혈압이 혈관 밖으로 수용액을 밀어 내는 힘으로 이 작은 구멍을 통과하여 혈장을 여과한다. 토리의 상피세포를 발세포(podocyte)라고 한다.

문맥계

토리로 들어가는 세동맥을 들세동맥(afferent arteriole), 토리를 나오는 세동맥을 날세동맥(efferent arteriole)이라고 한다. 일반적으로 모세혈관의 앞뒤는 세동맥과 세정맥인데, 토리와 같이 모세혈관의 앞뒤가 모두 동맥(혹은 정맥)인 혈관계를 문맥계(portal system)라고 한다. 간의 문맥(portal vein)이 대표적이며, 문맥계로서 그 외에 뇌하수체문맥계(hypophyseal portal system)가 있다. 간 및 뇌하수체의 문맥계는 모세혈관의 앞뒤가 세정맥이다.

날세동맥은 다시 요세관주위 모세혈관(peritubular capillary)이 된 후 정맥계로 이어진다. 요세관주위 모세혈관들은 요세관에서 재흡수한 물질과 수분을 순환계로 돌려보내는 역할을 한다.

토리여과막의 구조

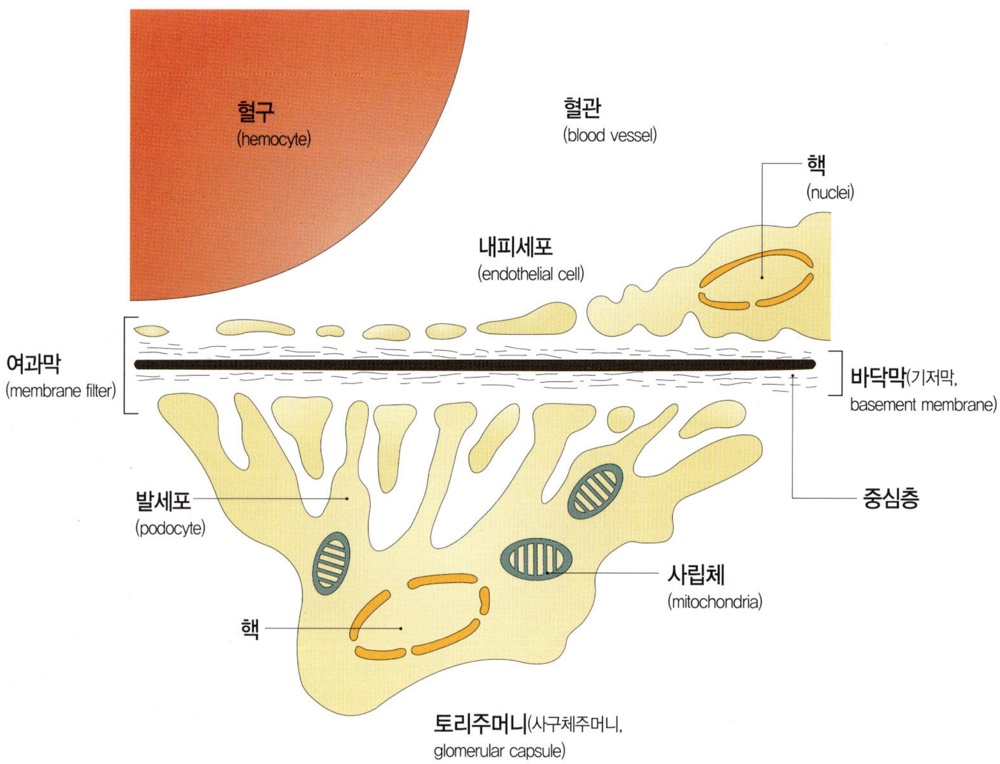

알부민 관련 질환

혈장 단백질 중에서 가장 많이 함유된 것이 알부민(albumin)이다(3.7~5.0g/dL). 알부민은 또 혈장 단백질 중에서 분자량이 가장 작다(분자량 67,000). 그래서 알부민이 토리를 통과해서 소변으로 나오는 경우가 있다. 단백뇨(proteinuria)로서 검출되는 단백질의 대부분은 알부민이다. 단백뇨에 기인하는 혈장 단백질의 감소를 콩팥증후군(신증후군, nephrotic syndrome)이라고 하며, 알부민의 저하는 부종(edema)을 일으킨다.

소변 시험지로 검출되는 알부민은 300mg/(1일의 전체뇨) 이상으로, 대량 알부민뇨라고 불린다. 그 이하의 미량 알부민뇨는 소변 시험지 검사에서는 이상이 없지만, 당뇨병신장병증(diabetic nephropathy)의 조기발견으로서 주목을 받고 있다. 다만 1일의 전체뇨를 채취하기가 쉽지 않으므로 1회 채취한 소변 중 알부민/크레아티닌의 농도비가 20μm/mg 이상이면 미량 알부민뇨로 판단하기도 한다.

2. 콩팥의 기본적 기능

토리에서는 생체에서의 필요 여부에 관계없이 여과될 수 있는 것은 모두 빠져나간다.
생체에 필요한 것은 요세관에서 재흡수하고,
불필요한 것은 요세관 주위 모세혈관에서 요세관으로 분비한다.

소변 생성을 위한 콩팥의 기본적 기능

소변 생성을 위한 콩팥의 기본적 기능은 ①토리에서의 여과(filtration), ②요세관에서의 재흡수(reabsorption), ③요세관으로의 분비(secretion) 3가지로 요약된다.

토리(사구체, glomerulus)는 투과성이 커서 분자량 약 70,000 이하에서 음전하를 갖지 않는 물질이라면 생체의 필요 여부에 관계없이 여과한다. 그리고 나서 생체에 필요한 것이면 요세관에서 재흡수하고, 불필요한 것이라면 요세관 주위 모세혈관에서 요세관으로 분비한다.

콩팥의 기본적 기능

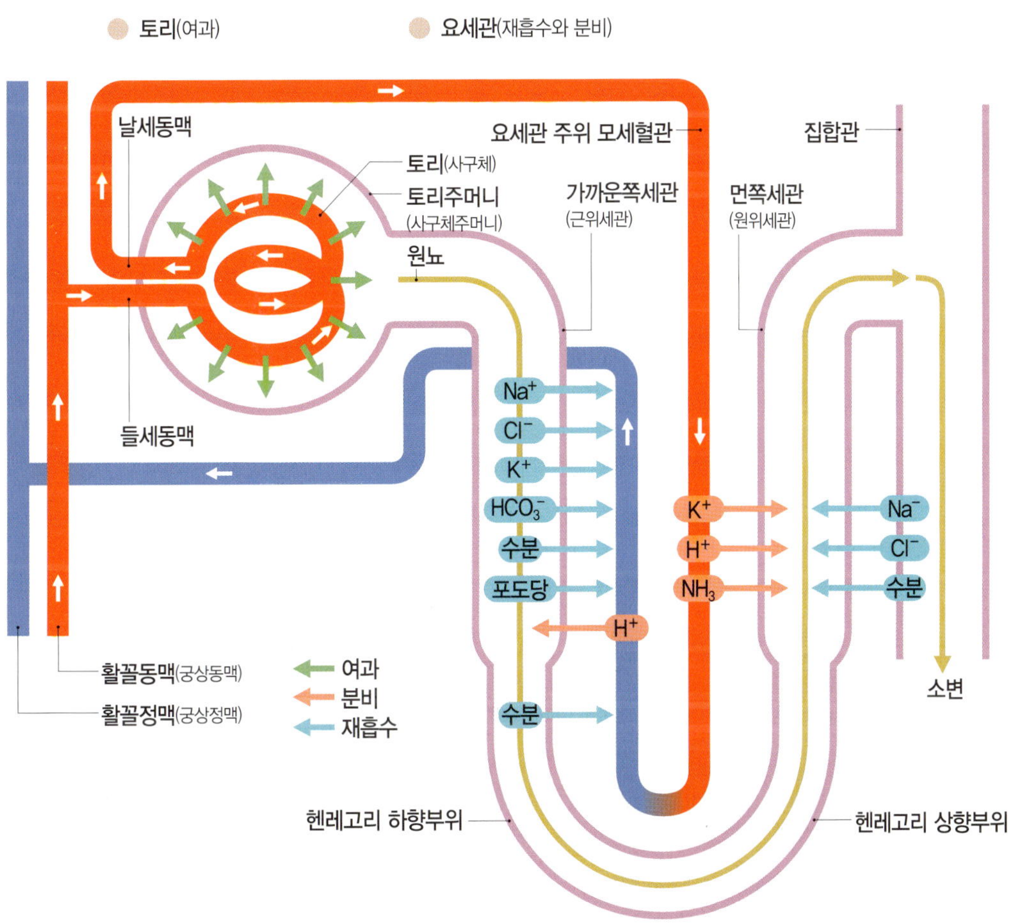

원뇨

토리에서 혈장을 여과하여 생기는 토리거른액(사구체여과액, glomerular filtrate)을 원뇨(primary urine)라고 한다. 원뇨는 하루에 약 150L가 만들어지는데, 그 중 99%는 요세관에서 재흡수되고 소변으로 배설되는 것은 1% 정도이다. 따라서 실제 하루 소변량은 약 1.5L이다.

99%의 재흡수는 여과된 Na^+, Cl^- 그리고 HCO_3^-가 거의 완벽히 재흡수되는 것을 의미하며 이와 함께 물도 재흡수된다. 워낙 다량의 여과가 일어나므로 재흡수는 체액량(혈액량) 유지에 필수적이다. 다만 앞의 그림에서 알 수 있듯이 K^+은 재흡수도 일어나지만 집합관 쪽에서 분비도 일어난다. K^+은 대부분 세포 내에 있기 때문에 원래 체액에 있던 것이 여과되는 양은 상대적으로 매우 적다. 그렇지만 식이(diet)를 통한 K^+ 섭취량은 식사 종류에 따라 상당히 많아질 수 있다. 따라서 K^+의 과잉상태(hyperkalemia)를 방지하려면 콩팥을 통한 K^+ 배설의 조절은 매우 중요하다. 고칼륨혈증은 심장 부정맥을 일으킬 수 있기 때문이다.

토리의 단위시간당 여과량(mL/분)을 토리여과율(사구체여과율, glomerular filtration rate, GFR)이라고 한다. GFR은 여과는 되나 재흡수나 분비되지 않는 이눌린(inulin)이나 크레아티닌(creatinin)과 같은 물질의 청소율(제거율, clearance)로서 측정된다(p.304 참조).

최소기본소변량

체내에서 생성된 불필요한 수용성 대사산물을 소변으로 배설하기 위해 필요한 최소한의 소변량을 최소기본소변량(obligatory urine volume)이라고 한다. 건강한 성인에서 하루 약 400mL이다. 이때 소변은 최대한으로 농축되어 있으며 소변의 삼투압은 1,200mOsm/kg H_2O에까지 달한다.

하루 소변량이 50~100mL일 때를 **무뇨**(anuria), 400mL 이하일 때를 **소변감소**(핍뇨, oliguria), 2,000mL 이상일 때를 **다뇨**(polyuria)라고 한다.

토리에서 여과한 다량의 원뇨를 99% 재흡수하는 방식 자체는 에너지 효율면에서 좋지 못하다. 그러나 이는 여과단계에서 필요 여부를 선별하게 되면 신속하게 불필요(유해)한 물질을 배설할 수 있는 장점이 있다.

콩팥기능을 반영하는 검사

콩팥혈장유량(RPF) (정상 600mL/분 정도)	① 파라아미노마뇨산 나트륨(paraaminohippuric acid, PAH) 청소율 ② PSP 배설시험 15분치(정상에서는 25% 이상) ③ 레노그램(콩팥혈관영상)
사구체여과율(GFR) (정상 100mL/분 정도)	① 크레아티닌 청소율(정상에서는 90mL/분 이상) ② 티오황산나트륨(sodium thiosulfate) 청소율 ③ 이눌린 청소율(inulin clearance)
가까운쪽세관(근위세관)	① 소변 β_2 마크로글로불린 배설량(정상에서는 소변으로 20~500㎍/L 배설된다.) ② NAG 배설량 ③ PSP 시험*
먼쪽세관(집합관)	① 피시버그(Fishberg) 농축시험 : 수질기능 검사(정상에서는 수분 제한 후, 소변비중 1.022 이상) ② 염화암모늄 부하시험(정상에서는 소변이 산성이 된다.)

※ 청소율(clearance) = UV / P (U : 소변 중의 농도, V : 소변량, P : 혈장농도)

* NAG = N – acetyl – β – D – glucosaminidase

오줌의 농축(요농축)

섭취된 물의 양에 따라서 배출되는 수분량을 조절하지 않으면 체액량의 급격한 변동에 의하여 생명이 위태로울 수 있다. 하지만 대사 노폐물은 계속 배출되어야 한다. 따라서 수분의 상대적 비율, 즉 오줌의 농도는 넓은 범위에서 조절되어야 한다.

인간의 콩팥은 오줌의 농도를 1200 mOsm/L(체액의 4 배)까지 농축시킬 수 있고, 수분섭취 과잉인 경우에는 체액보다 1/7까지 희석된 오줌을 배출함으로써 체액량과 삼투질농도가 일정하게 유지되도록 조절한다.

신장의 속질(수질) 부위에서 네프론 주변 간질액의 삼투질농도는 1200 mOsm까지 높은 상태이다(반류배가 및 요소의 재순환 등에 따른 복합적 기전). 그런데 먼세뇨관(원위세뇨관)의 내부 액체는 100 mOsm 정도의 묽은 상태이다(헨레고리 두꺼운 상향부위에서 물이 흡수되지 않기 때문). 이런 상황에서, 방광에 도달하는 오줌의 농도를 결정하는 것은 피질에서 수질을 세로로 내려가는 집합관의 수분 투과도에 따라 결정된다(투과도가 높으면 1200 mOsm까지, 투과도가 낮으면 묽은 오줌).

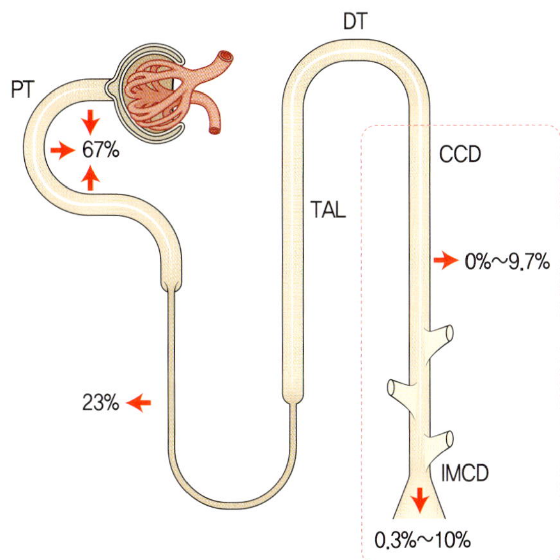

그림 1. 요세관의 부위별 수분투과도. 집합관의 변폭과 TAL의 비투과성을 주목하라

집합관의 수분투과도는 바소프레신이라고도 불리는 항이뇨호르몬(antidiuretic hormone; ADH)의 작용으로 높아진다. 체액의 삼투질농도 상승을 감지하는 대뇌 시상하부에서 만들어져서 뇌하수체에 분비되는 ADH가 집합관에서 수분통로(아쿠아포린)를 활성화시키면 최대한 짙은 오줌이 소량 배출되어서 체액의 묽기를 정상화시킬 수 있다. 만약 ADH가 비정상적으로 감소하면 묽은 오줌이 다량으로 배출되는 요붕증이 나타난다.

3. 콩팥혈류의 특징

장기 100g당 혈류량을 비교하면 콩팥이 가장 많다.
콩팥 모세혈관(토리)의 혈압은 일반 모세혈관 혈압의 약 2배이다.
혈압조절의 핵심 시스템인 RAAS는 콩팥을 중심으로 작동한다.

콩팥혈류의 특징

콩팥혈류에는 2가지 특징이 있다.

① **혈류량이 많다.**

② **토리모세혈관의 혈압이 높다.**

우리 몸의 다양한 장기들 100g당 혈류량을 비교하면 콩팥이 가장 많은데, 안정 시의 대략적인 값(mL/분/100g)은 콩팥 420, 심장 80, 간 60, 뇌 54이다. 한쪽 콩팥의 중량은 약 100g이므로 양쪽 콩팥에서 혈류량은 약 1,000mL/분이 되어 콩팥혈류량은 심장박출량의 약 1/5에 상당한다. 체내에 필요없거나 해로운 물질을 신속히 배설시키려면 이처럼 큰 혈류량과 여과율이 필요하다.

일반적으로 모세혈관의 동맥쪽 혈압은 약 35mmHg(정맥쪽에서 약 15mmHg)인데, 콩팥의 모세혈관(토리)에서는 예외적으로 약 60mmHg로 높다. 스탈링의 가설(Starling hypothesis)에 따르면 모세혈관에서는 혈압에 의한혈관 밖으로의 수분 이동과 교질삼투압(colloid osmotic pressure)에 의한 혈관 안으로의 수분 이동이 부위에 따라 균형이 바뀌면서 이동방향을 결정한다. 토리에서는 교질삼투압의 약 25mmHg에 더해 토리주머니압의 약 15mmHg가 여과의 저항으로서 작용한다. 그 저항에 거슬러서 혈장을 여과하여 소변을 만들기 위해서 토리의 혈압은 다른 모세혈관의 혈압보다도 높아야 하는 것이다. 들세동맥과 날세동맥이 어느 정도로 수축-확장하는가에 따라 모세혈관압이 높은 수준으로 유지-조절될 수 있다.

이러한 혈류의 특징 때문에 콩팥은 우리 몸 전체에 혈압저하 감지기로 적당하다. 혈압이 저하하면 콩팥은 여과율이 줄면서 소변이 적게 만들어지고 콩팥의 토리곁세포(JG세포, juxtaglomerular cell)는 감소된 여과량을 감지하여 혈압을 회복시키는 물질을 분비한다. 이것이 레닌-안지오텐신-알도스테론계통(renin-angiotensin-aldosterone system, RAAS)의 첫단계 신호가 된다. RAAS에 대해서는 뒤에 설명할 것이다(p.144 참조).

스탈링의 가설

모세혈관에서 혈압은 혈관 밖으로 수분을 밀어내는 작용을 하고, 교질삼투압은 혈관 안으로 수분을 끌어들이는 작용을 한다. 모세혈관의 동맥쪽 및 정맥쪽 혈압은 각각 약 35mmHg와 15mmHg이다. 교질삼투압은 주로 알부민의 농도로 결정되며 동정맥에 관계없이 약 25mmHg이다. 따라서 동맥쪽에서는 (35-25)의 압력차로 혈관 밖으로 수분이 나가고 정맥쪽에서는 (15-25)의 압력차로 혈관 안으로 수분이 들어온다. 모세혈관에서 두가지 압력 차이와 그 균형에 따른 물과 물질이동을 설명하는 이론이 **스탈링의 가설**(Starling hypothesis)이다. 콩팥에서는 예외적으로 토리모세혈관의 혈압이 높아 혈관 밖으로 수분을 내보내기 쉽다(여과하기 쉽다). 반대로 허파에서는 모세혈관의 혈압이 낮아 혈관 밖으로 수분을 내보내기 어렵다(허파꽈리 안으로 수분이 쌓이지 않도록 해 주기 때문에 폐부종 방지에 중요한 원리이다). 수분은 반드시 삼투압이 높은 혈관 안으로 이동한다. 전해질삼투압은 혈관 안팎 모두 약 290mOsm/kg H_2O로 교질삼투압보다 200배 이상 높은 값이지만, 양측이 같기 때문에 수분의 이동에는 관여하지 않는다.

스탈링의 가설

모세혈관에서의 수분 이동

혈　　압 : 혈관 밖으로 수분을 밀어낸다.
교질삼투압 : 혈관 내로 수분을 끌어들인다.

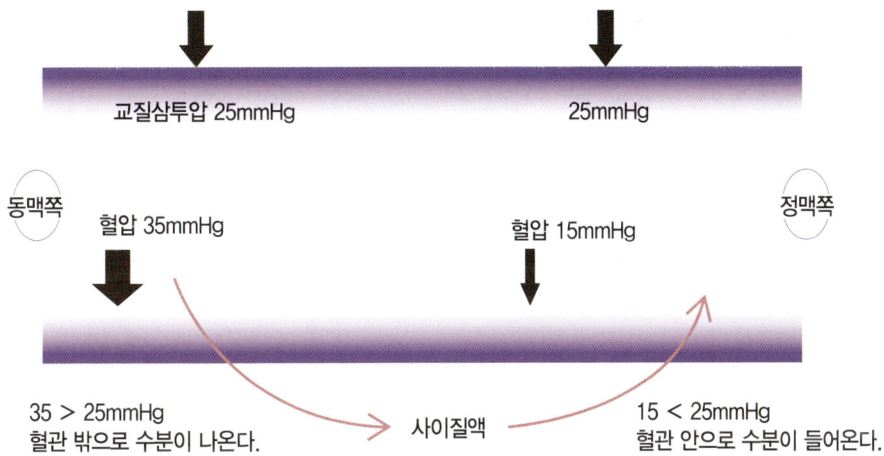

단백열량부족증

과식의 시대라고 불리는 현대에도 지구 상에는 기아로 고통 받는 지역이 있다. 그러한 지역의 아이들은 영아기에는 모유를 통해 단백질을 공급받지만, 이유기에 들어서면 식량 부족으로 단백질이 결핍된다. 이로 인해 야기되는 것이 단백열량부족증(크와시오르코르, kwashiorkor)이다. 크와시오르코르란 아프리카어로 'weaning disease' 즉 이유병(離乳病)을 의미한다.

섭취하는 단백질이 부족하면 신체는 체내 알부민을 소비한다. 알부민이 감소하면 교질삼투압이 저하해서 조직액에서 모세혈관으로 되돌아오는 수분이 감소하여 부종(edema)이 일어난다. 팔다리에 살이 없어 가늘면서도 배는 부풀어 있는 아이들의 사진을 본 적이 있을 것인데 바로 단백열량부족증에 빠진 아이들의 모습이다.

ACE 억제제

ACE 억제제(ACE inhibitor)는 혈압상승물질인 AⅡ(안지오텐신 Ⅱ)의 생성을 억제하고 혈압강하물질인 브라디키닌(bradykinin)의 분해를 저해하므로 이중적인 의미에서 유효한 강압제(hypotensor)이다. 이 양면적인 작용으로서 ACE 억제제는 혈관에는 확장, 심장에는 후부하 감소, 콩팥에는 Na+의 재흡수 억제, 부신겉질에는 알도스테론 분비억제 작용을 하여 혈압을 저하시킨다. ACE 억제제에는 SH기를 가진 캅토프릴(captopril), SH기를 갖지 않는 염산이미다프릴(imidapril hydrochloride) 등이 있다. 부작용으로는 가래를 동반하지 않는 기침(마른기침, dry cough)이 나타난다. 마른기침이 심한 경우는 AⅡ수용체 길항제가 사용된다(p.145 그림 참조).

4. 청소율

청소율 산출식은 심장박출량을 구하는 픽(Fick)의 원리를 응용하여 이끌어낼 수 있다.
청소율은 혈장 중 물질을 모두 소변으로 배설하기 위해 필요한 혈류량이라고 생각할 수 있다.

청소율과 픽의 원리

콩팥기능 특히 사구체여과율(GFR)을 평가하는 중요한 지표 중 하나로 특정 물질의 **청소율**(제거율, clearance)이 있다. 계속 섭취 또는 투입되거나 몸안에서 만들어지는 대사노폐물이 신장을 통하여 배설된다는 것은, 어찌 보면 우리 몸의 체액용적 (body fluid volume)중에서 그것이 치워진다는 것, 즉 체액 용적의 일부에서 '완전히 사라지는' 청소 상태로 비유할 수 있다. 실제로는 체액에 고르게 희석되는 것이지만, 단위 시간에 체액의 일정 용적에서 어느 물질이 완전히 사라지는 것으로 환산해서 계산한 것을 청소율(clearance)이라고 말한다. 이 청소율의 개념은 폐순환 과정에서 심박출량을 구하는 픽의 원리(Fick principle)와 비교하면 이해하기 쉽다.

아래의 그림에서 심장으로 유입하는 혼합정맥혈의 산소 농도를 Cv, 유출되는 동맥혈의 산소 농도를 Ca, 허파에서의 산소섭취량을 $\dot{V}O_2$로 하면, 시간 Δt에서 산소의 양(중량, 분자수 등)에 관해 유입 O_2양 + 섭취 O_2양 = 유출 O_2양이라는 식이 성립한다. 여기서 $\dot{Q}$는 심장박출량이다.

콩팥에서 청소율을 생각하는 경우 픽의 식에서 유입되는 동맥에 상당하는 것이 들세동맥, 유출되는 정맥에 상당하는 것이 날세동맥이다. 청소율은 토리에서 여과되는 물질에 관한 양이므로, 혈장 중 물질이 토리에서 모두 여과된 경우 날세동맥에서 해당 물질의 농도는 0이라고 생각할 수 있다. 따라서 혈장 중의 양 - 소변 중의 양 = 0이라는 식이 성립한다. 이러한 비교에서 알 수 있듯이 C(청소율)에는 '혈장 중의 물질을 모두 소변으로 배설하는 데 필요한 혈류량'이라는 의미가 있다.

청소율과 픽의 원리 비교

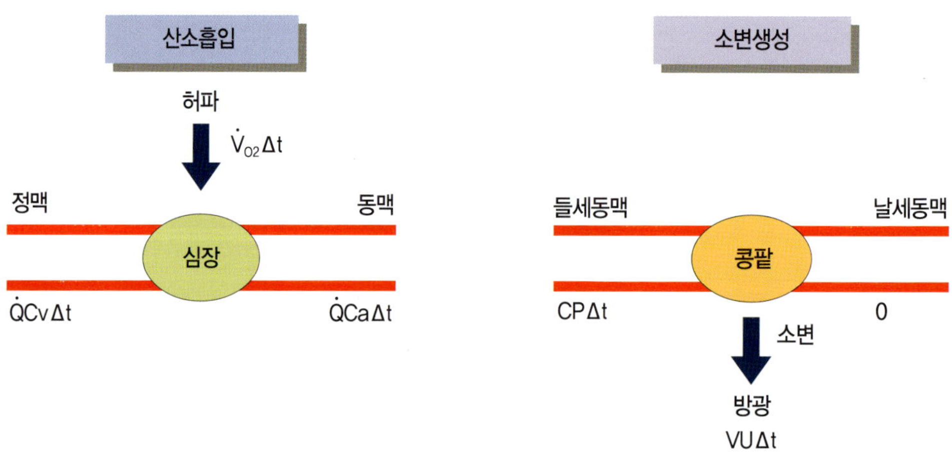

$$\dot{Q}Cv\Delta t + \dot{V}_{O2}\Delta t = \dot{Q}Ca\Delta t$$

$$\therefore \dot{Q} = \frac{\dot{V}_{O2}}{Ca - Cv}$$

$\dot{Q}$: 심장박출량

$$CP\Delta t + VU\Delta t = 0$$

$$\therefore C = \frac{VU}{P}$$

C: 청소율

대표적인 물질의 청소율

소변 생성을 위한 콩팥의 3가지 기본적 기능(p.299 참조)과 청소율의 관계를 생각하면 청소율이란 여과되는 물질에 주목한 지표라고 할 수 있다. 주목하는 물질이 여과된 후 재흡수 혹은 분비 여부에 따라 청소율은 특징적인 값을 취한다.

포도당(glucose)은 생체에 중요한 물질이므로 보통 여과된 것은 100% 재흡수되어 소변으로 나오지 않는다. 다만, 혈당치가 높아지면 모두 재흡수할 수 없게 되어 소변으로 당이 나온다(당뇨, glucosuria).

이눌린(inulin)은 재흡수와 분비가 모두 되지 않아 여과된 것이 모두 소변으로 나오므로 소변 중의 이눌린양은 혈장 중의 농도(P)에 토리에서의 여과량(사구체여과율, glomerular filtration rate, GFR)을 곱한 것이 된다.

파라아미노마뇨산(paraaminohippuric acid, PAH)은 생체에 불필요한 것이므로 분비만 되고 재흡수되지 않는다. 따라서 소변 중의 PAH양은 혈장 중의 농도(P)에 토리 및 요세관 주위 모세혈관에서의 혈장유량(콩팥혈장유량, renal plasma flow, RPF)을 곱한 것이 된다.

그런데 이눌린이나 PAH와 같은 지표물질을 이용하여 청소율로 측정하려면 정맥주사로 계속 주입하면서 일정한 혈장 농도를 유지해야 하는 번거로움이 있다.

그 밖에도 이눌린과 마찬가지로 재흡수와 분비가 모두 되지 않는 물질로서 티오황산나트륨(sodium thiosulfate)과 크레아티닌(creatinin) 등이 있다. 크레아티닌은 이눌린이나 티오황산나트륨과 달리 뼈대근육 등에서 크레아틴인산(creatine phosphate)에서 만들어지는 생체 내에 존재 물질이므로 정맥주사할 필요가 없는 장점이 있다.

물질의 청소율

	포도당	이눌린	파라아미노마뇨산
여 과	○	○	○
재흡수	○	×	×
분 비	×	×	○
소변 중 물질량(VU)	0	P·GFR	P·RPF
청소율(C)	0	GFR	RPF

크레아티닌 청소율

혈청 크레아티닌(혈청 Cr)은 주로 토리에서 전량 배설되며, 동시에 요세관에서 재흡수되는 일 없이 소변으로 배설되는 물질이다. 따라서 사구체여과율(GFR)은 크레아티닌 청소율(creatinine clearance, Ccr)로 대신할 수 있다.

$$\text{크레아티닌 청소율} = \frac{\text{소변 Cr치(mg/dL)} \times \text{1분간 소변량(ml/min)}}{\text{혈청 Cr치(mg/dL)}} \times \frac{1.73}{\text{체표면적}(m^2)}$$

5. 콩팥의 산분비와 배설을 통한 체액의 산염기 조절

생체는 ATP를 생산하는 과정 및 단백질 대사 과정 등에서 산성물질을 만든다.
휘발성 산성물질(CO_2)은 허파에서 배설되고, 비휘발성 산성물질(H^+)은 콩팥에서 소변으로 배설된다.
콩팥의 H^+ 배설은 3가지 형태로 이루어진다.

콩팥의 산분비기구

생체는 영양소(고분자화합물)를 산화함으로써 영양소가 가진 결합에너지(bond energy)를 ATP라는 형태로 획득한다. 이것이 소화 및 대사과정이며 일반적으로는 **이화**(catabolism)라고 한다. 이 산화과정에서 부산물로서 필연적으로 산성물질이 생기므로 생체는 산증(acidosis)이 될 위험을 가지고 있다. 생체 내에서 만들어지는 산성물질에는 2종류가 있다.

산성물질	산성의 원인물질	배설기관	배설장애
휘발성(기체)	CO_2	허파	호흡산증
비휘발성(이온)	H^+	콩팥	대사산증

콩팥에서 H^+를 배설하는 반응(중화반응)은 일반적으로 다음과 같다.

$$A^- + H^+ \rightarrow HA$$

여기서 A^-는 염기(base), HA는 염(salt)이다. H^+는 짝염기에 결합한 HA 형태가 되어 소변으로 배설된다. 콩팥에서 이 반응은 3종의 염기를 이용하여 이들 중에서 인산염과 암모늄을 통한 배설이 중요하며, 탄산염 형태를 경유하는 이산화탄소 배출을 호흡기에서 중요하다. 오히려 콩팥에서는 여과되었던 중탄산염을 어떻게든 완벽하게 회수하여 보전하려 한다.

A^-(염기)	HA(염)	배설되는 물질
HCO_3^-	H_2CO_3	CO_2
HPO_4^{2-}	$H_2PO_4^-$	인산염
NH_3(암모니아)	NH_4^+(암모늄)	암모늄

H_2CO_3는 탄산탈수효소(carbonic anhydrase)에 의한 수화반응으로 CO_2와 H_2O가 되고 CO_2는 허파로 배설된다(p.250 참조).

음이온차이

콩팥의 H^+ 배설기능에 이상이 있으면 대사산증(metabolic acidosis)이 된다. 대사산증에서는 증가한 H^+를 중화하기 위해 HCO_3^-가 이용되는데, 그 결과 혈중 HCO_3^- 농도가 저하한다.

대사산증은 혈장음이온차이(anion gap, AG; 양이온 농도와 음이온 농도의 차)가 정상인 경우와 증가하는 경우로 나뉜다. 음이온차이는 다음과 같이 정의된다.

$$AG = [Na^+] - \{ [HCO_3^-] + [Cl^-] \}$$

여기서 $[Na^+]$, $[HCO_3^-]$ 및 $[Cl^-]$은 각각 Na^+, HCO_3^- 및 Cl^-의 혈장 중 농도이다. 음이온차이의 기준치는 12mEq/L로, 기준범위는 8~16mEq/L이다. 대사산증에서 HCO_3^-는 반드시 감소하기 때문에 음이온차이가 증가한다.

만약 AG가 기준치를 유지하는 대사산증은 Cl^-이 대신 증가한 것을 의미한다(고염소혈산증, hyperchloremic acidosis). 이러한 정상 AG 대사산증은 콩팥모세관산증이라는 드문 형태의 질환에서 관찰된다.

대사산증과 음이온차이

음이온차이	HCO_3^-	Cl^-	예
정상 (12mEq/L)	감소	증가	콩팥요세관산증(Renal Tubular Acidosis)
증가 (>12mEq/L)	감소	변화 무	당뇨병콩팥병증, 케토산증, 젖산산증, 요독성산증

소변의 성분

성인이 배출하는 소변은 하루 약 1.0~2.0L이며, 비중은 1.003~1.030이다.

pH는 4.5~8 사이에서 변동한다.

용질은 약 4% 정도이며, 요소, 요산, Cr(크레아티닌), 암모늄염과 같은 유기물 외에 Na^+, K^+, Cl^- 등의 무기물이 함유되어 있다.

소변비중이 1.030 이상을 고장뇨, 1.010 미만을 저장뇨, 1.010 부근에서 변동이 없는 것을 등장뇨라고 한다. 고장뇨는 토리에서 여과된 용질(Na^+, 당, 삼투압이뇨제 등)이 과잉하여 생기고, 저장뇨는 바소프레신 작용이 불충분하거나 요세관의 재흡수가 억제되었을 때에 생긴다.

6. 배뇨의 신경지배

방광에 오줌이 저장되는 시기에는 아랫배신경(교감신경)의 작용으로 배뇨근이 이완, 속요도조임근이 수축한다.
배뇨 시에는 골반신경(부교감신경)의 작용으로 배뇨근이 수축, 속요도조임근이 이완한다.
바깥요도조임근은 몸신경에 지배되는 맘대로근이므로 일시적으로 배뇨를 멈출 수 있다.

배뇨반사기전

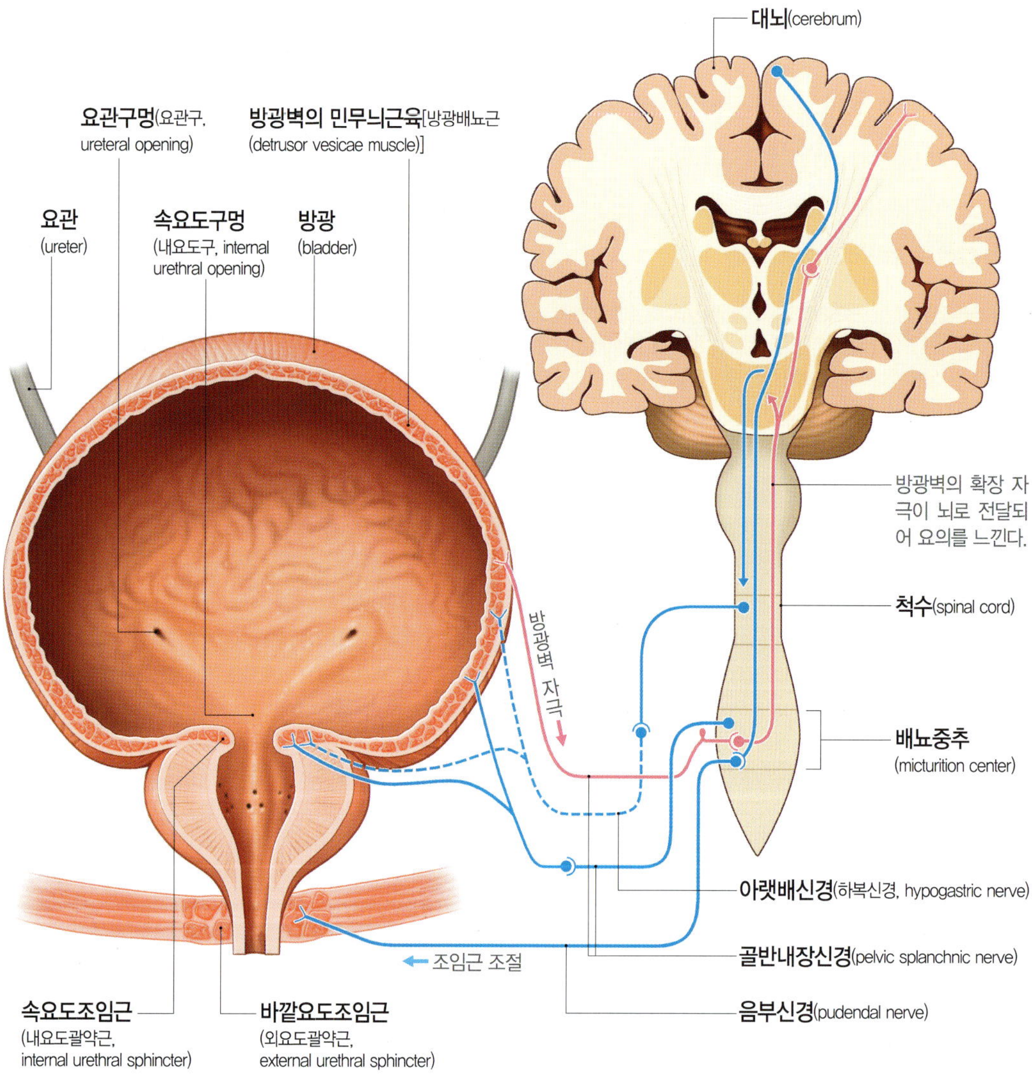

배뇨의 신경지배

방광(urinary bladder)은 민무늬근육(평활근, smooth muscle)으로 이루어진 주머니 모양의 기관으로, 용량은 성인이 300~500mL이다. 방광 내에 소변이 150~300mL 고이면 요의(micturition desire)를 느낀다.

방광의 민무늬근육인 배뇨근(detrusor muscle)과 속요도조임근(내요도괄약근, internal urethral sphincter)은 자율신경의 골반신경(pelvic nerve) 및 아랫배신경(하복신경, hypogastric nerve)의 지배를 받는다. 배뇨근은 소화관의 민무늬근육에 보이는 돌림근육층(윤주근층, circular muscle layer)이나 세로근육층(종주근층, longitudinal muscle layer)과 같은 명확한 층구조는 확인되지 않고 따라서 소화관과 같은 주기적 꿈틀운동(연동, peristalsis)은 일어나지 않는다.

방광에는 내장근으로서는 예외적으로 몸신경(체신경, somatic nerve)인 음부신경(pudendal nerve)에 지배되는 바깥요도조임근(외요도괄약근, external urethral sphincter)이 있다. 몸신경의 지배를 받으므로 바깥요도조임근은 맘대로근(수의근, voluntary muscle)이며 가로무늬근육(횡문근, striated muscle)이다.

축뇨 시에는 아랫배신경의 지배로 배뇨근이 이완하여 방광에 소변이 쉽게 고인다. 같은 신경으로 속요도조임근은 수축하고 소변 배설은 멈추어 있다. 골반신경이 작용하면 배뇨근이 수축하고 속요도조임근은 이완하므로 소변이 배설된다. 이때 바깥요도근은 맘대로근이므로 의지에 따라 일시적으로 배뇨를 멈출 수 있다. 하지만, 방광 용적이 어느 이상 증가하면서 내압이 급격하게 올라가면, 의지와 상관 없이 배뇨반사(micturition reflex)가 일어나게 된다.

배뇨반사는 척수신경 수준에서 일어나며, 어린아이에서는 배뇨반사가 주로 작동한다. 이에 비하여 성인에서는 대뇌피질 수준에서 이 반사를 제어하는 학습이 되지만 한계가 있다.

배뇨근을 지배하는 신경

	배뇨근	속요도조임근	바깥요도조임근	생리작용
아랫배신경(교감신경)	이완	수축	지배 무	배뇨 억제
골반신경(부교감신경)	수축	이완	지배 무	배뇨 시작
음부신경(몸신경)	지배 무	지배 무	수축	배뇨의 일시정지

배뇨와 배변의 신경지배 비교

배변의 신경지배는 배뇨근에 상당하는 것이 없다는 점만 제외하면 배뇨의 신경지배와 비슷하다. 속요도조임근 및 바깥요도조임근에 상당하는 것이 각각 속항문조임근(내항문괄약근, internal anal sphincter) 및 바깥항문조임근(외항문괄약근, external anal sphincter)이다.

7. 콩팥기능 평가에 이용되는 수치

콩팥기능을 평가하는 데에 혈장 크레아티닌치, BUN, 혈액요소질소/크레아티닌비가 많이 이용된다.
혈장 크레아티닌의 기준치는 남성이 0.8~1.2mg/dL, 여성이 0.5~0.9mg/dL이다.
BUN의 기준치는 9~10mg/dL이며 혈액요소질소/크레아티닌비의 기준치는 약 10이다.

혈장 크레아티닌치

혈장 크레아티닌(plasma creatinine)은 뼈대근육 중 크레아틴(creatine) 및 포스포크리아틴(phosphocreatine)에서 생산된다. 근육량은 남녀가 다르므로 혈장 크레아티닌의 기준치는 남성이 0.8~1.2mg/dL, 여성이 0.5~0.9mg/dL로 다르다. 혈장 크레아타닌치가 지속적으로 2mg/dL 이상으로 상승하면 만성 신부전으로 진단된다.

BUN

혈장 크레아타닌치와 함께 콩팥기능평가에 자주 이용되는 것이 BUN(혈액요소질소, blood urea nitrogen)이다. BUN의 기준치는 9~20mg/dL이며, BUN은 혈중 요소(urea)에 포함되는 질소분을 가리킨다. 요소는 단백질(아미노산)이나 피리미딘염기[pyrimidine base; DNA의 시토신(cytosine) 및 티민(thymine), RNA의 우라실(uracil)]의 대사산물인 암모니아를 간의 요소회로(urea cycle)에서 처리할 때 생산된다. 요소는 토리에서 여과된 후 요세관에서 일부 재흡수되므로 요소의 생산이 늘면 BUN도 상승한다.

혈액요소질소/크레아티닌비

혈액요소질소/크레아티닌비(blood urea nitrogen/creatinine ratio)의 기준치는 약 10이다. BUN과 크레아티닌은 GFR 저하로 상승하는 점은 공통적이지만, 요소가 요세관에서 일부 재흡수되는 데 비해 크레아티닌은 거의 재흡수되지 않는다. 따라서 BUN/크레아티닌비를 통해 체내의 병태를 추측할 수 있다. BUN 및 혈장 크레아티닌이 함께 상승하고 BUN/크레아티닌비가 20 이상인 경우에는 GFR 저하(핍뇨를 동반하는 급성 신부전 중 신전성 신부전)가 의심된다. 한편, 요세관 기능저하에서는 요소의 재흡수가 감소하는데, 크레아티닌은 영향을 받지 않으므로 BUN/크레아티닌비가 10 이하로 저하한다.

신부전

신부전(콩팥기능상실, renal failure)이란 콩팥이 제 기능을 하지 못하는 상태로, 급성신부전(acute renal failure)과 만성신부전(chronic renal failure)으로 나뉜다. 진단 시 급성과 만성의 구분은 콩팥기능의 저하 속도와 혈장 크레아티닌 농도의 변화속도로 판단한다. 또, 빈혈 유무, 콩팥 크기 변화 등으로도 판단할 수 있다.

조혈촉진호르몬(에리트로포이에틴, erithropoietin)은 콩팥에서 생성되기 때문에 만성 신부전은 빈혈을 일으킨다.

	급성 신부전	만성 신부전
특 징	콩팥단위의 기능이 전체적으로 나빠진 상태	콩팥단위의 일부가 괴사한 상태
증 상	핍뇨(1일 소변량이 400mL 이하)	부종 신성빈혈(에리트로포이에틴의 분비 저하)
분 류	① GFR 저하 신전성 신부전 ② 재흡수 저하 신실질성 신부전	
BUN 크레아티닌	> 20이면 ① < 10이면 ②	

● 급성신부전

여러 가지 원인으로 수시간~수일간의 경과로 급격하게 콩팥기능이 떨어져 체액의 항상성을 유지할 수 없게 된 병리적 상태이다. 원칙적으로는 되돌이킬 수 있는 가역성(reversible) 콩팥기능장애이다.

장애 부위에 따라 신전성, 신성, 신후성으로 분류되며 사망률은 약 50%로 높다.

● 만성신부전

콩팥기능의 비가역성 저하가 수개월 이상 계속되어 체액의 항상성 유지가 불가능하게 된 병태적 상태이다. 일반적으로 사구체여과율(GFR)이 지속적으로 30mL/분 이하가 되는 상태를 말하는데, 혈장 크레아티닌 2mg/dL 이상 지속된다.

유지투석을 받는 환자의 일차성 질환은 만성사구체신염(chronic glomerulonephritis)이 가장 많고(약 45% 정도), 이어서 당뇨병신장병증(diabetic nephropathy), 신장경화증(nephrosclerosis)의 순서이다.

8. 이뇨제

수분은 반드시 삼투압이 높은 쪽으로 이동하며, Na^+과 항상 함께 이동한다.
이뇨제(diuretics)는 Na^+ 배설을 촉진시키는 약물로, 크게 고리작용이뇨제, 티아지드이뇨제, 칼륨보전이뇨제, 탄산탈수효소 억제제, 삼투압이뇨제로 나뉜다.

이뇨제의 작용점과 Na^+ 배설기구

고혈압에 대한 증상 완화 또는 부종(edema)상태 해소 등의 목적으로 다량의 오줌을 유도하는 약제(이뇨제)들이 개발되어 왔다. 이뇨제는 기본적으로 네프론의 각 부위에서 재흡수 또는 요농축 기전을 억제하는 작용을 하는 약제들이다.

분 류	작용점	Na^+의 배설기구	약물의 예
고리작용이뇨제	헨레고리 상향부위	Na^+-K^+-$2Cl^-$ 공동수송체 억제	푸로세미드(furosemide)
티아지드이뇨제	먼쪽세관	NaCl의 재흡수 억제	티아지드(thiazide)
칼륨보전이뇨제	집합관	알도스테론과 길항	스피로놀락톤(spironolactone)
칼륨보전이뇨제	먼쪽세관, 집합관	Na^+ 채널 억제	아밀로라이드(amiloride)
삼투압이뇨제	가까운쪽세관, 집합관, 헨레고리 하향부위	Na^+의 재흡수 억제	만니톨(mannitol)

이뇨제의 종류와 특징

수분은 세포막을 경계로 삼투압이 높은 쪽으로 이동한다(p.302 참조). 실제로 세포 수준에서 일어나는 물의 이동은 가장 풍부한 용질(삼투질)인 Na^+과 함께 이동하게 된다. 따라서 **이뇨**(diuresis)란 Na^+을 배설하는 것으로 생각할 수 있으며, 이뇨제(diuretics)는 어떠한 방식으로든 Na^+ 배설을 촉진시키는 약물이다. 이뇨제는 ① **고리작용이뇨제**(loop diuretic), ② **티아지드이뇨제**(thiazide diuretic), ③ **칼륨보전이뇨제**(K^+- sparing diuretics), ④ **삼투압이뇨제**(osmotic diuretic)로 크게 나뉜다.

고리작용이뇨제는 이뇨제 중에서도 가장 이뇨작용이 강하다. 고리작용이뇨제는 가까운쪽세관에서 관강으로 분비되어 헨레고리 상향부위의 관강측에 있는 Na^+-Na^+-$2Cl^-$ 공동수송체(Na^+, K^+, $2Cl^-$를 동시에 헨레고리의 세포 안으로 수송하는 막단백질)를 억제하여 Na^+ 배설을 늘린다. 고리작용이뇨제에는 푸로세미드, 부메타니드, 에타크린산 등이 있다.

티아지드이뇨제는 가까운쪽세관에서 관강으로 분비되어 먼쪽세관 접합 요세관세포의 관강측에 있는 Na^+-Cl^- 공동수송체(Na^+, Cl^-를 동시에 접합 요세관세포로 수송하는 막단백질)를 억제하여 Na^+ 배설을 늘린다. 티아지드이뇨제는 강압제로 사용되는 경우가 많으며 이뇨 효과는 약하다.

고리작용 또는 티아지드 이뇨제들은 집합관 상부에서 Na^+ 재흡수를 억제하므로, 평소보다 집합관 내의 Na^+ 농도를 높인다. 이는 다시 집합관에서 Na^+ 채널을 통한 Na^+ 재흡수를 자극하는데, 이 과정에서 집합관을 통한 Na^+ 배출을 함께 촉진시킨다. 이 과정이 심해지면 K^+의 과잉분비와 부족으로 이어질 수도 있다. K^+을 보존시키면서 이뇨작용을 나타내려면 집합관의 Na^+ 흡수를 억제시켜야 한다.

칼륨보전이뇨제 중에서 스피로놀락톤(spironolactone)은 집합관에 있는 알도스테론수용체에서 알도스테론과 길항하여 알도스테론에 의한 Na^+ 재흡수를 억제시킴으로써 Na^+의 배설을 늘린다. 알도스테론에는 K^+ 배설작용도 있는데 그것도 억제하게 되므로 스피노놀락톤은 칼륨보전이뇨제(K+-sparing diuretics)라고 불린다. 칼륨보전이뇨제 중에서도 아밀로라이드(amiloride) 등은 알도스테론과는 관계없이 Na^+ 채널을 직접적으로 억제함으로써 Na^+의 배설을 늘린다. Na^+ 배설로 관강 내의 음전하가 감소하므로 이차적으로 K^+의 배설이 감소하여 K^+가 보전된다. 삼투압이뇨제로서 D-만니톨은 급성신부전 예방에 사용된다.

이뇨제의 작용점

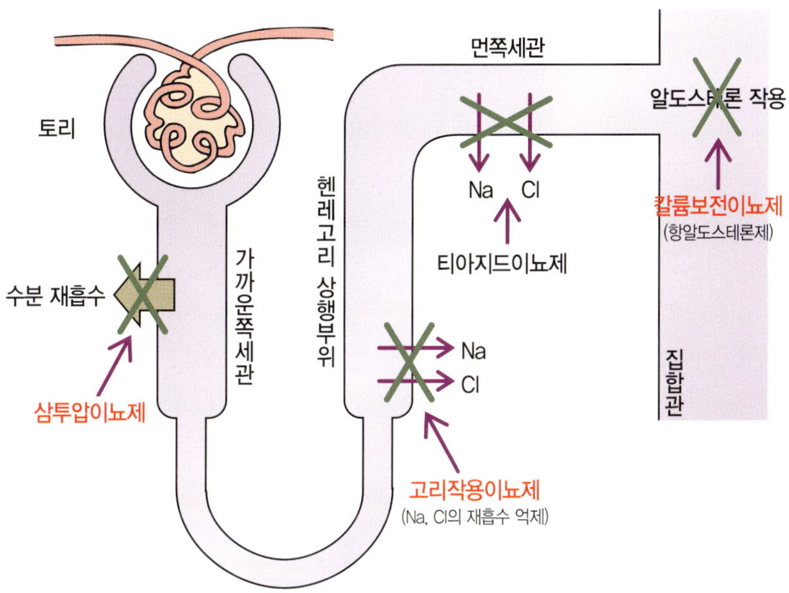

자유수 청소율(Free Water Clearance)

자유수(유리수, free water)란 혈장과 같은 삼투압(isotonic)에 대한 기준에서 볼 때 소변에 부가 혹은 재흡수된 물의 양을 말한다. 즉 오줌의 최종 농도가 얼마나 묽은 상태인가 또는 진한 상태인가에 해당한다.

이 부가 및 재흡수는 먼쪽세관에서 그 수준이 결정된다. 삼투압을 물질과 같이 다루어 삼투압 청소율[Cosm(mL/분)]을 Cosm = (Uosm × V)/Posm으로서 구할 수 있다(p.303 참조). Uosm 및 Posm은 각각 소변 및 혈장의 삼투압(mOsm/kgH_2O), V는 1분간당 소변량(mL/분)이다. C_{H_2O} = V − Cosm에서 산출되는 양을 자유수 청소율[free water clearance C_{H_2O}(mL/분)]이라고 한다. 자유수 청소율은 희석뇨의 생성능력(NaCl 재흡수)을 반영하므로 티아지드이뇨제를 평가할 수 있다.

자유수 청소율을 1일당으로 구하면 음의 값으로 약 1,000mL가 된다. 이는 절대치로 비교하면 보통의 기상조건 하에서 별다른 운동 없이도 일어나는 땀배출인 1일당 무감각발한(불감발한, insensible perspiration)의 양과 거의 같다. 이는 무엇을 의미하는 것일까? 자유수 청소율이 음($C_{H_2O} < 0$)이라는 것은 보통 상태에서 오줌 농도는 체액보다 진한 고장뇨(hypertonic urine)임을 의미한다. 즉, 생체는 소변을 높은 삼투압(고장)으로 유지함으로써 피부나 기도에서 비가역적으로 상실되는 무감각발한의 수분을 보충하고 있는 것이다.

자유수 청소율

	삼투압	자유수 청소율	자유수의 부가, 재흡수
등장뇨(isosthenuria)	Uosm = Posm	$C_{H_2O} = 0$	등장뇨
저장뇨(hyposthenuria)	Uosm < Posm	$C_{H_2O} > 0$	등장뇨 + 자유수
고장뇨(hypersthenuria)	Uosm > Posm	$C_{H_2O} < 0$	등장뇨 − 자유수

memo

12

체온조절

1. 열생산
2. 열발산
3. 발한
4. 평균피부온도와 평균체온
5. 발열
6. 발열물질
7. 고열

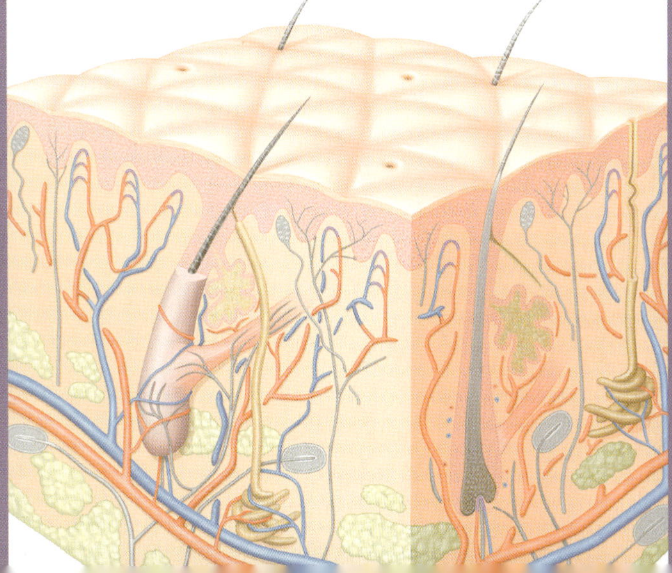

인간이 속한 포유동물 뿐만 아니라 조류와 같은 동물은 파충류나 양서류 그리고 어류에 비하여 대체로 더 높은 범위의 체온을 일정하게 유지하는 특징을 갖는다. 파충류, 양서류, 어류는 외부 온도에 따라 체온이 변하기 때문에 변온동물이라 불리는 반면, 포유류와 조류는 항온동물로 구분되는 이유이다. 다른 관점에서 보면, 항온동물은 체내 대사열의 발생이 높기 때문에 환경변화와 독립적으로 높은 체온 유지가 가능하기 때문에 내온동물(endothermic animal)이라 부르는 것이 더 정확하다. 반면 변온동물은 외부 온도에 의존적으로 변하기에 외온동물(exothermic animal)에 해당한다.

내온동물의 높은 대사율은 상대적으로 더 높은 활동성을 위한 것인다. 파충류나 양서류는 뜨거운 대낮이라 하더라도 포식행위 외에는 거의 움직임이 없는 편이다 (어류의 경우 중력의 영향이 상쇄된 물속에 있기 때문에 운동에 필요한 에너지가 훨씬 적다). 이러한 높은 활동성과 대사율을 위해서는 심혈관계의 기능 (예: 높은 혈압)과 호흡량의 다양한 변화 뿐만 아니라, 체액의 양과 질을 유지하기 위한 콩팥 기능의 발달과 높은 작동율이 동반되어야 한다. 특히 콩팥의 사구체여과율을 높게 유지하려면 높은 혈압이 필요하다. 이처럼 서로 작용하는 주요 생명유지 장기들의 기능을 높은 수준으로 유지하려면 많은 물질대사와 함께 열 발생이 따르게 된다. 우리의 체온은 기본적으로 열생산과 열배출의 균형을 의미한다.

아직 온도가 낮은 아침 무렵에 파충류가 얼마나 느릿하게 깨어나는지 생각해보라. 햇볕에 의해서 체온이 올라가기 전까지 이들의 반응은 힘겹게 회복되고 있다. 항온동물(내온동물)의 경우는 그러한 외부환경 의존성에서 벗어난 의미가 있다. 하지만 이런 항온조절능력을 위하여 더 많은 에너지섭취가 필요할 뿐만 아니라, 만약 불가피하게 체온저하가 일어나게 되면 개체로서 생명현상 유지가 더 취약할 수밖에 없는 단점이 있다.

1. 열생산

열생산은 대사, 오한 및 비오한 과정에 수반된다.
포도당이나 지질이 가진 결합에너지의 약 70%가 ATP로 변환되고 약 30%가 열이 된다.
산화인산화가 결합저지되면 탄수화물이나 지질이 가진 결합에너지가 모두 열이 된다.

열생산

사람의 체온은 열생산(thermogenesis)과 열발산(thermolysis)의 균형으로 일정하게 유지되고 있다.

열생산에는 ① **대사**에 의한 열생산(metabolic thermogenesis), ② **오한**에 의한 열생산(shivering thermogenesis), ③ **비오한**에 의한 열생산(nonshivering thermogenesis, NST)이 있다.

대사에 의한 열생산

탄수화물, 지질 등의 영양소가 화학에너지(결합에너지)의 형태로 가진 '환원력(reducing power)'은 해당경로 및 TCA 회로에서 NADH, $FADH_2$로 변환되고 나아가 전자전달계에서 산화되어 아데노신삼인산(adenosine triphosphate, ATP)이 된다. 영양소가 가진 결합에너지가 ATP로 변환되는 효율은 탄수화물과 지질이 거의 동일하여 약 40%이다. 나머지 약 60%가 열이 되는데 이것이 대사에 의한 열생산(metabolic thermogenesis)이다.

식품에 포함되는 탄수화물 및 지질의 대표적인 것으로서 포도당(glucose) 및 팔미트산(palmitic acid)을 예로 들면 해당경로, TCA 회로 및 전자전달계의 반응은 다음과 같이 정리된다.

대사에 의한 열생산

- 포도당 1분자가 완전산화 → 686kcal의 에너지 방출(활성화 에너지)

  $C_6H_{12}O_6 + 6O_2 + 6H_2O \rightarrow 6CO_2 + 12H_2O + 38ATP +$ 열에너지

  즉, 686kcal의 에너지가 38ATP와 열에너지로 변환되었음을 의미

  1) 38ATP = 277.4kcal(1ATP = 7.3kcal) ⇒ 에너지효율 = (277.4/686) × 100 = 40% (저장에너지)

  2) 열에너지 = 100% − 40% = 60% (체온유지)

- 팔미트산 1분자가 완전산화 → 2,340kcal의 에너지 방출(활성화 에너지)

  $C_{15}H_{31}COOH + 23O_2 \rightarrow 16CO_2 + 16H_2O + 129ATP +$ 열에너지

  즉, 2,340kcal의 에너지가 129ATP와 열에너지로 변환되었음을 의미

  1) 129ATP = 941.7kcal(1ATP = 7.3kcal) ⇒ 에너지효율 = (941.7/2,340) × 100 = 40% (저장에너지)

  2) 열에너지 = 100% − 40% = 60% (체온유지)

※ 해당경로의 NADH를 사립체 내로 운반하는 셔틀 시스템(shuttle system)의 차이에 따라 생산되는 ATP의 수가 달라진다.

오한에 의한 열생산

오한(shivering)은 주동근(agonistic muscle)과 길항근(antagonistic muscle)이 동시에 또는 약간의 시차를 두고 반복적으로 수축하는 현상이다. 관절을 작동시키는 운동이 제대로 일어나지 않기 때문에, 결과적으로 외부에 대한 일이 없는 근육수축이다. 따라서 골격근이 수축할 때 사용하는 ATP의 에너지가 일이 아니라 모두 열로 바뀌는데, 이것이 오한에 의한 열생산(shivering thermogenesis)이다.

비오한에 의한 열생산

비오한에 의한 열생산은 갈색지방조직(brown adipose tissue, BAT)에서 현저하며 사립체에서 일어나는 산화적 인산화(oxidative phosphorylation)가 ATP 합성으로 완결되지 못하는 탈결합(uncoupling) 상태가 됨으로써 일어난다. 탄수화물이나 지질이 가진 결합에너지의 약 70%가 ATP로 변환되고 약 30%가 열이 되는데, 탈결합 상태가 되면 100%가 열이 되어 버린다. 이것이 비오한에 의한 열생산(nonshivering thermogenesis)이다. BAT는 사립체가 풍부하므로 흰색의 일반적인 지방조직에 비하여 갈색으로 보인다.

2종류의 지방세포

백색지방세포는 지방을 저장하는 세포이고, 갈색지방세포는 지방을 사용하여 열을 만드는 세포이다.

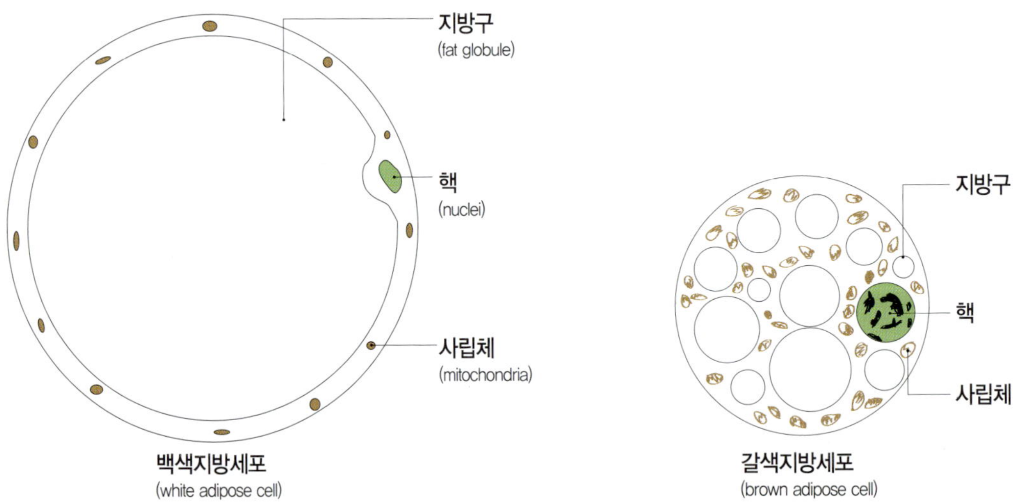

2. 열발산

열발산에는 대류, 전도, 복사, 증발이 있다.
증발 이외의 열발산은 고온측에서 저온측으로 열이 이동하는 물리적 현상이다.
외부온도가 체온보다 높을 때에도 유효한 열발산은 발한뿐이다.

열발산

열발산에는 ① **대류**(convection), ② **전도**(conduction), ③ **복사**(radiation), ④ **증발**(evaporation)이 있다. ①~④는 생체에 한정된 것은 아니며 물질과 그 주위에 온도차가 있으면 일어나는 물리적 현상이다. 즉, ①은 온도를 가지는 물질 주위에 유체가 있으면 열이 빼앗기는 것, ②는 온도를 가진 물질이 더 저온 물질에 접촉하면 열이 저온측으로 이동하는 것, ③은 온도를 가진 물질이 진공 중에서도 전자파 형태로 열을 발산하는 것이다. 또 ④는 액체가 기화할 때 물체로부터 빼앗는 기화열(증발열, evaporation heat)이며, 이것도 생체 고유의 현상은 아니다. 발한(sweating)은 ④의 특수한 형태라고 생각할 수 있다. 열생산에 맞게 발한하여 체표면에서 수분증발을 촉진시키므로 발한은 생체 고유의 기능이다. 또한, ①~③은 외부온도가 체온보다도 높을 때에는 일어나지 않지만, 발한은 외부온도가 체온보다 높아도 습도가 낮으면 일어날 수 있는 열발산이다.

24℃의 안정 시 열발산에 차지하는 비율은 대류 및 전도가 약 10%, 복사가 약 67%, 증발이 약 23%이지만, 매우 더운 날씨에서는 기도 및 피부에서 증발이 증가하여 대류, 전도, 복사가 약 10%, 증발이 약 90%가 된다. 이처럼 체온상승에 따라 가장 효과적으로 비중이 증가하는 것은 땀분비에 따른 증발열 형태이다. 또한 피부혈류 증가도 극적으로 증가한다. 피부혈류 증가는 물론 대류에 따른 열발산을 일으키지만, 땀분비를 위해서도 피부혈류 증가는 필요하다.

발한의 신경지배

발한은 교감신경(sympathetic neuron)의 자극으로 항진하는데, 신경절후섬유(postganglionic fiber) 말단에서 분비되는 신경전달물질이 보통의 교감신경과 달리 아세틸콜린(acetylcholine)이다(**콜린신경**, cholinergic nerve). 이는 보통의 교감신경과 같이 노르아드레날린(noradrenaline)이 분비되면 혈관수축이 일어나 열발산에 불리해지기 때문이다.

교감신경의 신경절후섬유는 각 척수분절에서 나와 즉시 교감신경절에서 연접(synapse)을 형성한다. 부교감신경은 신경절이 장기 가까이에 있다고 하는 특징이 있다. 교감신경 가운데 콩팥위샘(부신)으로 들어가는 교감신경에는 연접이 아닌 부신속질에 있는 니코틴성 아세틸콜린수용체에 아세틸콜린이 결합하면 아드레날린이 분비된다. 이를 모식화하면 다음 페이지의 그림과 같다.

발한의 신경지배(●은 척수)

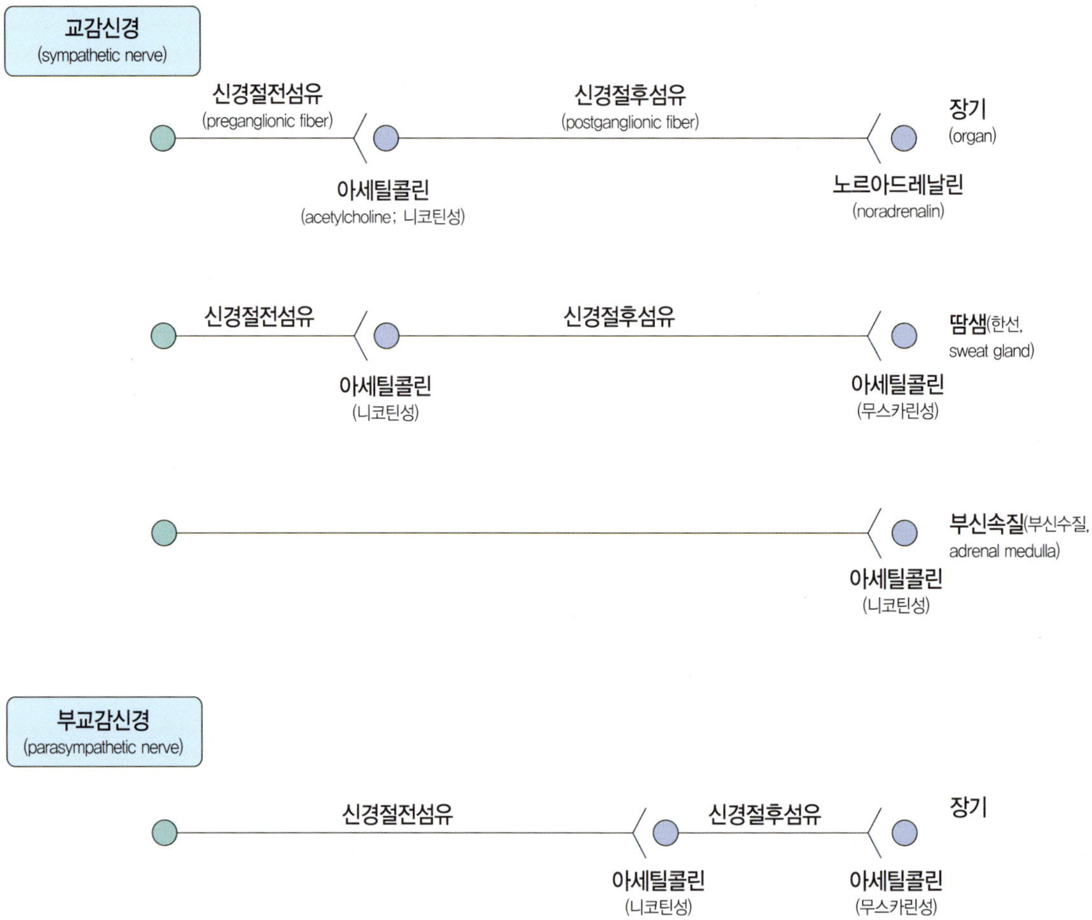
교감신경
(sympathetic nerve)
신경절전섬유
(preganglionic fiber)
신경절후섬유
(postganglionic fiber)
장기
(organ)
아세틸콜린
(acetylcholine; 니코틴성)
노르아드레날린
(noradrenalin)
신경절전섬유
신경절후섬유
땀샘(한선, sweat gland)
아세틸콜린
(니코틴성)
아세틸콜린
(무스카린성)
부신속질(부신수질, adrenal medulla)
아세틸콜린
(니코틴성)
부교감신경
(parasympathetic nerve)
신경절전섬유
신경절후섬유
장기
아세틸콜린
(니코틴성)
아세틸콜린
(무스카린성)

3. 발한

발한에는 온열성 발한, 정신성 발한, 미각성 발한이 있다.
온열성 발한은 손바닥이나 발바닥을 제외한 일반 체표면의 에크린샘에서 관찰되고
정신성 발한은 정신적 긴장으로 손바닥, 발바닥, 겨드랑에만 나타나며 쾌적한 환경에서도 일어난다.
미각성 발한은 매운 것을 먹었을 때 얼굴이나 머리에 나타난다.

발한의 종류

발한(diaphoresis)에는 열발산을 위한 온열성 발한 외에 정신성 발한과 미각성 발한이 있다.

온열성 발한(thermal sweating)은 환경온도 상승, 운동 등에 의한 체온 상승에 반응하여 나타나며, 손바닥이나 발바닥을 제외한 일반 체표면의 에크린샘(에크린선, eccrine gland)에서 관찰된다.

정신성 발한(mental sweating)은 정신적인 긴장으로 손바닥, 발바닥, 겨드랑에서만 관찰되며 쾌적한 온도환경에서도 나타난다. 손바닥 등의 피부에 약한 직류를 흘렸을 때의 피부저항은 정신적 스트레스에 의해 몇 초 안에 저하된다. 이 반응을 피부저항반응(skin resistance response, SRR)이라고 한다. 땀에는 Na^+, Cl^- 등의 전해질이 포함되어 있으므로 정신적 스트레스로 땀을 흘림으로써 전기저항이 감소하는 것이다. SRR은 거짓말탐지기에도 응용되고 있다.

미각성 발한(gustatory sweating)은 매운 것을 먹었을 때 얼굴이나 머리에 나타나는 것으로, 일상생활에서도 자주 경험할 수 있다. 고춧가루 등의 매운맛 성분인 캡사이신(capsaicin)이 얼굴신경(안면신경, facial nerve) 및 혀인두신경(설인신경, glossopharyngeal nerve)을 자극함으로써 땀을 흘린다. 교감신경차단술 후 삼차신경(trigeminal nerve) 장애, 귓바퀴관자신경(이개측두신경, auriculotemporal nerve) 장애 등에서는 병적인 발한이 관찰된다.

땀샘

땀샘(한선, sweat gland)은 피부에 부속하는 관상샘(tubular gland)으로, 땀을 분비하는 분비부와 이를 배설하는 도관으로 이루어진다. **에크린샘**(에크린선, eccrine gland)과 **아포크린샘**(부분분비샘, apocrine gland)의 2종류가 있다. 에크린샘은 온몸에 분포하지만, 아포크린샘은 겨드랑부위, 바깥귀길, 젖꽃판, 항문 주위 등 털줄기(모간, hair shaft) 가까이에 국한한다. 열발산에 기여하는 것은 에크린샘으로 수분이 많은 연한 땀을 흘린다. 아포크린샘에서는 특정 지질성분 분비물 등을 포함하는 진한 땀이 나와서 체취(body odor)에 관계한다. 에크린샘 중에서 온열자극에 반응해서 유효하게 발한하는 땀샘을 능동땀샘이라고 한다. 능동땀샘의 수는 인종에 따라 거의 결정되어 있다. 더운 나라 사람이 능동땀샘이 많으며, 그 수는 영유아기(생후 1~2년)에 더운 환경에서 생활했는가의 여부로 결정된다.

피부의 구조와 부속기

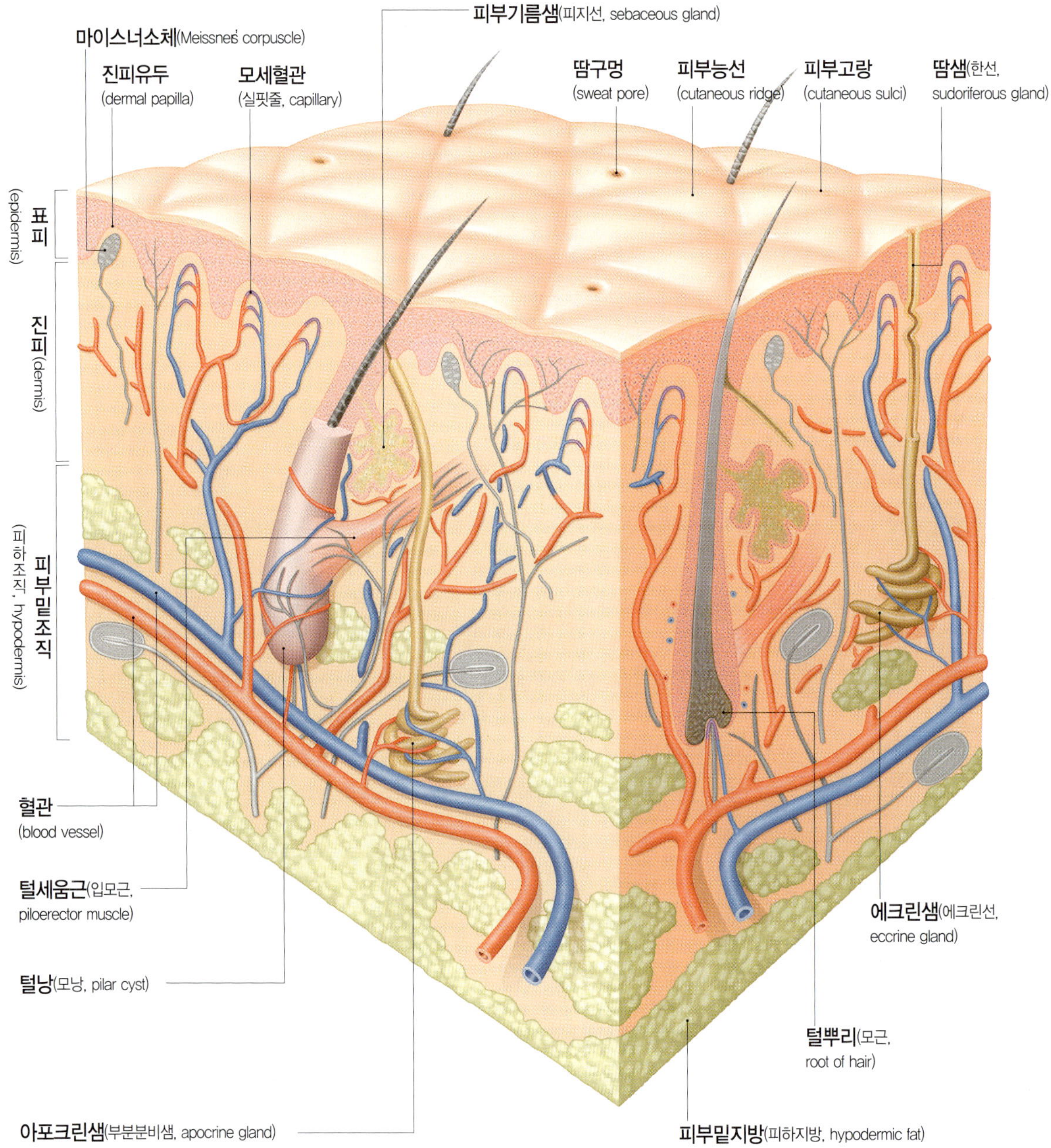

헐떡임

주변 동물 중에서 땀을 흘리는 것은 말 정도뿐이고, 개나 고양이는 땀을 흘리지 않는다. 더울 때 개가 헐떡이며 호흡하고 있는 것을 볼 수 있는데 이것이 헐떡임(panting)이며 기도에서의 수분증발을 통해 열발산을 하고 있는 것이다. 헐떡임은 호흡수의 증가에 따라 1회 환기량이 감소하므로 과다환기(hyperventilation) 때와 같은 호흡알칼리증(respiratory alkalosis)이 되는 경우는 없다.

4. 평균피부온도와 평균체온

중심체온은 외부온도의 영향을 잘 받지 않아 거의 일정하지만, 자세히 관찰하면 하루주기리듬이 있다.
체온을 일정하게 유지하는 것은 감지-제어-효과의 음성되먹임 기전이 작동하는 전형적인 생리적 기전이다.

평균피부온도와 평균체온

체온은 외부온도의 영향을 잘 받지 않아 거의 일정한 **중심체온**(심부체온, core temperature)과, 외부온도의 영향을 받아서 쉽게 변동하는 **외층온도**(shell temperature)가 있다.

중심체온 측정에는 직장온도(rectal temperature), 구강온도(oral temperature), 액와온도(axillary temperature) 등이 자주 이용된다. 식도온도(esophageal temperature)도 수술 등에서 식도온도 측정프로브를 삽입할 수 있을 때에는 이용된다. 최근 고막의 복사온도을 측정하는 적외선 귀체온계(infrared ear thermometer)가 보급되어 가정에서도 자주 이용되고 있다. 귀체온계가 고막온도(tympanic temperature)를 측정하고 있는가는 확실한 보증은 없지만, 1초 정도에 측정할 수 있는 장점이 있다. 고막온도는 뇌온도(brain temperature)를 직접적으로 반영하기 때문에 중심체온으로서 가장 적절하다고 할 수있다.

체온조절

생리학적인 체온조절을 위해서는 우리 몸의 여러 부위들에서 온도를 감지하는 기전들 (sensors)과 함께, 열생산 및 열발산을 일으키는 작용기구(효과기, effector)들이 있을 것이다. 이들의 중간에는 중추조절부위가 있는데(시상하부 및 대뇌), 사실 이 중추는 또한 심부온도를 감지하는 부위라고도 할 수 있다. 음성되먹임고리(negative feedback loop) 방식으로 작동하는, 전형적인 체내항상성 유지의 예라고 할 수 있다. 인간에게 있어서는, 신체의 반응을 넘어서, 능동적으로 주위환경을 바꾸어 체온조절을 하는 대응방식 (behavioral thermoregulation)도 중요하다. 쾌적함과 불쾌함으로 표현되는 온도감지가 행동적 조절을 일으킨다.

체온조절의 되먹임 기전

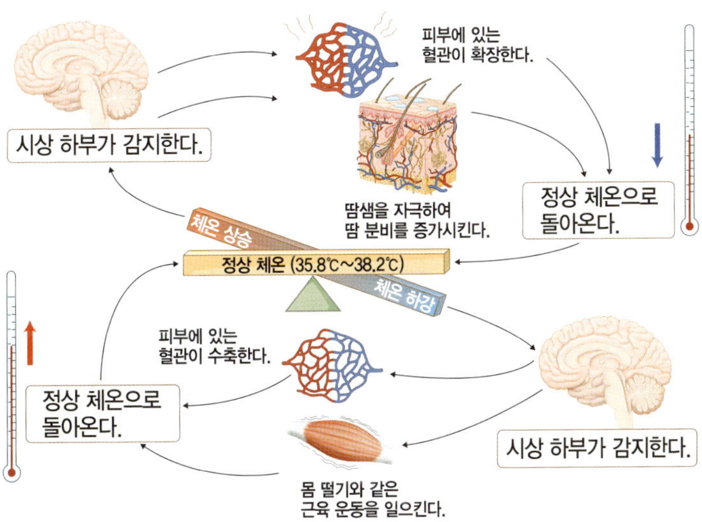

하루주기리듬에 의한 중심체온의 차이

중심체온은 환경온도의 영향에는 거의 변하지 않지만, 새벽에 낮고 저녁에 높은 **하루주기리듬**(circadian rhythm)이 있다. 체온에 한하지 않고 수면, 내분비, 자율신경활동 등에도 하루주기리듬이 있다. circa는 '약', dian은 '일'을 의미하며, 하루주기리듬은 약 하루 주기로 반복하는 생리적 또는 행동기능 하루변이(일중변동, diurnal variation)를 말한다.

시계나 TV, 라디오 등 시간을 알 수 있는 기계가 없고 또 태양광 등의 영향도 받지 않는 환경 하에서 자유롭게 수면, 음식섭취 등을 시키면 수면, 내분비, 자율신경활동 등의 활동은 24시간보다 약간 긴 대략 25시간 주기가 된다고 알려졌다.

측정부위에 따른 중심체온의 차이

액와온도는 직장온도보다 0.8~0.9℃ 낮다. 구강온도는 액와온도보다 약 0.2℃ 전후 높다. 이처럼 측정부위에 따라 온도차가 있으나, 절대치의 사소한 차이보다도 체온의 변화 정도가 중요하므로 하루주기리듬을 고려하여 같은 부위에서 매일 같은 시각에 측정하는 것이 중요하다.

앞서 말한 음성되먹임 방식으로 정상체온을 유지한다는 것은, 중추조절단계에서 참조 표준값이 있다는 뜻이다. 이를 체온조절기준치(set point)라 한다. Set point와 실제 중심체온의 차이값 (error signal)에 따라서 조절반응들이 나오게 된다.

하지만, 가정의 난방기구에서 항온조절장치(thermostat)처럼 하나의 온도계가 있다기 보다는, 우리 몸에 있는 수많은 감지기구들 (말초, 중추)의 특성들이 모여서 set point를 이룬다고 보는 것이 맞겠다. 이 중 시상하부 (hypothalamus)가 가장 민감한 부위이다. 섭씨 1도의 수분의 1정도만 변해도 신경세포의 활동반응이 달라진다. 또한 식도, 위, 내장정맥 등에도 온도감지 감각신경들이 분포하고 있다.

측정부위에 따른 차이

직장온도 > 고막온도 > 구강온도 > 액와온도
직장온도 − 고막온도 = 0.2 ~ 0.3℃
직장온도 − 구강온도 = 0.4 ~ 0.6℃
직장온도 − 액와온도 = 0.8 ~ 0.9℃
구강온도 − 액와온도 = 0.2 ~ 0.3℃

체온측정법

직장온도는 항문에서 10cm 이상 안까지 프로브를 삽입하여 측정한다. 액와온도는 겨드랑을 10분간 이상 밀착하여 측정한다. 구강온도는 입을 닫고 5분간 이상 지나서 측정한다. 최근 보급한 적외선식 고막온도계는 귀마개 같은 프로브를 바깥귀길 입구에 넣어 고막의 복사온(적외선)을 측정한다. 약 1초에 측정 가능하지만, 바깥귀길의 구조에 개인차가 있으므로 귓불을 가볍게 당기듯이 하여 측정하면 좋다. 보통 3회 측정하여 최고치를 채택한다. 이마에 빛을 쏘아 체온을 측정하는 비접촉형 체온계도 있다.

5. 발열

발열은 발열원의 작용으로 체온조절 기준치가 정상체온보다 높아져버렸기 때문에 일어난다.
발열 초기의 오한은 운동 초기의 산소부족과 비슷한 현상이다.
회복기의 발한은 운동 종료 후의 산소부채와 비슷한 현상이다.

발열

감염 상태에서 우리가 가장 흔하게 느끼는 증상은 체온 상승, 즉 '열이 난다'는 것이다. 앞에서 공부한 체온조절 과정을 생각해보면, 열이 나게 되는 이유는 결국 체온조절기준치(set point)가 높게 조정되었기 때문이다. 체온조절기준치가 변하는 것은 단지 세균감염 뿐만 아니라 다양한 염증성 질환, 면역성 질환, 외상, 암, 급성 용혈(acute hemolysis) 등 다양한 조건들에도 해당된다.

상승한 체온은 면역반응이나 면역세포의 기능을 올려주는 효과가 있기 때문에, 전반적으로는 생리적 방어반응이라 할 수 있다. 실험동물에서 감염을 일으킨 다음 체온상승을 인위적으로 방지해주면, 전반적인 사망률이 더 높아지는 것을 보면 알 수 있다. 하지만 지나친 발열 상태는 다른 세포나 신경계 등의 기능에 문제를 일으킬 수 있기 때문에, 임상적으로는 해열제 등을 사용하여 체온상승을 어느 정도 조정하게 된다.

전형적인 발열의 경과

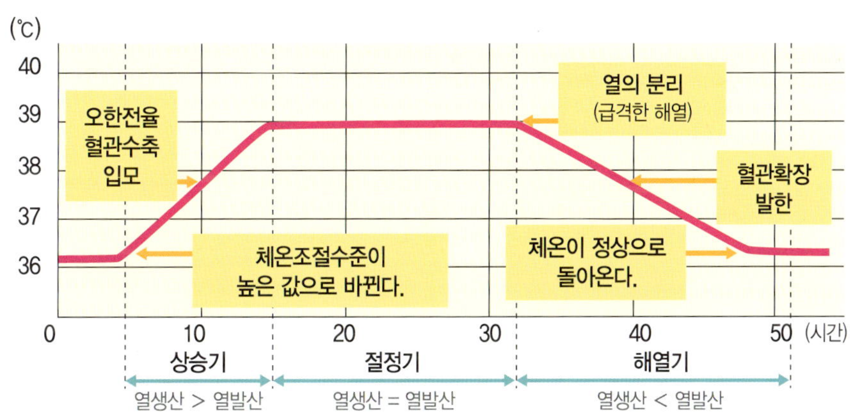

비정상적인 발열패턴을 보이는 질환과 상태	감염병, 암, 알레르기반응, 호르몬 이상(갈색세포종, 갑상샘항진 등), 자기면역질환(류마티스관절염 등), 일사병, 약물(마취제, 항정신병제 등), 뇌외상, 뇌종양

발열(fever, pyrexia)은 발열원(pyrogen)의 작용으로 체온조절 기준치(set point)가 정상체온보다 높아지는 것에 기인한다. 아래의 그림과 같이 체온조절 기준치가 상승했을 때 실제 중심체온은 바로 따라가지 못하므로 시간지연이 발생한다. 이는 운동 초기에 그 운동에 필요한 산소소비량(oxygen consumption)에 실제 산소섭취량(oxygen uptake)이 따라가지 못해 **산소부족**(oxygen deficiency)이 발생하는 현상과 비슷하다. 산소부족은 해당경로(glycolysis) 등의 혐기적(anaerobic) ATP 생산계를 통해 O_2 부족을 보충한다.

발열의 경우도 시상하부(hypothalamus)에 설정된 체온조절 기준치까지 실제 온도를 높이기 위해 피부 혈관 수축으로 열발산을 억제하고 오한에 의한 열생산(shivering thermogenesis)을 항진시킨다. 이것이 감기 초기에 경험하는 **오한**(chill)이다.

발열원이 제거되면 체온조절 기준치가 정상치까지 내려간다. 이때 실제 체온은 갑자기 내려가는 것은 아니므로, 피부 혈관 확장으로 열발산을 항진시키거나 발한이 일어난다. 땀을 흘리면 감기가 낫는다고 하는데, 실제로는 감기가 나아서 체온조절 기준치가 정상으로 돌아가 실제 체온을 바닥까지 내리기 위해서 땀을 흘리는 것이다. 즉, 감기가 나았기 때문에 땀을 흘리는 것이다.

열부채와 산소부채의 비교

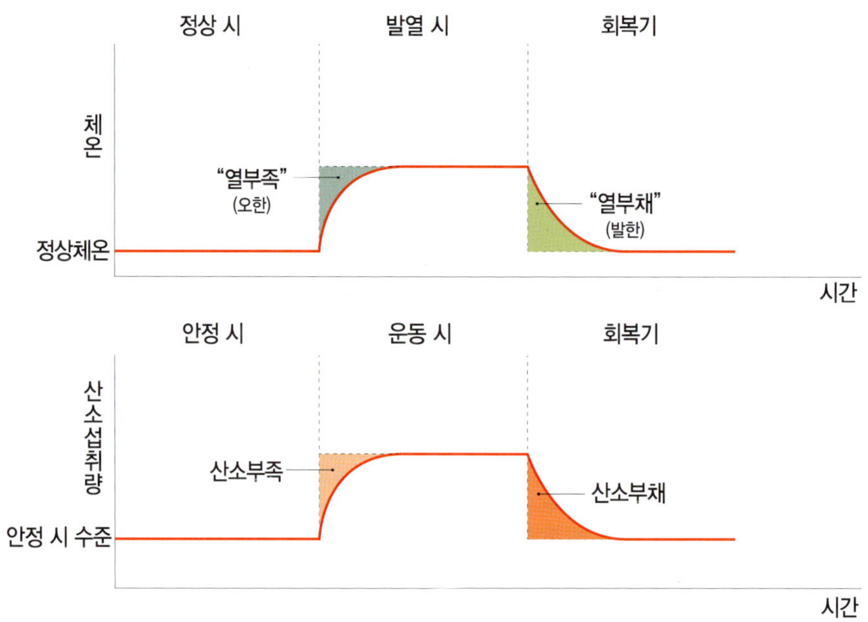

열형

발열은 일내 혹은 일간변동 패턴에 따라 **열형**으로 분류된다. 발열을 동반하는 질환 중에는 다음과 같은 특유한 열형을 나타내는 것이 있다.

① **오르내림열**(이장열, remittent fever) : 최고체온 및 최저체온의 일차가 1℃ 이상이고 최저체온도 37℃ 이상인 발열로, 패혈증(sepsis)이나 결핵(tuberculosis) 말기에 관찰된다.

② **지속열**(계류열, continued fever) : 체온이 38℃를 넘는 값으로 지속되고 일차는 1℃ 미만인 발열로, 장티푸스(typhoid fever)의 극기에 관찰되는 경우가 많다.

③ **주기열**(periodic fever) : 무열기와 유열기가 일정한 간격을 두고 규칙적인 주기로 나타나는 발열로, 대표적인 질환에 브루셀라증, 호지킨병, 담도폐쇄증 등이 있다.

④ **간헐열**(intermittient feve) : 일차가 1℃ 이상이고 체온도 37℃ 이하로 떨어지는 시기가 있는 발열로 말라리아(malaria), 담도 감염병에서 관찰된다.

열형

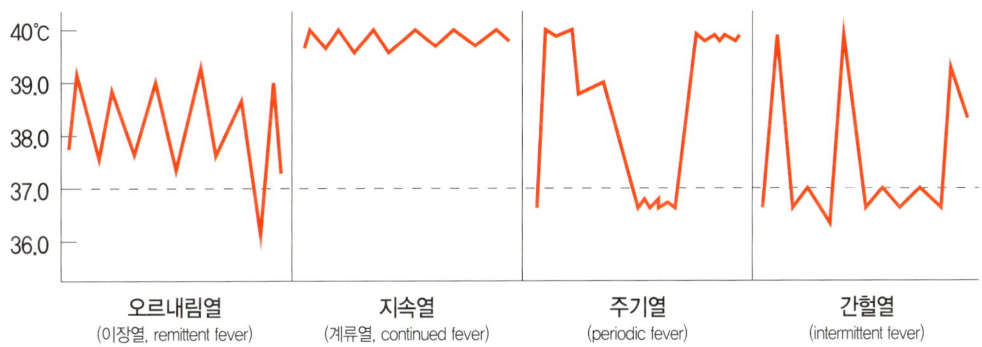

6. 발열물질

외인발열원은 그람음성균의 세포막 성분인 LPS이며, 단핵구나 큰포식세포를 자극하여 내인발열원을 생산한다. 해열제는 발열물질의 생산을 억제하여 발열을 억제하는 약물이며, 발열에 대한 해열제 사용에는 주의가 필요하다. 내독소의 실체는 그람음성균의 세포막 구성성분인 LPS이고, 외독소의 실체는 단백질계 독소이다.

외인발열원과 내인발열원

생체 내에 침입한 외인발열원(exogenous pyrogen)은 단핵구(monocyte), 큰포식세포(대식세포, macrophage) 등의 포식세포(phagocyte)에 흡수되면 인터루킨 1(interleukin-1, IL-1), 종양괴사인자(tumor necrosis factor, TNF), 인터페론(interferon, INF), 콜로니자극인자(colony-stimulating factor, CSF), 큰포식세포 염증단백질(macrophage inflammatory protein-1, MIP-1) 등의 내인발열원(endogenous pyrogen)을 분비한다. 내인발열원은 **혈액뇌장벽**(blood-brain barrier, BBB)을 통과하여 뇌 안에서 아라키돈산대사를 거쳐 프로스타글란딘(prostagrandin)을 생산하는데, 이것이 체온조절중추인 시상하부(hypothalamus)에 작용하여 체온조절 기준치(set point)를 이동시켜 열생산을 일으킨다.

아라키돈산대사(arachidonic acid cascade)에서 프로스타글란딘류를 생산하는 반응은 시클로옥시게나아제(cyclooxygenase, COX)에 의해 진행된다. 아스피린(aspirin)이나 인도메타신(indomethacin) 등의 비스테로이드항염증제(nonsteroidal antiinflammatory drug, NSID)는 COX를 억제함으로써 해열제로서 사용된다. 비스테로이드항염증제 중에서 산성을 띠지 않는 것은 염기성 항염증제(basic nonsteroidal antiinflammatory drug)라고 불리며 COX 억제작용은 약하다.

IL-1, TNF, INF, MIP-1 등의 내인발열원이 면역활성물질인 사실에서 알 수 있듯이 발열은 면역작용을 활성화시킨다. 따라서 발열에 대한 해열제 사용에는 신중해야 한다.

대표적인 외인발열원은 그람음성균(gram-negative bacterium) 표층의 펩티도글리칸과 인지질층을 둘러싸는 외막의 중요 구성성분으로, 이를 **지질다당질**(lipopolysaccharide, **LPS**)이라고 하며 LPS는 내독소(endotoxin)라고도 불린다. 내독소에 대해 그람양성균(gram-positive bacterium)이 생산하는 단백질을 외독소(exotoxin)라고 한다.

내독소와 외독소

	내독소(그람음성균의 LPS)	**외독소**(그람양성균이 만드는 단백질)
균의 그람염색	적색	짙은 자색
성 분	LPS	단백질
발열작용	강	약
독작용	약	강
균의 내열성	강	약
세균의 예	대장균, 콜레라균, 녹농균, 살모넬라균, 이질균, 티푸스균, 페스트균, 레지오넬라균, 백일해균, 파일로리균, 세라티아균	보툴리누스균, 파상풍균, 연쇄구균, 디프테리아균, 웰치균, 황색포도구균, MRSA(메티실린 내성 황색포도구균), VRE(반코마이신 내성 장구균)

그람음성균의 구조와 LPS

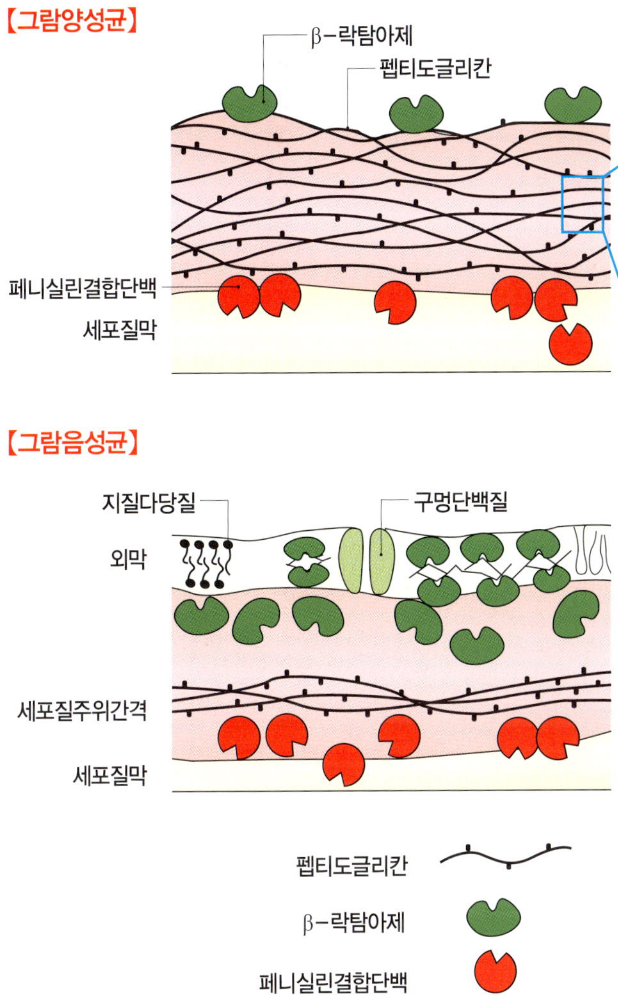

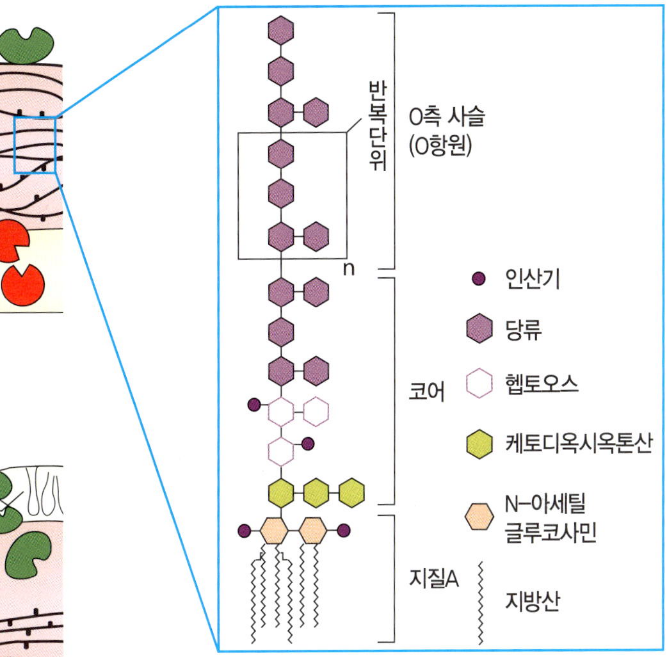

O측 사슬(O chain)의 네모 부분이 수십 개 반복되는 구조를 취하고 있다. 이 부분의 구조 차이가 O항원(O antigen)의 차이가 되어 균주를 혈청형별로 나눌 수 있다. 또한, 이 부분은 종종 탈락하여 거친 집락(rough colony)을 형성하는 R형 변이주(mutant)가 생긴다. 또한, 균주에서 분리된 LPS는 독성을 나타내기 때문에 내독소(endotoxin)라고 불린다.

라이증후군

라이증후군(Reye's syndrome)은 영유아기에 발병하는 급성뇌병증의 하나로, 인플루엔자, 수두 등의 바이러스 감염이나 그 해열제인 아스피린 투여가 원인이 된다.

아스피린이 계기가 되어 라이증후군이 발병할 위험성이 있으므로 소아용 해열제에는 아스피린을 함유하지 않는 것을 사용한다. 아세트아미노펜(acetaminophen)이 주성분인 비아스피린 제제로서 소아용 와파린 등이 있다.

7. 고열

> 고열은 열생산 > 열발산이 되는 것에 기인한다.
> 고열에는 해열제가 무효하고 물리적으로 냉각하는 방법밖에 없다.
> 고열의 특수한 것에 흡입마취제로 일어나는 악성고열이 있다.

고열

고열(hyperthermia)은 열생산 > 열발산이 되는 것에 기인한다. 고열에는 해열제가 무효하고, 냉풍, 얼음 등을 이용하여 물리적으로 신체를 냉각하는 외에는 방법이 없다. 여름철에 격렬한 운동을 한 경우 등 혹서 환경에서 일어나는 고열을 고온장애(고온이상, heat disorder)이라고 한다. 노인의 경우는 빌한기능 서하와 고열에 대한 감각저하로 인해 운동을 하지 않아도 고온장애에 걸릴 우려가 있다.

고열의 특수한 것으로서 할로탄(halothane) 등 흡입마취제로 발병하는 **악성고열**(malignant hyperthermia)이 있다. 흡입마취제에 의해 뼈대근육의 열생산이 비정상적으로 항진하여 체온이 높아진 것을 말한다. 뼈대근육세포의 근세포질그물(근형질세망, sarcoplasmic reticulum, SR)에서 Ca^{2+}이 비정상적으로 방출되어 근육수축이 항진하기 때문이며, 근세포질그물의 리아노딘수용체(ryanodine receptor) 유전자 이상과 연관성이 있다.

고온장애의 분류

고온장애(고온이상, heat disorder)은 혹서 환경에서 열평형(heat balance)이 무너진 상태로 증상에 따라 4가지로 분류된다.

① **열피로**(열탈진, heat exhaustion) : 탈수에 의한 순환장애로, 뇌혈류량이 감소하여 탈력감, 권태감, 식욕부진 등이 일어난다.

② **열경련**(heat cramp) : 다량의 발한 후 수분만 보충했을 때 혈중 Na^{+}, Cl^{-} 농도가 저하하여 맘대로근에 통증을 동반하는 강직성 경련이 일어난다.

③ **열실신**[heat syncope; **열허탈**(heat collapse)] : 열발산을 위한 피부 혈류량의 급격한 증대로 인해 정맥환류량이 감소하여 혈압이 저하하며 현기증, 실신, 빈맥 등이 관찰된다.

④ **열사병**(heat stroke) : 중심체온의 급격한 상승에 의해 시상하부의 체온조절기능이 무너진 상태로, 고온장애 중에서 가장 중증이다. 중심체온이 40℃를 넘는 경우도 있어 사망률이 높다.

고온장애 예방 운동지침

WBGT ℃	습구온도 ℃	건구온도 ℃	구분	내용
31	27	35	운동은 원칙 중지	WBGT 31℃ 이상에서는 피부온도보다 기온이 높아진다. 특별한 경우는 중지한다.
28	24	31	엄중 경계 (격렬한 운동은 중지)	WBGT 28℃ 이상에서는 고온장애 위험이 높으므로 격렬한 운동이나 오래달리기 등 열부하가 높은 운동은 피한다. 운동하는 경우에는 적극적으로 휴식을 취하고 수분을 보충한다. 체력이 낮은 사람, 더위에 익숙하지 않은 사람은 운동을 중지한다.
25	21	28	경계 (적극적으로 휴식)	WBGT 25℃ 이상에서는 고온장애 위험이 증가하므로 적극적으로 휴식을 취하고 수분을 보충한다. 격렬한 운동 시에는 30분 간격으로 휴식을 취한다.
21	18	24	주의 (적극적으로 수분 보충)	WBGT 21℃ 이상에서는 고온장애에 의한 사망사고가 발생할 가능성이 있다. 고온장애 징후에 주의하고 운동 중간시간에 적극적으로 수분을 보충하도록 한다.
			거의 안정 (적절한 수분 보충)	WBGT 21℃ 이하에서는 보통 고온장애 위험은 적지만, 적절하게 수분을 보충할 필요가 있다. 시민마라톤 등에서는 이 조건에서도 고온장애이 발생하므로 주의가 필요하다.

WBGT(습구-글로브온도, wet bulb-globe temperature)

실외 : WBGT = 0.1DBT + 0.7WBT + 0.2GT

실내 : WBGT = 0.7WBT + 0.3GT

※ DBT는 건구온도(dry-bulb temperature), WBT는 습구온도(wet-bulb temperature)를 나타낸다. GT는 검은 금속구에 덮인 온도계로 측정한 온도로, 주위의 복사열을 흡수함에 의한 열이득의 크기를 나타낸다.

- 환경조건 평가는 WBGT가 바람직하다.
- 습구온도는 기온이 높으면 과소평가되는 경우도 있어 습구온도를 이용하는 경우에는 건구온도도 참고로 한다.
- 건구온도를 이용하는 경우에는 습도에 주의해야 한다. 습도가 높으면 1단계 혹독한 환경조건의 주의가 필요하다.

■ 고온장애 발생 시 응급처치

고온장애이 의심될 때에는 죽음에 직면한 긴급사태임을 먼저 인식하고, 증상이 심할 경우는 구급차를 부른 후 바로 몸을 식혀주어야 한다.

① 서늘한 곳으로 대피

- 바람이 잘 통하는 그늘이나 에어컨이 가동되는 실내 등으로 대피

② 탈의와 냉각

- 의복을 벗기고 물을 적셔 부채나 선풍기 등으로 말리면서 체열을 내림
- 얼음주머니가 있으면 목뒤, 겨드랑이 밑, 하복부 밑에 대어 피부 바로 밑에 흐르는 혈액을 식혀주는 것도 효과적
- 구급차가 도착할 때까지 계속해서 냉각하는 것이 도움됨

13

감각

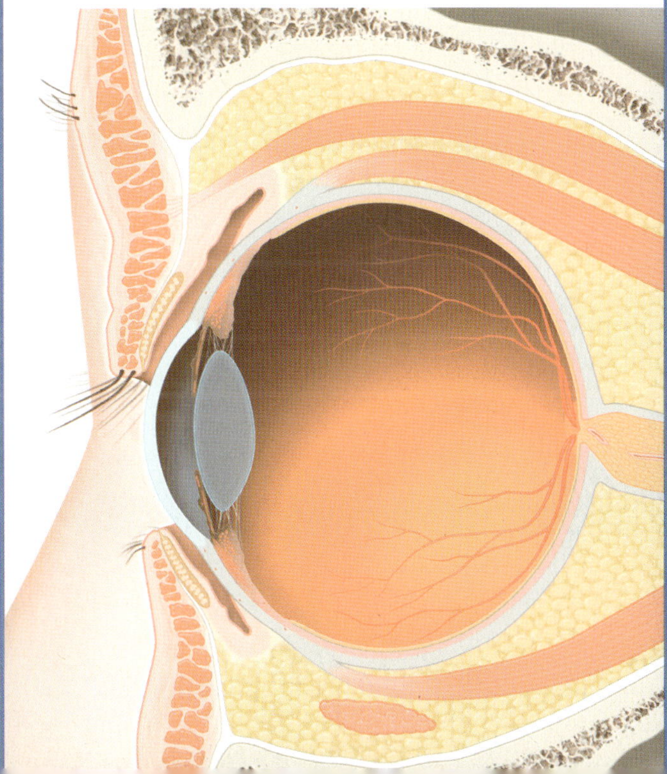

1. 감각의 종류

감각은 생체의 항상성을 유지하는 데에 필요한 정보 수집 기능으로, 특수감각, 몸감각, 내장감각으로 크게 나뉜다. 특수감각에는 시각, 청각, 평형감각, 후각, 미각이 있고 수용기가 각 특정부위에 국한해 있다. 몸감각은 수용기가 몸 전체에 분포해 있고, 내장감각은 수용기가 내장에 분포해 있다.

감각

감각(sense)은 생체 내 변화 혹은 생체에 대한 자극에 반응해서 생체의 항상성(homeostasis)을 유지하는 데에 필요한 정보 수집 과정이다. 그 변화나 자극을 감지하는 것이 **감각수용체**(sensory receptor)이다.

자극이나 변화를 감지하는 것은 수용체이나, 그것을 느끼는 것은 뇌(대뇌겉질)에 있는 **감각중추**(sensory center)이다. 감각수용체에서 뇌까지의 신경전달경로를 **감각전도로**(sensory tract)라고 하며 감각의 종류에 관계없이 다음과 같은 공통점이 있다.

① 신경 섬유의 굵기나 미엘린껍질의 존재 또는 발달 정도에 따라 몇 가지 유형으로 구분되는 들신경(구심신경, afferent nerve)으로 이루어진다.

② 시상(thalamus)을 경유한다.

한편, 시각, 청각, 후각, 미각, 촉각의 5가지 감각을 **오감**(five senses)이라고 한다. 촉각 외는 특수감각(special sense)이며, 이 특수라고 하는 말은 그들 감각수용체가 특수한 장기나 감각조직에 국한해 있다는 의미이다.

항상성

생체의 혈액가스, 체온, 혈압, 체액량, 전해질농도 등이 일정하게 유지되는 것을 **항상성**(homeostasis)이라고 한다. 생리학의 핵심 개념이라 할 수 있는 항상성이라는 말은 캐논(Walter Bradford Cannon, 1871~1945)의 저서『몸의 지혜(Wisdom of the Body)』를 통해 널리 알려졌다. 이 저서에서 캐논은 1923년 하비(William Harvey, 1578~1657) 추도기념 강연회에서 들은 스탈링(Ernest Henry Starling, 1866~1927)의『몸의 지혜』라는 강연에 감명을 받아 저서의 제목으로 했다고 한다.

이 항상성을 유지하기 위해 필요한 기능이 감각이다. 생체 내 변화 혹은 생체에 다가오는 위험을 감지해서 항상성을 유지하도록 반응하지 않으면 생명을 유지할 수 없다.

감각의 분류

종 류	특 징	감각명	감각수용체
특수감각 (special sense)	수용기가 특정부위에 국한된 감각	시각	망막의 시신경
		청각	바깥귀, 가운데귀, 속귀
		평형감각	속귀
		후각	코점막
		미각	맛봉오리
몸감각 (체성감각, somatic sense)	수용기가 몸 전체에 분포하는 감각	피부감각	피부
		근육감각	근방추, 힘줄기관
내장감각 (visceral sense)	수용기가 내장에 있는 감각	내장통각	내장
		장기감각	내장, 화학수용기

감각신경

신경섬유를 개서(Gasser)의 분류 및 로이드(Lloyd)의 분류에 따라 나누면 다음의 표와 같다. 이중 감각수용체에서 감지한 자극을 감각중추에 전달하는 것이 **감각신경**으로, 로이드의 분류에서는 로마숫자로 표기된다.

신경섬유의 분류

Gasser의 분류	Lloyd의 분류	말이집신경 / 민말이집신경	신경의 종류	기 능
A_α		말이집신경	운동신경	골격근 수축
	Ⅰa	말이집신경	감각신경	근육감각(근신전)
	Ⅱb	말이집신경	감각신경	근육감각(근장력)
A_β	Ⅱ	말이집신경	감각신경	압각, 촉각
A_γ		말이집신경	운동신경	$\alpha-\gamma$ 관련
A_δ	Ⅲ	말이집신경	감각신경	온도각, 빠른 통각(fast pain)
B		말이집신경	자율신경	신경절이전섬유
C		민말이집신경	자율신경	신경절이후섬유
	Ⅳ	민말이집신경	감각신경	느린 통각(slow pain), 소양감

2. 시각

눈과 카메라에는 유사성이 있다.
시각수용체는 망막의 시각세포로, 원뿔세포 및 막대세포의 2종류가 있다.
시각의 감각중추는 대뇌겉질 뒤통수엽에 있다.

눈과 그 주변 구조

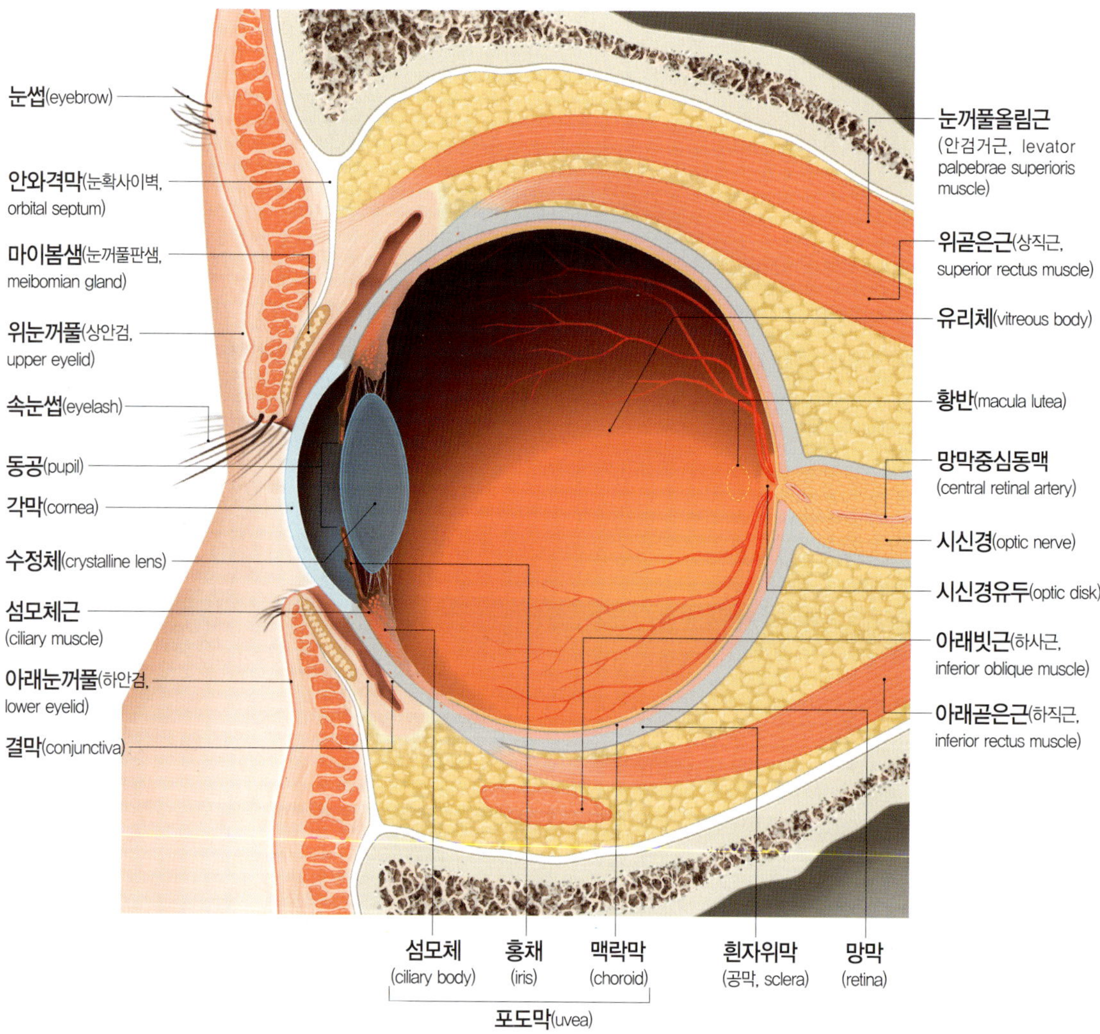

눈과 카메라의 유사성

카메라	암상자	렌즈	셔터	조리개	초점조절	필름	현상
눈	맥락막	수정체	눈꺼풀	홍채	섬모체	망막	시각영역

시각세포

시각(visual sense)은 시야에 있는 물체에 반사된 빛을 감지하여 형태나 색을 판단하는 감각이다. 시각의 감각중추는 **대뇌겉질 뒤통수엽**(후두엽, occipital lobe)에 있다. 눈의 기능은 카메라와 비교하면 이해하기 쉽다.

시각의 수용체는 망막의 시각세포로, 시각세포에는 **원뿔세포**(cone cell)와 **막대세포**(rod cell)가 있다. 원뿔세포와 막대세포는 형태에 따라 이름이 붙었고, 각각 **색과 밝기(명암)을 감별**한다.

막대세포가 압도적으로 수가 많은데 그 이유는 생체에 있어서 색보다 형태를 아는 명암 정보가 훨씬 중요하기 때문이다. 예를 들어 도로를 횡단할 때 반대편에서 차가 오는지 오지 않는지가 생사가 걸린 중요한 정보이며, 그 차의 색이 무슨 색인지는 몰라도 된다. 실제로 동물 중에는 색을 판별할 수 없는 것이 많다.

2종류의 시각세포 비교

시각세포	수	위 치	기 능	기능이상
원뿔세포(cone cell)	약 600만 개	망막 중심부	색 인식	색각이상
막대세포(rod cell)	약 1억 2000만 개	망막 주변부	빛 감지	야맹증

색각이상

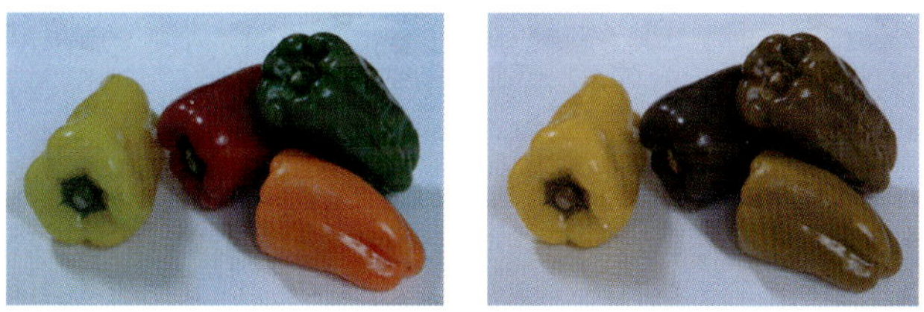

원뿔세포에는 가시광선의 장파장(적색)에 감도가 높은 **적추체**, 중파장(녹색)에 감도가 높은 **녹추체**, 단파장(청색)에 감도가 높은 **청추체**의 3종류가 있다. 각각의 결여에 따라 적색각이상(제1색각이상, protanopia), 녹색각이상(제2색각이상, achloropsia), 청색각이상(제3색각이상, acyanopsia)을 일으킨다. 빈도는 적색각이상과 녹색각이상이 많아 **적록색각이상**이라고 불린다. 적록색각이상은 X 연쇄 열성 유전을 하는 것으로 남성에게 많고 여성은 한쪽 X 염색체에 적록색각이상이 있어도 보인자(carrier)로서 발병은 하지 않는다.

야맹증

막대세포에는 **로돕신**(시홍, rhodopsin)이라는 색소단백질이 포함되어 있어 빛(광자, photon)을 흡수해서 구조 변화가 일어난다. 이는 다시 세포 내 특정효소기능을 바꾸면서 신호를 전달한다. 이에 따른 막대세포기능 변화가 빛(사물의 형태)을 감지하는 것이다. 로돕신은 단백질 부분과 레티날(retinal)로 이루어지며, 레티날은 레티놀(retinol; 비타민 A)에서 만들어지므로 비타민 A가 부족하면 로돕신이 부족하여 야맹증(밤소경증, nyctalopia)이 된다. 레티놀의 CH_2OH기가 탈수소효소의 작용으로 레티놀의 CHO기가 된다(retinol → retinal + H_2).

3. 청각

청각은 공기의 진동을 귀에서 감지하여 음을 파악하는 감각이다.
귀는 바깥귀(귓바퀴와 바깥귀길), 가운데귀(고막, 고실, 귀관), 속귀(청각 및 평형각 수용기)로 분류된다.
청각의 감각중추는 대뇌겉질 관자엽에 있다.

귀의 구조와 기능

분 류	구 조	기 능
바깥귀	귓바퀴, 바깥귀길	전음계
가운데귀	고막, 고실, 귀관	감음계
속귀	청각과 평형감각의 수용기	감음계

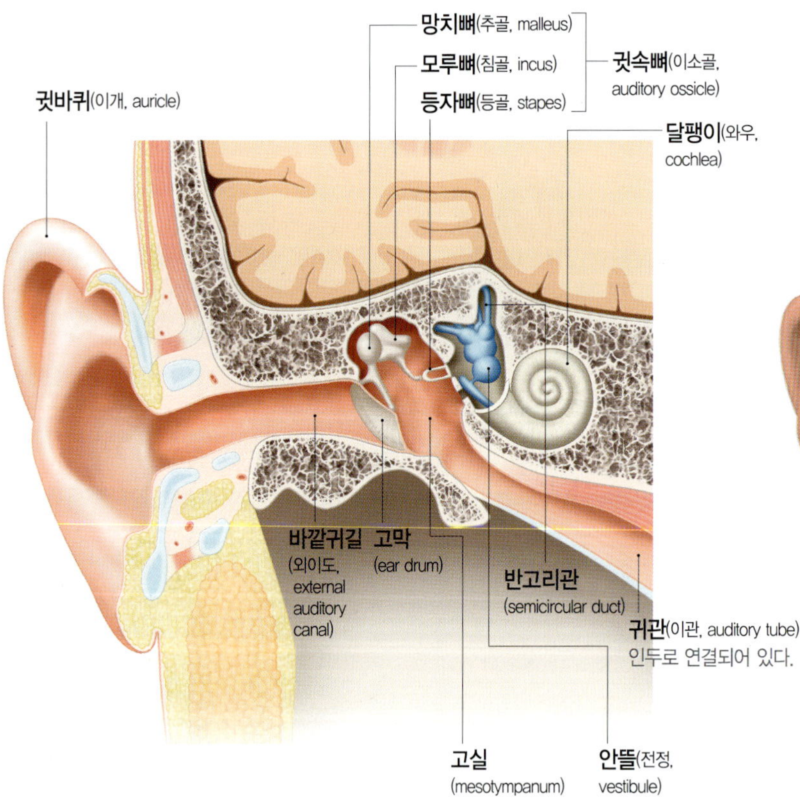

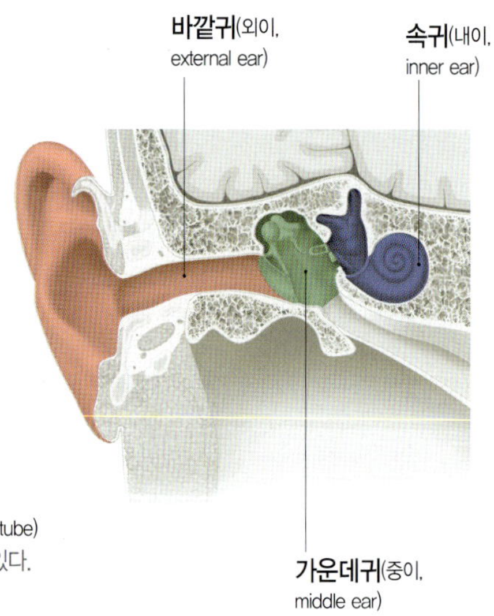

음의 전달

청각(hearing sense)은 공기의 진동을 감지하여 음을 파악하는 감각으로, 청각의 감각중추는 **대뇌겉질 관자엽**(측두엽, temporal lobe)에 있다. 공기의 진동을 감지하는 귀는 **바깥귀**(외이, external ear), **가운데귀**(중이, middle ear), **속귀**(내이, internal ear)로 분류된다. 바깥귀는 **귓바퀴**(이개, auricle)와 **바깥귀길**(외이도, external auditory canal)로 이루어지고, 가운데귀는 **고막**(ear drum), **고실**(mesotympanum), **귀관**(이관, auditory tube)으로 이루어지며, 속귀에 **청각과 평형감각의 수용기**가 있다.

소리(공기의 진동)는 고막에서 감지되어 다음과 같이 전달된다.

> 고막의 진동 ⇨ 망치뼈(추골, malleus) ⇨ 모루뼈(침골, incus) ⇨ 등자뼈(등골, stapes) ⇨ 안뜰창(난원창, oval window)의 진동 ⇨ 외림프의 진동 ⇨ 내림프의 진동 ⇨ 털세포(유모세포, hair cell)에서 감지 ⇨ 신경 임펄스 ⇨ 대뇌겉질 관자엽

사람의 가청음 진동수는 약 16~20,000Hz로, 대화음 영역 1,000~4,000Hz에서 감도가 가장 높다. 20,000Hz 이상의 음을 초음파라고 하며 나이가 들수록 높은 주파수의 음을 듣기 어려워진다.

망치뼈, 모루뼈, 등자뼈 3가지를 **귓속뼈**(auditory ossicle)라고 한다. 3개로 이루어진 귓속뼈의 구조는 포유류에서부터 관찰된다. 고막이 받은 진동은 망치뼈, 모루뼈, 등자뼈를 통하여 증폭되어 속귀로 전달되게 된다.

전음계와 감음계

전음계(conductive system)는 소리(공기의 진동)를 효율적으로 모으는 부분으로, 바깥귀 및 가운데귀가 그 기능을 한다. 바깥귀는 집음기로서 기능하고, 가운데귀는 고막 진동에 따른 소리에너지를감소되지 않고, 오히려 증폭시켜서 속귀에 전달한다. **감음계**(auditory sensory system)는 공기의 진동을 활동전위로 변환하여 대뇌겉질로 보내는 시스템으로, 속귀가 그 기능을 한다. 속귀의 달팽이(와우, cochlea)에는 림프액이 채워져 있어서 등자뼈의 진동이 안뜰창(난원창, oval window)을 진동하여 림프액을 진동시킨다. 달팽이 안에 있는 코르티기관(나선기관, organ of Corti)에는 털세포(유모세포, hair cell)가 있어 림프액의 진동을 감지하여 활동전위를 발생시킨다. 이것이 신경 임펄스가 되어 대뇌겉질에 전달되어 소리로서 인식된다. 털세포가 둘러싼 내림프는 칼륨이온(K+) 농도가 높아 K+이 털세포에 유입되면 활동전위가 발생한다. 나트륨이온(Na+)이 유입되어 탈분극(depolarization)을 일으키는 일반 세포와는 다르다. 소리자극은 끊임없이 털세포를 자극하기 때문에 Na+ 유입을 자주 반응신호로 삼게 되면 이를 되돌리기 위한 Na+-펌프의 에너지(ATP) 소모가 너무 크기 때문에 K+ 유입을 신호로 적용하는 것이다.

뼈전도

청력에도 기도청력(air conduction hearing)과 골도청력(bone conduction hearing)이 있다. 전음계가 장애를 입은 경우에도 속귀의 감음계(코르티기관의 털세포와 청각신경)에 이상이 없으면 머리뼈에서의 뼈전도(골전도, bone conduction)로 소리가 들린다. 사람은 자신의 목소리가 고막에서 감지하는 공기의 진동과 뼈전도된 음의 혼합으로서 들리기 때문에 자신의 목소리를 테이프에 녹음해서 들으면 뼈전도된 음이 없어 마치 다른 사람의 목소리처럼 느껴진다.

뼈전도를 이용한 이어폰이나 헤드폰이 있다. 주위에 소리를 누출시키지 않는 것은 일반 이어폰이나 헤드폰과 같지만, 귀를 막지 않으므로 경적 등의 외부음도 들을 수 있어 조깅하면서 음악을 들을 때 등에 편리하다.

4. 평형감각

평형감각은 신체의 균형을 유지하는 데에 필요한 감각으로, 감각중추는 대뇌겉질 마루엽에 있다.
평형감각에 관계하는 기관은 중력을 감지하는 안뜰과 각가속도를 감지하는 반고리관이다.
반고리관은 3차원 방향의 각가속도를 별도로 감지하기 위해 3개가 있다.

안뜰의 내부 구조

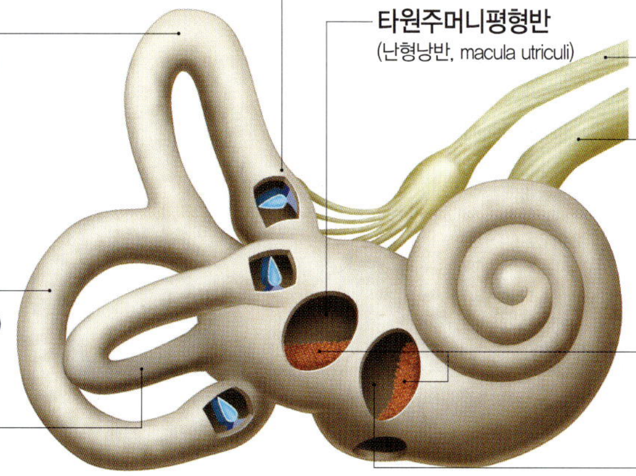

반고리관의 팽대부위 구조

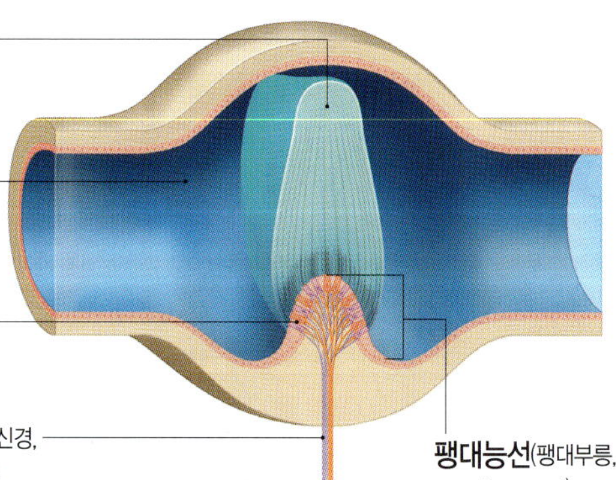

평형반의 구조

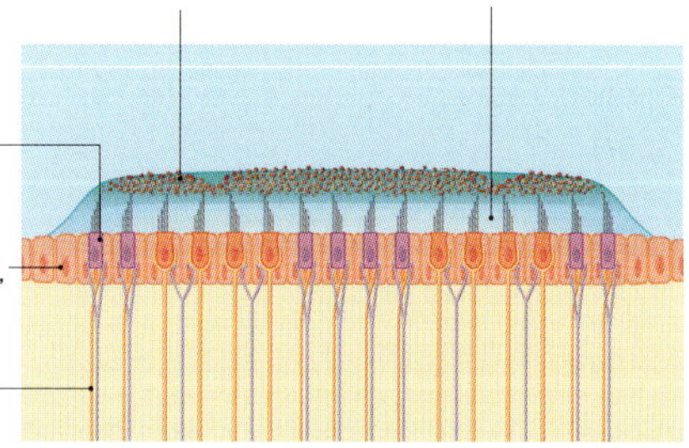

평형감각

평형감각(static sense)은 신체의 균형을 유지하는 데에 필요한 감각으로, 평형감각의 감각중추는 **대뇌겉질 마루엽**(두정엽, parietal lobe)에 있으며, 평형감각에 관계하는 기관은 **안뜰**(전정, vestibule)과 **반고리관**(semicircular duct)이다.

중력(gravity)은 1방향으로 작용하지만, 각가속도(angular acceleration)는 3차원 방향으로 작용하므로 반고리관은 3개가 있으며 서로 교차해 있다.

3가지 반고리관

반고리관	각가속도를 감지하는 면	비 고
앞반고리관	이마면(frontal plane)	신체를 앞뒤로 나누는 면(가로 회전을 감지)
뒤반고리관	시상면(sagittal plane)	신체를 좌우로 이분하는 면(앞뒤 회전을 감지)
가쪽반고리관	수평면(horizontal plane)	신체를 위아래로 나누는 면(체축의 회전을 감지)

신체의 3가지 기준면

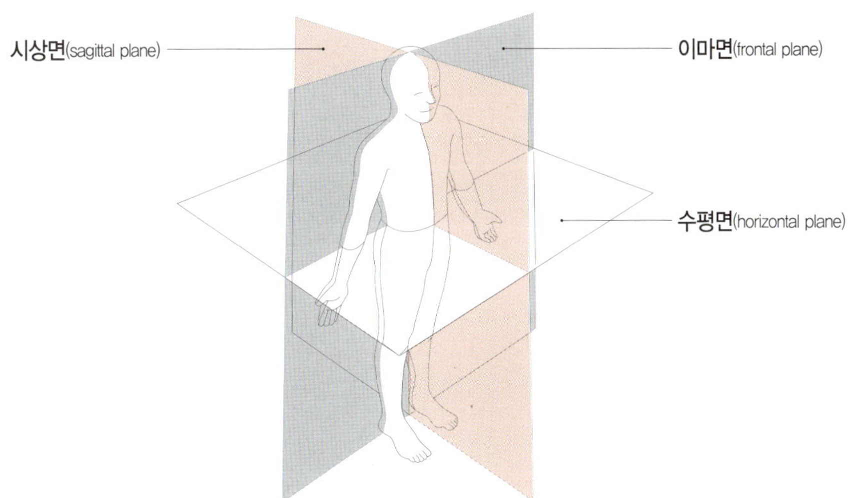

회전운동을 감지하는 기구

속귀의 뒤쪽에 있는 **반고리관**(semicircular duct)에서는 회전운동의 변화를 감지한다. 반고리관에는 3개의 고리가 있는데, **가쪽반고리관**(lateral semicircular duct)은 수평면에, **앞반고리관**(anterior semicircular duct)과 **뒤반고리관**(posterior semicircular duct)은 수직면에 있어서 서로 수직이 되도록 배치되어 있다. 반고리관은 각 면의 회전운동을 감지한다. 회전운동이 일어나면 관성에 의해 반고리관 안의 속림프가 반대방향으로 흐른다. 반고리관이 시작되는 팽대부위에는 감각세포를 갖춘 **팽대능선**(팽대부릉, ampullary crest)이 있고 **털세포**(유모세포, hair cell)의 감각털을 젤라틴상의 물질이 싸서 **꼭대기**(마루, cupula)를 만든다. 속림프의 흐름은 꼭대기를 움직여서 털세포를 자극하는데, 이렇게 하여 다양한 방향의 회전운동 변화가 털세포에 의해 감지된다.

기울기를 감지하는 기구

속귀의 중간에 있는 안뜰(전정, vestibule)에는 **둥근주머니평형반**(구형낭반, macula sacculi)과 **타원주머니평형반**(난형낭반, macula utriculi)이라는 2가지 **막미로**(membranous labyrinth) 주머니가 있어서 머리의 기울기나 직선운동의 변화를 감지한다. 그 벽 일부에 털세포가 모인 **평형반**(macula statica)이 있으며, 털세포의 감각털에는 칼슘으로 구성되는 **귀돌**(이석, ear crystal)이 모여 **귀돌막**(이석막, otolithic membrane)을 만든다. 평형반이 기울면 귀돌막이 가로방향으로 어긋나서 털세포를 자극한다. 둥근주머니평형반과 타원주머니평형반은 서로 수직방향으로 배치되어 있어서 다양한 방향의 머리 기울기나 직선운동의 변화가 감지된다.

만약 귀돌이 떨어져 나오면 약간의 자세 이동에도 돌아다니면서 털세포를 자극한다. 이는 심한 어지럼증으로 이어지게 된다(이석증).

회전운동을 감지하는 팽대능선

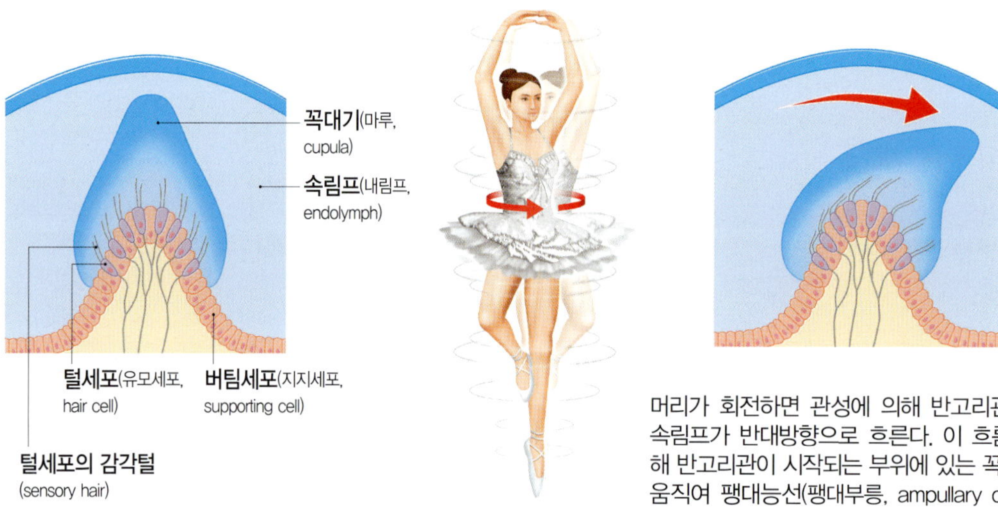

머리가 회전하면 관성에 의해 반고리관 안의 속림프가 반대방향으로 흐른다. 이 흐름에 의해 반고리관이 시작되는 부위에 있는 꼭대기가 움직여 팽대능선(팽대부릉, ampullary crest)의 털세포가 자극을 받는다.

기울기를 감지하는 평형반

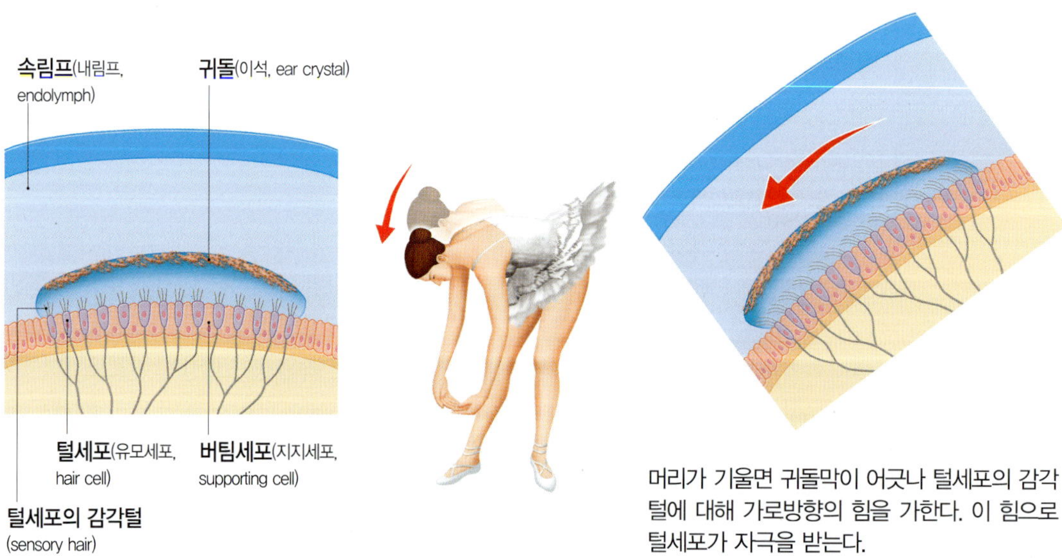

머리가 기울면 귀돌막이 어긋나 털세포의 감각털에 대해 가로방향의 힘을 가한다. 이 힘으로 털세포가 자극을 받는다.

5. 후각

후각상피에 있는 후각샘에서 점액이 분비되어 냄새물질이 녹아든다.
이것이 후각세포의 수용체와 결합하면 냄새로서 감지된다.

후각 자극의 전달방법

후각상피는 후각샘에서 분비되는 점액에 표면이 덮여 있다. 냄새물질은 점액에 녹아들어 후각세포의 냄새털에 도달해서 세포막의 수용체와 결합한다. 후각세포에서 나온 신경섬유는 체판에 뚫린 구멍을 통해 대뇌의 바닥면에 있는 후각망울에 도달하고, 그곳에서 나온 신경섬유는 대뇌에 도달한다.

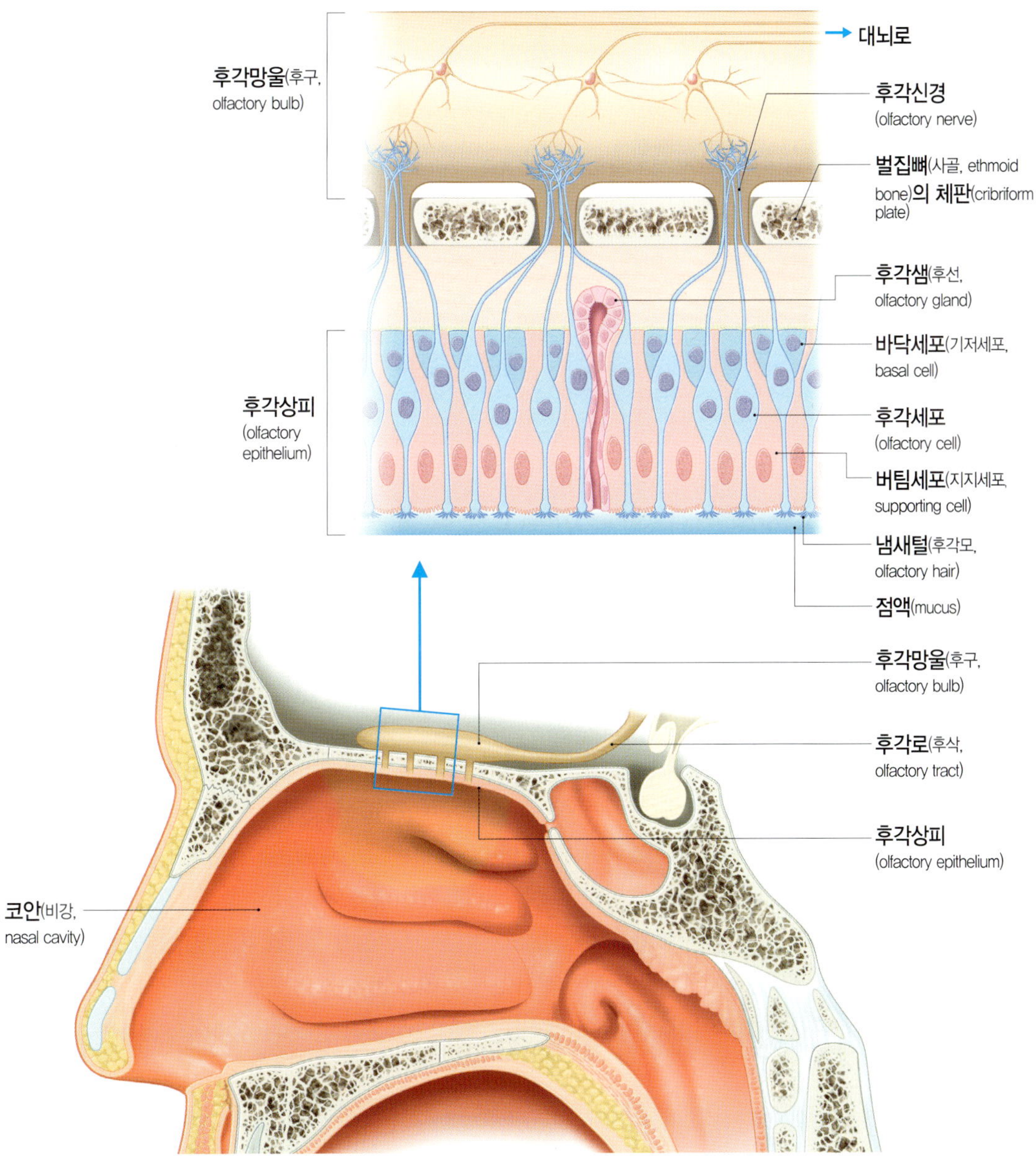

후각

후각(olfactory sense)은 다른 특수감각과 달리 기체분자가 자극이 된다. 후각수용체는 후각 전용으로서 존재하는 것이 아니라 비강점막 상부에 **후부**(olfactory portion)로서 존재한다. 이 후부의 상피세포에 **후각세포**(olfactory cell)가 있다. 이 후각세포는 두극세포(bipolar cell)로, 세포체에서 양방향으로 축삭이 뻗어 있다. 한쪽 신경섬유 끝에는 냄새털(후각모, olfactory hair)이 있어 냄새물질을 감지하고, 다른 한쪽 신경섬유 끝은 대뇌겉질 이마엽 밑면에 있는 후각망울(후구, olfactory bulb)을 지나 대뇌겉질의 후각영역에 도달한다.

냄새를 맡을 때 연상하여 무언가를 떠올리는 경우가 있는데, 이는 후각망울이 기억에 관계하는 해마(hippocampus) 와 직접 연결되어 있기 때문이다. 이것은 야생 포유동물이 진화하는 과정에서 주로 밤에 활동하는 습성 때문으로 생각된다. 즉 후각과 장소(위치)감각이 중요한 기억정보로 함께 저장되는 것이 필요하기 때문이다.

냄새물질

냄새물질은 자연계에 2만 종 이상 존재하며, 그 분자의 입체적인 구조가 수용체의 분자 구조와 일치하여 결합했을 때 후각(olfactory sense)을 일으킨다. 후각은 개인차가 크고 또 같은 사람이라도 나이나 몸 상태에 영향을 받는다. 게다가 후각은 순응(compliance)이 빨라서 같은 냄새를 계속 맡으면 바로 감각이 둔해져 버린다. 또 같은 냄새물질이라도 농도에 따라 다른 냄새로 느껴지기도 한다. 사람의 후각은 개 등과 비교하면 매우 둔하다.

후각세포에서 대뇌로 전달

후각세포는 1개의 신경섬유를 중추로 보내고 있다. 후각세포에서 나온 신경섬유는 다발을 이루어 코안 천장의 체판(사판, cribriform plate)에 뚫린 다수의 작은 구멍을 지나 머리안으로 들어가고, 대뇌의 바닥면에 있는 후각망울(후구, olfactory bulb)로 연락한다. 후각망울 안의 신경회로에서 처리된 냄새 정보는 후각로(후삭, olfactory tract)를 지나 대뇌를 향하며, **대뇌 둘레계통**(변연계, limbic system)이나 이마엽(전두엽, frontal lobe) 일부에 도달한다. 후각은 의식으로 올라갈 뿐만 아니라 감정이나 본능에도 영향을 미치기 쉽다. 페로몬(pheromone)은 냄새물질로서 그러한 작용이 특히 강한 예이다.

아로마테라피

자몽 등의 향에는 지방분해, 열생산, 이화 항진을 일으키는 등 교감신경 흥분작용이 있다. 라벤더 등의 향에는 소화작용 촉진, 동화 항진을 일으키는 등 부교감신경 흥분작용이 있다. 향을 이용하여 스트레스를 해소하거나 심신을 이완시키는 것을 아로마테라피(aromatherapy)라고 한다.

6. 미각

> 혀의 점막에는 4종류의 유두가 있고 그 일부에 맛봉오리가 분포한다.
> 맛봉오리 안의 미각세포에는 미세융모가 나 있으며 그 세포막에 있는 수용체 등에서 맛을 감지한다.

혀의 각 부위 명칭과 맛봉오리의 구조 및 분포

【성곽유두】

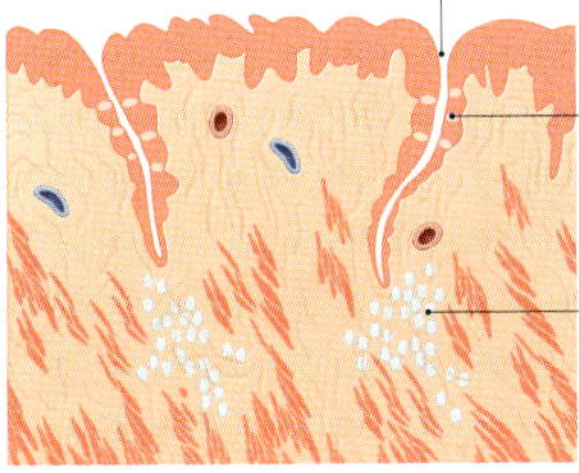

【잎새유두】

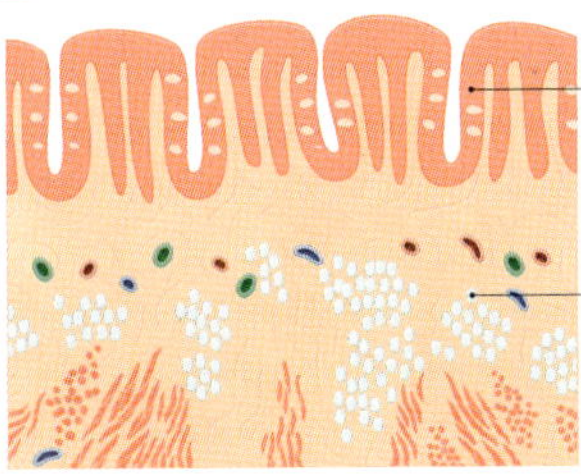

【버섯유두】

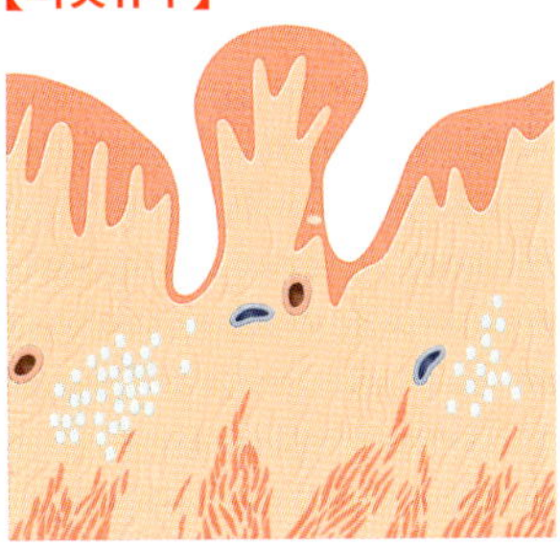

【실유두】

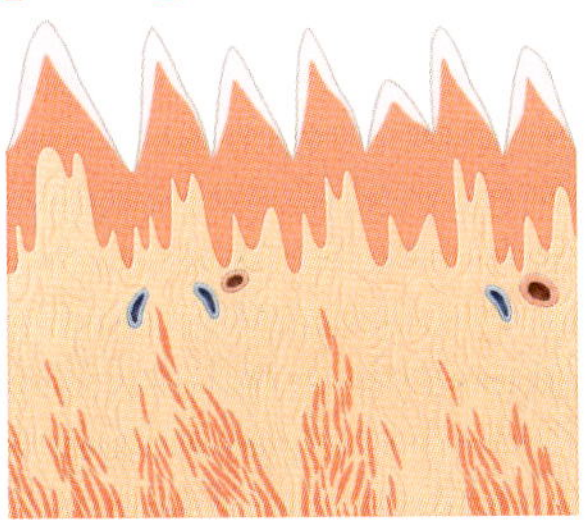

혀의 점막에 널리 분포하는 유두로, 끝이 각질화하여 껄끔거리는 느낌이 난다. 맛에는 관여하지 않는다.

【혀의 각 부위 명칭】

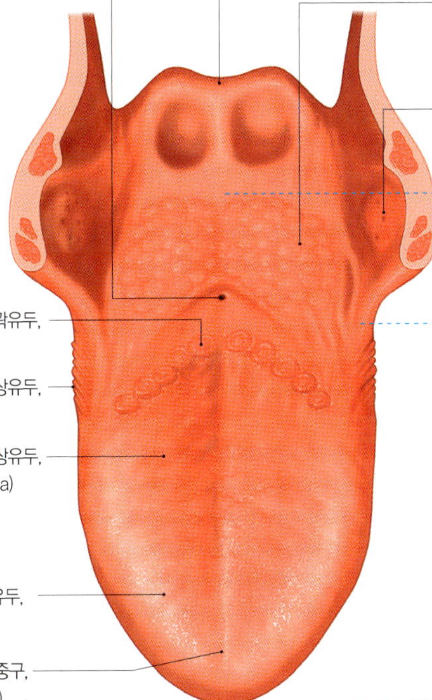

【맛봉오리의 구조】

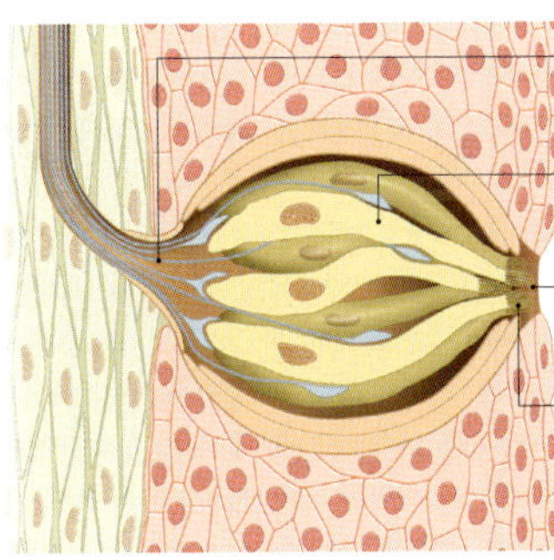

유두의 맛봉오리가 맛을 감지

혀의 표면 점막에는 작게 돌출된 유두(papilla) 형태 구조들이 분포하고 있어서 혀의 표면이 올록볼록하고 거칠거칠한 인상을 준다. 유두에는 4가지 형태가 있으며 그 일부에 미각을 느끼는 장치인 **맛봉오리**(미뢰, taste bud)가 있다.

성곽유두(유곽유두, vallate papilla)는 혀몸통의 가장 뒤쪽에 역V자형으로 나열된 대형 유두로, **유두고랑**(유두구, papillary groove)에 의해 주위로부터 격리되어 있다. 성곽유두의 가쪽벽에는 맛봉오리가 분포하며 유두고랑의 깊은층에는 **에브너샘**(에브너선, Ebner's glands)이 있어서 장액성 침을 분비한다.

잎새유두(엽상유두, papillae foliate)는 혀몸통 바깥에 있는 주름 모양의 유두로, 앞뒤로 나란히 배열되며, 유두 옆면에 맛봉오리가 분포한다.

버섯유두(심상유두, fungiform papilla)는 혀몸통에 널리 분포하는 바늘머리 크기의 유두로, 위 끝이 약간 부풀어 버섯과 같은 형태를 하고 있다. 아동은 윗면에 맛봉오리가 분포하지만, 성인은 맛봉오리가 적다.

맛봉오리는 점막의 상피 안에 있으며 폭 20~40μm, 길이 70μm 정도의 방추형 장치로, 끝에 **맛구멍**(미공, taste pore)이 열려 있어서 입안과 연결된다. 1개의 맛봉오리에는 30~80개의 **미각세포**(taste cell)가 있는데, 그 수명은 10일 정도이다. 미각세포는 끝에 미세융모(microvilli)가 나 있고 이 세포막에 맛을 느끼기 위한 수용체(receptor)와 통로(channel; 이온을 통과시키는 부분)가 있다. 맛의 자극은 미각세포에서 맛의 신경섬유로 전달된다. 맛에는 짠맛, 신맛, 단맛, 쓴맛의 4개 기본 맛이 있는데, 그밖에 다시국물 맛에 해당하는 감칠맛(umami taste)도 국제적으로 인정되고 있다. 또한, 맛봉오리는 혀의 유두 이외 점막에도 분포한다.

맛은 순응(compliance; 동일한 장소에 동일한 자극이 가해지면 그 장소에서는 자극을 느끼지 못하게 되는 것)이 빨라서 음식물이 같은 장소에 있으면 점차 맛을 느끼지 못하게 된다. 혀로 음식물을 움직여서 위치를 바꾸어 주면 맛을 지속적으로 느낄 수 있는 효과가 있다.

맛을 전달하는 신경은 **혀몸통**(설체, body of tongue)에서는 얼굴신경(안면신경, facial nerve)을 지나 뇌로 들어가고, **혀뿌리**(설근, lingual root)에서는 혀인두신경을 지나 뇌로 들어간다. 맛의 신경섬유는 숨뇌(연수, myelencephalon)와 시상(thalamus)에서 중계되어 대뇌겉질(대뇌피질, cerebral cortex)의 이마엽(전두엽, frontal lobe)과 마루엽(두정엽, parietal lobe)의 아래부위에 투사한다.

미각과 아연

고령이 되면 맛을 느끼기 어려워진다고 한다. 그 원인 중에 아연 결핍에 따른 것이 있다. 아연이 결핍되면 맛봉오리의 세포가 감소한다고 판단된다. 아연은 녹차, 참기름, 어패류, 해초, 콩류 등 노인이 좋아하는 식품에 많으므로 균형 있는 식사를 하면 특별히 결핍되는 일은 없다. 미각 감퇴에는 노화에 따른 침의 분비저하도 관계한다. 음식물의 맛분자들이 침에 녹아야만 미뢰까지 전달될 수 있기 때문이다.

미각을 감지하는 분포도

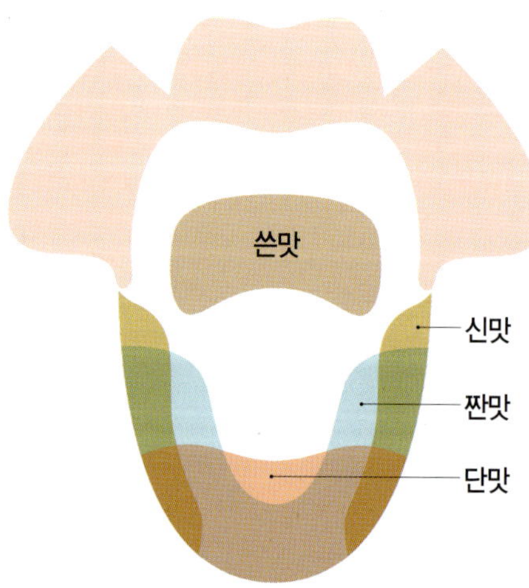

7. 피부감각

피부에는 촉각·압각·통각·온각·냉각 등의 감각을 수용하는 감각수용체가 있다.
각각의 수용체는 순응속도와 감각점의 숫자에 차이가 있다.

피부의 감각수용체

피부는 인체를 보호할 뿐만 아니라 촉각, 온각, 통각 등의 감각을 포착한다. 감각은 감각신경의 끝 혹은 특수한 감각세포에서 지각되며, 감각을 수용하는 다양한 감각수용체(sensory receptor)가 있다.

신경의 말단이 말이집(수초, myelin sheath)을 잃어 노출된 것에는 통각·촉각·온각을 느끼는 **자유신경종말**(free nerve ending)과 촉각을 느끼는 **메르켈소체**(촉각소체, Merkel's corpuscle)가 있다. 감각신경의 끝이 특수한 세포로 둘러싸여 감각수용장치를 만든 것에는 촉각을 느끼는 **마이스너소체**(Meissner's corpuscle), 깊은층의 압각이나 진동을 감지하는 **파터–파치니소체**(Vater-Pacinian corpuscle), 피부의 당김에 의한 긴장을 느끼는 **루피니소체**(Ruffini corpuscle) 등이 있다.

피부의 다양한 감각수용기

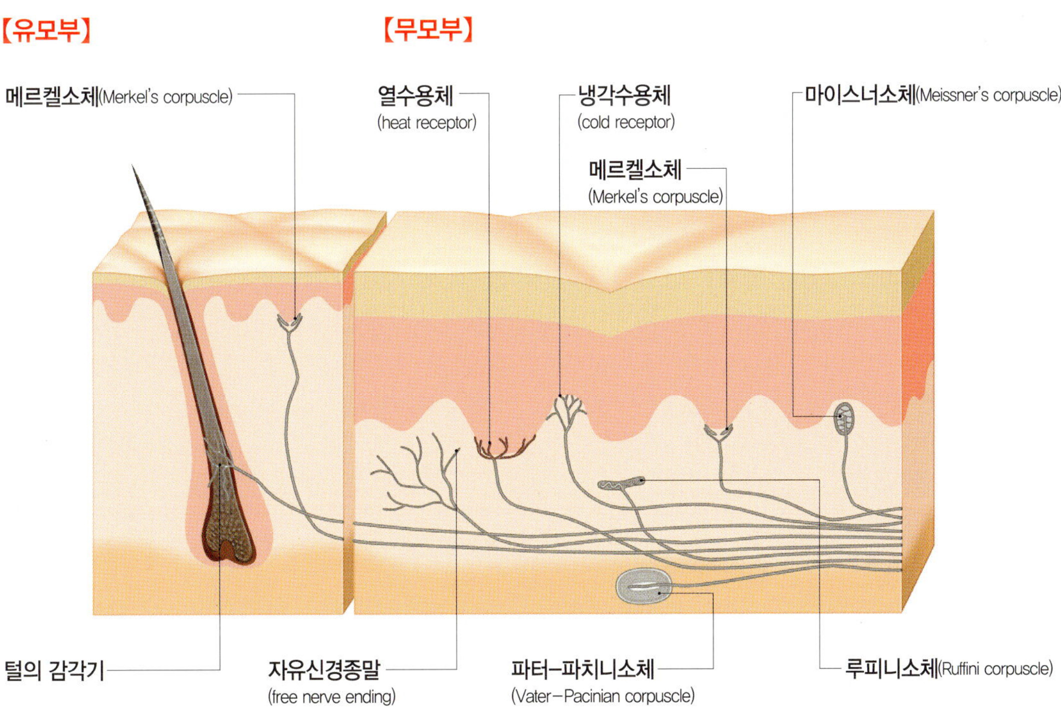

피부의 감각수용체

감 각	수용체	순응속도	전신의 감각점수	피부 1cm²당 감각점수
촉각	메르켈소체	느림	약 50만 개	약 30개
	마이스너소체	빠름		
압각	파치니소체	상당히 빠름	약 50만 개	약 30개
통각	자유신경종말	순응하지 않음	약 200만 개	약 120개
온각	루피니소체	느림	약 3만 개	약 2개
냉각	크라우제소체	상당히 느림	약 25만 개	약 15개

자유신경종말

통증을 느끼는 수용체인 **자유신경종말**(free nerve ending)은 침해수용체 또는 유해수용체(nociceptor)라고도 불린다. 자유신경종말은 강한 압박 등의 기계적 자극에만 반응하는 기계적 침해수용체와 모든 침해자극(기계적, 화학적, 열적)에 반응하는 다형 침해수용체가 있다. 많은 자극 모드에 반응하는 점에서 다형(polymodal)이라고 한다. 개서(Gasser)의 분류(p.337 표 참조)에 따르면 전자는 A_δ섬유, 후자는 C섬유에 속한다. 자유신경종말은 A_δ섬유, C섬유 등의 통각신경 끝에 있고 피부밑에 많이 분포한다. 피부, 피부밑조직, 근육의 힘줄이나 인대, 뼈막(뼈를 덮고 있는 막), 근육막(근육을 덮고 있는 막), 신경을 덮는 막, 척추원반 일부(정확히는 섬유테 가쪽 2층까지)에 존재하고 있어서 이들에 이상이 생긴 경우에 위험신호로서 뇌로 통증을 전달한다.

순응속도

순응(adaptation)이란 어떤 자극에 길들여지는 것으로 순응속도가 빠르다는 말은 해당 자극에 바로 길들여져 잘 느끼지 못하게 되는 것을 뜻하며, 순응속도가 느리다는 말은 해당 자극에 좀처럼 길들여지지 않아 민감한 상태가 계속되는 것을 뜻한다. 생체에 있어서 위험한 자극에 대한 감각일수록 순응은 느리다(민감한 상태가 계속된다)고 보면 된다. **통각**은 생체에 있어서 가장 위험한 자극의 정보를 전달하므로 순응이 무한으로 느린(순응하지 않는) 감각이다. 감각점의 수도 생체에 있어서 위험한 자극에 대한 감각일수록 많다. 온각보다도 냉각이 순응이 느리고, 감각 점수도 많은 것으로 볼 때 생체에 있어 온자극보다도 냉자극이 위험하다는 것을 알 수 있다.

피부의 생리작용

피부에는 다음과 같은 생리작용이 있다.

- 신체 내부를 보호
- 피부 혈류량의 증감이나 발한에 의한 체온조절
- 땀을 통한 노폐물의 배설 또는 일부 물질의 흡수
- 표면 감각(촉각, 압각, 온각, 냉각, 통각 등)
- 면역작용(병원체 제거 등)

2점 변별역치

다음의 그림처럼 캘리퍼스의 ⇨ 부분 간 길이를 서서히 줄여가며 ⇨ 부분의 양쪽을 동시에 위팔의 피부에 접촉시킨다. 피험자가 2점으로 느끼는 최소거리를 캘리퍼스에서 읽어 기록하여 2점 변별역치로 한다. 손바닥, 손등, 검지 끝, 어깨 위, 목부위, 이마부위, 장딴지 등 측정하는 부위에 따라 2점 변별역치가 다름을 알 수 있다.

간격을 점점 좁혀서 2점 변별역치에 가까이 갔을 때는 ⇨ 부분의 양쪽을 피부에 접촉시키거나 한쪽만 접촉시키는 것을 임의로 행하면 오차가 줄어든다. 최근에는 디지털 캘리퍼스가 있어 정확한 거리가 숫자로 나오므로 편리하다.

2점 변별역치가 작을수록 피부의 감각수용체가 빼곡하게 분포하고 있어서 민감하다는 것을 나타낸다. 캘리퍼스를 피부에 대고 측정하는 2점 변별을 '정적 식별', 손가락을 움직여서 측정하는 2점 변별을 '동적 감별'이라고 한다. 손가락 끝의 경우 후자의 값은 2mm가 정상으로 간주된다.

| 캘리퍼스를 이용한 2점 변별역치 측정

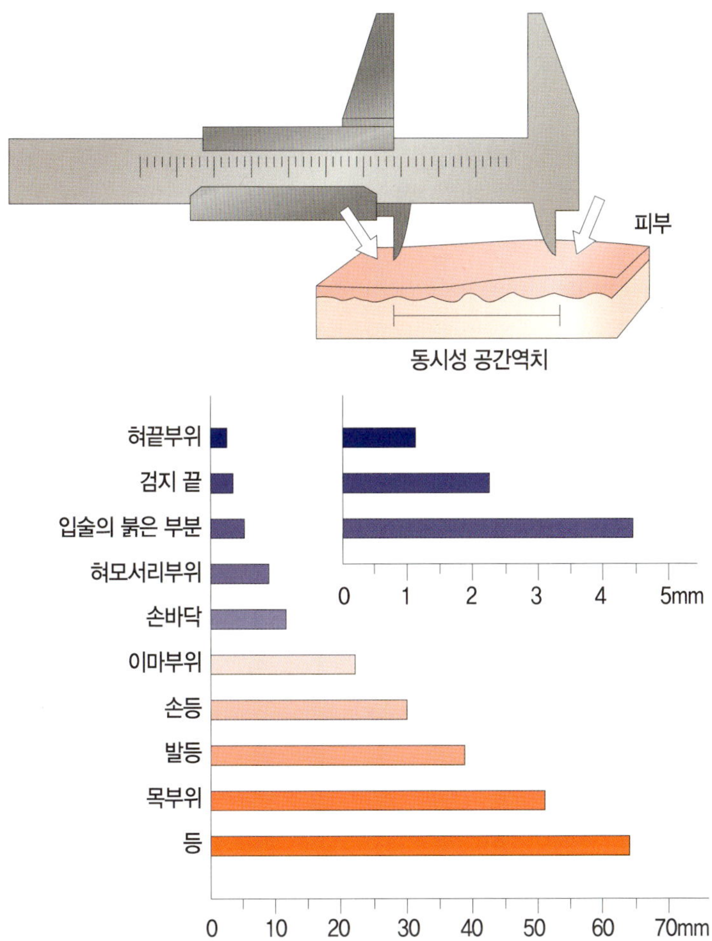

8. 근육감각

근육의 감각수용체에는 근육방추와 골지힘줄기관이 있다.
근육방추는 근육의 신전을 감지하기 위해 추외근섬유에 병렬로 배치되어 있다.
골지힘줄기관은 근육의 장력을 감지하기 위해 스프링과 같이 추외근섬유에 직렬로 위치한다.

근육의 수용기

분 류	특 징	추외근섬유와의 관계	감각신경
근육방추	신전수용체	병렬	Ia
골지힘줄기관	장력수용체	직렬	Ib

근육방추와 골지힘줄기관

근육방추(muscle spindle)는 **추내근섬유**라고도 불리며 근력을 내는 **추외근섬유**(이른바 뼈대근육)과 평행을 이루고 있는데 크기는 훨씬 크다. 추외근섬유는 긴 것은 30cm나 되지만, 근육방추는 1cm 정도이다. 근육방추는 추외근섬유의 신전을 감지하는 센서로, 그 크기에서 볼 때 추외근섬유 전체의 신전을 감지하는 것은 아님을 알 수 있다.

근육방추는 각 뼈대근육의 운동제어에 필요한 부분(일반적으로는 중심부분)에 존재한다. 근육방추에는 100개의 핵이 모인 **핵주머니섬유**(bag fiber)와 핵이 그물 모양으로 나열된 **핵사슬섬유**(chain fiber)가 있다. 근육방추의 들신경섬유(구심신경섬유, afferent fiber)는 Ia이며, 핵주머니섬유 및 핵사슬섬유 양쪽에서 근육신장의 정보를 척수에 보내고 있다. 근육이 과하게 늘어날 경우 이 자극을 중추(척수)로 보내, 신속하게 근육의 길이를 단축시키는 척수반사(근방추반사)를 유발한다. 이 반사는 근육이나 힘줄이 과신장으로 부상 당하지 않도록 보호하는 작용을 한다.

핵사슬섬유에는 그 밖에 로이드(Lloyd)의 분류(p.337)에서 II로 분류되는 들신경이 있다. 뼈대근육이 크게 신전되었을 때 Ia의 감도가 일과성으로 떨어지지만, 그때 II의 감도는 저하하지 않아 Ia를 보충하고 있다고 판단된다.

근육방추는 섬세한 동작을 하는 근육(손의 벌레근 등)에 많다. 예를 들어 사람의 경우 근육 1g당으로 비교하면 손의 벌레근(충양근, lumbrical muscle)에는 다리의 가자미근(soleus muscle)이나 장딴지근(비복근, gastrocnemius muscle)의 십수 배의 근육방추가 있다. 밀도가 아니라 절대수로 보면 근육의 중량이 클수록 근육방추의 수가 많다. 뇌신경에 지배되는 근육이나 가로막에는 근육방추가 없는데, 그것은 그 근육들이 과잉으로 신전될 위험이 적음을 반영하고 있다고 생각된다.

골지힘줄기관(건방추, Golgi tendon organ)은 근육의 장력을 감지하는 수용체로, 근육의 양끝, 즉 근육과 힘줄의 접합부(근건접합부)에 위치한 추외근섬유에 분포하고 있다. 골지힘줄기관은 근육이 수축할 때 힘줄에 가해지는 힘과 긴장도를 감지해서 감각신경섬유인 Ib를 통해 중추신경계통에 전달하는 이 신호는 척수에서 반사(건방추반사)를 일으킨다. 이 반사는 해당 근육을 이완시켜서 힘줄(건)의 손상을 방지한다.

근육의 α-γ 연관

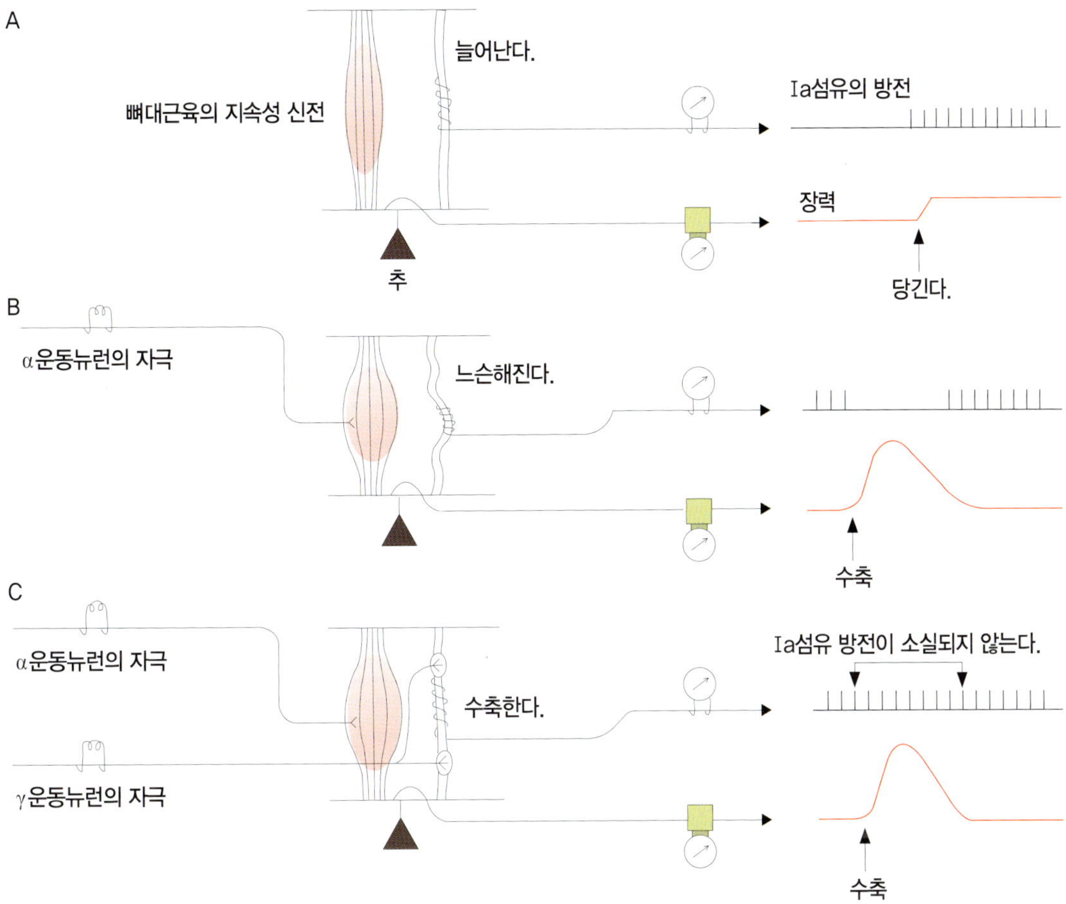

α-γ 연관

위 그림의 A와 같이 근육에 추를 달고 늘리면(근육이 신전되면) 근육방추가 그것을 감지해서 활동전위를 발생시킨다.

B와 같이 α운동뉴런의 자극으로 추외근섬유(일반적으로 근육이라고 불리는 부분)를 수축시키면 추외근섬유에 병렬로 배치되어 있는 근육방추는 느슨해진다.

근육방추가 느슨해지면 근육의 신전을 감지할 수 없으므로 근육방추를 수축시키는 γ운동뉴런을 α운동뉴런으로 동기시켜 작용하게 함으로써 근육방추를 항상 팽팽한 상태로 해 둔다(그림의 C). 이를 **α-γ 연관**이라고 하며 근육방추의 감도를 떨어뜨리지 않기 위해 필요하다.

이 α-γ 연관 덕분에 사람은 직립자세를 유지할 수 있다.

9. 연관통증

내장의 통증을 피부의 통증과 착각하는 경우를 연관통증이라고 한다.
예를 들어 협심증이나 심근경색의 통증은 왼쪽 어깨에서 왼손 안쪽의 통증으로 느껴진다.

연관통증

내장통증(장기통증, visceral pain)을 전달하는 감각신경과 피부의 통각을 지배하는 감각신경이 같은 높이의 척수 뒤뿌리(후근, dorsal root)로 들어가 공통하는 척수시상로(spinothalamic tract)의 신경에 접속한다. 그 결과 대뇌겉질의 몸감각영역이 내장통증을 피부통증으로 오인하는 것을 **연관통증**(referred pain)이라고 한다.

연관통증의 예

병 명	연관통증 부위
심근경색증	왼쪽 가슴부위, 왼쪽 위팔부위, 왼쪽 아래팔 안쪽부위, 왼손의 새끼손가락 부위
담석	오른쪽 어깨뼈부위, 허리부위, 명치부위
소화궤양(위궤양, 십이지장궤양)	명치부위, 왼쪽 등부위
충수염	명치부위
신결석	샅굴부위, 허리부위
췌장염, 췌장암	등, 허리
당뇨병	양 어깨의 당김

척수신경

척수에서 좌우로 뻗은 말초신경계를 **척수신경**(spinal nerve)이라고 하며 31쌍이 있다(p.100 참조). 31쌍은 목신경(경신경, cervical nerve) 8쌍(C_1~C_8), 가슴신경(흉신경, thoracic nerve) 12쌍(T_1~T_{12}), 허리신경(요신경, lumbar nerve) 5쌍(L_1~L_5), 엉치신경(천골신경, sacral nerve) 5쌍(S_1~S_5), 꼬리신경(미골신경, coccygeal nerve) 1쌍(C_0)으로 이루어진다.

척수신경이 척수로 출입하는 부분은 가는 실 모양의 신경이 배열되어 있어서 뿌리(근, root)라고 한다. 감각신경이 척수로 들어가는 부분은 뒤뿌리(후근, dorsal root), 운동신경이 척수에서 나오는 곳은 앞뿌리(전근, foreroot)이다. 사람은 다른 동물보다 뒤뿌리와 앞뿌리의 신경섬유 비율이 높으며, 감각이 섬세한 팔 영역에서 특히 현저하다. 뒤뿌리에 감각신경, 앞뿌리에 운동신경이 지나가는 규칙을 벨-마장디의 법칙(law Bell-Magendie)이라고 한다.

척수의 각 부위 명칭 및 벨-마장디의 법칙

【척수의 각 부위 명칭】

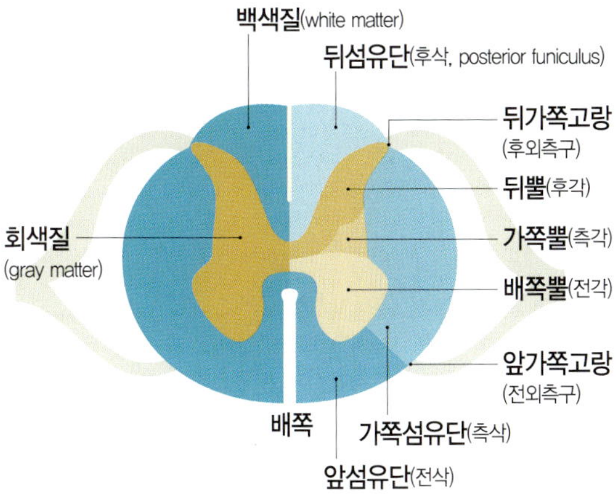

척수의 백색질은 앞가쪽고랑과 뒤가쪽고랑에서 배쪽뿔, 가쪽뿔, 뒤뿔로 나뉘며, 회색질은 앞쪽의 배쪽뿔, 뒤쪽의 뒤뿔, 옆쪽의 가쪽뿔로 나뉜다.

【벨-마장디의 법칙】

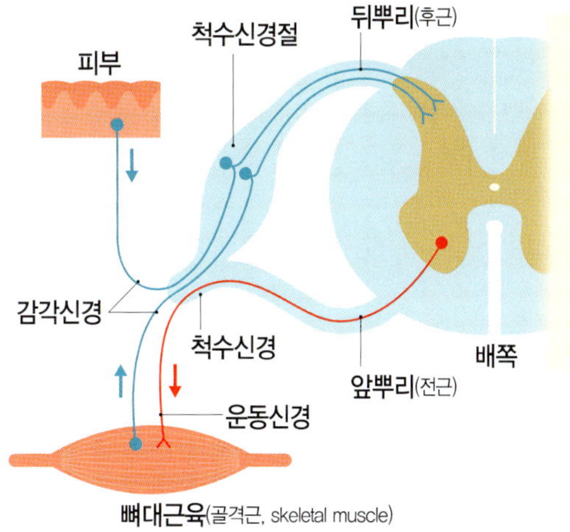

척수신경의 뒤뿌리에는 감각성 들신경섬유(구심신경섬유, afferent fiber)가 지나며 앞뿌리에는 운동성 날신경섬유(원심신경섬유, efferent fiber)가 지나는 것을 벨-마장디의 법칙이라고 한다.

연관통증의 발생기전

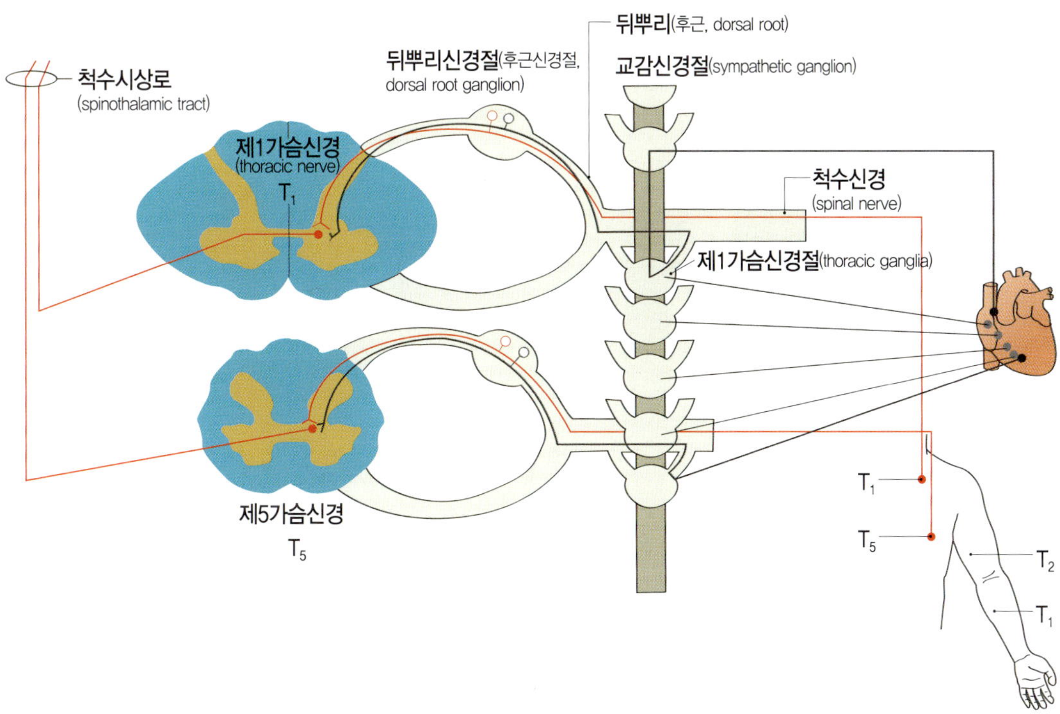

피부분포

얼굴 및 머리 앞면의 피부는 뇌신경(뇌에서 나오는 말초신경계)에 지배되는데, 그 이외의 피부는 척수신경에 지배된다. 31쌍의 척수신경이 띠 모양으로 피부를 지배하고 각각의 척수 뒤뿔(후각, posterior horn)로 들어가는 척수신경(감각신경)이 지배하는 피부영역을 **피부분절**(dermatome)이라고 한다. *derm*과 *tom*은 각각 그리스어로 피부와 자르다의 의미이다. 연관통증은 내장과 피부의 침해수용기 축삭이 같은 경로로 척수 뒤뿔로 들어가므로 척수신경에 지배되는 피부분절에 따라 내장 통증을 피부 통증으로서 느낀다.

척수신경과 피부분절

척수신경이 주기적으로 나뉘어 있는 것은 척추동물의 발생 당시 몸구조가 비슷한 패턴을 반복하는 체절 구조이기 때문이다. 척수신경이 각 체절을 담당하기 때문에 신경이 지배하는 부위들이 나뉘어서 분절화(segmentation) 된 것으로 보인다. 신경뿐만 아니라 피부나 근육도 마찬가지로 분절화하여, 같은 분절의 피부와 근육은 그 분절 신경에 지배된다. 성장하여 형태가 바뀌어도 피부와 근육은 제일 처음 지배한 신경을 따르기 때문에 성인이 되어도 피부의 감각신경은 분절된 구역을 담당한다.

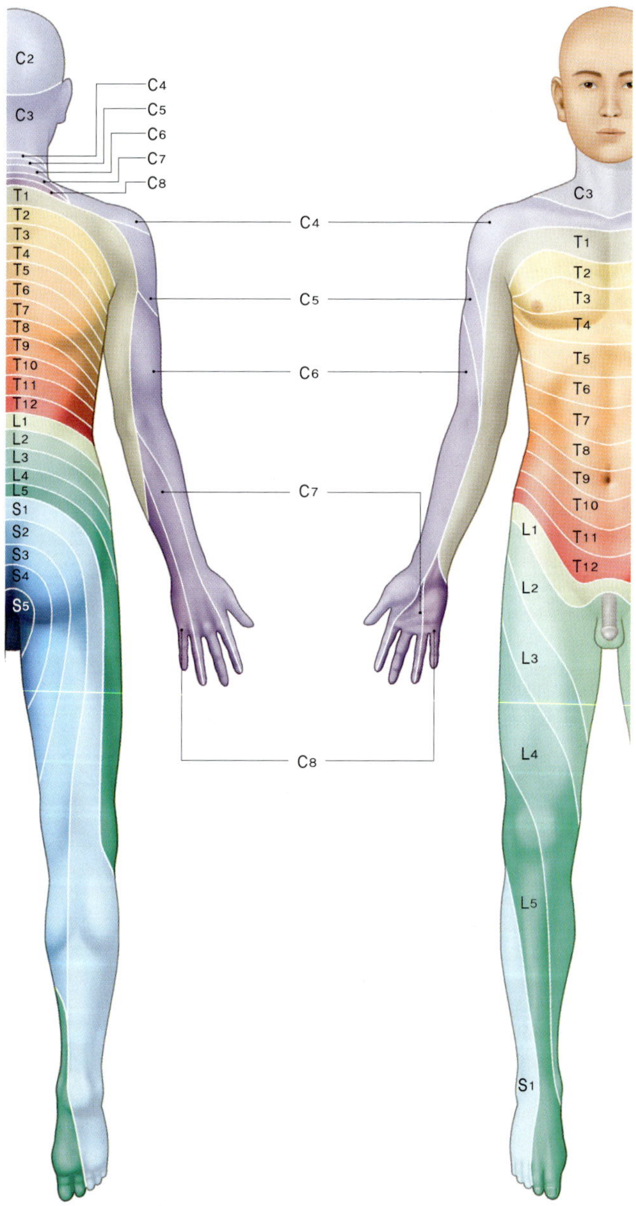

10. 통증과 가려움

자유신경종말이 다양한 화학물질에 자극을 받으면 통증이 발생한다.
자유신경종말의 막에 있는 이온통로나 수용체가 그 화학물질로 탈분극되어 활동전위를 발생하고
그것이 뇌로 전달되어 통증으로 느끼게 된다.

통증

통증(pain)이라는 감각은 몸의 경고신호로서 다른 감각과는 달리 보통 불쾌한 느낌을 불러 일으키는데, 통각 이외의 피부감각이라도 자극이 심하면 수용기가 통증으로서 감지하고 뇌가 위험신호로 인식하게 된다.

강한 기계적 자극이나 열자극으로 손상을 입은 조직에서 방출된 칼륨이온(K^+)이나 수소이온(H^+), 브라디키닌(bradykinin), 세로토닌(serotonin) 등의 많은 화학물질과 반응하면 통증을 느끼게 된다.

통각수용체는 자유신경종말(free nerve ending)이다. 자유신경종말에는 예리하게 찌릿찌릿한 통증을 느끼는 섬유와 지긋이 느리게 통증을 느끼는 섬유가 있다.

통증 신호를 감지한 1차 들신경(구심신경, afferent nerve)은 중추신경에 들어간 후 뉴런에 전달한다. 그리고 자극은 척수로 들어가 뇌줄기나 시상하부 등을 지나서 최종적으로 대뇌겉질 몸감각영역으로 전달된다. 대뇌겉질 몸감각영역에서의 감각정보는 대뇌겉질 연합영역에도 보내져 통증의 감각으로서 인지된다. 감각정보의 일부는 대뇌 둘레계통이나 이마연합영역에 보내져 사고나 감성에 영향을 미친다. 예를 들어 '아프다'고 심하게 느끼고 나면 같은 행동은 피하려는 경향을 보이는 것이다.

통증 유발물질과 그 기전

물 질	기 전
젖산(lactic acid)	자유신경종말에 직접 작용한다.
K^+	세포가 손상되면 세포 안에서 세포 밖으로 K^+이 유리되어 자유신경종말을 탈분극시킨다.
H^+	자유신경종말의 산 감수성 이온통로에 작용해서 탈분극시킨다. 자유신경종말 부근에 있는 혈관 내피세포, 비만세포, 혈소판 등에 작용해서 세로토닌이나 브라디키닌을 방출시켜 이것이 자유신경종말을 자극한다.
ATP	세포에서 누출된 ATP는 침해수용체의 이온통로에 직접 작용해서 탈분극시키므로 말초에서는 통증을 유발하는 작용이 있다.
히스타민(histamine)	감각신경종말 내의 cAMP 의존성 단백질인산화효소의 활성화를 통해 종말막을 탈분극시킨다. 또, 진피 표층에서 비만세포로부터 방출된 히스타민은 C(Lloyd의 분류에서 Ⅳ) 섬유상의 H_1수용체에 결합하여 가려움을 일으킨다.
물질 P(substance P, SP)	혈관 내피세포, 비만세포, 혈소판 등에서 히스타민을 분비시킨다.
브라디키닌(bradykinin)	염증에 의한 통증의 주요 원인물질이다.
아세틸콜린(acetylcholine)	히스타민에 의한 통증 유발작용이 증강된다.
세로토닌(serotonin, 5-HT)	C(Lloyd의 분류에서 Ⅳ) 섬유의 5-HT_3수용체와 결합하여 탈분극을 일으킨다.

통증 발생 기전

통각자극은 피부와 내장의 유해수용체에서 감지된다. 파괴된 세포는 K^+이나 H^+을 세포 밖으로 방출하고, 세포 밖의 K^+이나 H^+ 농도의 상승이 유해수용체로 신호를 전달한다. 조직으로의 상해는 혈액응고도 촉진하여 브라디키닌이나 세로토닌의 방출이 일어난다. 이에 따라 피부에 부종이 생기고 나아가 침해수용기가 자극된다.

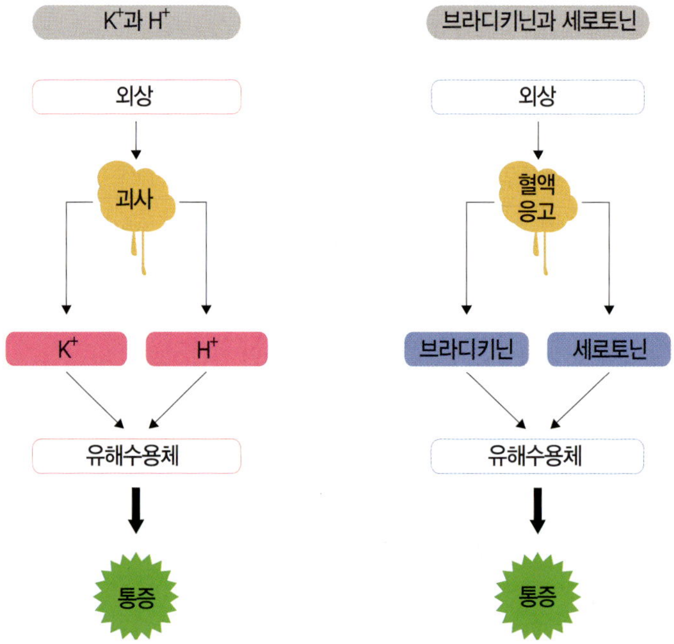

협심증 통증

심장근육이 허혈(ischemia)에 빠져 심장근육세포가 파괴되면 세포 내에 풍부한 K^+이 유출된다. 심장근육세포에는 ATP 감수성 K^+ 통로가 있어, 정상적인 상태에서 심장근육세포 내 ATP가 만들어지는 경우에는 이 ATP 감수성 K^+ 통로는 닫혀 있으나 허혈에 빠져 산소가 부족해서 ATP가 저하하면 이 통로가 열려 K^+이 방출된다. 이에 의한 통각신경세포 자극이 협심증의 통증을 일으키게 된다.

가려움

가려움(itch)도 통증과 함께 고통스러운 감각이다. 가려움의 수용체는 표피와 진피의 접합부에 있다. 그곳이 히스타민 등으로 자극을 받으면 C(Lloyd의 분류에서 IV, p.337 표 참조) 섬유종말이 탈분극하여 활동전위가 척수, 시상, 대뇌겉질에 도달해 가려움을 느낀다. 가려움은 통증이나 냉각보다 우선순위가 낮은 감각이므로, 통증이나 냉각 자극으로 가려움의 감각을 없앨 수 있다.

간경변, 신부전, 방광암 등의 내장 병변으로 피부에 가려움을 느끼기도 하는데, 이들 병변에 대항하기 위해 방출되는 내인성 호르몬 유사물질인 β-엔도르핀(β-endorphin)이 가려움을 전달하는 신경에도 작용하기 때문이다. 오랫 지속되는 가려움은 중대한 질병의 신호일 수도 있으므로 주의가 필요하다.

가려움이 전달되는 기전

가려움이 전달되는 자세한 기전은 아직 밝혀지지 않았다. 다만, 가려움을 일으키는 원인 중 하나에 히스타민(histamine)이라는 물질이 관여하고 있다고 판단된다.

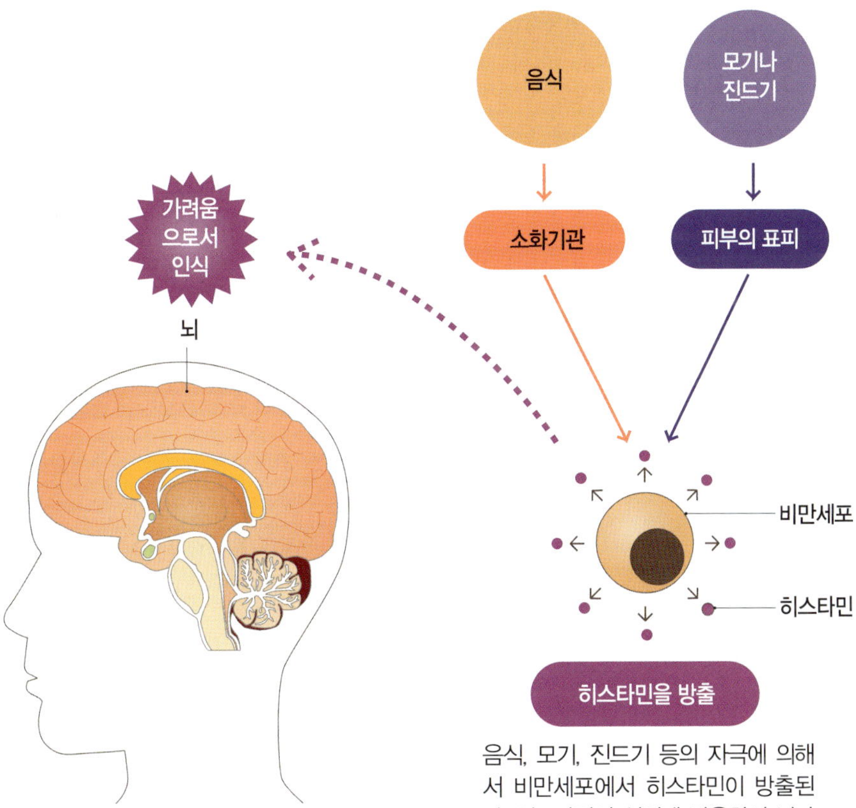

음식, 모기, 진드기 등의 자극에 의해서 비만세포에서 히스타민이 방출된다. 히스타민이 신경에 작용하여 뇌가 가려움을 인식한다.

찾아보기

영문

C

D

E

F

G

H

N

O

P

Q

R

S

T

U

V

W

Y

Z

etc

한글

ㄴ

ㄷ

ㄹ

ㅅ

ㅈ

ㅎ

기타

감수

김성준 서울대학교 의과대학

저자

강인혜	대원대학교	**백창무**	춘해보건대학교	**이진화**	우송대학교
구소연	안동과학대학교	**시은아**	강동대학교	**정진규**	전남과학대학교
김기복	한서대학교	**신서연**	동신대학교	**조승현**	동명대학교
김무현	동남보건대학교	**양대중**	세한대학교	**진혜경**	가야대학교
김윤정	창신대학교	**유영대**	청암대학교	**최수정**	대원대학교
김정진	여주대학교	**유재영**	전남과학대학교	**황경미**	한영대학교
김지훈	가야대학교	**이상한**	서정대학교		
김진영	전주비전대학교	**이종원**	서영대학교		(가나다 순)
배지영	강동대학교	**이준호**	대전대학교		

최신 인체생리학

인쇄 2024년 2월 14일
발행 2024년 2월 21일

감수 김성준
저자 강인혜 · 구소연 · 김기복 · 김무현 · 김윤정 · 김정진 · 김지훈 · 김지영 · 배지영 · 백창무 · 시은아
신서연 · 양대중 · 유영대 · 유재영 · 이상한 · 이종원 · 이준호 · 이진화 · 정진규 · 조승현 · 진혜경
최수정 · 황경미

발행인 김지연
발행처 도서출판 의학서원

등록번호 제406-00047호 / 2006. 3. 2
주소 인천광역시 연수구 송도미래로 30 송도스마트밸리 지식산업센터 D동 504호
T. 032) 816-8070(代) F. 032) 837-5808
홈페이지 www.dhsw.co.kr
e-mail bookkorea1@naver.com

정가 42,000원
ISBN 979-11-6308-077-0